U0017073

不正常的人？

台灣精神醫學與現代性的治理

蔡友月、陳嘉新 主編

中研院人文講座叢書總序

　　中央研究院自 2014 年 1 月起成立「中研院人文講座」，每學期為陽明大學的一、二年級同學開設六門課程，分別針對「社會與經濟」、「歷史與文明」、「科技與社會」、「藝術與文化」、「哲學與心靈」、「倫理與道德思考」六大領域，目的是建立國內人文教育的課程典範。我們認為，新世代的人才必須具備深厚的人文、社會學科素養。唯有具備人文素養的科技人才，才能帶領社會走向一個健康的方向。

　　至 2018 年 6 月為止人文講座共開設 48 門課程，參與開課的同仁達 39 位，其中包含 3 位院士，涵蓋了本院人文組 10 個研究所及 1 個中心。中央研究院對大學人文教育展現這種熱忱，希望可以刺激國內人文教育的發展，促成國人重視人文教育的重要性。由於黃進興副院長的協調，自 2017 年 9 月起臺北醫學大學與國防醫學院加入人文講座。我們提供一流的師資與中央研究院的院區作為教室，歡迎各校同學分享中央研究院的軟硬體資源。

　　中研院人文講座叢書的構想，來自於王汎森前副院長與數位資深院士的交談。院士們如劉兆漢先生鼓勵人文講座的授課同仁配合授課的機會，各自撰寫主題專書出版。錢穆先生在北京大學授課時據其授課講義完成專書《國史大綱》，院士們期待我們以此為理想目標，希望此叢書為中央研究院人文領域開創更長遠的意義。

推薦序一

因「正常」與「不正常」
而堅定的心靈

劉士永

（中央研究院台灣史研究所研究員）

　　Michel Foucault認為現代社會裡「不正常的人」，在歷史上有三個源頭，一是外部畸形所導致的心理不正常，二是社會或自我認知下需要被改造的個人，以及手淫的兒童們。這三種人起源於不同的歷史時期，定義其為不正常的規範常因時權變，更不盡有放諸四海皆準的看法；這益發模糊了現實生活裡正常與不正常的界線。於是在一般的用語中，「神經病」既可以是醫學專業術語，也可以是臧否毀謗之詞，而「精神病」一詞同樣地游移在發言者立足何種醫學與社會的脈絡上。於是在真實的人生裡，癲狂與天才的心靈經常只是一牆之隔；廣為社會學界推崇的法國哲學家也是實證主義社會學家孔德，卻在瘋人院的禁錮中度過12年的餘生；畫家梵谷一幅幅充滿渦漩的藝術巨作，而今被懷疑是精神分裂症下無可避免的幻覺。然而，因著現代科學醫學的發展，

診斷與治療的標準化改變了精神醫學的現代樣貌。只是反思醫學專業與社會觀察後，本書的兩位主編，蔡友月與陳嘉新卻也明白指出，現代精神醫學除了單一化、同質化與標準化的處理方式外，仍舊受到現實社會與文化差異的拉扯與干擾；於是在〈導讀〉中主張：「因而需要賦予精神醫學更多元的圖像，並思考標準化的疾病診斷如何影響不同區域的精神醫學實踐。」

　　秉持上述的理念，這本《不正常的人？台灣精神醫學與現代性的治理》的撰寫，由兩位主編邀集國內專攻精神醫學、醫學史、醫療社會學、心理學、醫療人類學，以及科技與社會等學者11人，通力合作完成了這本國內首見的「跨界」精神醫學與醫療社會學專著。稱其為首見的「跨界」精神醫學與社會學專著並不為過；因為過去雖有部分單篇期刊論文略涉此一領域，又曾偶見精神醫學家引入社會或文化觀詮釋台灣特定之精神病現象，但都未曾出現過一本集體性的學術專著，讓關注當代精神醫學發展的不同學科之學者們，得以站在各自的專業立場相互交鋒、辯難，甚且為台灣社會特有的精神狀態與心靈現象，提出較具共識基礎的總體性觀察。於是有心的讀者不難在閱讀本書時發現，書中雖各自有作者關注的專業主題，但每篇論文辯證交錯之餘實也常互為側翼。本書如此統整卻又保持學科自主立場的特性，尤須歸功於兩位主編在文稿審定與編輯上的高度要求。又或許是作者們對現代精神醫學的內在限制及台灣社會文化之外部制約，有著學術上深沉的理解乃至臨床實務上切身的體認，促使本書的主旨與內容涵蓋了當前精神醫學與台灣現代性治理的重要面向，也使讀者在面對書中精神醫學縝密而複雜的分析之際，仍能腳踏台灣社會文化溫潤的土壤，而不會產生侈言高論或游談無根的失落感。

　　本書的編者與作者屬於台灣學界的年輕到青壯世代，他們對於學術思潮的感覺敏銳，議題的掌握十分精準；尤其重要的是，這11位學者的論著都滿足了「中央研究院人文講座」書系，期待增進本土經驗與世界思潮對話的理念。「中央研究院人文講座」設立初衷，除為提升國內通識教育的教學品質外，亦期待將學界的研究積累轉化為大學通識教育的教學基礎，或延伸於滿足社會中堅們對新知的渴望。《不正常的人？台灣精神醫學與現代性的治理》是第二本「中央研究院人文講座」書系專刊，無疑地將更加彰顯這個講座設立的價值，也拉近學術象牙塔與現實人生經驗的距離。對於作者群中無視於學術環境困苦的「青瞑牛」學者，以及無懼「離經叛道」指責的精神醫學家們，真正讓他們能為撰寫本書「吃苦當吃補」的，當然不是ICD或DSM在醫學定義上的「不正常」偏執，更不可能是世俗眼光下「正常」的升官發財。其實，作者們對學術的至誠與對這片土地的摯愛，就展現在他們在探討台灣「正常」與「不正常」現象時，逐漸澄清明澈的學術心靈中。《不正常的人？台灣精神醫學與現代性的治理》談的是醫學，也是台灣社會現象，更是你我游移未靖的心靈，值得一讀再讀且再三玩味。

推薦序二
從批判到協商的迂迴路

傅大為

（國立陽明大學科技與社會研究所特聘教授）

　　2003 年，傅柯過世後多年，亦即他的主要著作出版後多年，出版了傅柯在1974-75的法蘭西學院演講集，書名就叫*Abnormal*。現在蔡友月、陳嘉新主編出版的這本《不正常的人？》，很容易令人想到傅柯的演講集，但此書卻在「不正常的人」後面加了一個問號。或許，這個問號已經顯示一種間隔或遲疑，而且可能也可以說，這本書不是一本傅柯主義意義下的文集。那麼，這本書可能的定位又是什麼呢？或許我們可以從歷史找到一點答案。

　　在人文社會研究領域裡，過去對（西方）精神醫學的討論，比較受到傅柯、女性主義，還有歷史研究取向的影響。在這個取向上，「醫療化」的概念也常被拿來當作這些研究的分析工具與利器，而且或隱或顯地表現了女性主義對過去精神醫學「歇斯底里化」女性的批判。然而，如果我們看看此書的作者們的屬性，有趣的是，傅柯主義者、歷史學家、女性主義者似乎並不在其

中，起碼並不被強調，同時，另外一個與精神醫學相關的專業身分群，構成了此書作者群中超過半數作者的特色：他／她們是三位醫師，一位心理師、臨床護理和社會工作者。兩位主編在〈導讀〉中對此特色的敘述是：「從精神醫療界跨界而出原本相當稀少，1990年代後在多元的理論與方法論的激盪下，制度上逐漸容許精神醫療從業人員走出醫療的白色巨塔，接受不同學科的訓練，培育多重且並置的視野，並依此反省自身專業。」所以，這些專業者並沒有從精神醫療出走，而是走出，之後受了相當的人文社會學科訓練後，再回來反省自身的專業。

　　這是一個很有趣的轉折，也起碼顯示了本書的一大特色。這個轉折可以分兩方面來談，一個是書寫精神醫學的人文社會學者屬性的轉變，另一個則是討論精神醫學中醫患或醫用關係的主軸，從過去的隱含批判，到現在的強調協商。此外，從本書<導讀>所導引出的主軸是，從新的協商角度來看，過去的那種批判角度其實是「缺漏與淺薄」的，而且是一種從過去「意識形態的批判焦點拉回到臨床上的斟酌協商」。這種轉變之所以可能，起碼一個重要原因是，本書的主要作者群，大都有著精神醫療專業從事人員的身分，加上他／她們也有深厚的人文社會素養，甚至社會學或STS訓練，所以，本書的論點經常強調「斟酌協商」，而非隱含批判，同時也強調醫療與臨床場域的細緻分析和描述，就比較可以理解了。也正是因為這個轉變，使得本書的11篇論文有相當高的可讀性與參考性，代表著一種重要的新參考座標。當然，本書中仍有兩三篇是討論精神醫學作為社會控制與國家治理的面向，與過去隱含批判的觀點比較接近。

　　筆者就以本書經常提到的「醫療化」重要概念而言，主編們

同意「本書雖然未對現有的醫療化概念提出革命性的挑戰」，不過同時也強調「書中一些篇章以實作、政策面具體深化了既有醫療化的思考，提供建設性的方向」。但是，醫療化論點其實頗為深厚與複雜，從過去的美國醫療社會學，到法國的傅柯等，都曾深深致意於這個論點，筆者這幾年也曾討論過它的歷史系譜與演化中的論辯。我的感覺是，固然，過去急於批判的一些人文社會論者，粗俗化與簡化了「醫療化」論點或概念，但是，今天可以耐心分析實作細節，強調要「斟酌協商」，或者「建設性」的新人文社會論者，其實也可能粗俗化或稻草人化了過去的醫療化論點。因此，過去的論點真的「缺漏與淺薄」嗎？同時，這些具有精神醫療專業身分的新人文社會論者，在他／她們的敘事詞彙裡，是否還有「批判」一詞的餘地呢？

　　就是在這些可能的轉變，從過去到現在此類人文社會主題的轉折之中，的確還有很多的不確定性，還有許多的問題可問。這就使得本書極為有趣，而且構成一個新的參考點，對比於過去其他討論精神醫學醫療化的人文社會論著。我們不把本書的一些主論點當成是最終解答，而是提出了新的問題，並有著「多元在地想像」的胸懷，讓讀者可以好好思考與論辯。我想這就是本書，除了包含了很多本身就很優秀的研究之外，最值得推薦之處。

各方推薦
（依推薦者姓名筆劃排列）

本書集結國內精神醫學人文社會研究重要學者的著作，除幫助我們更深入了解精神疾病的社會文化意義外，更提出政策與臨床實務上的建議。在可見的未來，本書將是相關研究者必須參考及回應的重要論著。

——王文基（陽明大學科技與社會研究所教授）

歷經三個政權時期的台灣精神醫療在東亞實屬先鋒，但回顧不易；在跨國史脈絡中展現了獨特的後殖民性：科學至上的專業形塑、疾病主體重層模糊、服務因應市場旨趣的策略競逐。此合輯絕對是促成健康專業與公民社會再度對話的資源庫。

——吳易叡（香港大學李嘉誠醫學院醫學倫理及人文學部助理教授）

評估過動、診斷失智、理解妄想、防治成癮、鑑定心神喪失、安置精神病患等等，這些正／異常的區辨與介入，觸動各方的敏感神經，是當代社會重要而棘手的挑戰。本書展現了社會人文研究的力道，提出多層次的洞察，透視醫學知識、診間互動、民間疾苦，以及政策角力。這是本開眼的豐美大書，推薦給想要深入思考精神議題的讀者。

——吳嘉苓（國立台灣大學社會學系教授）

集結來自不同領域的研究者，涵蓋從過動到失智，從精神病院到法庭等廣泛主題，《不正常的人？》是台灣精神醫學與精神疾病

社會人文研究的一個里程碑，將為研究者、臨床工作者，以及任何對相關主題感興趣的讀者帶來洞見與靈感。

——巫毓荃（中央研究院歷史語言研究所助研究員）

本書邀集人類學、社會學、醫學、法律、社工等不同領域之優秀學者，針對異常身體之現代治理提供不同角度的案例分析，提供讀者一場豐盛的知識饗宴，是本值得推薦的好書。

——邱大昕（高雄醫學大學醫社系教授兼主任）

精神蘊含著腦、心理與社會、文化的多元要素。本書根據人文社會科學實證所見，鋪陳了台灣精神醫學多元整合研究與精神醫療開創性發展的可能性。是精神醫學研究者、精神醫療專業與精神衛生相關行政人員的重要參考書。

——胡海國（財團法人精神健康基金會董事長、國立台灣大學醫學院名譽教授）

這是一本難能可貴的學術論文合輯，兼具學科與議題的廣度、理論分析與經驗探索的深度，對台灣這個受精神醫學影響日益明顯的社會，適時提供了思索的材料與契機。

——黃宣穎（香港中文大學人類學系助理教授）

這是一部劃時代巨著，匯集台灣當代精神醫學與人文社會科學菁英，在後殖民甚至後現代氛圍中，接地氣的主流論述。除了強調文化敏感度，鼓勵聆聽患者主觀經驗外，特別從規訓權力與現代化治理的角度，凝視著因循西方格式書寫的台灣精神醫療，暮鼓晨鐘，不容錯過。

——廖士程（台大醫院精神醫學部心身醫學科主任、台灣憂鬱症防治協會理事長）

目次

第二單元　病人主體性經驗

第三單元 精神醫學與國家制度

第四單元　精神醫學、法律與治理

第五單元　全控機構與治療性社區

不正常的人？

精神醫學與人文社會科學的
跨界、交流與反思

蔡友月

陳嘉新

一、反思台灣精神醫學的時代定位

在現代性席捲全球的過程中，以西方醫學為標竿的現代精神醫學正以迅雷不及掩耳的速度，慢慢滲透到台灣人的日常生活中。在重大刑案鑑定、情感糾紛、自殺、成癮，乃至於從小孩到老年生命歷程中的各種難題，都可以看到精神科醫師以專業介入的公共角色，影響力無遠弗屆。

在人類文明的進程中，什麼是正常與不正常，一直是Georges Canguilhem（1989[1943]）、George Devereux（1967）、Michel Foucault（1971[1961]）、Mary Douglas（1966）等學者關懷的理論問題。隨著現代醫療的興起，精神醫療已成為現代社會判別正常與病理的知識權力來源。當代精神醫學發展成一門實證醫學的專業，著重的是放諸四海皆準的普同性標準，強調診斷與治療的有效性。理想上，一個專業的分類系統應該立基於明確的病因，但精神醫學在病理特徵上，與內科、外科等對於何謂盲腸炎、癌症或骨折等具有清楚定義的生理特徵不同。精神疾病的分類，例如，過動症、失智、妄想、憂鬱、創傷後症候群等，主要是以病人的症狀做區分，至今沒有清楚的生理指標可以作為診斷依據，因此現代的精神醫學一直致力於建立科學性、標準化的診斷判準。[1]

「標準化」的診斷手冊是二十世紀中期後精神醫學界的一項

---

[1] 美國國家精神衛生研究院（National Institute of Mental Health）提議另一種研究用的分類架構，稱為研究領域標準（Research Domain Criteria, RDoC），這套分類基準嘗試整合各類資訊，由基因體、神經迴路到行為與自我報告。但是，目前這套分類系統仍僅以研究目的為主，並沒有臨床使用。

革命，其中兩個國際通用的診斷標準，一個是1948年世界衛生組織（World Health Organization, WHO）編印的《國際疾病傷害及死因分類標準》（*International Statistical Classification of Diseases and Related Health Problems*，簡稱ICD），[2]目前為第十版（ICD-10）。ICD主要目的是提供不同國家身體與心理疾病的診斷比較基準，精神疾病的分類只是其中一部分。另一個是「美國精神醫學會」（American Psychiatric Association）出版編印的《精神疾病診斷與統計手冊》（*Diagnostic and Statistical Manual of Mental Disorders*，簡稱DSM）。DSM是專門針對精神疾病的診斷與統計而設計的操作手冊，這套診斷系統也成為許多國家（包括台灣）精神醫學教學與實作的依據。ICD與DSM這兩套診斷系統在多次改版的過程中，添加不少新的診斷，疾病分類範疇也有所變動。DSM的內容由1952年的第一版（簡稱DSM-I）到2013年的第五版（簡稱DSM-5），明顯地反映出這六十多年來美國精神醫學界由精神動力學朝向生物精神醫學的轉變。就目前兩套診斷系統版本（ICD-10與DSM-5）而言，雖然在某些條目上略有不同，但差異不大。標準化的診斷不但大力提升精神醫學的科學地位，讓精神醫學更符合實證醫學的要求，也為精神醫學界找到一個症狀分類和病名共識的基礎。

在ICD、DSM標準化的過程中，人類生命中某些情感、行為、思考與反應，都可能被化約成一種需要治療的「疾病」，導

2　現行ICD的前身是國際統計組織（International Statistical Institute）1893年啟用的國際死因表（International List of Causes of Death），這個統計表在1948年由世界衛生組織接手出版，內容除了死因外，也首度增加病因項目，因此改名為目前所謂的ICD，當時稱為第六版（ICD-6）（WHO n.d.）。

向單一化、同質化與標準化的處理方式。社會學與人類學的經典
研究都指出，正常與不正常的判準，在不同社會與文化都不同
（Foucault 1971[1961]; Douglas 1966），因而需要賦予精神醫學更
多元的圖像，並思考標準化的疾病診斷如何影響不同區域的精神
醫學實踐。社會學者Zygmunt Bauman（1998）就指出，在全球
化時代，在地開始變得高度流動、彼此滲透；在地得以橫跨不同
區域，以某種新的方式連結全球。Andrew Lakoff（2005）以診斷
的流動性（diagnostic liquidity），指出1997年法國生技公司
Genset希望招募阿根廷雙極性情感性精神疾病患者進行基因研
究，由於阿根廷社會很少採用這樣的診斷，該公司一直無法有效
地在阿根廷招募到足夠樣本。後來，透過全球與在地資訊、資本
及實驗樣本的交流，才促成阿根廷對雙極性情感性精神疾病診斷
的重視，使這個診斷範疇在阿根廷浮現。此外，憂鬱症診斷進入
日本也是個有趣的例子。傳統上日本社會認為人生苦多樂少，對
於心情低落的表現相對輕忽。這種文化態度造成1980年代末期
生產抗憂鬱劑的禮來（Eli Lilly）藥廠放棄銷入日本，因為調查
顯示抗憂鬱劑在該國沒有市場。要到1999年，由日本藥廠自行
生產類似百憂解作用的抗憂鬱劑上市，另一個跨國藥廠葛蘭素
（GlaxoSmithKline）才順勢推動自家的抗憂鬱劑Paxil進口日本
（Schulz 2010）。人類學者Junko Kitanaka（2011）（北中淳子）的
民族誌觀察指出，日本的精神科醫師開始選擇採用憂鬱症診斷，
與1990年以降的日本經濟泡沫「消失的十年」有關。精神科的
語言成功地接合社會整體抑鬱的性格，逐漸廣泛地應用在工作相
關的壓力反應，例如，過勞、自殺等案例，並因為憂鬱症的診斷
而開始檢討憂鬱背後的過勞因素。Chen（陳嘉新）（2014）指

出，台灣的精神科醫師傾向於認為憂鬱症成因眾多，不願意率爾認定工作過勞是個案憂鬱或自殺的關鍵因素，因而在診斷憂鬱症是否屬於職業傷害時比較謹慎保守。

　　上述案例都意味著診斷分類系統的實際應用，有其社會文化的特殊性，不應輕易地去脈絡而膚淺地標準化。ICD、DSM診斷的操作中，尤其需要關注在地文化、政治、經濟、社會等因素，如何在全球化過程中形塑出對精神疾病獨特的理解與處置。究竟，這兩套診斷系統如何移植到台灣本土的脈絡，又產生了什麼在地的問題？我們該如何帶著歷史視野重新回應現代精神醫學與台灣社會文化的匯聚、揉合、矛盾，以及所產生新的心理健康問題？又該如何反省精神醫學在台灣現代性過程所扮演的角色？思考全球化下台灣本土精神醫學的種種挑戰，帶入更多人文社會科學的跨界交流與反思，這是主編本書最主要的目的。

　　從1960年代起，一些精神科醫師提出對台灣社會、文化面的關懷，他們可比喻為「第三種心靈」的探索與醫療者。[3]例如，任職於台大醫院的林憲教授，長期關注精神疾病流行病學、社會與文化精神醫學。流行病學部分，他曾參與著名的台灣研究

3　史丹佛大學心理人類學者Tanya Luhrmann（2000）有名的著作「兩種心靈」（*Of Two Minds: The Growing Disorder in American Psychiatry*）把戰後美國精神醫學界劃分成兩種取向的原型：以生物模式分析介入臨床症狀，並以藥物或其他生物療法作為主力的生物精神醫學，以及以心理動力模式理解人類心靈，心理治療為重點的動力精神醫學。戰後台灣精神醫學受到美國影響，引入精神動力學說來解釋並治療病人，雖然沒有輕忽生物治療的發展，但受到文化精神醫學的影響甚深，在臨床病人的理解上往往採取揉合文化社會成因、生理體質與個人心理發展的綜合模式，因此，我們借用並延展Luhrmann的書名，在此稱之為第三種心靈。

（Formosan Study），[4]並撰文指出精神分裂症（現已改稱思覺失調症）發病率低是泰雅、排灣、賽夏、阿美等原住民族共有的現象；他推測部落同族之間的相互扶持可能使嚴重精神病較少發生（林憲 1961）。另外，他在《精神醫學與社會》（1978）一書中，從遷移、社會階層、省籍、性別等社會指標，探討台灣精神疾病的發生率與分布。書中並提到1975年針對台北市民的精神疾病態度的調查研究，1946至1971年自殺死亡率的變動資料，以及1969至1971年馬偕紀念醫院自殺防治中心對自殺個案的原因分析等等，這些實證資料提供了當時台灣精神醫學發展重要的社會面向。在文化精神醫學方面，林憲發現華人文化特有的縮陽症（koro）與畏寒症（frigophobia），這兩種病症屬於文化精神醫學中所謂的「文化結合症候群」（culture-bound syndrome）。林憲曾表示文化結合症候群在台灣逐漸減少，是由於現代社會中人們的思考或是行動歐美化、單一化的結果（2007: 73-74）。此外，精神科醫師文榮光與泌尿科王經綸醫師在〈腎虧症候群：台灣所見一種具有文化特殊性的性精神官能症〉（1990）一文中，指出腎虧是台灣普遍存在且具有特殊文化意義的疾病，患者求診時常處於極度焦慮或恐慌狀態，但大多認為所患的是生理疾病，因而常求助一般科醫師或泌尿科醫師、中醫師，較少向精神科醫師求助。當時也有精神科醫師把精神醫學體制，視為台灣現代化

4　台灣研究（Formosan Study）指的是台灣在二戰後進行的一系列流行病學調查，時間橫跨十數年（1946-1948, 1949-1953, 1961-1963），其中包括對於發展程度不同的地區調查精神疾病流行率，以及對於原住民族的精神疾病調查（林憲 2007）。這些調查提供了台灣精神疾病的諸多資訊，也是國際上知名的流行病學研究（Wu 2016）。

的重要領域，例如，林宗義的《精神醫學之路：橫跨東西文化》（1980）一書，描述戰後台灣精神醫學教育與台灣模式的發展，透過他擔任WHO心理衛生顧問和參與多項國際研究計畫的經驗，提出發展社區與社會精神醫學的重要性。精神科醫師陳永興的《飛入杜鵑窩：一個精神科醫師的反省與呼喚》（1981）一書，指出當時台灣精神醫療的發展困境，包括：精神衛生法尚未立法，精神科醫師人力與設備仍屬於醫療邊陲且分配不均，精神病院招不到正式編制名額的醫師，精神病人被污名、隱蔽等等問題。

　　上述1960至1980年代這股精神科專業的內部反省具有兩個重要特色：一、二戰後精神醫學專業發展的過程，一些具領導地位的精神科醫師，例如，林憲、林宗義等人，都帶著較為宏觀的社會文化精神醫學視野，思考台灣精神醫學與精神疾病的問題。不過，隨著1990年代起精神醫學走向生物醫學的範型後，這樣的取徑在精神醫學內部逐漸式微。二、精神醫學與社會學、人類學或流行病學等跨領域的合作成果陸續刊載於人文社會科學的期刊上，而非精神醫學刊物，例如，中央研究院《民族學研究所集刊》就曾刊登人類學者許木柱與精神科醫師鄭泰安（1991）〈社會文化因素與輕型精神症狀：泰雅和阿美兩族的比較研究〉，精神科醫師文榮光等（1992）〈靈魂附身現象：台灣本土的壓力因應行為〉，精神科醫師胡海國（1992）〈演進模式之精神病理研究：以精神分裂症為例〉等文章，顯示在精神醫學專業發展過程，這些精神科醫師逐漸意識到台灣特殊文化脈絡的重要性。

　　1980年代以後，分子生物學與神經科學漸次興起，益發豐富了既有的生物精神醫學模式。精神醫學社會、文化面向的討論

逐漸喪失原來的重要地位，治療上走向以藥物治療為主的方式。另一方面，詮釋取徑、現象學、文化研究、後現代主義等論述被帶入台灣，這波思潮的影響力讓人文社會科學領域以多元的理論視野關注精神醫學的發展。1990年代後，社會學、醫療史、科技與社會、人類學、社工、心理學等不同學科領域致力於精神醫學領域的研究增多，這些多元的知識取徑與方法，也擴展我們對這個專業領域更豐富的理解。同時，雖然1990年代後精神科醫師與人文社會學者共同發表論文的情形減少，但一些具有精神醫學專業訓練的醫師，開始結合其他人文社會科學的跨領域視野，累積不一樣的研究。本書出版意味著二十一世紀新一代研究者跨界合作的成果，近年來在精神醫學的議題、著作內容、書寫立場上都呈現百花齊放、百家爭鳴的趨勢。身為主編，我們希望藉由此書能夠拋磚引玉，把精神醫學的人文社會研究領域推向更多、更深、更廣的方向。

二、台灣經驗現象的累積與發展

以本書的主旨與內容來說，精神醫學作為一種現代性治理，可以有五種理解途徑，分別是：知識、規訓的主體、制度、學科專業與機構。全書依此扣連在這五個主題單元，分別是「正常與不正常的判定」、「病人主體性經驗」、「精神醫學與國家制度」、「精神醫學、法律與治理」、「全控機構與治療性社區」，涵蓋精神醫學與台灣現代性治理的幾個重要面向。以下我們就各單元章節的主旨與內容分別介紹：

（一）正常與不正常的判定

　　正常與不正常的判定具有普同性的標準嗎？精神醫學所診斷的精神疾病是一種「病」嗎？精神醫學在現代性、常態化與標準化的歷史過程，扮演什麼樣的角色？從1960年代開始，精神醫學與反精神醫學兩個陣營，對於什麼是精神疾病在本體論與認識論上形成激烈的論戰。光譜的一端，是越來越走向生物範型的現代精神醫學。我們可以發現，從DSM-III版開始，精神疾病的界定方式明顯地親近於生物醫學的歸因與臨床工作的需要（Mayes and Horwitz 2005; Orr 2010）。另一端則是以Michel Foucault、Erving Goffman、Sander L. Gilman、David L. Rosenhan、Thomas S. Szasz等重要的研究者為主，反精神醫學陣營所代表的強烈建構論取徑。雙邊對於精神疾病究竟是什麼，常常毫無交集可言。這樣的爭論擴大來看，似乎是來自醫學與人文社會科學對於何謂精神疾病，採取不同的認識論立場所產生的歧異與衝突。這場「正常與不正常的判定」之爭，是如何在台灣在地脈絡上演？本單元以注意力缺失／過動症和失智症為案例，反省醫療現場的實作情境。

　　曾凡慈在〈邊界模糊的診斷：注意力缺失／過動症的臨床實作〉一文，深度訪談臨床實作的精神科醫師，指出兒童注意力缺失／過動症（AD/HD）的診斷在實際精神醫學臨床中，並非單純套用診斷手冊的機械式行為，而是充滿協商與不確定等各種情境因素考量的複雜過程。相較於不同取徑對於AD/HD疾病本體是什麼的爭論，台灣精神科醫師在臨床上更重視的是問題「可被處理」的邏輯。亦即，診斷必須還原到真實醫療情境的決策網

絡，對於理解正常／不正常判準，才具有實質的意義。文中指出，隨著AD/HD的精神醫學診斷在台灣與全世界日益取得合法性，當務之急或許不是主張全面撤銷AD/HD診斷，而是在力求打造一個友善環境的同時，精進診斷的正確性，區分出這些孩子的特殊性，讓他們都能得到適當的協助。不過，文中結論也主張，當現有的醫療體制無法對生物醫療化的方向有更多反省，就可能助長以計算症狀數目來確認診斷並提供大腦病理的解釋，為過度診斷和快速用藥的負面效應鋪路。

洪晨碩在〈跨越診間的失智診斷與照顧工作〉一文，指出台灣社會在1970年代末期，老年精神疾病流行病學研究才開始將「老年癡呆症」納入研究主題，之後由神經內科陸續將DSM診斷手冊、簡短智能測驗（MMSE）、臨床失智評量表（CDR）等，用以評估認知功能症狀的神經心理測驗工具，引入失智症的診斷中。DSM引入後不只確立台灣失智症患者的跨國比較意義，同時也將失智症和「正常老化」區隔開來，成為一種「疾病」。目前台灣失智症在臨床上主要是利用判別認知功能為主的神經心理測驗，或是醫師依據臨床經驗，輔以電腦斷層或磁振造影的結果來判斷。從失智患者與親屬朋友懷疑出現不正常症狀開始，診斷不只局限在醫師診間，而是動員病人、家屬、朋友、醫護人員，乃至於非人類的物件（如診斷工具）與制度環境（如資源可近性與健保給付條件）的巨大網絡，診斷並非固定不變，而是連續變化的過程。

透過兒童注意力缺失／過動症與失智症進入台灣脈絡的發展，可以看出精神醫學在現代性計畫中不必然扮演直線演化的角色，精神醫學知識固然有其科學性的元素，但精神醫學知識之所

以能夠成為診斷指引，或是治療、預後的依據，都必須鑲嵌在社會、文化與歷史脈絡中。兩位作者從臨床真實經驗出發，採取一種實用主義（pragmatism）的認識論立場與行動策略，都沒有走向強烈建構論取徑。他們的研究指出，臨床中如果沒有辦法動員諸多專業與非專業的人員一起支持並協調，好讓診斷得以被確立、治療得以進行，那麼，討論診斷的真實性，無疑也是個真空中的概念。亦即，精神醫學作為一種判斷標準，重點不在於醫學知識本身與真理性的建立，而是醫學知識所宣稱的真理如何在醫病實際互動，乃至於牽涉診斷過程中的不同行動者、科技、制度與機構連結的網絡中，彼此互動、理解，甚至是衝突之中被清楚地實現。我們必須將正常之於不正常的判準，由抽象的架構還原到具體臨床實作，這對於理解精神醫學正常／不正常診斷，才具有實質的意義。

（二）病人主體性經驗

從 1980 年代開始，精神醫學在歐洲與北美經歷了典範轉移，在發表的期刊、研究經費與治療取向上，開始由重視心理分析的論述走向生物模型的解釋，由強調心理過程走向著重症狀分類，由社區精神醫療到生物學的研究與藥物治療的方式（Good 1992）。相較之下，已逝的優秀人類學者林淑蓉 2000 年開始與北市療（現稱台北市立聯合醫院松德院區）的合作計畫，則是台灣人文社會科學學者與精神病院和機構合作的重要里程碑。在方法上，林淑蓉與她的學生採用文化精神醫學的研究方法，關注病人主體性、身體經驗與社會文化脈絡，以詮釋取徑進入醫療院所進行長期且細緻的田野觀察，不僅開創「臨床民族誌」的先驅，也

試圖打破精神醫學臨床以客觀實證的診斷標準來檢驗「病」，忽略病人作為「人」真實存在的生命經驗。

　　林淑蓉在〈身體、意象與變異的自我感：精神分裂症患者的主體經驗〉一文，以人類學者的身分進入大型療養院進行民族誌的深描，透過三位患者自述「失序的詮釋」文本，探討精神分裂症（思覺失調症）患者如何透過變異的感官知覺、思想與情感經驗，建構個人對於自我的理解與想像。文中指出，疾病主體的「自我概念」不僅建構在「關係」中，更是透過身體來理解個人與生活世界的關係，包括：夢境、鏡像、打坐或修練過程中，身體所投射或知覺的意象。透過三位患者的病人敘事所呈現的自我詮釋文本，研究結論體現了文化脈絡下具體的「人觀」，傳統家庭以父親作為家庭核心，母親（或妻子）則是被動與噤聲，父權的家庭形態會延伸到主體與世界的關係。此外，在進入精神醫療的醫療化過程中，病人對疾病類別的標籤與理解，疾病污名化的問題等，逐漸納入到他們的自我意象中。

　　李舒中在〈妄想、主體性與精神病房：思覺失調（精神分裂）的臨床民族誌研究〉一文，以臨床上深具挑戰性的精神症狀──妄想，作為田野觀察與分析的對象，強調妄想等症狀除了在現行精神醫療作為一種客體化的診斷基礎之外，也應該從症狀表現當中找出具有疾病主體經驗的社會、文化意義。精神分裂的妄想症狀，融合疾病、身體、親屬關係、信仰儀式、政治經濟、社會受苦與歷史記憶等等人觀的構成要素；現代精神醫療生物決定論、化約主義、醫療化、效能與管理主義等治理模式，相當程度上窄化我們對妄想症狀的理解，使得「病人觀」逐漸取代整體的人觀。透過精神病院民族誌的細緻觀察，研究結論指出精神症狀

並不同等於精神疾病，而精神症狀必須置放在社會關係，或是主體所在的生活世界當中，才能呈現較完整的內涵與意義。精神疾病與症狀的體認，並沒有預設統一不變的真理，而是透過特殊的關係與互動方式，讓精神疾病症狀的多元意義得以發聲重現，藉此提供一個迥異於生物醫療治理的病人敘事。

精神醫學與病人主體性形構背後，涉及知識與權力的糾葛，兩位人類學者透過醫院中精神科病房日常生活的民族誌，擴展我們對病人身體、自我與主體性經驗的理解。這樣的研究取徑，一方面強調醫療情境內病患病痛經驗的重要性，重視對各種主體性經驗的深入描述，以現象學方式進入病人敘事與生命史，呈現精神病人不被理解的生活世界。另一方面，透過長時間觀察所記錄主體性的歷程，將個人的病痛經驗結合台灣的人觀、神鬼的世界觀、父權結構與華人的家庭形態，避免研究者以個人唯心主義的方式理解生病的再現，陷入過度浪漫主義的主觀詮釋，而從形塑疾病意義的社會文化、歷史力量當中抽離出來。這種對醫療現場的民族誌深描，也讓我們意識到在現代科層體制下，立基於形式、規章工具理性運作的精神醫學專業，對病患病痛受苦所具有的意義、價值與道德面向的輕忽。

（三）精神醫學與國家制度

精神醫學的誕生可以看成是一項現代性計畫（Lewis 2006），與其他現代體制（如國家）相互援引且彼此構成。歷史學者Jan Goldstein（2001）研究法國精神醫學專業化的過程，指出精神醫學作為國家認可專業的興起，應該要放到同時期的法國社會與政治情境下理解。例如，法國精神醫學專業化的關鍵人物Philippe

Pinel醫師卸除精神病人的手銬腳鍊此等人道作為，與他本人對於自由、平等、博愛等共和理念的支持態度有關。日後現代精神醫學的發展，與國家制度的連結一直密不可分。精神病人不僅是非理性的代表，同時也被視為國家生產力與社會安全性的潛在威脅，精神醫療因此參與了這種國家治理（policing）的體制，成為社會醫療的一環（Foucault 1994a, 1994b, 1971［1961］）。至於台灣精神醫學如何交織於國家各種制度的運作，這個單元的論文正好提供一些在地範例。

　　蔡友月〈聆聽混亂敘事：達悟族精神失序者與國家偏遠醫療治理〉一文，以達悟族精神病人的混亂敘事，揭露國家現代化計畫下的「山地離島地區醫療給付效益提昇計畫」在實踐上的盲點，藉此凸顯國家治理策略缺乏對少數族群的「文化敏感度」。文中透過Arthur W. Frank（1997）「混亂敘事」（chaos narrative）反省實證現代醫學的醫療式歸因，健康信念的取徑探討遵從醫囑行為的限制，藉由田野中不同世代的精神失序者分歧、多元的敘事，指出時空限制下的儀式化醫療處置與不平等的醫病關係，以及文化隔閡下患病的達悟人對現代精神醫療的不信任等，都會導致不遵醫囑的普遍現象。研究結論強調要拉近精神醫療專業與達悟人生活世界的差距，必須貼近達悟族精神失序者的混亂敘事，深入了解達悟族社會文化與日常生活脈絡，否則國家提出的精神醫療方針將會偏離原住民失序者的主體，難以實踐醫療照護的真正目標。

　　陳嘉新在〈減害政策與「官方」的組成〉一文，描述台灣愛滋減害政策成形中，如何在政策目標的指引下讓負責成癮治療的精神科醫師與愛滋病防治專家、中央衛生機關的技術官僚、基層

衛生政策執行者，甚至警察與檢察官等，組成一個異質性高且偶發性強的拼裝體（assemblage），陳嘉新稱這樣的拼裝體為「官方」。在概念上，「官方」對立於傳統藥物者研究常強調的「街頭」，雖然看似與「街頭」或者「民間」對立，但官方並不等於韋伯式的官僚組織，不是單純地倚靠法規體制來運作，而是需要經由「關係」的人際連結才得以推展政策，而關係是民間社會運作的重要成分（Yang 1994）。文中指出幾個重要的減害政策內容與爭議，包括：計畫開始時對於使用哪一種替代藥物的考量，關係運作下的部會協調，專家的角色與互動等議題。針對被納入的成癮專業精神科醫師來說，他們不僅參與了這個減少疾病傳播、增進民眾健康的現代性計畫，減害措施同時也成為專業的發展契機，因而得以成立「台灣成癮科學學會」，繼續專業化，並參與近年的毒品防治政策。

　　林桂卉在〈拼裝醫療化：台灣精神醫學的自殺防治論述與實作〉一文，回顧台灣精神醫學對自殺的研究趨勢，從2006年開始由精神醫學專家主導並執行全國性自殺防治計畫，思索如何在「自殺者可能會有精神症狀」的醫療化自殺論述下推動的防治措施與爭議。這些防治措施包括運用「簡式健康量表」進行不特定群眾的篩檢，挪用國外機構的「守門人理論」作為提高一般民眾防範自殺意識與積極轉介專業的措施。另外，某些專家提出「限制自殺工具取得」的方式，希望能夠遏止一時衝動下的自殺行為，進而減少自殺死亡。這些措施背後的假設可能彼此衝突，甚至與大眾或臨床精神科醫師對於自殺者與自殺行為的印象相左，因而常常被質疑其有效性。這種自殺防治作為醫療化，因而顯得缺乏系統性與一致性，林桂卉稱之為「拼裝醫療化」。文中透過

文獻回顧與自殺防治實作者的訪談，點出這種政策執行面的拼裝、挪用，以及臨床醫師因應此類業務的自我調整。類似陳嘉新在減害政策研究中所指出的專家自我充實，自殺防治政策下的臨床精神科醫師也需要各自拼湊、補足欠缺的知識（由流行病學到生死學不等），並且學會與其他專業協同合作。

　　本單元的論文反映出精神醫學作為一種現代化計畫，無論是原住民偏遠醫療的精神醫學介入計畫、自殺防治或國家拼裝的減害政策，精神醫學都有可能成為連結病人個人生命、社會與國家體制的一種特殊樞紐關係。這三篇文章共同指出精神醫學參與國家控制疾病、減少自殺或改善少數族群精神失常等現代性計畫的貢獻與疏漏之處。與其他醫療分科相比較，精神醫療與國家體制的結合密不可分。然而，當精神醫學日益變成國家治理不可分割的一環，我們就更需要在醫療、病患、國家的三角糾結關係中，形塑更可欲的國家政策與合作模式。否則在這種精神醫療與國家體制的結合中，我們可能會走向越來越壓迫性的社會控制，而漠視制度下的公民主體。

（四）精神醫學、法律與治理

　　精神醫學作為一門學科，具有壟斷性與排他性的權力，當代精神醫學經常需要在這樣的專業基礎上，與司法或其他治理體制互動，例如，執行精神鑑定的能力與專業。不過，這樣的互動容易產生不同理念之間的衝擊，因此精神醫學也必須應對現代制度創新下協作關係的變化。本書特別將台灣精神醫學的次分科「司法精神醫學」這一主題獨立出來，並強調現代性治理的面向。Goldstein（2001）曾以單狂症（Monomania）的診斷，指出精神

科醫師在法律治理的地位。單狂症意指除了某方面的瘋狂舉動之外，其他外顯表現都呈現正常的一種瘋狂狀態，常見的例子包括偷竊狂（kleptomania）、縱火狂（pyromania）等等。提出這個概念的法國醫師Jean-Étienne Dominique Esquirol是Philippe Pinel的後繼者，他的學生Étienne-Jean Georget則是將此診斷引入法庭的主要推手。單狂症的患者既然大部分時間都呈現與正常人無異的狀態，一般人便無法輕易得知此類偷竊或縱火罪犯，到底是精神病態抑或意念邪惡之人，因而需要精神病專家來仔細分辨。在這種將理性難以理解的脫序之舉（如反覆的偷竊與放火）轉變成精神疾病鑑定的過程中，精神醫學建立起某種知識權威，並契合於同時期的司法需求。

　　儘管Goldstein指出司法精神醫學的誕生是透過專業而建立，但精神醫學與法律系統的關係遠比建立專業來得複雜。楊添圍〈精神鑑定、治療介入與國家犯罪治理〉一文，直接切入台灣的精神鑑定與法律系統兩個專業領域的不一致。此處所謂的不一致，包括法律概念（如舊《刑法》中所謂的「心神喪失」、「精神耗弱」）與精神醫學實務操作之間的差距，以及法律系統對於精神障礙犯罪人的監護處分的忽略。文中指出，由於台灣精神醫療體制已經相對完整的緣故，司法體系因而對於精神障礙的犯罪人的監護處分缺乏專責管理，也沒有編列預算，而是單純地以醫療化模式視之，一併納入健保範圍。刑事司法在處理特殊犯罪族群（例如，家庭暴力加害人、性侵害加害人與毒品犯罪人）時，明顯地呈現出醫療化的犯罪治理模式，將犯罪人視為病人與犯人的雙重身分，發展出高度選擇性的處遇，展現出不同長度、強度的管理與監控，使之受到雙重束縛與社區監控。在如此強烈依賴

醫療系統介入犯罪治理下，接下來的問題便成為：精神醫療系統可以支撐到何時？而對精神醫療專業的自主性又有什麼影響與聲音？

　　吳建昌在〈神經精神醫學、民事能力與治理：以失智症患者為例〉一文，指出另一個衝擊上述兩套系統的重要因素——神經影像技術，且集中討論這項技術在民事能力判斷上面的重大影響。在此的核心問題是：神經影像技術可以呈現心智能力，作為法庭中判斷當事人行為能力的客觀證據嗎？過去法律常參考並倚重精神醫學的專家意見，以做出能力缺損與否的判決。然而，神經影像技術的進步，逼使法學者必須面對應用在精神醫學上的神經科學（文中的神經精神醫學）對於法律概念與實作的直接影響，這些法學討論也讓人認為神經科學可能滲透並改變未來的治理方式，包括更細緻化所謂能力的分級。這種科學與治理結合的傅柯式推論是否在台灣成立？作者以Sheila Jasanoff（2004）的公民認識論（civic epistemology）精神，對此進行實證的調查，並且蒐集各級法院的裁判文，發現精神鑑定及法院裁判迄今仍未廣泛地轉譯神經科學影像資料成為法院證據，也未將神經科學影像證據視為決定民事能力的必要證據。針對民眾的調查也顯示，法庭還是保守使用神經影像學證據為佳。換言之，神經精神醫學是否真能在法庭運作上產生效用，仍是未定之天。

　　這兩篇文章呈現精神醫學如何與法律系統糾結互動，必須保持個別的獨立性卻又必須協力搭配，進而產生各式治理效應。不管是法庭的鑑定證詞或者是先進的造影技術，背後的醫學知識與技術都是整套治理體制中的重要元素。Foucault（2006: 4）指出：「權力不屬於任何人或團體，我們說有權力，是因為有了分

散現象、傳遞站、網絡、相互的支持、潛能的差異、分歧等等。要在這個差異的系統（system of differences）裡，權力才開始運作，而這個差異系統必須要被分析。」在這個意義上，這兩篇文章對於治理的見解，可以視為精神醫療與司法兩個系統差異化方式的分析：誰是病人，誰是犯人，哪些人需要更長久的監護處分？如何稱得上具備意思或行為能力，又如何被認為需要監護或輔助宣告？這些差異的爭議，不僅是知識技術發展下內容隨之變遷的定義問題，也意味著「知識—體制—權力」的組合與作用。

（五）全控機構與治療性社區

　　Foucault 在《瘋癲與文明》（1971［1961］）一書中描述理性時代興起的過程，當中瘋狂被重新理解為「精神疾病」，而被廣泛設立的療養院監禁起來。這個他者化的過程，讓精神病人與其他沒有生產能力的人，例如，遊民、流浪漢、好逸惡勞者一樣，被社會常規推到生活世界的邊緣。Goffman（1961）以全控機構（total institution）這個概念，描寫精神病院對精神病人的自我剝奪與道德生涯的影響，批判在全控機構中病人無法建立主體性、發展健全的自我，遑論回歸於社會。相較於大禁閉的時代及精神病院醫療化的處理，1960 年代歐美主流社會開始出現「去機構化」運動（deinstitutionalization），主張減少長期住院，讓病患重回社區。不過，也有一些研究指出，精神病人回歸社區的運動，在具有高度現代性發展的理性社會中，容易造成社區居民的反對與排斥（Wilmoth et al. 1987; Aviram and Segal 1973），或者去機構化計畫推行之前沒有充分了解當地的社會文化因素，會導

致機構化的失敗（Jimenez 1988）。在過去半世紀的精神醫療往
人道主義或相關批判論述的論辯下，精神失序被當成是一種
「病」而進入醫療處置，到底是免除歧視或是烙下污名的標籤、
進行更嚴格的監控？本單元收入的兩篇文章，分別描寫並分析龍
發堂的爭議性發展與玉里榮民醫院的社區治療模式。對照於現
代、理性精神病院全控機構的模式，這兩個案例提供我們不一樣
的在地想像。

　　湯家碩在〈龍發堂與台灣現代精神醫療，1980-1990〉一
文，分析1980年代高雄「龍發堂」的特殊現象。龍發堂的宗教
背景，以及強調不用藥物、終生收容的療養模式，促使許多家屬
將精神病人送入堂中。為什麼有這麼多人選擇龍發堂，而不是正
規醫療體系？這個問題促使文榮光醫師率領團隊進入研究，但這
個研究所產生的社會債與對堂方的批評，使得日後龍發堂很長一
段時間對外來研究者抱持懷疑的態度。就病人方面來說，有些精
神病患者對機構生活適應良好，能參與勞動、甚至擔任「班長」
等職務；相對地，另外一類社會功能不佳、無法對龍發堂的生產
活動做出貢獻的院民，處境就可能被邊緣化。龍發堂中的機構生
活秩序，目的上不是積極打造能重返社會的「康復病人」，而是
打造能長期適應機構生活的「順服病人」。考量到當時台灣精神
醫療機構有限，且治療效果也不令人滿意，文中指出儘管家屬對
於堂方並非堅信不移，但是把家庭難以負荷的病人送入堂方，便
成為務實主義的必要妥協。對於進入堂中的病人來說，機構以外
的自我實踐既然沒有出路，只能形塑出順應機構以度餘生的道德
生涯。

　　黃嬡齡在〈治療性社區玉里模式的在地實踐〉一文，從臨床

實務出發，指出醫院治療性社區化應是治療與生活的延伸。治療性社區包含地域、體系與行動的概念，目的是試圖打破「醫院」與「社區」的二分，將社區的生活元素帶進醫院的範圍，同時也讓院內患者的日常生活可以走向社區。文中指出當社會變遷中的家庭功能難以提供患者所需要的支持功能時，玉里模式成為相當特殊的發展。透過兩位長期居住玉里的病人敘事，凸顯我們必須跳脫狹隘的「機構化」與「社區化」線性邏輯思考框架，從患者日常生活的複雜需求，思考慢性精神病患的長期照顧問題。此外，面對新自由主義經濟邏輯，治療性社區也面臨諸多的挑戰，包括：醫院逐步脫離公務預算時代的社會責任，走向市場化的競爭企業形態，專業分工與績效競爭逐漸取代照護的價值等等，都衝擊著玉里模式的在地實踐。

　　精神醫療作為一種收容與治療的現代機構，二十世紀以來經歷了機構化到去機構化的發展，但至今仍面臨許多挑戰。現代精神醫療機構作為「全控機構」（total institution）科層體制的管理範型，有四種特性：空間限制、集體管理、照表操課、充分完成機構設定的目標（Goffman 1961: 6）。高雄龍發堂、花蓮玉里這兩個模式，是台灣在地精神醫療相當特殊的照護與收容模式。究竟，在這樣的機構中是否真能重建病人的認同與健全自我？隨著台灣精神醫學現代化的過程中，另類、傳統或俗民的模式如何可能？這兩篇探討精神醫學史非典型的發展模式，提供我們對當代精神病人如何安置，非常不一樣的認識與想像。隨著 2017 年 12 月 21 日依據《傳染病防治法》公告龍發堂為法定傳染病疫區，高雄市衛生局在 2018 年 2 月 26 日強制移出滯留的四十六名堂眾，清空生活大樓並完成消毒，龍發堂民俗治療在現代性的治理

下，逐漸喪失支配性的位置。此外，1958年成立的玉里榮民醫院曾經是台灣最大的精神病患收容的慢性機構，近年也面臨新一波資本主義管理主義的挑戰。當代「去機構化與回歸社區」的精神復健方針，實踐上必須與在地的社會條件緊密配合，當台灣社會不能避免地同時捲入現代性、全球新自由主義的浪潮，透過對龍發堂與玉里模式的分析，兩位作者都提出對未來台灣精神醫學發展深具意涵的提醒。

三、理論化、方法與新視野

本書各章的研究經驗對象相當不同，有針對精神疾病診斷與病人主體經驗，強調特殊收容機構，以及精神醫學、國家制度與法律治理的關係，在這些差異之中，貫穿各章的核心具有共享的理論化、方法與新視野的企圖。

（一）跨學科、跨領域「方法學上的多元主義」與「不具共識的合作」

早期台灣精神醫學界與人文社會科學的結合，往往是處理「在精神醫學內的人文社會科學」（humanities and social studies in psychiatry），在不違背精神醫學實證醫學的知識典範下，應用人文社會科學的知識探討精神醫療現象，最終的目標是回歸精神醫學發展的實際需要。林憲的社會文化精神醫學，也是從這個角度出發。1990年代針對精神醫學知識、機構、體制與論述的批判性研究，在台灣逐漸增多，從不同認識論的角度反省精神醫學典範，稱之為「精神醫學的人文社會科學」（humanities and social studies of psychiatry）。[5]本書正是立基於「精神醫學的人文社會科學」基礎上，匯集本土研究的案例，共同探討精神醫療與台灣社會、文化之間相互構成的關係。

　　人文社會科學之於醫學，一直處於非常邊陲的位置。儘管1990年代後台灣推動醫學人文教育，醫學教育基本上還是以生物醫學與臨床知識技能為主。雖然「在精神醫學內的人文社會科學」與「精神醫學的人文社會科學」的知識典範不必然截然二分，但是不可諱言，從事臨床應用的精神科醫師與偏向理論研究的人文社會科學學者之間，還是存有某種緊張關係。

　　從精神醫療界跨界而出原本相當稀少，1990年代後在多元的理論與方法論的激盪下，制度上逐漸容許精神醫療從業人員走出醫療的白色巨塔，接受不同學科的訓練，培育多重且並置的視野，並依此反省自身專業。本書的作者群正反映了這樣的特點，例如，有三位是具有豐富臨床經驗的精神科醫師，同時具有不同人文社會學科的訓練：陳嘉新（精神醫學、歷史與社會學）、吳建昌（精神醫學、法律學與公共衛生）、楊添圍（精神醫學、犯罪學）。此外，曾擔任精神療養院心理師的李舒中後來接受人類學博士訓練，具有臨床護理、新聞與醫療版編輯的蔡友月後來接受社會學博士訓練，玉里榮民醫院的資深社工黃嬡齡同時具有衛生福利政策的博士學位。本書這些作者與精神醫學、臨床工作直接交錯的生命經驗，是字裡行間重要的血肉。本書其他作者，例

5　這個「在精神醫學內的人文社會科學」與「精神醫學的人文社會科學」，很
　　顯然地是受到醫療社會學長期以來慣用的分類影響，也就是醫療內的社會學
　　（sociology in medicine）與醫療的社會學（sociology of medicine）。參見N. L.
　　Chaska（1977）。

如，已逝的優秀人類學者林淑蓉，社會學者曾凡慈、洪晨碩，科技與社會領域的湯家碩、林桂卉等，也都站在各自的理論視角細緻地進入精神醫學內部實作，為台灣「精神醫學的人文社會科學」研究取徑累積重要的研究成果。我們可以說，從「在精神醫學內的人文社會科學」到「精神醫學的人文社會科學」傳統僵化的二分，隨著研究者跨領域訓練的擴充與不同理論視角的激盪，已逐漸鬆動而有所跨界。

　　相較於主流精神醫學的生物模式與量性資訊的研究偏好，本書各章採用問卷調查、歷史文獻、法規檔案、民族誌、田野訪談與臨床研究，呈現跨學科、跨領域的「方法學上的多元主義」，整合多元的學術背景和性質各異的經驗資料，以尋求精神醫學與人文社會科學的合作基礎。方法學上的多元主義意味著必須打破既有專業知識的藩籬，包括：不同知識價值的評斷、各種取向的相容、跨學科與方法認識論的對話。更根本的前提，是達成方法學上的多元主義之前，我們必須深入了解精神醫療與人文社會科學的知識預設。除了分析知識光譜兩端的演進歷史之外，還必須思考這兩端不同的研究方向所牽連到的知識與權力操演。對於精神醫學來說，長久以來的教育重點在於理解精神病理、人際動力、神經生物學等科學專業知識，導致這套專業知識本身的歷史演進，社會文化因素如何被邊緣化與其代表的權力遞嬗，往往缺乏宏觀的理解。反過來說，對於這種知識、權力結合相對敏感的人文社會學者來說，要如何深入精神醫學專業內部，尋找管道以建立知識論光譜上不同位置之間的對話，便成為建構論述時必須嚴肅以對的課題。

　　本書作為一個跨領域對話的輯錄，關切精神醫療與其他人文

社會科學兩者互為諍友而非敵人的關係。一方面，我們希望複雜化既有的劃界工作（boundary work）的概念（Gieryn 1999），避免「非此即彼」的排他模式，建立結盟且產生協同性的行動；另一方面，我們也想引入 Susan Leigh Star（1993）的「不具共識的合作」（cooperation without consensus）思維，嘗試建立一種鬆散連結的溝通系統，並維持人文社會科學與精神醫學可以對話的方式。未來精神醫學研究是否能夠結合更多智性的資源，如社會學、人類學、科技與社會、醫療史、文學、美術、藝術等不同養分？本書標榜方法學上的多元主義，意味著我們期待一種假根式的知識構建可以旁徵博引，而非根莖葉上下一系的植物性連結（Deleuze and Guattari 1987），因此，我們也期待這本書開啟更多的嘗試、對話、發想、連結、使用，對於社會人文研究者乃至於精神醫學實作者，都是如此。

（二）以詮釋取徑、質性研究擴大對精神疾病認識論的理解

什麼是精神病？該採取什麼樣的研究方法？精神醫學的生物醫學理解模式與強烈建構論的反精神醫學取徑，在知識論上有著明顯的不可共量性。Arthur Kleinman 在「再思考精神醫學」（*Rethinking Psychiatry*, 1988a）一書中，對於何謂精神疾病的本體，有著較為折衷的立場，他說：

精神疾病是真實的，就像真實世界其他的形式，它們是透過生理成分與象徵性意義互動，所形塑一組經驗的結果……精神醫學的概念、研究方法，甚至資料都是鑲嵌到社會系統中。精神醫學的診斷範疇，是同時受到歷史、文化與生物學

所形塑。（Kleinman　1988a: 3）

　　現今「生物─心理─社會」的多元模式，讓我們反思精神疾病不僅是醫療或個人心理問題，同時也受到歷史、社會文化脈絡的影響。由於本書作者的研究大多貼近精神醫療實作的現場，因此並未完全解構精神醫學認識論下疾病本質論的觀點而走向強烈的解構取向。在DSM-III以降的生物精神醫學模式中，精神失序是大腦與生物上的失調，取代了原先精神分析強調無意識的衝突與壓力的社會心理面向，把生物性的干預（特別是藥物），視為主要的治療策略。在生物模式逐漸成為台灣精神醫學的主流，本書具有人文社會背景的作者企圖提供更多的反思空間。本書所討論精神醫學診斷與精神疾病的標籤，例如，兒童注意力缺失／過動症、失智症、精神分裂症（思覺失調）等，在臨床上並非以ICD、DSM的國際診斷標準機械式地套用。不同精神疾病診斷的引入、臨床實作及精神醫學的鑑定等等活動，都必須鑲嵌在台灣在地發展的條件，與所處的社會網絡、文化價值相互協商，也就是說，本書作者雖在本體的層次接受精神醫學對精神疾病的預設──生物、心理、社會三個層面彼此關聯，但對主流精神醫學走向生物醫學獨大的趨勢，仍抱持反身性的警覺。各自具有人文社會科學訓練的研究者，強調研究必須深入精神醫學的知識脈絡，進入醫院臨床實作與精神醫學計畫執行的場域，擴充精神醫學對精神疾病的病因學、診斷與治療上認識論的基礎，提出深刻的反省與批判。

　　1980年生物精神醫學的發展，使得著重臨床、強調症狀為主的傳統精神醫學研究，開始往分子層次推進，也就是Nikolas

Rose（2006）所謂的分子化（molecularization）。分子生物學的發達，使得研究者進一步由巨觀的外顯表象向微觀的分子層次推進，甚至在基因層級推論精神疾病的致病因。實驗室醫學在精神疾病研究上的發展，透過更精細的檢驗、更複雜的因果關係，把精神病客觀化成可以測量介入、估算風險的變項。強調客觀、數據的實證醫學（evidence-based medicine）興起，不啻是一種真理體制（regime of truth），預設了證據性的可信度高低並追求標準化的客觀性（Timmermans and Berg 2003），例如，大樣本的雙盲隨機控制實驗，其可信度高於個人經驗或專家共識。然而，以量性、數字化資料作為客觀科學的語言，往往貶低個人主體性經驗、價值與情感，臨床上細微的醫病觀察與生命互動，由於難以被校準到雙盲隨機控制的實驗變項而被忽略。

　　本書強調從質性研究出發的觀察，重視近距離經驗（experience-near）現象的深描，這些詮釋取徑出發的質化、民族誌田野觀察，以病人敘事與生命史、受苦的疾病經驗、身體與主體性為主軸，從意義為中心（meaning-centered）、跨文化觀點（cross-cultural perspective）的方法研究精神疾病的經驗與內涵。提醒我們現代精神醫療正朝向一種無心靈的生物精神醫學的發展（mindless biological psychiatry）（Desjarlais et al. 1995: 36），會無視病人作為「人」真實存在的困境，並帶來生物化約論的危險性。

　　這種研究取徑，也回應了哈佛人類學系前主任Byron Good（1992）所提出，以「現象學的實體」來研究心理病理學（psychopathology as phenomenological reality）的方法論立場。Good認為研究者必須重視疾病的經驗，諸如受干擾的時間、空間、情感、思考等，以及身體化的經驗，並結合不同社會的心理

病理學研究，釐清文化在此扮演的角色。亦即從精神病人互為主體的詮釋意義，去理解精神疾病對患者的自我、人際關係與社會結構造成什麼改變，將有助於我們開展對醫療論述、醫療專業臨床處置的不足。本書中的民族誌研究，例如，蔡友月對於蘭嶼離島精神醫療計畫脫離原住民社會文化脈絡，所導致的高度不遵醫囑情況；李舒中透過精神病人妄想症狀在醫療情境不被理解的臨床民族誌；林淑蓉描繪由人觀（personhood）被轉化成病人（patienthood）下的精神病人處境；以及黃嬡齡從病人敘事分析玉里模式如何打破醫院與社區的二分，成為病人主動選擇在地生活的實踐基礎等，這些都很值得臨床工作者細心體會並反思。這些研究凸顯病人主觀性的體驗與牽涉其中的社會文化面向，然而，在科學掛帥的精神醫療實作中，這些症狀豐富的意涵往往被簡單化成一個個臨床代碼，如被害妄想、誇大妄想等等名詞，並且忽略疾病受苦的社會根源，亦即，病人的受苦是一種社會受苦（參見蔡友月 2009）。

　　在當前的精神醫療的專業訓練中，社會文化因素的考量已逐漸稀少，更難以進入臨床與政策的主流思維。精神科醫師同時也是人類學者的Kleinman就認為，除非人類學、社會學、心理學、歷史、倫理和文學研究變成醫學研究真正的一部分，否則我們將會缺乏必要的知識（1988a: 266）。相較於啟蒙時期以來實證醫學具有工具理性，將病痛經驗和意義做更有系統的概念化的科學知識性格，本書所涵蓋的質性研究，都共同指出疾病歷程的意義創造（meaning-making）的重要面向。這些本土的觀察與發現將能幫助我們從詮釋的角度更理解病人的社會受苦、病痛經驗與生命史。

（三）針對台灣精神醫學「醫療化」的反省

　　1970年代「醫療化」的批判開始出現在社會科學文獻之中，針對醫療在日常生活中擁有越來越大的管轄權提出質疑（Ehrenreich and Ehrenreich 1978; Freidson 1970; Zola 1972）。醫療化意指非關醫療的事物，被劃歸為醫療管轄的過程（Conrad 2007）。這個時期的醫療化批判，主要環繞在身體障礙、婦女、兒童、精神病人等研究。與醫療化相關（但非相同）的概念，包括：醫療帝國主義（medical imperialism）、醫療宰制（medical dominance）、醫療作為社會控制（medicine as social control）等等，因而醫療化經常被當成是批判性，而非敘述性的概念。

　　精神醫學醫療化的批判，主要集中在精神疾病診斷與標籤的影響。診斷是治療與管理的合法性根據，因此，精神疾病如何確立？是否標誌一個確切的生理病理實體，還是變相地標誌社會偏差（social deviance）？常常是醫療化討論的核心。1970年代以來，社會學者針對「偏差醫療化」累積了大量個案研究，例如，Peter Conrad（1975）針對過動的小孩，Andrew Scull（1975）針對心理疾病，Stephen J. Pfohl（1977）針對受虐兒童，Joseph W. Schneider（1978）針對酒癮視為一種疾病等等，這些研究讓我們看到「偏差」如何在醫療化的過程中被界定為「病」。這些過程都反映出醫療專業的擴張與社會控制的力量（Conrad 1992）。歷史學者Roy Porter就曾批判，DSM-I篇幅不到百頁，到2000年的DSM-IV-TR卻多達934頁，他質疑：「這是一種進步嗎？」（2002: 102-108）。這種呼聲不僅來自於精神醫學界之外，也來自於精神醫學界之內，例如，負責DSM-IV編修的Allan Frances

（2014）即感到憂心，認為DSM-5繼續擴充疾病範疇，卻缺乏足夠證據。

　　此外，醫療化增加了對人類行為醫療控制的程度與範圍。對醫療化權力結構的批評，往往指向醫療隊伍中最具權威的主導角色——醫師。舉例來說，Eliot Freidson（1970）對於醫療專業的研究指出，醫師的知識與技術有明顯的排他性，經由教育體系與證照制度限制其他未經許可的人進入醫療領域服務，具有獨占特質，逐漸形成所謂的宰制。醫療互動中的醫病兩造並沒有對等的知識與權力，當醫療者的權力越大而病者的發言權越少時，醫療系統體現帝國主義的形象於焉誕生。

　　過去多數醫療化研究者，大多質疑過度醫療化帶來負面的效果。不過，如果局限醫療化的概念，不斷批判精神專業宰制，藉以凸顯診斷的社會效用與醫病權力的不對等，一直停留於此而無法超越，就容易顯得闕漏與淺薄。闕漏之處包括強烈建構論者對於病患主體受苦的忽視，無法建立與臨床實作者協作的基礎；淺薄之處則在於批評診斷與醫師的獨斷，往往忽略診斷過程中參與的多重角色，以及在實際狀態中當事人可能和醫師一樣期待醫療化架構，甚至與醫師同盟推動醫療化（邱大昕、陳美智 2015；Riessman 1983）。針對1960年代的反精神醫學所形塑強烈建構論的取徑，人類學者Alex Cohen就提出反省：「醫療人類學者與社會學者，太常指控精神醫師將社會問題窄化到醫療狀況。但是，社會科學者把疾病完全置於社會領域來討論，也無視於疾病受苦的個人經驗」（Cohen 1999: 28）。Dorothy H. Broom與Roslyn V. Woodward（1996）也指出，許多研究者主張醫療化的不利面向，但實際上醫療化對病患可以是有益或無益的兩面刃，她們因

此主張對病人造成問題的是醫療支配，而非醫療化，應區分醫療化與醫療支配，進而呼籲一種「建設性的醫療化」（constructive medicalization），希望醫師與病患採取能增進彼此福祉，而非二元對立的合作方式。

　　本書雖然未對現有的醫療化概念提出革命性的挑戰，但書中一些篇章以實作、政策面具體深化了既有醫療化的思考，提供建設性的方向。我們發現醫療化這個概念由描述性的社會再分類，到評價性的醫療系統批判，實際上包含一系列的不同批判對象，具有對醫療功能的不同假設與知識權力的給定立場，在使用上需要仔細區分，而非簡化地一概而論。因此，我們提出三個在地醫療化的反省：

　　一、醫療化不能簡化成為醫療宰制，或是有權力的醫師對立於沒有能動性的病患。除了將診斷視為集體的行動網絡之外，還必須考慮全球化變遷與在地因素，這些都意味著診斷與治療必須納入更多的利害關係人（stakeholders）。

　　本書中曾凡慈以注意力缺失／過動症為例，說明精神診斷在診間實際使用操作上所展現的複雜性格，並不能簡單化約成醫療宰制。文中也反駁了單一的醫療帝國主義主張，將這個意識形態的批判焦點拉回到臨床上的斟酌協商。洪晨碩的文章則更進一步指出，參與精神診斷建構的成員遠比醫師與病人兩造來得多。易言之，醫療化一直是多方合作、協力完成的過程，不是單一專業刻意的權力宰制。很可惜的是，兩位作者並未進一步回應台灣精神醫學發展的特殊性，例如，究竟台灣臨床的展現是具有全球普同性的建設性醫療化的發展，還是台灣在地特有的經驗？

　　換句話說，當我們採取生物與社會文化共同促成（co-production）的取徑（Jasanoff 2004）來看待精神疾病，打破自然／文化的二分，強調精神疾病的診斷與致病因同時受到歷史、社會文化與生物所形塑，便開啟了精神醫學與人文社會科學跨學科合作的可能性（蔡友月 2012），但我們還必須具體地分析精神醫學診斷誕生的歷程、條件與在地社會互動的網絡。此外，精神科診斷與治療選擇的增加，與精神藥物全球化產業發達明顯有關（例如，Healy 1999; Whitaker 2011），意思是精神診斷不僅連結道德經濟，也牽動政治經濟。雖然這並不必然要簡化成「製造診斷來賣藥」的陰謀論，但這些關聯性如何產生，以及全球藥廠的演變，都值得繼續追問，包括從「醫療化」到Simon Williams等人（2011）所謂「藥療化」的發展。

二、精神醫療管轄權的擴張，從疾病治療擴大到社會控制、國家治理，成為個人認同與存在的基礎。

　　醫療化的研究者，大多認為現代人的生命被擴大的醫療化範圍所深刻影響。在這個過程中，大眾如何將精神醫學觀點內化成為主體的一部份，把人生若干處境當成醫療問題來處理，展現了精神醫學發展與社會控制日益糾葛的關係，例如，林桂卉處理自殺的醫療化，楊添圍探討家暴、性侵與藥物使用等非典型犯罪等，都反映精神醫學被當成社會控制的面向。但是，這些精神醫學的舉措，與其說是單向施加於人民之上的控制，不如說是以治理自我與他人為核心的權力和知識的組合（參見Foucault 1971 [1961], 1994b, 2004, 2006）。另外，精神醫學也可能進一步造成司法體制的轉折，如吳建昌的文章所揭示，醫療技術的發展擴張

醫療化的範圍，複雜化其他領域的基本概念（例如，法學上認定的行為能力），並且同時影響集體生命與生物公民權（biological citizenship）。

　　因此，醫療化所牽涉到的主體性問題也益發重要。隨著當代科學技術的進步，產生醫療化到生物醫療化（biomedicalization）的轉變，使得十八世紀出現的臨床凝視，逐漸走向由分子層次重新理解生命（Clarke et al. 2010: 1-2）。本書的醫院民族誌觀察也指出，當代精神醫療往生物醫療化發展，無論個人是順從或反抗，精神醫療的知識、機構與藥物為主的生物治療模式，都已開始對精神病人的自我、身體與認同的形構，產生一定的影響。不過，相較於1960年代之後，「同志解放陣線」（Gay Liberation Front）團體所發起的運動，以及同性戀者反抗警察挑釁、騷擾的「石牆」（Stonewall）事件，促使「美國精神醫學會」在1973年將同性戀的診斷由DSM移除（Conrad and Schneider 1992），台灣目前針對精神病人或家屬的結社組織大多以提供社會、心理支持為主，至今仍沒有形成積極改變精神疾病診斷分類，或者對抗精神醫學主流論述的草根性組織。[6]

三、我們需要對醫療化有更多元的在地想像，形塑切合本土的知識地景。

---

[6] 目前對於台灣主流精神醫學的發展方向抱持批判態度的團體，較有名的是2007年在內政部以社團法人組織立案的「中華公民人權協會」。這個團體來自Thomas Szasz醫師和山達基教會在1969年共同創立的國際性公民人權組織（The Citizens Commission on Human Rights, CCHR）。這個團體不時積極發聲，但其後續發展仍有待觀察。

　　Margaret Lock（2004: 123）提醒我們，「全世界人口仍有很大比例仍處於生物醫學管轄之外的地方」。傅大為（2017: 215）反省「醫療化」一詞在台灣的發展，指出一種有多元、多樣化可能的醫療化框架，依據不同的時代（十九世紀歐洲到二十世紀的美國），不同的區域（先進國、後進國或殖民地），不同的網絡大小（以醫療為中心的共同生成大網絡，或者以醫療獨大擴權而發展出小而有力的網絡），不同的網絡性質（從古典的醫療化，到以身體／生命為主軸的生命醫療化，再到以全球化製藥體制為主軸的醫療化）而有不同的形態。這個框架，對於不同時空中各種的醫療化情境，都是開放的。林文源（2010）以「怪異醫療化」一詞，指出醫療化主要研究大多是以西歐、北美為案例，以此等同於「當代」、「全人類」、「整體社會」經驗，直接套用醫療化命題，忽略在地脈絡的差異，創造非彼非此的怪異知識空間，對本地脈絡削足適履，淪為批判者的自我後進化。本書多篇章節的案例也回應林文源、傅大為的關懷，主張我們需分析不同精神醫學診斷在台灣出現的歷史過程、社會條件與各種異質互動的關係，針對「醫療化」在台灣本土實作的討論，才能對醫療化有更多元的在地想像，形塑非以生物模式為主流的知識地景。

　　精神醫療與醫療化概念如何在台灣落實，還有待深掘探討，包括：醫療化的推手除了國家、醫療專業、藥商、病患與家屬（包含其團體）之外，涉入的作用者還有誰？集結產生效力的本地機制又有哪些特殊性？更進一步說，如果要問題化源出於歐美學界的醫療化概念，本地的分析應該清楚界定批判對象，區辨醫療的實際運作，並且闡明知識、技術或專業權力之間的關聯，才能進一步回應所謂醫療化的在地展現和後進國意義為何。在這些

問題上面，本書希望能夠繼續推進醫療化概念更細緻地被舉證使用、修訂，以符合本地所需。

（四）從精神醫學發展反思台灣現代性的發展

　　如前所述，從診斷到機構，從主體到體制各種向度上，精神醫學都充斥現代的鬼魅，縈繞不去。但是，現代又是什麼意思？我們要如何定義現代性？是Giddens（1990: 1）所謂的「大約十七世紀歐洲出現的社會生活與組織模式，由那時候開始多多少少具有世界性的影響」那種樣貌嗎？換言之，若以精神醫學來說，那就是以歐美為座標與源頭的科學知識、治療模式、機構制度、國家精神衛生體制等成分。還是說，我們另有判斷現代與否的基準？

　　台大精神科林憲教授（1996）曾經這麼定位台灣精神醫學該走的路：「世界上只有一個『精神醫學』而已，我國的診斷學乃是追隨國際水準……目前展現在我們眼前的是一個更重要的『世界』，也就是說二十世紀風靡一時的佛洛伊德思想在本世紀末已經失寵了（馬克思主義亦然），大腦中心時代已經來臨。」只是，當非西方與西方學界都開始質疑這種歐美中心論的科學發展觀時，某種去中心化的、尊重在地特異性的科學認識論與實作法已茁壯起來（Anderson and Adams 2007; Harding 1998）。在批判性的後精神醫學（postpsychiatry）已經誕生的同時（Bracken and Thomas 2006），我們是不是還要堅守這種單一的現代性想像，去構築台灣的精神醫療知識、實作與體系？

　　本書以台灣為案例的諸多篇章，某種程度上希望複雜化現代主義式的精神醫學想像。這牽連到三個宏觀層面：（1）精神醫學

知識、制度、機構與實作在本身學科現代化過程中扮演的角色；
(2)精神醫學如何被鑲嵌在台灣現代性的治理架構；(3)透過不
一樣的主體經驗，反省台灣在現代精神醫學中逐漸模糊、失焦的
病人圖像等等。希望這三個層面未來有助於我們拉高對精神醫
學、精神病人生命處境與台灣現代性之間交叉纏繞關係的思考。

一、精神醫學知識、制度、機構與實作在本身學科現代化[7]過程中扮演的角色？

　　1917年當時台灣總督府醫學校聘請日籍教授中村讓，講授精
神醫學，開啟醫學界對精神疾病的認識（陳永興 1981: 59；林吉
崇 1996）。1929年中村讓在台北市蓋養浩堂，專門收容精神病
患，這是台灣精神病院的始祖。光復前台灣僅有少數本地醫師從
事精神科專業，1946年光復後台大醫院神經精神科成立，林宗
義為第一任主任；[8]台大專科病房的設立，對日後精神醫學專科
醫師的培育與國際精神醫學的交流都貢獻深遠。1970年代一般
被視為台灣「現代」精神醫學走向規模化機構建置的重要發展時

7　「現代性」並不是孤立的概念，往往與「現代」、「現代化」、「現代主義」出
　現在具體語境中。現代性概念往往具有多義和多向度，作為一組家族相似的
　概念，就是要消解現代性的同一性，強調內在的差異和複雜性（黃崇
　憲 2010: 23-25）。

8　1938年1月，台北帝國大學醫學部增設精神科，聘任中脩三教授為主任。台
　灣光復後，原本任職於精神科的中脩三教授與黑澤良介副教授先後返回日
　本，當中歷經台灣大學交接與科務交接的混亂期，因此何謂台大神經精神科
　的真正「生日」，頗難確認（陳珠璋 1996）。林宗義教授於1947年1月就
　職，擔任台大醫院神經精神科主任。1980年8月1日起，神經科正式由神經
　精神科分出，台大醫院的神經科與精神科便成為兩個獨立的科別。

期，1980年代則是現代精神醫學受到國家重視，以及全國性精神醫療體系建置規畫的濫觴（湯家碩 2014: 17）。從此之後，精神醫學在專業化的過程中，涉及的業務與範圍不斷擴張，包括：精神衛生網的建立，嚴重精神病人緊急安置，強制住院的法制化，甚至近日行政院宣示的新世代反毒策略等（陳嘉新 2017）。

　　精神醫學診斷知識、機構與實作在本身學科現代化過程中扮演的角色，並非本書作者們直接處理的議題。不過，本書所討論的案例都顯示標準化的精神醫學診斷、現代精神醫療機構與國家制度，如何滲透到臨床的判準、實作與病患的生命經驗，並成為現代性計畫的一環。

　　在診斷標準化方面，1954年台大醫院的神經精神科開始採用DSM-I作為診斷。在此之前，該科的病歷都以日文或德文書寫，診斷系統也並未統一。1968年該科隨著「美國精神醫學會」採用DSM-II（林憲 1986a），之後繼續跟隨DSM診斷標準的演進，進行臨床診斷與教學。至於ICD系統進入台灣，主要是為了保險制度與病歷管理上的需要，1992年勞工保險局規定以ICD-9-CM（CM是clinical modification的縮寫），作為申報住院診療費用的依據，這套體制並一直延伸到1995年實施全民健康保險時。從2001年開始，衛生署統計室兼採ICD-9與ICD-10兩種代碼，註記死因，2009年起死因統計則全國一致以ICD-10為註記標準。全民健康保險從2016年起，採用ICD-10-CM/PCS（PCS是procedure coding system的縮寫）申報。簡要地說，台灣目前是採用兩種版本的雙軌運作：精神醫學臨床實作中，DSM是精神疾病診斷與治療的主要依據，ICD各種衍生版本則是行政管理與保險給付的基準。由此可見，這些國際標準化的診斷工具

（ICD、DSM）移植到台灣後，會隨著歷史、社會文化與制度性的脈絡不斷發展與修正；在微觀層次上，不同的精神科醫師個別仍具有反身性的能動力，也不是完全依照診斷標準照本宣科。然而，不能否認的，精神醫學作為「現代性計畫」，ICD與DSM已正式納入台灣精神醫學知識、臨床判斷與健保給付的制度標準，成為精神醫學診斷正常與不正常時具有合法性的規範基礎。

在精神醫療機構與國家體制的部分，西方從大禁閉到精神病院的興起：1792年Pinel解除患者的鎖鍊，1796年Willian Tuke在英國附近蓋了一座人道治療的收容所。對Foucault來說，精神醫學現代化的發展，未必是人道主義的進步，臨床上雖不再以鎖鍊控制精神病人身體，反而以更細微狡詐的道德控制將收容所中不正常的人，變成可被管理的「馴服身體」（Foucault 1995）。不同於西方精神醫療史的發展脈絡，台灣存在歷史悠久的漢醫與民俗療法，原住民更有傳統文化的療癒方式。在現代化、理性化的過程中，傳統的民間信仰對這些不正常人的解釋與處置，是否已讓位給醫學科學式的處置方法？

本書藉由討論龍發堂的民俗療法與收納數千人的玉里榮民醫院，這兩個不夠「現代」的精神機構演變，挑戰現代化典型下理想的精神醫學照顧模式，提供我們另一種在地的圖像。1980年代精神醫療開始致力走向現代化，大幅度建立現代精神醫學機構與管理辦法，對各種不符合「現代精神醫療典範」的治療機構進行整頓。1970年代發跡、1980年代中期經媒體披露的龍發堂，並非精神醫療管制下合格的「醫療」院所，充其量只是以精神病人為收容對象的宗教單位。儘管文榮光醫師提出的研究報告中認為堂中的某些處遇或有治療的效果，但是在精神醫學體系的「現

代化」過程中，龍發堂基本上還是被視為「不現代」的落後機構。至於1958年成立的玉里榮民醫院與鄰近的玉里養護所，都是收治大量病患並提供長期住院的單位，這種違反去機構化的大型收容機構，配合著二戰後大批榮民來台的政治因素，反而日益擴大，並受到外國學者讚揚。

　　林憲（1986b）評論美國1960年代後的去機構化運動，認為這個舉措試圖改變大型州立精神醫院的弊病，減少病床而迫使病患流入社區，這些病患卻因為社區排斥而重回醫院、養老院等機構，因而產生悲觀的結論。林憲因此認為台灣不可完全仿效美國大量刪減精神病床，而是應該提高經費，強化精神醫療院所功能，符合台灣民情與文化。從機構化到去機構化回歸社區的發展中，龍發堂、玉里模式卻有著不同的命運。當玉里榮民醫院逐漸從醫院向外延伸發展社區治療與復健理念時，醫院與社區建立深度的互動聯繫，「日久他鄉是故鄉」成為具有台灣特色的理念。2017年年底龍發堂由於被發現有群聚傳染病（肺結核、阿米巴痢疾）的流行，被高雄市衛生局要求院民接受正規醫療，繼而在2018年2月，國家衛生力量介入，正式將堂眾全數遷出。從這兩個機構的發展來看，我們或許可以稱之有一種具有「台灣特色」的現代性，當中有些部分依循歐美中心的現代性定義（例如，由醫療單位取代宗教收容單位），有些部分則可能產生在地特性的變異（例如，加強社區治療但同時維持機構床位）。

　　拉圖（Bruno Latour）（1993[1991]）在《我們從未現代過》（*We Have Never Been Modern*）一書，重新反省現代性論述中自然／文化、主體／客體、現代醫療／傳統醫療等的二元對立，這種「現代性的大分裂」導致「現代」處於優位與「傳統」視為落

伍，兩者的截然區分使得彼此無法交流對話、協同合作，無法意識到混種（hybrid）的無所不在。亦即，台灣精神醫學在邁向現代化過程中，是否會逐漸遺失在地其他傳統的知識體系或另類民俗醫療？西方許多跨文化的精神疾病研究經常有「西方／非西方」文化、「已發展／發展中國家」文化的不當二分法（Hopper 2004），這種完全以歐美為標竿的單一現代精神醫學想像，有可能會帶來更多負面的效果。當思考精神醫學知識、制度、機構與實作在本身學科現代化過程中扮演的角色，我們期待本書所帶入的「精神醫學的人文社會科學」視野，可以有助於思考精神醫學從「社會文化精神醫學」邁向「無心靈的生物精神醫學」的現代專業化過程中，在地精神醫學發展的異質、混種與更多元現代的方向。

二、精神醫學如何被鑲嵌在台灣現代性的治理架構？

十八世紀啟蒙時代的來臨，科學、理性兩股巨大的力量，深刻地影響實證醫學的發展。醫療管轄權限的擴展，也成為二十世紀後半葉，西方社會最具影響力的轉型之一。Foucault以瘋狂作為反省西方理性文化的起點，他的研究讓我們看到西方社會的文明進程如何透過精神醫學知識、制度與論述，在一定社會條件配合下，例如，收容所、醫院、司法系統、國家治理、資本主義等，共同構築起一個現代理性的社會。換言之，精神醫學作為一套論述，是配合一系列現代知識、制度、機構與實作的生產機制才有可能，鑲嵌於現代性的治理架構與司法、國家治理結合逐漸緊密。

本書收錄的文章都是從歷史、制度與政策演進的角度，間接

地碰觸到精神醫學與現代性治理的關係這個主題。蔡友月的研究指出「達悟傳統文化→基督宗教→現代精神醫學」的現代性進展，大致相當於Max Weber所說的現代社會逐漸除魅的理性化過程（Weber 1930）。不過，整個西方社會由神學→玄學→科學（現代精神醫學）的數百年進展，達悟族卻被迫在晚近短短的三、四十年快速地經歷她所謂的「壓縮現代性」歷程。傳統文化的巫醫、基督宗教的牧師與精神科醫師錯亂並置於小島，1990年代後精神醫療透過國家補助計畫進入，由國家賦予精神科醫師強制介入的合法性。面對如此混雜的情境，她的研究結論提醒我們，達悟部落作為原住民，以及相較於台灣本島，醫療資源不足、治療水準不佳的離島地區，他們的精神健康問題的核心，不在於是否需要抗拒現代精神醫學，而在於如何從蘭嶼當地的社會、文化及歷史脈絡來恰當定位現代精神醫學的角色與作用，並進行適當的修正。亦即，精神醫學的現代性治理，仍必須尊重原住民的傳統文化與宗教系統，才能發揮正向的作用。

　　此外，本書中陳嘉新談成癮精神醫學與愛滋防治的連結，林桂卉談自殺防治的精神醫療化，楊添圍談司法與精神醫療的合作，吳建昌談神經精神醫學對於法律治理的影響等等，這些議題都關係到現代社會當中的治理（governance）：若生命的治理已成為現代政治組態的一部分，那麼，精神醫學在台灣現代性扮演的角色又是什麼呢？表面上，精神醫學的功能似乎在於協同其他社會體制，共同促成現代性的理想，例如，與法律系統結合以平衡人權保護與社會安全，或者與精神衛生系統結合以減少疾病傳播、個體死亡與犯罪行為。如同陳嘉新的描述，我們看到精神醫療與國家體制合作控制愛滋疫情的同時，也趁機發展成癮醫學走

向專科化，讓專業分工更為精細，促成本身學科現代化的目標。在這個發展軌跡中，精神醫學的現代性追求，和參與台灣現代性發展是相互重疊且彼此支援。易言之，精神醫學並非只是被動的治理工具，也同時是具有專業利益與發展需求的主動作用者。台灣案例顯示，我們並非直接援引國際的標準制度，而是在本地體制中拼裝多方的標準與規範，是一連串動態而持續的過程。

　　為了追求現代化的精神醫學，非西方社會、第三世界或後殖民國家必須亦步亦趨地追隨仿效，複製歐美現代性精神醫學發展的經驗，成就一系列現代性的理性治理模式。Dilip Parameshwar Gaonkar（2001）「另類現代性」（alternative modernity）、Shmuel N. Eisenstadt（2003）「多元現代性」（multiple modernities）概念，都是企圖超越歐美中心論的單一現代性，強調現代性在不同的社會、文化脈絡衍生出多重的面貌。精神醫學作為一種現代性的計畫，各自如何進入漢人與原住民特殊社會文化與歷史脈絡？如何被鑲嵌入台灣現代性治理的脈絡？以及結合各種現代組織制度與知識概念，會衍生出什麼樣不同的風貌？本書雖然沒有直接處理這些宏觀而重要的問題，但我們期待深化精神醫學的本土研究，在一個去西方中心、另類與多元現代性的反思架構下，思索未來的可能發展。

三、透過不一樣的主體經驗，反省在現代精神醫學中逐漸模糊、失焦的病人圖像。

　　本書當中的臨床民族誌指出精神病院所體現（embody）的各種主體性經驗，是精神醫學在現代化、理性化與科學化過程逐漸模糊、失焦的病人圖像。李舒中分析精神病院中妄想的展現，

蘊含豐富的文化與社會元素，而非診斷分類中被扁平淺化的精神病症狀。致力於文化精神醫學研究的林憲（2007）也曾經指出，妄想症狀內容的改變的確與時代事件相關，而某些症狀如僵直（catatonia）則隨著文明化進程而逐漸減少，他的研究進一步提出觀看這種精神症狀的文化與歷史進程的演進。林淑蓉的研究同樣訴求理解患者自我概念形成的重要性，並且更進一步詢問：「我們如何從台灣（或中國）文化的脈絡中，整理出可以作為理解自我建構的文化特質。」蔡友月指出言語混亂、行為怪異的達悟族精神失序者的不理性，映照出醫療專業高度理性化的制度、計畫與知識的限制與盲點。聆聽病人的「混亂敘事」，有助於我們反省現代精神醫學朝向生物醫學知識典範的霸權。

　　換言之，個人的病理現象不僅是自我建構的一部分，更可能是社會脈絡的反映，或是個人在現代生活情境下自我與社會交融的結果。當精神醫療將臨床關注過分集中於診斷科學與治療邏輯要合乎理性，並將這種理性個體的想像（甚至是新自由主義式的病人對自我負責的論調）投射於病患身上時，就容易輕忽從診斷到治療的集體協商，更容易忽略看似混亂且破碎的病人敘事，加大形式理性與實質理性的鴻溝，對於 Weber 來說，這毋寧是現代性弔詭的兩難：那些被科學、理性精神醫療所邊緣化的經驗（奇詭難解的非理性表現與斷裂的病人混亂敘事）本身也是主體的一部分，卻被醫學知識切分出去，成為所謂的精神症狀，如妄想。換言之，現代性經由精神醫學而產生的主體化作用，最終正創造了一個理性但分裂的自我。精神醫學面對這個現代主體的最大困難或許也正在此處：在現代性的發展過程，在修補或者涵攝一個被自己撕裂的主體，精神醫學被賦予越來越重要的角色。精神醫

學可能帶來的影響、限制或沉重代價，都是我們必須嚴肅以對的挑戰。

　　本書並無法一錘定音，讓上述的討論都得到解答，但是，很明顯地，研究台灣精神醫學是切入理解台灣現代性的一種途徑。這個追索並不必然指向單一且固定的現代性想像，更可能是多元且動態的現代性工程。

四、未竟之業與未及之事

　　以精神病人、精神醫學或各種精神疾病為關鍵字，搜尋過去三十年間（1987-2017）的台灣碩博士論文系統，可以發現大多是1990年陸續出現對此議題的討論，2000年後顯著地成長。若細分類別來看，醫藥學類的研究論文集中於各類精神疾病的生物醫學議題；護理類的研究論文環繞在精神疾病的照護問題，尤其是家屬社會、心理的挑戰；公共衛生與醫務管理方面的論文探討精神疾病的社會分布、相關因子、治療成本、照護利用、法制變遷與保險體制的政策影響；人文社會方面的研究觸及精神病人污名、病人敘事、人權與公民權、疾病的歷史社會根源、精神衛生相關法律規定與政策、家屬的支持系統與社區關係等等。

　　相較於上述搜尋的碩博士論文所涵蓋的諸多領域和議題，社會學者Jane D. McLeod與Eric R. Wright在2009年合編的「精神疾病社會學」（*The Sociology of Mental Illness*）一書，列出幾個研究主題：精神疾病的定義，精神疾病的盛行率與發生模式，精神衛生與疾病的社會起源，精神疾病經驗的污名與社會面向，精神衛生政策的歷史與社會組織，精神疾病與家庭和社會等。這些

主題在本書中多半都可以找到呼應的論文，意味著本書的確回應了當前既有的精神醫療之社會研究的主要關懷，提供具有本土意義的案例。以下我們將集中說明本書的未竟之業與未及之事，召喚未來的研究者繼續探索這塊領域。

　　本書第一個主題「正常與不正常的判定」，集中於注意力缺失／過動症與失智症，但其他精神疾病診斷分類的在地演進，例如，躁鬱症、焦慮症、強迫症、創傷後症候群等，都是值得未來開發的議題。此外，Kleinman（1988b）在1980年代針對台灣、美國和中國進行研究，發現在西方世界被診斷為憂鬱症的患者，在華人社會則多以神經衰弱的診斷出現。非西方病人在抱怨病痛時，也多傾向以身體症狀、體質化的形式來表現，而不會直接陳述心理的疾病。華人將情緒身體化的表現，在二十一世紀的台灣會有什麼新的變化？全球生物科技產業、藥廠利益介入等政治經濟因素，如何形構在地的精神疾病診斷？跨國藥廠、各種新藥的出現，會不會改變不正常的定義？這些都有待後續的研究。

　　本書第二個主題「病人主體性經驗」，處理症狀的社會、文化意涵與疾病因應行為的象徵意義等。人類學者研究精神病院，著重的是象徵詮釋系統與心理人類學概念，但目前台灣的經驗研究對於病患（乃至於精神醫療工作人員）與醫療機構、國家體制互動仍少反省。國外卻不乏這類作品，例如，Goffman（1961）描寫病人在全控機構中道德生涯的變化、Lorna Rhodes（1995）研究美國去機構化潮流下的精神科急診醫師與病人，或者João Biehl（2005）在巴西記錄並介入收容所Vita中被遺棄的精神病患生命史等研究，都可提供我們未來進一步省思台灣精神醫療機構、制度與變遷下宏觀與微觀層面的醫病互動。

　　本書第三個主題「精神醫學與國家制度」，探討精神醫療如何被納入不同的國家制度之中，具有何種的樣貌，又產生了怎樣的後果。然而，精神醫療與國家制度之間的交纏關係仍有待繼續研究，例如，天災人禍後的精神支持與復健工作當中精神醫療的角色與定位：心理復健工作應該動員精神科醫師，還是心理師？要用疾病篩檢的概念去找出可能的精神創傷者給予治療，還是用社會救濟的取徑普遍地提供物質與心理上的協助？其他攸關精神醫療與國家制度的問題，還包括國家精神醫療介入藥物濫用與成癮問題的處置政策，[9] 國家健保制度與私人保險制度對精神科住院治療形態的轉變，[10] 其他專業（如心理師）開始修法爭取自主權或爭奪利基，[11] 乃至於龍發堂與類似機構的未來處置等等，這些都是極為重要的研究議題。

　　本書第四個主題「精神醫學、法律與治理」，集中於精神醫療與司法系統的關係。2014 年鄭捷在台北捷運車廂的隨機殺人事件，或是 2016 年內湖四歲女童小燈泡被殺事件，精神科醫師在這類案件中的司法精神鑑定角色，凸顯精神醫學在現代治理的

9　參見陳嘉新（2017），〈處罰與治療：檢視台灣的藥物濫用防制政策〉。巷仔口社會學，2017 年 12 月 12 日刊登。https://twstreetcorner.org/2017/12/12/chenjiashin/

10　例如，統計顯示思覺失調症（舊稱精神分裂症）的首次住院率在健保實施後下降將近一半，研究者推估這與精神藥物進展與就醫可近性增加有關。參見 http://www.chinatimes.com/realtimenews/20170302003419-260405。順帶一提的是，這篇報導也提到精神科醫師去基層診所開業的數目近年來有增加的趨勢，可能便利了精神病人的就醫可近性。

11　心理師界近年爭取《心理師法》修法，希望能將業務範圍擴大。相關討論可以參考 http://www.twcpa.org.tw/news_detail.php?nid=13520。網路諮商是爭取的項目之一，這部分已經獲得主管機關衛生福利部的首肯。

重要性。精神鑑定是精神醫學長久以來教育、訓練、服務的重要成分，但「司法精神醫學會」直到2017年才終於由「台灣精神醫學會」下屬的一個學術小組獨立出來。某種程度上，學會的產生也反映出精神醫學與法律系統在近年有越來越多的議題需要處理。[12]值得研究的主題，包括：近年來促成司法與精神醫學緊密合作的特殊犯罪（性犯罪、家庭暴力等）範圍逐漸擴大的歷史過程與動力分析，精神醫療相關領域的特殊法庭（例如，藥物法庭與精神衛生法庭）的設立爭論，病人主權概念與人權團體的出現對強制治療措施的影響，[13]乃至於矯正機構（如監獄）內部的精神衛生與醫療選擇。另外，我們也期待以不同於法學辯證或資料統計的質性方法，對這個「法律—精神醫療綜合體」提出更深刻的紀錄與分析，例如，司法鑑定過程的民族誌調查。

　　本書第五個主題「全控機構與治療性社區」，針對類似宗教收容機構的龍發堂與玉里榮民醫院獨特大型精神醫療機構。這兩個例子凸顯台灣目前仍較少針對一般性的精神醫療院所（包括：急性病房、慢性病房、日間留院或中途之家等）進行有系統的學術性研究。此外，目前精神病院臨床現場的報導與敘事，大多是病人端的經驗分享。這個研究版圖的未竟之處，與很多因素有關，包括：願意開放研究的機構少，精神病院相關研究的倫理審查（Institutional Review Board, IRB）較為繁瑣，人文社會科學研

---

12 值得一提的是，本書的作者吳建昌正是學會第一任的理事長，楊添圍為理事，陳嘉新則是會員。

13 例如，台灣引入身心障礙者權利公約之後，產生精神病人強制住院是否違反人權的爭論，「台灣人權促進會」甚至為此舉辦論壇討論。參見 https://www.tahr.org.tw/activity/2017-parliament-workshop

究者必須與圈內人合作才能進入等等。本書作者黃嬡齡由於本身在玉里榮民醫院工作，才有接近管道。未來如何突破這些制度性限制，結合宏觀與微觀的面向是值得深耕的方向。

目前人文社會科學對「台灣精神醫學」這個領域的經驗研究，還未能提升到創造更多本土解釋性概念，以進行有系統的理論對話。今後除了在上述主題上加大挖深之外，理論上我們也期待更多的提升與連結。作為編者，我們深知本書可能會在多元的領域以不同方式被閱讀，因此，我們希望這本書也可以提供跨領域研究某種邊界物（boundary object，參見 Star and Griesemer 1989），聯繫並結盟人文社會科學與精神醫學的專業者，在日常互動的細節，乃至於改變體制的大處都能合作，真正成為一起改變社會的夥伴，而非彼此批評的怨偶。本書除了累積台灣本土研究、期許分享、溝通的功能以外，還有著召喚未來研究者的重責大任。

Arthur Kleinman（2012）在「醫療人類學與精神衛生：給未來五十年的五個問題」這篇文章裡的意見，或者可以給後進者一些提點。Kleinman 指出過去醫療人類學關注的精神醫療問題，多半集中於疾病分類、體驗、治療系統與介入方式、文化、政策、政治經濟與社會理論等方面，然而，對於未來五十年的精神醫療人類學研究，下列五個問題更值得繼續關注：

1. 社會受苦與精神衛生問題之間的差異是什麼？這個差異又造成何種影響？
2. 醫學人類學研究就文化方面重新定義嚴重精神病態（如精神病）的要緊之事，其意涵為何？

3. 全球藥業所造成的矛盾之處（例如，對窮人診斷不足且缺乏治療，對中產與富有階級則過度診斷與濫用治療）要如何在理論與經驗研究中被操作化？藥物與其他生醫研究最終在醫療人類學會占有何種地位？

4. 對於研究專業精神醫療與衛生照護的醫療人類學來說，倫理、司法與關照這些概念要如何納於其中？

5. 此刻腦科學研究正在黃金時期，我們要如何由此重構科學與社會？

　　這些問題極具參考價值。不管關注的重心是文化、社會、經驗、制度、歷史、機構、行動、組織還是系統，身為編者的我們相信，保持多元主義的認識論與研究方法，對精神醫療持續投注關注與檢討，是讓這門「人之科學」在面對二十一世紀生物醫療化、基因化、現代性的發展，繼續充滿人味的唯一辦法。為此，我們誠摯地召喚這個世代的研究新血進入這個領域，持續耕耘出更豐盛的成果。

誌謝：本書是科技部「新世代跨領域科學人才培育計畫」的子計畫「醫療史研究群的建構與發展」，以及中央研究院人文社會科學研究中心「衛生與東亞社會」計畫，支持下的研究成果。鑑於人文社會科學對台灣，乃至於東亞精神醫學領域，累積不少優秀的作品，我們研究群的成員開始構思出版兩本專書，分別為《精神科學與近代東亞》（王文基、巫毓荃主編），以及本書《不正常的人？台灣精神醫學與現代性的治理》（蔡友月、陳嘉新主

編），並分別在 2013 年 11 月 22 日於中央研究院舉辦 Workshop on History of Psychiatry in East Asia（精神醫學在東亞世界的差異性工作坊），邀請日本、韓國、新加坡與台灣學者參與對話；2017 年 6 月 20 日於陽明大學舉辦一場由學者與研究生共同參與的討論會，由具有相關研究旨趣的學者與研究生進行導讀與評論。這本書是集眾人的心血貢獻共同完成的，除了作者群之外，還有編委會的多位委員（祝平一、李尚仁、王文基）、匿名的審稿者們、助理孫嘉吟、校稿者謝麗玲和出版社的編輯。大家的努力，讓身為主編的我們萬分感激，特此致謝。

參考文獻

文榮光、王經綸，1990，〈腎虧症候群：台灣所見一種具文化特殊性的精神官能症〉。頁303-313，收入林宗義、Arthur Kleinman主編，《文化與行為：古今華人的正常與不正常行為》。香港：香港中文大學出版社。

文榮光、林淑鈴、陳正宗、周文君、黃曉玲，1992，〈靈魂附身現象：台灣本土的壓力因應行為〉。《中央研究院民族學研究所集刊》73: 1-32。

邱大昕、陳美智，2015，〈身心殘障醫療化的在地經驗與反思〉。《科技、醫療與社會》21: 435-458。

胡海國，1992，〈演進模式之精神病理研究：以精神分裂症為例〉。《中央研究院民族學研究所集刊》73: 109-152。

林文源，2010，〈導讀——掙脫怪異知識空間：從醫療化理論到在地處境〉。收入Peter Conrad著、許甘霖等譯《社會醫療化：論人類境況如何轉為可治之症》。高雄：巨流。

＿＿＿ 2012，〈醫療化理論的後進國批判〉。《台灣社會學》24: 1-53。

林吉崇，1996，〈日據時代精神病學史〉。收入《五十載浮沈：台大醫院精神部五十年紀要（一九四六年～一九九六年）》，頁48-62。

林宗義，1980，《精神醫學之路：橫跨東西文化》。台北：稻鄉。

林憲，1961，〈台湾山地原住民の精神疾患罹患頻度並びに病像に関する研究〉。《精神神経学雑誌》63(5): 28-48。

＿＿＿ 1978，《精神醫學與社會》。台北：水牛。

＿＿＿ 1986a，〈社會變遷衝擊下之精神疾病〉。《中央研究院民族學研究所專刊乙種》16: 591-616。

＿＿＿ 1986b，〈療養與收容〉。《健康世界》125: 66-69。

＿＿＿ 1996，〈五十年感懷〉。收入《五十載浮沉：台大醫院精神部五十年紀要》，頁302-309。

＿＿＿ 2007，《文化精神醫學的贈物：從台灣到日本》。台北：心靈工坊。

許木柱、鄭泰安，1991，〈社會文化因素與輕型精神症狀：泰雅和阿美兩族的比較研究〉。《中央研究院民族學研究所集刊》71: 133-160。

陳永興，1981，《飛入杜鵑窩：一個精神科醫師的反省與呼喚》。高雄：陳
　　永興印行。

陳珠璋，1996，〈科名與科慶〉。收入《五十載浮沉：台大醫院精神部五十
　　年紀要》，頁80-84。

陳嘉新，2017，〈處罰與治療：檢視台灣的藥物濫用防治政策〉。巷仔口社
　　會學，https://twstreetcorner.org/2017/12/12/chenjiashin/。取用日期2018
　　年3月22日。

湯家碩，2014，《重訪龍發堂：精神衛生治理與一個機構的道德生涯，
　　1980-1990》。台北：國立陽明大學科技與社會研究所碩士論文。

黃崇憲，2010，〈「現代性」的多義性／多重向度〉。頁23-25，收入黃金麟、
　　汪宏倫、黃崇憲編，《帝國邊緣：台灣現代性的考察》。台北：群學。

黃嬡齡，2008，《日久他鄉是故鄉：治療性社區玉里模式》。台北：記憶工
　　程。

蔡友月，2009，《達悟族的精神失序：現代性、變遷與受苦的社會根源》。
　　台北：聯經。

――― 2012，〈真的有精神病嗎？一個跨文化、跨領域研究取徑的定位與
　　反省〉。《科技、醫療與社會》15: 11-64。

傅大為，2017，〈「醫療化」論點的當代多元演化，與來自性別與社會研究
　　的商榷〉。頁191-221，收入劉士永、王文基主編，《東亞醫療史：殖
　　民、性別與現代性》。台北：聯經。

Anderson, Warwick, and Vincanne Adams. 2007. "Pramoedya's Chickens:
　　Postcolonial Studies of Technoscience." pp. 181-204 in *The Handbook of
　　Science and Technology Studies*, edited by E. J. Hackett, O. Amsterdamska,
　　M. Lynch and J. Wajcman. Cambridge, MA: The MIT Press.

Applbaum, Kalman. 2004. How to Organize a Psychiatric Congress.
　　Anthropolgical Quarterly 77(2): 303-310.

Aviram, Uri, and Steve P. Segal. 1973. "Exclusion of the Mentally Ill." *Archives
　　of General Psychiatry* 29: 126-131.

Bauman, Zygmunt. 1998. *Globalization: The Human Consequences*. New York:
　　Columbia University Press.

Biehl, Joao. 2005. *Vita: Life in a Zone of Social Abandonment.* Berkeley: University of California Press.

Bracken, Patrick, and Philip Thomas. 2006. *Postpsychiatry: Mental Health in a Postmodern World.* Oxford: Oxford University Press.

Brodkey, Amy C. 2005. "The Role of the Pharmaceutical Industry in Teaching Psychopharmacology: A Growing Problem." *Academic Psychiatry* 29: 222-229.

Broom, Dorothy H., and Roslyn V. Woodward. 1996. "Medicalisation Reconsidered: Toward a Collaborative Approach to Care." *Sociology of Health & Illness* 18: 357-378.

Canguilhem, Georges. 1989［1943］. *The Normal and the Pathological.* New York: Zone Books.

Clarke, Adele E., et al. 2010. "Biomedicalization: A Theoretical and Substantive Introduction." pp. 1-44 in *Biomedicalization: Technoscience, Health, and Illness in the U.S.*, edited by Adele E. Clarke, Laura Mamo, Jennifer Ruth Fosket, and Janet K. Shim. Durham, NC: Duke University Press.

Cohen, Alex. 1999. *The Mental Health of Indigenous People: An International Overview.* Geneva: World Health Organization.

Conrad, Peter. 1975. "The Discovery of Hyperkinesis: Notes on the Medicalization of Deviant Behavior." *Social Problems* 23: 12-21.

_____ 1992. "Medicalization and Social Control." *Annual Review of Sociology* 18: 209-232.

_____ 2007. *The Medicalization of Society: On the Transformation of Human Conditions into Treatable Disorders.* Baltimore, MD: Johns Hopkins University Press.

Conrad, Peter, and Joseph W. Schneider. 1992. *Deviance and Medicalization: From Badness to Sickness.* Philadelphia, PA: Temple University Press.

Chaska, N. L. 1977. "Medical Sociology for Whom?" *Mayo Clinic Proceedings* 52（12）: 813-818.

Chen, Jia-shin. 2014. "Junko Kitanaka, Depression in Japan: Psychiatric Cures for a Society in Distress［Book Review］." *East Asian Science, Technology and Society: An International Journal* 8(4): 491-494.

Deleuze, Gilles, and Félix Guattari. 1987. *A Thousand Plateaus: Capitalism and Schizophrenia.* Minneapolis: University of Minnesota Press.

Desjarlais, Robert, et al. 1995. *World Mental Health: Problems and Priorities in Low-Income Countries*. New York: Oxford University Press.

Devereux, George. 1967. *From Anxiety to Method: In the Behavioral Sciences.* Texas: Mouton De Gruyter.

Douglas, Mary. 1966. *Purity and Danger: An Analysis of Concepts of Pollution and Taboo*. London: Routledge.

Edgerton, David. 2011. *The Shock of the Old: Technology and Global History since 1900*. Oxford: Oxford University Press.

Ehrenreich, John, and Barbara Ehrenreich. 1978. "Medicine and Social Control." pp. 39-79 in *The Cultural Crisis of Modern Medicine*, edited by John Ehrenreich. New York: Monthly Review Press.

Eisenstadt, Shmuel N. 2003. *Comparative Civilizations and Multiple Modernities*. Liden: Brill.

Foucault, Michel. 1971 [1961]. *Madness and Civilization*. New York: Vintage Books.

———— 1994a."The Politics of Health in the Eighteenth Century." pp. 90-105 in *Power: Essential Works of Michel Foucault, Volume 3.*, edited by James Faubion. New York: W. W. Norton & Co.

———— 1994b. "The Birth of Social Medicine." pp. 134-156 in *Power: Essential Works of Michel Foucault, Volume 3.*, edited by James Faubion. New York: W. W. Norton & Co.

———— 1995. *Discipline and Punish: The Birth of the Prison.* New York: Vintage.

———— 2004. *Society Must Be Defended: Lectures at the Collége de France, 1975-1976.* New York: Picador.

———— 2006. *Psychiatric Power: Lectures at the Collége de France, 1973-1974.* New York: Picador.

———— 2016. *On the Government of the Living: Lectures at the Collége de*

France, 1979-1980. New York: Picador.

Frances, Allen. 2014. *Saving Normal: An Insider's Revolt against Out-of-Control Psychiatric Diagnosis, DSM-5, Big Pharma, and the Medicalization of Ordinary Life*. New York: Williams Morrow.

Frank, Arthur W. 1997. *The Wounded Storyteller: Body, Illness, and Ethics*. Chicago: University of Chicago Press.

Freidson, Eliot. 1970. *Profession of Medicine: A Study of the Sociology of Applied Knowledge*. Chicago: University of Chicago Press.

Gaonkar, Dilip Parameshwar, ed. 2001. *Alternative Modernities*. Durham, NC: Duke University Press.

Giddens, Anthony. 1990. *The Consequences of Modernity*. Stanford, CA: Stanford University Press.

Gieryn, Thomas. 1999. *Cultural Boundaries of Science: Credibility on the Line*. Chicago: University of Chicago Press.

Goffman, Erving. 1961. *Asylums: Essays on the Social Situation of Mental Patients and Other Inmates*. New York: Doubleday & Company.

Goldstein, Jan E. 2001. *Console and Classify: The French Psychiatric Profession in the Nineteenth Century*. Chicago: University of Chicago Press.

Good, Byron J. 1992. "Culture and Psychopathology: Directions for Psychiatric Anthropology." pp. 181-205 in *New Directions in Psychological Anthropology*, edited by Theodore Schwartz, Geoffrey M. White, and Catherine A. Lutz. Cambridge: Cambridge University Press.

Harding, Sandra. 1998. *Is Science Multicultural? Postcolonialisms, Feminisms and Epistemologies*. Bloomington: Indiana University Press.

Healy, David. 1999. *The Antidepressant Era*. Cambridge, MA: Harvard University Press.

Hopper, Kim. 2004. "Interrogating the Meaning of Culture in the WHO International Studies of Schizophrenia." pp. 62-80 in *Schizophrenia, Culture, and Subjectivity*, edited by Janis Hunter Jenkins and Robert John Barrett. New York: Cambridge University Press.

Jasanoff, Sheila. 2004. *States of Knowledge: The Co-Production of Science and Social Order.* New York: Routledge.

Jimenez, Mary Ann. 1988. "Community Mental Health: A Review from American History." *Journal of Sociology and Social Welfare* 15(4): 121-137.

Kitanaka, Junko. 2011. *Depression in Japan: Psychiatric Cure for a Society in Distress.* Princeton, NJ: Princeton University Press.

Kleinman, Arthur. 1988a. *Rethinking Psychiatry: From Cultural Category to Personal Experience.* New York: The Free Press.

_____ 1988b. *The Illness Narratives: Suffering, Healing, and Human Condition.* New York: Basic Books.

_____ 2012. "Medical Anthropology and Mental Health: Five Questions for the Next Fifty Years." pp. 116-128 in *Medical Anthropology at the Intersections: Histories, Activism, and Futures,* edited by Marcia C. Inhorn and Emily A. Wentzell. Durham, NC: Duke University Press.

Lakoff, Andrew. 2005. "Diagnostic Liquidity: Mental Illness and the Global Trade in DNA." *Theory and Society* 34: 63-92.

Latour, Bruno. 1993[1991]. *We Have Never Been Modern.* Cambridge, MA: Harvard University Press.

Lewis, Bradley. 2006. *Moving Beyond Prozac, DSM, and the New Psychiatry: The Birth of Postpsychiatry.* Ann Arbor, MI: University of Michigan Press.

Lock, Margaret. 1993. *Encounters with Aging: Mythologies of Menopause in Japan and North America.* Berkeley: University of California Press.

_____ 2004. "Medicalization and the Naturalization of Social Control." pp. 116-124 in *Encyclopedia of Medical Anthropology,* vol.1, edited by Carol R. Ember and Melvin Ember. New York: Springer.

Luhrmann, Tanya Marie. 2000. *Of Two Minds: The Growing Disorder in American Psychiatry.* New York: Knopf.

Mayes, Rick, and Allan V. Horwitz. 2005. "DSM-III and the Revolution in the Classification of Mental Illness." *Journal of the History of the Behavioral Sciences* 41: 249-267.

McLeod, Jane D., and Eric R. Wright. 2009. *The Sociology of Mental Illness: A Comprehensive Reader.* Oxford: Oxford University Press.

Orr, Jackie. 2010. "Biopsychiatry and the Informatics of Diagnosis." pp. 353-379 in *Biomedicalization: Technoscience, Health, and Illness in the U.S.*, edited by Adele E. Clarke, Laura Mamo, Jennifer Ruth Fosket, Jennifer R. Fishman, and Janet Shim. Durham, NC: Duke University Press.

Pfohl, Stephen J. 1977. "The 'Discovery' of Child Abuse." *Social Problems* 24: 310-323.

Porter, Roy. 2000. *The Creation of the Modern World: The Untold Story of the British Enlightenment.* New York: W. W. Norton & Co.

———— 2002. *Madness: A Brief History.* New York: Oxford University Press.

Riessman, Catherine K. 1983. "Women and Medicalization: A New Perspective." *Social Policy* 14(1): 3-18.

Rhodes, Lorna. 1995. *Emptying Beds: The Work of an Emergency Psychiatric Unit.* Berkeley: University of California Press.

Rose, Nikolas. 2006. *The Politics of Life Itself: Biomedicine, Power, and Subjectivity in the Twenty-First Century.* Princeton, NJ: Princeton University Press.

Schneider, Joseph W. 1978. "Deviant Drinking as a Disease: Alcoholism as a Social Accomplishment." *Social Problems* 25: 361-372.

Schulz, Kathryn. 2010. "Did Antidepressants Depress Japan?" pp. 74-80 in *The Sociology of Mental Illness: A Comprehensive Reader*, edited by Jane McLeod and Eric Wright. Oxford: Oxford University Press.

Scull, Andrew T. 1975. "From Madness to Mental Illness: Medical Men as Moral Entrepreneurs." *Archives of European Sociology* 16(2): 218-251.

Star, Susan Leigh. 1993. "Cooperation without Consensus in Scientific Problem Solving: Dynamics of Closure in Open Systems." pp. 93-105 in *CSCW: Cooperation or Conflict?*, edited by Steve Esterbrook. London: Springer-Verlag.

Star, Susan Leigh, and James Griesemer. 1989. "Institutional Ecology,

'Translations' and Boundary Objects: Amateurs and Professionals in Berkeley's Museum of Vertebrate Zoology, 1907-39". *Social Studies of Science* 19 (3): 387-420.

Szasz, Thomas. 1974. *The Myth of Mental Illness*. New York: Harper and Row.

Timmermans, Stefan, and Marc Berg. 2003. *The Gold Standard: The Challenges of Evidence-Based Medicine and Standardization in Health Care.* Philadelphia, PA: Temple University Press.

Weber, Max. 1930. *The Protestant Ethic and the Spirit of Capitalism,* translated by Talcott Parsons; with a foreword by R. H. Tawney. London: George Allen & Unwin.

Williams, Simon J., Paul Martin, and Jonathan Gabe. 2011. "The Pharmaceuticalisation of Society?" A Framwework for Analysis." *Sociology of Health & Illness* 33(5): 710-725.

Wilmoth, Gregory H., Starr Silver, and Lawrence J. Severy. 1987. "Receptivity and Planned Change: Community Attitudes and Deinstitutionalization." *Journal of Applied Psychology* 72(1): 138-145.

Whitaker, Robert. 2011. *Anatomy of an Epidemic: Magic Bullets, Psychiatric Drugs, and the Astonishing Rise of Mental Illness in America.* New York: Broadway Books.

Wu, Harry Yi-Jui. 2016. "From Racialization to World Citizenship: The Transnationality of Taiwan and the Early Psychiatric Epidemiological Studies of the World Health Organization." *East Asian Science, Technology, and Society: An International Journal* 10(2): 183-205.

World Health Organization (WHO). n.d. History of ICD. http://www.who.int/ classifications/icd/en/. Accessed on 27 March. 2018.

Yang, Mayfair Mei-hui. 1994. *Gifts, Favors, and Banquets: The Art of Social Relationships in China.* Ithaca, NY: Cornell University Press.

Zola, Irving K. 1972. "Medicine as an Institution of Social Control." *The Sociological Review* 20(4): 487-504.

正常與不正常的判定

邊界模糊的診斷
注意力缺失／過動症的臨床實作

曾凡慈

一、前言

　　本研究探討精神科醫師對於兒童注意力缺失／過動症
（attention deficit/hyperactivity disorder, AD/HD，以下簡稱AD/HD
或過動症）的診斷過程。自2010年起，台灣社會陸續發生質疑
AD/HD過度診斷與不當用藥的爭議；這不只是因為近二十年來
本土AD/HD診斷率與藥物開給量顯著增加，[1]更反映出疾病本身
的特殊性。依據「美國精神醫學會」（American Psychiatric
Association 2013）所出版的《精神疾病診斷與統計手冊》第五
版（*Diagnostic and Statistical Manual of Mental Disorders, Fifth
Edition*，簡稱DSM-5），AD/HD是最常見的兒童期精神疾病（盛
行率約在5%左右），臨床表徵主要為不專心、過動與衝動
（American Psychiatric Association 2013）。AD/HD的確切病因至
今未有定論，主流精神醫學界目前認為是腦部前額葉及皮質下腦
區的功能異常所致（高淑芬 2011: 277），[2]但社會上質疑AD/HD

1　根據近期的研究，台灣7-12歲當中具AD/HD診斷的比率，從2000年的0.2%
　　攀升到2011年的2.2%，其中有開給藥物處方的比率約為六成五（Wang et
　　al. 2017）。另外，根據衛福部答詢，2015年6歲到12歲以下的診斷率約為
　　3.5%，用藥率約為2%（立法院公報處 2016）。可參照美國2011年4-17歲的
　　人口中，（根據家長報告）具AD/HD診斷比率為11%，用藥率約為6%（資料
　　來源：https://www.cdc.gov/ncbddd/adhd/data.html，取用日期：2017年12月5
　　日）；英國2013年16歲以下人口中，AD/HD用藥率則是0.5%（Beau-Lejdstrom
　　et al. 2016）。需注意由於各國所使用的統計方法不同，因此很難據以主張台
　　灣AD/HD診斷與用藥率的高低。
2　至於社會或家庭心理因素則非根本病因，只和「症狀嚴重度、持續度、長期
　　預後，以及會不會發展出其他情緒問題」有關。

僅是一種文化建構的聲音也不絕如縷，特別是所謂症狀看似與孩子活潑好動的特質沒有根本差異（Timimi and Leo 2009）。在治療方面，主流精神醫學界主張作用在中樞神經的興奮劑（stimulants）藥物（主要是短效型的「利他能」、長效型的「專思達」和「利長能」）[3]是「最有效的策略」，臨床研究認為可以改善七到八成孩童的核心症狀，並能提升社交技巧、人際關係與學業表現（高淑芬 2013）。這種看似卓著的治療成效，卻常引發只是用精神藥物來處理孩子的偏差行為（Parens and Johnston 2009），甚至是教師、家長與病患本身集體卸責的批評（例如，陳逸淳 2016）。

　　美國作為全世界最早系統性診斷 AD/HD 兒童（1950 年代末期）、並以利他能進行治療（1960 年代初期）的國家，境內對於 AD/HD 所引發的爭議至今仍未完全消音。從 1970 年代開始，即便是專業社群內部，對於 AD/HD 到底是一個確切的精神疾病，需要透過診斷與治療來確保孩子的福祉，或者只是社會控制偏差兒童與藥廠謀利而虛構出來的迷思，始終是一個充斥著「對立觀點、強烈意見，以及罕有妥協」的議題（Smith 2012: 16）；也是在這個時期，部分社會輿論將過動症用藥構框（framing）為「藥／毒害問題兒童」（drugging of problematic children），催生出一波控告醫師、學校人員及「美國精神醫學會」的風浪。轉進1990 年代，由於科學醫學進步，以及臨床、經濟、教育與政治趨勢的匯合，再加上醫師、教師、政府、保險公司與藥廠的利益聯

3　主成分均為 methylphenidate，目前被列為三級管制藥品。另有非屬中樞神經興奮劑的「思銳」（Strattera），成分為 antomoxetine，主要是透過抑制正腎上腺素再吸收，緩解 AD/HD 的症狀。

盟，導致 AD/HD 的診斷與用藥率急劇上升（Mayes et al. 2009），甚至逐步向全球擴張（Conrad and Bergey 2014）。雖然看似有越來越多實證研究的背書，卻無法平息相關異議，致使美國的國家衛生研究院（National Institute of Health 1998）與 AD/HD 權威 Russell A. Barkley（2002），分別邀集國內外科學家共同發表共識宣言，肯認 AD/HD 的疾病地位。即便如此，AD/HD 的病因、診斷標準、藥物的長期效果與倫理議題，都讓它持續成為最被廣泛研究，同時也最具爭議的疾病之一。

　　台灣社會對於 AD/HD 的疑慮，則是隨著診斷與治療數字的增長，在近幾年間呈現越演越烈的態勢。若以時序來說，首先是 2010 年底爆出安親班老師讓不具 AD/HD 診斷的孩子服用利他能，以讓他們專心上課，加上記者以「餵毒」來指稱該教師的行為，引發輿論譁然，迫使「台灣兒童青少年精神醫學會」及相關醫師數度為文澄清過動症藥物的性質（例如，台灣兒童青少年精神醫學會 2010）。接著是 2013 年起，家醫科醫師李佳燕出面抨擊 AD/HD 有「過度診斷、過度醫療、過度給藥」的現象（魏斌等 2013），隨即招致精神科醫師的強烈質疑，所激起的爭辯一路延燒至今。[4] 2014 年由於新北市倉促推動國小二年級學生全面篩檢過動症，再度喚起社會對於孩子被不當標籤化的批評。2015 年起山達基教會附屬組織「中華公民人權協會」發起活動，反對將 AD/HD 視為精神疾病並讓兒童服食精神藥物（王聖惠等 2016），

4　例如，高雄醫學院教授顏正芳個人部落格（http://may052016.pixnet.net/blog）於 2016 年 12 月 29 日發布的文章〈這則蘋果日報的報導，可能傷害了誰？〉。取用日期：2017 年 2 月 6 日。另外，其個人臉書在 2016 年 5 月 3 日至 20 日之間，連續發布超過七篇長文，以回應幾年下來持續累積的批評。

不只投書媒體，舉辦展覽與研討會，發動遊行，甚至取得立委支持在立法院召開相關公聽會（鄧桂芬 2016），再再讓精神醫學界感到憤怒與疲於回應。

　　觀察這一連串的爭議，幾乎遍及 AD/HD 的所有層面：從疾病本身是否存在，全面篩檢的必要性及適當程序，診斷與治療究竟過度或不足，　直到藥物使用的正當性。本研究特別關心那些直指醫療現場並且是臨床實作核心（診斷與治療）的批評。這些爭論表面上看似不同專科醫師之間的交鋒，或是精神醫學與反精神醫學陣營的對立，但首當其衝的精神醫學社群內部，對這些外部質疑並非毫無反思。例如，當時的「台灣兒童青少年精神醫學會」理事長張學岭（2013）就曾提醒學會成員：

> ADHD 被質疑的總不外乎是這幾點：以臨床診斷為診斷方式（因而可能主觀）、診斷標準經常改變／不一致、需要長期治療（為什麼無法治癒？！）、使用 simulants、各國診斷及治療標準不同。我倒是覺得，anti ADHD 的行動也可以成為我們警惕、省思的一個機會……不要因為「顯而易見」的原因，輕忽了鑑別診斷及個別化治療的重要性。

　　持續追蹤這些爭論，讓我興起直探 AD/HD 臨床實作的興趣。畢竟醫師並非在與世隔絕的診間執業，無論是在學術或社會場域發生的疾病爭論，都可能透過醫學教育、臨床互動、社群網絡與其他資訊來源，形塑醫師個人的診斷實踐。因此，本研究希望探問：面對過動症這個病因與診斷仍存在不確定性、治療方式也有倫理爭議的疾病，握有醫療權力的精神科醫師，究竟如何診

斷疑似 AD/HD 的兒童並安排相應的治療，又如何認知與 AD/HD
相關的質疑，同時思考精神醫療本身的角色，以正當化個人的臨
床決策。

二、精神醫學診斷、AD/HD 爭議與臨床實作

　　以醫學診斷作為劃分正常與異常的機制，一直是社會科學領
域長期關切的研究主題，而在所有醫學分科當中，精神疾病的診
斷又是特別容易遭致批評的對象（例如，Goffman 1961; Kirk and
Kutchins 1992; Horwitz and Wakefield 2007）。部分原因來自於精
神疾病不像一般身體疾病具有可鑑別的生理病理實質，只能依據
病人的行為與主觀感知（被認為是潛在疾病的顯現）來評估，致
使科學性常受質疑（Szasz 1974; Bentall et al. 1988; Insel and
Quirion 2005）。即使發展出標準化的診斷系統及準則，大幅增進
臨床診斷的信度，但在個別的疾病類別下所列出的症狀群集，實
是精神醫療社群長期經驗觀察與歸納的產物，是否真能對應潛在
的病理實體，則是另一個攸關診斷系統及疾病定義的效度問題。
此外，由於大部分精神症狀在整體人口當中的分布可能是連續性
的，DSM 遂將診斷閾值界定在嚴重程度會造成病人的功能減損
（functional impairment）或達到一定程度的困擾（distress）。然
而，無論是被視為「症狀」的表現，或是對「功能」及「減損」
的辨認，都太常與社會常規和情境脈絡相連，從而使得精神醫學
容易被視為社會控制的機制：以疾病來解釋那些不符常規者的行
為，並藉由治療使個人與整個社會回歸常軌。從傳統醫療化
（medicalization）的批判立場來看，這樣的認識框架有助於合法

化社會對不符常規者的回應，甚至助長專業社群本身及藥廠的利益（Conrad 1992; Pilgrim 2007; Moncrieff 2010）。

　　以AD/HD為例，台灣的診斷方式一如國外相關專業組織所發布的臨床指引，主要仰賴個人病史與行為症狀檢核表（分別由家長與學校或安親班教師填寫），再由醫師進行綜合判斷。問題是，AD/HD不專心、過動與衝動的症狀，與一般孩子的表現幾乎只有程度之別，而無本質差異（症狀清單可參見註腳5）；[5]而其診斷閾值，無論是DSM第四版要求嚴重程度要達到「學業、社交上顯著的功能減損」（impairment），或是第五版放寬到「干擾或降低……品質」（丘彥南等 2011: 20），都需要參照孩子被認定在學業與人際互動上應符合的社會常規。即使是一般人也可能認識到，常規是隨著時空脈絡而變動的文化產物（並非穩定的自然事實）；特定的情境構成，會讓成人對孩子有不同期待，也會影響孩子本身的表現。

　　除了以標準化診斷系統來界定精神疾病的一般性問題之外，在臨床應用上，許多醫師也發現實際工作很難依循標準而行。例如一篇對英國與比利時精神科醫師的研究發現，AD/HD的臨床

5　以「不專心」的檢核表為例，九項症狀包含：（1）無法專注於細節的部分，或在做學校作業或其他活動時，出現粗心的錯誤；（2）很難持續專注於工作或遊戲活動；（3）看起來好像沒有在聽別人對他（她）說話的內容；（4）沒有辦法遵循指示，也無法完成學校作業或家事（並不是由於對立性行為或無法了解指示的內容）；（5）組織規畫工作及活動有困難；（6）逃避或表達不願意，對於需要持續性動腦的工作有困難（例如，學校作業或是家庭作業）；（7）會弄丟工作上或活動所必需的東西（例如，學校作業、鉛筆、書、工具或玩具）；（8）很容易受外在刺激影響而分心，以及（9）在日常生活中忘東忘西。

決策是個複雜且充滿挑戰性的過程（Kovshoff et al. 2012），醫師認為官方的臨床指引太模糊、不夠操作化，從而很難真正指導決策；因此，在目前欠缺醫學或生物學檢測能確認 AD/HD 存在的情況下，只能依賴家長與老師的觀察，而這些觀察又難免主觀且經常彼此矛盾。醫師會以不同策略來回應這些問題，他們的策略受到對評估與治療的不同觀點，以及資源與制度脈絡差異所影響。

　　相較於這種來自醫界內部對於如何增進診斷過程的檢視，美國社會學者 Adam Rafalovich（2005）則關心醫療專業者的臨床實作如何連結到 AD/HD 的相關爭論，藉由訪談 25 位具有相關診治經驗的心理師、兒科、家醫與精神科醫師、精神護理師與家庭治療師（在美國都能合法診斷與開藥），他發現：即便生物醫學模式日益在精神醫學領域取得影響力，但具備異質專業身分的受訪者當中，仍只有相對少數的臨床工作者是從神經生物學取向來理解與說明 AD/HD，其他人則比較關心社會心理因素與孩子過動症狀之間的關聯，而這種認識上的多元性會形塑後續的治療選擇。Rafalovich 同時發現，臨床工作者在面對疑似 AD/HD 個案時，經常必須回應兩個不確定的面向：AD/HD 作為 DSM 指定的診斷類別的效度，以及興奮劑藥物可能對孩子造成的生理與社會心理副作用。因此，標準化的診斷協定不可能直接套用進臨床情境，而是必須在實作過程中協商，正如同其他研究亦發現醫師在診斷時會策略性使用各種權宜之計一樣（Whooley 2010）。

　　本研究希望探索的是 AD/HD 在台灣的診間實作。隨著醫療專業在當代社會日益取得治理生命的權力，經常直接連結到特定資源的授予，以及開展特定的社會關係與身分認同（Rose

2003），有必要深入檢視臨床過程，以揭開具備規範性權力的精神醫療究竟如何運作，以及如何反思自身。特別是當代醫療現場經歷許多結構性變化，包括：由第三方支付的醫療保險體制，藥廠資本主義的力量滲透，以及生物醫學科學技術的進步，無不深刻改寫疾病定義的生產與臨床實作；網際網路的興起也促進醫學知識與疾病資訊的大量流通，病人逐漸成為具有知識的消費者，一定程度改寫權威式的醫病關係（Clarke et al. 2003）。在這種獨特的醫療場景之下，本研究希望藉由探問 AD/HD 的臨床過程，揭示精神科醫師如何評估孩子狀況，決定治療安排並評估成果？如何看待社會上對於 AD/HD 的種種質疑？如何回應這些競爭論述，並且思考精神醫學的角色？以及這樣的臨床實作，對當代台灣關於兒童正常性的劃界與治理又有什麼樣的意義？

三、研究方法

　　本研究主要使用深度訪談方法，分析精神科醫師處遇疑似 AD/HD 兒童的實作過程。過去對於 AD/HD 就診經驗的研究指出：六歲以上過動兒童的就醫高度集中在精神科（含兒童心智科）、台北地區，以及不同層級醫院（基層診所只有一成）（黃文鴻、蔡憶文 2009）。根據這種就診特性，本研究的受訪對象包含 13 名兒童心智科（意指有次專科證書）與 4 名有診治兒童 AD/HD 經驗的精神科主治醫師，其中絕大多數在新竹以北執業，僅 2 位任職中南部地區；受訪時的工作單位，只有 2 位在基層診所，其餘都在各級醫院。

　　受訪者來源主要是透過滾雪球與主動邀訪。由於精神醫學、

特別是兒童精神醫學社群規模相對偏小，全台的次專科醫師人數只有兩百餘位，為了確保研究的匿名性，本文中提及的受訪者都以化名呈現（依受訪順序以百家姓編列），在此只概述他們的特質分布：在性別比例上，男性醫師13位，女性4位；受訪當時升任主治醫師、超過二十年的資深醫師3位，未滿十年的年輕醫師6位，居間的中生代醫師8位。

　　這幾年來爆發AD/HD草率診斷與用藥的社會爭議，可以合理推知本研究以訪談精神科醫師為方法，將不易取得那些容易遭致批評的材料。易言之，同意受訪的（以及受訪者願意為我轉介的）報導人，乃至於在訪談過程中所陳述的，難免經過刻意選擇。本研究承認這樣的限制，但也必須說明，本研究的目的並非客觀呈現台灣精神醫療場域中如何診治AD/HD的整體樣態，也不是為了凸顯「好」的與「正確」的診斷和治療實作，而是希望梳理出：當意識到面對具爭議性的疾患，精神科醫師如何在臨床實作上協商標準化的診斷準則，以及孩子個別化的存在狀態？如何拿捏正常與異常之間的界線，以及劃定精神科醫師能扮演的角色？我確實認為：對於包含AD/HD在內的精神疾病本體地位毫不懷疑，將診斷準則奉為圭臬，並且只以藥物為治療手段的醫師必然存在，但在本研究的提問軸線下，原本就是對孩子的身心狀態謹慎判斷，並對醫療權力具反思性的醫師，更有經驗提供豐富素材以供分析，也讓我們有機會打破對「標準化精神醫學」的單一想像，深入探究精神醫療的本質，及其臨床實作在當代社會中的特殊處境。

　　除了17個深入訪談之外，我同時蒐集各種精神科醫師說明如何診斷與治療AD/HD的文獻，特別是「台灣兒童青少年精神

醫學會」與個別醫師透過大眾媒體發布的相關論述（通常是為了回應社會爭議），以及個別醫師經由個人網站公開發表的言論。除此之外，我也自2013年1月起持續參與醫師對相關議題的公開演講和衛教場合，擷取其中對於診斷與治療決策過程的說明。

四、AD/HD的病理實體及曖昧性

　　無論是相關醫學會或個別醫院對於AD/HD的衛教資料，均一致主張AD/HD是一種生理疾病，或明確指出病理基礎在於腦內神經傳導物質功能缺損。這幾年來關於AD/HD的社會爭議不斷，但凡是對外回應或公開衛教的醫師，無不站穩這種生理疾病的本體立場，似乎整個台灣精神醫學界對於AD/HD的疾病性質毫無疑義。這或許是朝向生物精神醫學的典範轉移，徹底影響了當代精神科醫師從醫學教育、住院醫師訓練，乃至於繼續教育的體制中所能接觸到的相關知識內容（曾凡慈 2015）。相當資深的吳醫師就提到1990年代以來，神經影像學、基因學，藥物動力，以及家族研究已經為AD/HD生產出大量的hard evidences，例如，光是任職台大醫院精神科、同時也是「台灣兒童青少年精神醫學會」現任理事長的高淑芬及其團隊，對於AD/HD的基因與腦影像已發表上百篇的研究，藉此可看出AD/HD的生物地位難以否認。另一位同樣資深的陳醫師，也在訪談中直言「不認為AD/HD是病」是一種「很老的狀態」，並花了五分鐘對我快速講解精神醫學的發展歷史，來佐證許多精神疾患都是從「未知」到日益確認其腦部病理的基礎。陳醫師強調：

二十年來，累積了非常非常多的資訊，告訴我們它是一個大
腦的問題，並不是一個……雖然我們看到它都是行為問題、
注意力不好、不專心、好動、過動、很衝動，但是呢，越來
越多的資訊發現，它是在大腦的很多的地方，都有神經上的
問題……而不是說只是單純的表面的行為問題而已。這個是
概念上很重要的一個澄清。

雖然在訪談時，醫師們也會強調要用生物—心理—社會模型
去理解孩子的精神疾病，主張生物因子與環境的互動影響 AD/
HD 的症狀表現，但整體來說，生物因素還是最根本的成因。易
言之，生理性的病根一直存在，但不見得會顯現出被認知為「症
狀」的行為，就算顯現了，也不見得會到達「功能減損」的嚴重
程度（意即符合診斷標準）。醫師們也承認，例如某些行為在特
定文化中是被允許的，就不會被認為是「症狀」，或是環境中有
足夠的保護因子，使得孩子的過動特質即便可能符合診斷，但從
來沒有、也不需要當成疾病去處理。

　　有意思的是，雖然當直問 AD/HD 是否是生物性疾病時，醫
師幾乎都給出高度肯定的答案（甚至強調「這個沒有爭議」），
但當談到對於精神疾病本身的看法時，卻仍可能讀出暗藏的曖昧
性。例如，鄭醫師主張台灣精神醫學專業社群內部對於 AD/HD
的疾病地位應該已經有共識，卻又補充說明精神疾患畢竟是一種
「失序」（disorder）而非「疾病」（disease）：

　　disorder 這件事情本身，至少我們訓練的過程中，我們自己
　　會知道說那個 disorder 本身就會隨著時代，或是這個時期的

一些演化而做一些調整，那當然 disorder 的一個基本的假設是 dysfunction，relative……也一定會有爭議說是在哪些方面 dysfunction，那個還是會變動。

另一位成人精神科訓練的李醫師則是在說出「我覺得（AD/HD）病是真的」之後，隨即強調即使有生物特徵的存在，「精神疾病」的「病」本身總是因應社會脈絡而被定義。李醫師表示：

> 就是說，我相信有一群人，因為他可能天生的，某些也許是生理的因素，然後可能在這個社會脈絡底下，產生了不適應的結果。所以可能，可能這個時候它會被稱作病，但是，我們要不要完全就是用生物醫療的、生物學的角度來看待，來證明這是病，我覺得不盡然。也就是說，就好像胖瘦啊，胖瘦是生理的表現，可是你要不要說，他胖到什麼程度他就是病，那又不一定了啊……就是我覺得每個人一定有大腦的差異的，可是你要標定說哪一個，你要說因為這個有生物學的 finding，所以它是病，我覺得這個不合理啊，對啊。

相較於這種對精神疾病整體的理論性懷疑，對 AD/HD 具生物基礎的堅信，偶爾也會因為臨床經驗而動搖。例如，王醫師在訪談過程中明白揭示他「相信」AD/HD 是生物上的缺損，也認為這才是醫師「真的要診斷的」，但後來提到自己診治教養院孩童的經驗時，王醫師提到：「就是在寄養機構裡面的，每個孩子都是 AD/HD 的樣本，我在想這群孩子到底是怎麼了？」「他每

個也都是被診斷過動症，吃藥也都有改善，那可是這個感覺起來又，就是還是會『怪』」。在延續說明對這群孩子的處遇策略時提到：「其實他可能並不是全然真的是生物的 AD/HD，是環境所造成的。」這樣的敘述，似乎也保留 AD/HD 有社會文化肇因的可能（而非將社會文化因子視為僅影響症狀表現）。

當然，詢問精神科醫師 AD/HD 是否是一種疾病，真的有可能得到否定的答案嗎？或許機會甚微。[6] 作為兒心診間最常出現的疾患（受訪者均估計約占七、八成），如果否認 AD/HD 是疾病，似乎會危及精神醫療介入的正當性。再加上國內外不斷累積生物精神醫學取向的實證文獻，再再都使得 AD/HD 作為具生理基礎的疾患類別很難受到根本的挑戰。但有意思的是，我所訪談的17 位醫師當中，仍有 2 位對於目前的 AD/HD 的生物「證據」持保留態度，例如，指出大腦影像的差異即便存在，但「可能有好多因素會造成這樣子的樣態的呈現」（吳醫師），以及即便在統計上建立 AD/HD 大腦（跟控制組比起來）與特定基因的關聯，但這些基因「各個大的疾病也有，bipolar 也有，schizophrenia 也有，depression 也有」（衛醫師）。易言之，即便 AD/HD 孩童的大腦真的具有生物差異，都還不足以成為臨床診斷的判準。由此看來，對於 AD/HD 的生物病理，至少在目前階段，仍有部分精神科醫師傾向保留幾分曖昧不明。

或許因為上述原因，有些醫師並不直接以生物性來說明 AD/HD 的疾病地位，而是採取一種比較間接的標準——「能否排除

6　這在國外並非不可能，例如，美國的 Peter Breggin 與英國的 Sami Timimi 本身都是精神科醫師，卻都不遺餘力地主張 AD/HD 是虛構的疾病。

社會環境因素的解釋」。例如，當我詢問AD/HD到底是「疾病」問題，還是「無法適應環境要求」的問題，蔣醫師回答「到一個程度它真的就是病」，他說：

> 我覺得它……所以說AD/HD為什麼會有這麼大的爭議的原因，我覺得它是一個互動。我一個人我過得很好，我三個人之內我也過得很好，我三十個人就不好了。AD/HD就有這個問題。所以你說它全部是病嗎？我覺得它本身，嚴重的，到一個程度它真的就是病，他一個人也不好，他也做不了什麼事；可是中度或輕度一點的，我覺得它跟環境的互動，應該有很大的關係。

被同業認為相當堅信AD/HD生物性的沈醫師，也有類似主張，他指出：「如果真的不是病的話，那當然，你應該用你的方式，或者讓學校教、教育的方式，應該他可以度過。但是他真的很困難。」相對地，如果孩子的症狀可以被社會因素所解釋，例如，「是家長造成的，那是假的，假的AD/HD！」[7]另一位資深吳醫師，對於我在訪談間以各種社會建構的說法追問到底AD/HD是不是一種「病」，他很有風度地回答，那就是「看你從哪一個信仰」、「哪個角度去看」而已。

但在另一方面，我同時觀察到對部分受訪醫師來說，本體論的確信可能不是最重要的，關鍵更在於：你到底要如何協助處理

7　當我進一步追問「假的」AD/HD是否需要治療時，沈醫師乾脆俐落地說：「就是把家長處理好、就處理好了啊！治療家長、治療環境啊。」

孩子的「問題」。鄭醫師就坦言：「我覺得在兒童青少年精神科裡面，在某種程度上，很多時候小朋友找不太出來他有明確的『疾病』，但是他有『問題』需要處理。」這樣的說法暗示病的存在與否，並非醫療介入的前提，而是更強調「需要處理，並且是可被處理的」臨床邏輯。就這樣的觀點來說，單去追問AD/HD疾病本體地位是否存在，或強調要先確認疾病本體再來發展處遇策略，可能根本就不是精神醫療的現實。如同王醫師強調：「疾病存不存在」、「個案是（病）還是不是」、「有沒有辦法處理」，其實是「三個連結在一起」的，「有病你沒有辦法處理（也）沒有意義啊！」

　　綜合言之，生醫典範生產的大量實證研究，以及臨床的實用邏輯，使得我所接觸與觀察到的精神科醫師們，並不否認AD/HD理論上是一個真實的、具生物基礎的疾病，但實務上的重點更在於：在個別孩子身上如何判斷，如何據以處理因這些症狀而產生的困境。也是在這個意義上，例如，受訪的楊醫師會在臨床上避免對孩子與家長使用「疾病」這個概念。他認為疾病、診斷屬於「大人的」、「體制的事情」：

> 就個人層面而言，家庭層面而言，它不是疾病，它是困難。對，父母親不care它（是不是疾病），不是不care啦，父母親根本搞不清楚什麼是disorder。我們跟他講老半天，criteria九個中有六個，functional impairment，沒有其他comorbidity……我覺得跟父母親解釋這個東西是nonsense，但是我也有很清楚遇到，哦，起床、賴床、吵架，然後丟三落四，然後忘記帶課本，什麼都有，這就是困難哪，對，就

是父母親遇到的困難。你跟他們講，討論困難、解決困難，比跟他討論疾病、治療疾病，我覺得對我而言比較relevant。當然如果我是公共衛生執行者的話，我就會跟你說，疾病、治療、prevalence，但是當我覺得我是臨床醫師，我不是在治療那個漂漂亮亮的數據啊，犯罪率下降、自殺率下降，或者是讓診斷率增加。我不是、我沒有義務做這些事情，我的義務就是跟我的個案工作，那就是「困難」跟「問題」。

五、邊界上的臨床實作

（一）AD/HD作為光譜

身為DSM第四版編修小組主持人的精神科醫師Allen Frances（2014）已指出，「精神疾患」與「正常」之間無法劃出固定疆界，即便前者的定義通常包括痛苦、功能減損、失能或缺陷，不過，要屬哪些類型並達到什麼程度才能劃歸為異常，不可能有明確的判準。當我訪談關於AD/HD診治經驗時，許多醫師不約而同提到精神疾病的症狀本質上就是一個「光譜」，這種認識並不需要經過深奧的醫學哲學訓練，而經常來自「臨床上的感覺」。例如，衛醫師指出：

我自己的觀察是……幾乎大部分疾病，你會在個案身上都看到自己的一些特質，也許就只是，喔，他說他衝動控制不好，我說我也很急這樣子，類似這樣。那什麼時候會變成疾

病？什麼時候不會？那個 norm 在哪裡？對，所以我自己覺得就是，目前因為你必須用……如果你在醫療的機構，你必須用西方醫學的模式去操作的時候，有點像高血壓一樣，超過135、140就是有問題。可是在那個之外，或是你要去看的時候，就會發現大部分、大部分的東西都可以是一個光譜。

　　確實，如果我們檢視 DSM 當中對於 AD/HD 的診斷準則，幾乎很少人能自認有完全豁免於症狀的可能。因此在訪談時，無論是主動提到或是回答我關於 AD/HD 行為表現普遍性的詢問，醫師都會強調它們的嚴重度與持續度，意即「是量的異常，不是質的異常」（陳醫師），或相反地描述為「量變造成質變」（吳醫師）。然而，在光譜的概念之下，這個「量」又要切在哪一點上才算數？

　　量表的出現，正是為了回應這種行為光譜導致疾病是否存在的不確定性。目前臨床上常用的量表，高度依賴觀察者（主要是老師與家長）評估孩子特定行為表現的頻率，例如，「很少」、「有時」、「常常」、「總是」。而就像一般民眾會質疑這種判定的主觀性，醫師對於這些被勾選的答案也不太會率爾輕信。王醫師指出：

　　　　比如說，他說他總是跑來跑去，所謂「總是跑來跑去」怎麼去解釋？其實在這邊（醫師有）很多責任，真的是要細分很多這樣的東西，你可能問說你所謂的「總是」，是一天，一個禮拜有三節課，一個禮拜有四節課，這樣就「總是」了

嗎？我想每個（人的）標準都不一樣。

　　除了行為是否存在與出現密度的確認，觀察者是否「可信」也是醫師必須考慮的環節之一。我在研究中確實發現，即便實務上通常要求家長與教師各填一份量表或問卷來評估孩子表現，但醫師對家長提供的資訊的確更常持保留態度。原因並不一定是懷疑家長會傾向否認疾病而低估症狀的嚴重度，也有可能是：倘若孩子的過動或不專注程度較輕，在家庭互動當中就比較不易被問題化──畢竟家長跟學齡期孩子的相處時間其實有限，對孩子的評估往往也缺乏同年齡參考團體「在場」可供比較，以及家裡常是「一對一的情況，外面的刺激比較少……而且你盯著他，就會比較看不出來」（衛醫師）。然而，假若這樣的主張是合理的，所謂「輕度症狀」的孩子便未必具備診斷標準所期待「跨情境的一致性」（例如，只有在學校、安親班才會顯得過度不專注或好動，但在家裡就不會），那麼，這樣的孩子會得到 AD/HD 的診斷嗎？

　　對許多醫師來說，當考慮這樣的孩子可能屬於「輕度」AD/HD 時，就會面臨既有電腦化系統的診斷碼當中，對 AD/HD 只有類別區分（不專注、過動與衝動、綜合型），而沒有程度差異的問題。此時，他們常以附註「疑似」或是「輕度」來因應。但由於許多家長都知道診斷須符合「症狀出現在兩種情境以上」的條件，因此當身為家長的評估跟老師的不一致，孩子卻得到診斷時，不希望孩子罹患 AD/HD 的家長就不免會對醫師的決策產生質疑。此外，即便整個 AD/HD 診斷準則明列的都是可觀察的行為表現，無一字涉及對病因或疾病地位的假設，但訪談時還是會

有醫師詮釋：之所以規定「跨情境一致」，其實「背後還是我們相信它是一個生物的」（王醫師），從而不會只在特定情境才顯現。那麼，當不同的觀察者對孩子的看法彼此衝突，醫師可能會考慮將這種不一致歸因於評估的品質，而非直接當成孩子症狀「不具跨情境一致性」的證明，從而排除 AD/HD 的診斷。當然，更理想的做法是醫師在醫院配置許可的條件下，多安排電腦化注意力測驗、心理衡鑑甚至生理檢查（例如，腦波），以增加資料來源，或者作為避免家長質疑「輕率診斷」的手段。易言之，當醫師與家長都意識到對孩子症狀的評估具有主觀因素，較審慎的醫師通常會設法蒐集更多面向的資料，甚至尋求看似更客觀的指標（例如，儀器檢測），來確認（同時也取信家長）AD/HD 症狀的存在。

不過，受訪的陳醫師很直率地指出那些額外檢查「一般說真的不需要」，除非學校（安排特殊教育資源）要求，或是回應家長期待（「有時候要跟家長講說你不要做，家長也會覺得，怎麼可以不做？乾脆就做……順便還能增加醫院收入」）。至於會認為「真的不需要」，其實是因為腦波等測驗主要有助於診斷癲癇和腦傷，提供的資料其實非常有限，而電腦化注意力測驗的施測過程很容易受環境影響，因此對部分醫師來說，並沒有比其他取自孩子日常生活的材料（例如，請住院醫師先蒐集詳細成長史與病史，檢查孩子的聯絡簿、書包，甚至參考過去附有教師評語的歷年學期成績單）更有效度。但請注意，這些多面向資料蒐集非常仰賴醫院資源，例如，其他輔助性的醫療人員、設備等等，如果是在診所或其他資源較差的醫院，幾乎不可能實現這樣的安排。

　　另外，如果孩子確實被不同評估者認為有充分「症狀」，但同時家長或孩子本身又主張這些看似症狀的行為有明確的環境因素（例如，對上課內容沒興趣、老師太嚴格或已經對孩子貼標籤），醫師同樣面臨要不要下 AD/HD 診斷的抉擇：究竟孩子的行為是什麼造成的？是生物病理？還是純粹社會互動的結果？置身診間的醫師又如何能確知？王醫師在訪談中表示：

> 所以就要在這兩邊游移來，擺盪去，然後再下一個診斷。因為你要下一個診斷，這些 mental disorder 沒有辦法有一個很清楚的標準，診斷變成是說你要排除其他因素、排除其他環境的影響，那目前的診斷標準裡面把這些東西……我想它沒有辦法寫出來，它只能講說是一個很多情境裡面都有的，或者是說造成他的一個缺損，所以它變成說要把造成缺損跟疾病連結在一起，但是這一點其實也受到很多批評。

　　確實如同部分醫師已經意識到，先不論 DSM-5（也就是目前最新的 2013 年版本）已經將 AD/HD 診斷準則中的「功能減損」放寬為「干擾」而造成的「品質降低」，舊版所主張相對較嚴格的「功能減損」該如何定義？對某些醫師來說，特別是相信 AD/HD 是大腦發展異常的醫師，功能減損似乎是自然而然的生物病理結果，並且 DSM 又已明列出「社交」（social）、「學業」（academic）等面向。對生物取向的醫師來說，什麼是孩子應具備的社交與學業能力，就看大腦正常發展之下所能達到的表現。例如，陳醫師先強調「正常不是一條線這麼細，它是滿大的一個範圍」，當符合過動症狀的行為在「大部分的時間都比（正常

的）這個範圍裡面多很多，或是不足很多的時候」，就可能導致「生活功能的障礙」，並細數各種親子緊張、學習問題和人際互動衝突等等。在我所接觸到的醫師中，陳醫師主動談到「成績」作為評估「功能減損」的指標，並且有時會藉由智力測驗跟成績之間是否有落差，來判斷是否 something wrong。[8] 陳醫師直言，成績「至少維持在一般」是很重要的，當然他強調不能要求太高，而是「要在 average」，要對 AD/HD 的孩子有「合理的」期望，但「至少不要小學每科都三、四十分」。陳醫師指出：

> （隨著）他的年齡成長，他就會有新的問題跟新的挑戰，學業一定會越來越困難，所以課業會加重，成績就不好，那會被邊緣化，然後他就不想讀，因為讀不好，他也不想讀。所以，我們為什麼要讓小孩子至少維持在一般，讓他覺得有信心……至少讓他覺得讀書不是痛苦的事情，讀書至少（就算）不是很快樂，但是，不是痛苦的事情，讓他稍微有點成就，不要放低成就。

在此，醫師關注的是孩子的功能減損如何可能影響他個人（甚至整個家庭）的心理與社會發展，而非當下他的表現是否符合社會規範，或者希望孩子符合「好學生」的標準。然而，正如許多對 AD/HD 持批判立場的人所力陳，「功能」其實是社會建構的產物，孩子的感受也是與周遭環境互動後的結果，而非只是

8　陳醫師也提到這個 something 並不一定就是注意力問題，也可能是個性，或是其他因素導致，必須進一步鑑別判斷。

反映出實質存在生理病理的限制。例如，就是在一個過度將學業成績表現等同於能力的社會體制當中，孩子學業成績不佳才會被視為功能減損，或是才會引發他人負面的反應，致使孩子遭致挫折。

　　對於這樣的批評，並非所有受訪者都沒有意識到，只是就身為醫師的立場而言，此類的質疑確實不容易處理。我發現的一個應對策略是，先承認AD/HD目前只單純以外顯行為來推定病理可能有效度問題，再將「功能減損」視為暫時的出路。例如，王醫師認為這是「大家可以接受的概念」，因為「如果它沒有跟缺損這個東西連結在一起的時候，很難去說這些行為是有問題的」。更常見的回應則是，醫師大多將社會如何定義孩子該具有的「功能」，視為個人之力難以撼動的「現實」，因此，既然不可能完全「去掉這個體制」，就只能在臨床本業的範圍內盡可能幫助孩子「發揮潛能」（吳醫師），或至少讓「生活可以過下去」（鄭醫師）。例如，衛醫師直言：

> 難！（吸一口氣）我覺得那會牽扯到剛（提到症狀其實是）光譜那個（觀點）……真的夠嚴重的，你真的要幫他打到categorical診斷的人，你不用去問他有沒有function的問題，他一定生活中有碰到一堆困難，沒錯。我自己是這樣想。所以當這樣的時候，你大部分的時候，畫categorical的範圍時會比較自在一點。

　　由此可知，當意識到這樣的緊張性，特別是當「過動」是所有精神疾病當中唯一只依據外顯行為作為診斷準則（而不涉及認

知問題或其他內在狀態）（衛醫師），多少會讓醫師陷入難局。對此，我發現醫師經常訴諸「惡性循環」的理論來解釋／解套：意即，如果孩子嚴重過動、不專心的行為表現，已經跟周遭環境產生惡性循環（正如被貼標籤將引發次級偏差的理論所言），就有必要動用醫療手段來介入處理，以免最後還是由孩子承擔因互動不良而致使環境更不友善的苦果。這樣的論理過程其實相當具有說服力，然而，也值得再深入追問：姑且不論這樣的循環是雞生蛋還是蛋生雞，何以被介入的對象經常只落在孩子身上？

　　確實有好幾位醫師，或許也特別是因為在跟我（一個外人／研究者／社會學者）對話，主動援引醫療社會學領域中常用的「醫療化」批判概念，帶著幾分自嘲地對精神醫學本身的限制進行自省。例如，王醫師表示：

> 這個就是最被詬病的問題啊！也是反精神醫學最容易拿出來的問題，就是這是一個社會控制。只是精神醫學，我想一直有這個面向的問題……過動他好像比較是真的站在這個部分這樣子，因為他很多是在一個「被要求」的情境裡面，跟人家相處的問題，跟人家社會互動的問題，就好像相較來講，問題更多。

（二）什麼是治療？治療什麼？

　　所以該怎麼辦呢？受訪時有不少醫師提出兒童精神醫學主張生物─心理─社會模式，說明他們會同時評估與處理孩子所在的「環境」，而不僅是要求孩子單方面的「適應」。只是，這個「環

境」的範圍可大可小，或許端視個別醫師在各自脈絡中的能動與限制。至於醫師使用來介入環境的策略，最基本的包括教導家長如何了解孩子的特質，學習與孩子互動並管理孩子症狀的技巧，當發現家長對孩子過度期待時幫孩子講話等等，必要時甚至會要求家長接受治療。除了這些診間工作之外，少數醫師可能會透過電話或學校訪視，直接跟老師溝通，甚至在評估之後建議孩子轉班或轉學，以尋求更友善的環境等等。若孩子符合特殊教育資格時，有些醫師也會出席學校的個案管理會議，幫孩子爭取特定的調整措施或其他特教資源。吳醫師認為，在臨床上調整親子、師生，乃至於親師之間的溝通與管教模式，不但是兒童精神科訓練過程中很重要的一部分，事實上也就是在處理個別孩子所面對的家庭、學校體制上面的問題。而當醫師在醫療本業之外，願意走入學校進行衛教演講或訓練教師發展相關知能，甚至獲聘為教育局特殊教育或輔導相關委員，就有機會在教育場域發展制度性的介入。

必須承認的是，雖然看起來有各種可能性，但醫師經常最多只處理到「家庭互動」這個範圍，即便是強調學校訪視乃兒童精神醫學訓練過程重要環節的吳醫師，也認為這些不屬醫療本業之內的服務：「能不能提供，那就看醫療者，他覺得他可不可以做，他想不想做，或他覺得值不值得做，各方面的去考量。」至於這些「各方面的考量」，許多受訪者經常提到健保給付制度與（特別是私立）醫院的經營，基本上都屬「量」的邏輯（以人頭來計算診察費），不鼓勵醫師對個別病患提供更充分、細緻的心理或行為治療（必然要耗費更多成本），更不可能支持醫師跨出診間、進入孩子生活世界，直接與關係人一起工作。在這種結構

性的限制下，若非個別醫師有決心和毅力徹底投入，處置對象的範圍自然最可能落在孩子個人身上，或是頂多擴及對主要照顧者的親職教育，希望藉以「創造對孩子更包容的環境」。

正如疾病是一個光譜，醫師對自身能動性的看法也是。在我訪談的對象中，就有醫師真切地表現出自己有心而無力的焦慮，例如，談到家長對孩子的治療態度「有一搭沒一搭」，或者家長一直認為「根本就是學校老師有問題」，而非孩子有狀況需要處理時，在高度業績導向醫院看診的孫醫師就坦率承認：

> 可是這一塊我們無從得知。我們每次在診間就覺得，其實這種東西很無奈，該怎麼去跟老師做聯繫也不可能，然後該怎麼去了解狀況，也沒那個時間……你要提供一些治療，有時候他也不配合的時候，其實我們根本就無從下手，就變成說其實這個面向就變成說很窄，只剩下一個藥物……
> 我覺得在醫療裡面這個部分是很無力的，就是說精神科其實要考慮的面向太廣了，也不像說，你感染一個傷口，我幫你縫起來就好。其他我又要管你老師，你學校老師怎麼樣，我怎麼知道？你家人又怎麼樣？……可是我們就是有一些先天性的困難就是，我覺得這個部分如果要全部克服，當然對治療是最好的，可是這種資源是誰來做整合？就不可能。有可能的話就是我自願花時間跑去學校了解，跑去這個家庭當中了解他們的教育到底怎麼樣子。

值得注意的是，像孫醫師這種兼看兒童病患的成人精神科醫師，或許因為缺乏兒心次專科中對於學校訪視方法與技巧等的訓

練，使得他們在為過動孩子設想更周全的處遇策略時不免感到窘迫。當然，這並不是說兒心醫師都有能力且樂意處理整個體系的問題，不少醫師都表示這樣的工作對醫師來說太花費時間和心力，加上成效太慢又難以評估，甚至還會有來自院方經營管理者的壓力，因此，除非是「佛心來著」或是個人興趣，否則大多都只能著力在臨床層次處理。

即便如此，我仍認為當醫師選擇直接治療孩子，也不應輕易套用醫療化論旨當中「把社會問題個人化」、「去政治化」的批評。舉例來說，當我詢問蔣醫師如何看待社會上對於治療 AD/HD 好像只是為了維護社會秩序的質疑，他認為臨床工作的更根本目的在於幫助孩子實現本身的潛能，他解釋：

> 很多大一點的（孩子）有告訴過我們，他在整個（未治療的）過程中，不知道拿自己怎麼辦，聰明一點的會……發展出方法來幫自己，可是真的會有一些差一點的，就……你就看到這孩子隨波逐流，他可能就被放棄了，讀書讀不好。所以我會覺得，不只是維持秩序，某一些人的能力沒有機會去表現。只是在很小的小孩的時候，小學生，他不一定講得出來，我們看到的都是外顯，他干擾到別人、他怎麼……但是他內在的挫折，跟拿自己沒有辦法，有的孩子大一點，有機會接觸到，他們其實會講，所以不是那麼地……（只為了）社會秩序。

另一位傾向於自制醫療權力的周醫師，會運用私人時間為有迫切需要但家長無經濟條件尋求自費治療的孩子提供健保給付的

心理治療。當我詢問如果孩子的衝動與攻擊行為其實只是回應敵意的環境，醫師該如何正當化對孩子本身的「治療」（而非直接介入環境）時，周醫師略為思考後表示，自己在做的其實是協助孩子逐步取得「控制感」，他說：

> 我覺得孩子就很像在占領一個一個的灘頭堡這樣子。他不可能就一下子成功的去改變外在的問題，但如果他能夠從自己出發，做一些很小的改變，然後成功了，比如說他跟某個同學的關係，或者是他跟父母的關係，那我覺得他會更有信心，或者更有力量地去讓自己能越來越克服他在現實生活的困境……這個成效不一定是說這個孩子從此不過動了、從此不分心了，而是這個孩子從此知道他應該（是）怎麼了、他有方向了，他重新有力量，讓他可以去面對他的困難了，他可以有更好的方式去處理他的問題。

　　由於沒有機會進一步觀察周醫師的臨床實作與長期效果，無法浪漫地說這種治療取向就如同巴西的研究者指出，心理治療可以被有意識地轉化為政治化青年培力的資源（Béhague 2009），但還是可以這樣理解：即使是「治療」個人，處遇的目標或許不在於造成干擾的症狀需要被控制（就算表面上看似如此），治療師也不必然就是化身為社會規範的代理人來馴化違抗者，而可能是讓孩子更能理解自己，更有力量調整自我與社會關係（並且不等同於只是適應社會），即便箇中差異看起來或許是微乎其微的。

　　相較於這種實作取向——培力孩子成為能夠轉變自身處境與社會脈絡的行動者，當然也有醫師選擇直接進入系統來促動各種

可能性。例如，褚醫師雖然過程中反覆地以「醫療崩壞」來諷喻目前執業的現實，但仍認為醫師在台灣社會享有特權（privilege），不應迴避「解決問題」的責任，他指出：

> 我覺得在台灣的社會就是醫師，被在這個相關的問題上面，賦予了很高的期待──要解決問題，所以我覺得我們也不應該去迴避這些東西……所以，在這當中，以這個為目標的時候，我必須彈性地去運用很多不同的工具，我的會談，我的人，醫院的那個設計，診斷書，藥物，這些都是我可以運用的東西。

然而，在這些工具當中被認為最「有效」，同時也引發最多爭議的，非藥物莫屬。在訪談時，我的確發現醫師有不同的治療風格，但無論是否偏好藥物作為優先選擇，普遍上都不認為諸如利他能等中樞神經興奮劑會有「安全性」的疑慮。這種信任或許首先來自於國內外一系列針對 AD/HD 藥物的研究，已處理包括是否影響成長，成癮或藥物濫用，惡化或誘發妥瑞症狀，以及與心血管疾病相關程度等議題。但更重要的可能是，精神科醫師長期與管制藥品為伍，早已對管制藥品與毒品間「一體兩面」（是藥還是毒，非關物質本身，而端視其使用脈絡）的性質習以為常。另一方面，醫師與家長對於藥物副作用或風險的容忍程度有異，例如，在訪談時當我提到或醫師主動談及藥物的某些較令人憂慮的副作用，例如，出現戒斷症狀、心律不整、引發幻覺甚至自殺風險等，醫師都很快地以機率非常低，或每種藥物都有風險來回應，很少會因為存在這些風險，而直接放棄藥物可能對孩子

產生的正面效益。不過正如過去的研究已經發現，人們對風險的
認知具有強烈的主觀面向，例如，傾向低估較熟悉事物的風險，
以及當自己身為風險的承擔者，特別是涉及到孩子，再小的風險
都難以忍受（Slovic 2000）。可惜的是，醫師無論是回應社會或
個別家長對於用藥安全性的質疑，通常仍採取傳統的衛教方式，
借用生物醫學的資訊及科學聲望來進行說服，要不就是要求病家
「相信專業」、「吃藥一定要固定回診，（有副作用的話）醫生會
幫你處理」（陳醫師）。

　　在 AD/HD 現有的治療選項當中，對於相信 AD/HD 是「大腦
問題」的醫師而言，藥物更有機會成為合理、甚至必然的處遇策
略。例如，在診所執業的趙醫師就認為：

> 小孩他本身、他的一個機制上，就是我們所謂的前額葉的控
> 制是不好的，而且你可以感受得到小孩他想要控制自己，但
> 是他控制不住，就好像一個血壓高的人，他一百七、一百
> 八，你一直告訴他你只要靜坐就可以靜下來，就不會中風，
> 你一直跟他講是你自己靜不下來，你靜得下來就可以。問題
> 是，他的問題就是靜不下來啊！對啊！那所以你這樣的小
> 孩，你要要求父母跟那個……我覺得那是緣木求魚，而且事
> 實上他這個部分，這個藥物確定是可以幫助他的，對啊。

　　這種對疾病生物本體論的確信，影響到處遇策略的選擇，或
許部分解釋了何以 AD/HD 用藥率近年來呈現持續上升的趨勢，
特別是對比於主要競爭的治療技術——認知與行為治療；傾向用
藥的醫師通常除了主張孩子的生理缺失使得認知行為治療不易執

行，[9]也會強調後者在實踐上還面臨諸多限制。例如，家長有沒有「能力」執行跟小孩的行為約定（通常此時醫師會提到AD/HD有遺傳因素，父母本身可能也有不易專注或過動與衝動問題），家長跟小孩的情感關係，能陪伴小孩的時間，甚至有醫師認為行為治療也很容易有「副作用」而難以成功。陳醫師指出：

> 行為治療有很多副作用，只是我們沒有探討。其實行為治療很容易引發親子衝突，因為你就是會斤斤計較，叫他30分鐘寫完，那他31分鐘你要不要給（獎賞）？有些家長也會擔心小孩就是為了得到獎賞（才做），那他的動機就已經有問題……小孩也可能會「那我今天已經沒希望了」（指無法得到獎賞），或是「那我這週已經……」就乾脆放棄，明天或是下禮拜才開始。

易言之，無論醫師是否偏好藥物，大概都無法否認藥物的成效比較立即，並且在實踐上較可行（特別是有長效藥物可以選擇）。而或許是受到相關社會爭議的影響，更常聽到醫師支持用藥的理由並非直接訴諸孩子的生物缺失本身需要被治療，而是主張孩子的不專心、過動與衝動行為等表現，可能會干擾社會互動，導致孩子必須承擔不利的後果（例如，影響人際關係），包括形成負面的自我意象與自我評價。此時，支持用藥的醫師可能

9　例如，陳醫師認為AD/HD會導致動機異常，孩子的動機屬於「投機取巧型」，在報償系統上喜歡「立即享受」，因此行為治療（特別是長期做下來）常常不容易有成效。

會很快地認為，只要使用藥物控制住核心症狀，後續的一系列連鎖反應就有機會被阻斷，就像前面提到的「惡性循環」理論所示。例如，在請教趙醫師對於藥物假期（drug holiday）[10]的看法時，他說到：

> 我就舉我現在跟家長的對話，關係到假日要不要吃藥，因為家長還是會擔心，擔心他食慾不好，所以假日不給他吃藥，那我就問他說假日你跟他互動怎麼樣？他如果沒有做到你的要求，你會覺得如何？比如說他不乖喔，你叫他做家事或是什麼，他沒有聽話，你會不會生氣？或是你帶他去看電影，帶他出去會不會生氣？假設會，我建議你吃藥，為什麼？因為他會那個樣子的話，那表示他那個部分影響到你的關係，那你給他吃藥他比較可以控制自己，你對他……你對他的一個觀感，還有他感受你對他的態度會不一樣，那可以改善你們之間的關係，這是一種；那另外一種的話……他有吃藥，他比較好控制自己的狀況，你跟他練習，你就跟他去做行為糾正的部分，他才有辦法去學到。

在訪談時聽到這樣的診治邏輯，當下其實是不易接受的。但必須澄清的是，就我們對話的脈絡來說，醫師是在描述一個具體案例，而非針對 AD/HD 用藥進行一般性陳述，只是針對特定個

---

10 指藥物可以不需要固定服用，只要有需要時再吃即可。例如，有些家長只有學期的週間讓孩子吃藥，星期六日與寒暑假不吃；或使用短效（四小時）藥物，只在早餐後服用一次（因為國小上午的科目較多國語、數學等學科，音樂、體育、美術等術科則多安排在下午）。

案，並且可能是立基在與該案家累積個別化認識之後的用藥建議。即便在這位醫師的診間，為了改善特定個案的親子衝突而建議對孩子用藥，也不該過度推論這就是該醫師（甚至大部分醫師）對於 AD/HD 的用藥原則。[11] 在後續進一步的討論過程中，我也理解到：對醫師而言，孩子長期的社會心理發展才是重點，一旦惡性循環啟動（或醫師如此預見），醫師又自認為沒有其他工具或途徑（例如，迅速改善家庭功能或學校環境）能更有效地及早遏止或打破，當藥物對控制核心症狀的效果已獲得實證醫學支持，這樣的處遇策略便是可預期的。

　　然而，也有不少醫師會強調藥物並非萬靈丹，主張藥物只能處理有限的區塊（抑制症狀），不應該有過度的期待，以為一用藥成績就會進步，人際關係也會立即改善。例如，就有醫師舉例說明當孩子的道德發展已經偏離常軌，藥物「只有讓他，你跟他講事情，他當下也許有機會可以想一下，我這樣做是不對的，可不代表他的道德判斷可以因為用藥變好」（衛醫師）。另一位朱醫師也主張，學業表現或許可以因為專注力改善而提升，但人際關係的建立與維持需要社會溝通的技巧，絕非藥物獨力所能為之。因此，特別是在社會互動這一部分，認知行為調整的介入方法不可或缺，甚至可能更根本。

　　特別有意思的是，同時也有不少醫師提到藥物「太有效」（甚至對沒有 AD/HD 的人也可能有提高專注力的效果），或許也

---

11 確實在訪談過程中，該位醫師談到當關鍵出在家長太過焦慮，而非孩子本身有問題時，就必須「明白地講」，讓父母知道「關鍵在這邊，那他要願意做一些調整跟改變，小孩子才有可能改變」。

是造成爭議的原因。即便意識到 AD/HD 絕不只於生理病理問題，而是涉及家庭、學校環境當中各種互動因素，但是當「大家又急著、急於解決問題的時候，會讓整個問題的處理方向，偏向我們不得不做些什麼，而藥物治療好像也有可能會成為一個選項」（鄭醫師）。這種「我們不得不做些什麼」，一方面是醫師自己的生存策略，一方面如同前面褚醫師提到的，整個社會太過賦予醫師「解決問題」的期待，多少都會影響到醫師的臨床實作：

> 我覺得兒童的微妙之處在於它有一個利他能、專思達這麼有效的藥物，所以它會變成我們剛得到一個診斷的時候，有一個很有效的處理的工具。成人憂鬱症也一樣，我們都會開憂鬱症的藥，可是憂鬱症的藥，有效比例低很多，所以我們不會那麼覺得用藥是一個問題，至少它不會成為一個太有爭議性的事情，那對醫師來講，他也好像比較覺得說要吃藥不吃藥，可能某個程度也都能夠接受。可是 AD/HD 因為這藥太有效了，你就會更覺得說你就是應該要吃藥，所以我覺得那個不管是從整個系統的期待，或是醫師本身的開藥行為上面，都因為這個藥物太有效，然後造成了一些影響。

而這些影響，不只像吳醫師婉言質疑「會不會有多少其實都（只）是行為問題（卻）給他用藥」，也可能成為一種誘惑，導引醫師更快速且不假思索地以醫療模式、去脈絡化的方式去「解決這個診斷」，而「不大那麼需要花力氣再去思考後面……所謂的 function 上面的事情」（褚醫師）。至於對那些用藥無效，或是特別難以忍受副作用的孩子，似乎就可以理解何以坊間會流傳有

些醫師在遇到藥物反應不明顯時只會加重劑量，或是建議再換其他種藥物試試看的情況。至於當家長因為種種疑慮而拒絕使用藥物時，對於認為孩子確實有 AD/HD 且藥物治療是優先選擇的醫師來說，形同家長拒絕讓「有真實需求」的孩子接受「安全有效」的治療，這些家長自然就容易被冠上「沒有知識」、「不合作」、「拒絕面對現實」、「不負責任」等標籤。

　　然而，再怎麼信任藥物的醫師都不能否認，藥物確實不是對每個孩子都有顯著效果。那麼，何以主流聲音還是對藥物這麼有信心？當然，對於什麼是「有效」的界定也會變動：只要控制核心症狀就算有效？還是要能夠解決孩子面臨的生活難題？我在訪談時，就有醫師批判許多醫師會以臨床經驗來主張藥物治療確實有效的說法，甚至以「治療時落入一廂情願」（孫醫師）的說法來稱之。由於目前台灣的醫療體制並不限制病患主動在不同醫療機構與醫師之間流動，可以想見的是，當病患認為醫師無法提供所期待的治療，或者治療效果不符預期時，病患最可能的回應方式就是轉換其他醫師就診。易言之，只有在該醫師的處遇策略下「有效」的個案會留下來，而這不免會讓醫師對自己的治療效果產生評估上的偏誤。再者，特別是在一般的精神科診所，通常沒有配置其他心理治療專業人力，當遇到「困難個案」時，醫師便可能往上轉診到資源更完備的大醫院就診。至於那些最最「困難的」（通常就是治療無效的），或許就會直接離開精神醫療體制，尋求以其他方式來處理，不再繼續回到診間對醫師的能耐構成挑戰。

六、結論：協商精神醫療的能力與限制

　　Bradley Lewis（2006）指出，當代精神醫學作為「現代性計畫」（modernist project），本身正是啟蒙理想的應用性展現——意圖透過科學與理性來追求人類的進步與完善，這種基本心態（mindset）與現代主義若合符節。易言之，啟蒙以降的精神醫學主張以科學模式來認識人類心智及行為，拒絕將人心困擾交由不可知的神祕力量或道德理由來解釋，而是藉由科學方法的探求，從生物過程或心理機制的失序來加以理解。影響至今，精神醫學仍鍥而不捨地嘗試建構對心理困擾問題的全面性分類系統，力圖提出基因的、神經學的與心理的因果解釋模型，同時依據實證醫學的標準來組織心理健康介入，最終目的在於使人類豁免於各種精神疾苦。二十世紀下半葉從精神分析往神經精神醫學的轉向，所彰顯的其實是這種現代主義精神的進一步擴張，而非改變。

　　台灣精神醫學的發展雖然起步較晚，但自戰後以來就以追求現代化為自我標誌的方向（文榮光 1989），整個領域的進展亦從早期偏重心理動力取向，一路轉進採取症狀式診斷系統、生物精神醫學的知識典範，以及倚重精神藥物來進行治療介入。然而，就算精神醫學再怎麼極力擁抱現代主義，它仍可能是所有醫學分科當中與嚴格科學方法相距最遠，同時最親近於藝術與人文領域所關切的主題（Lewis 2006: 64），例如，失序與受苦的意義、人的存在價值，以及自我和社會之間的關係。再者，即便是一般醫學飛也似地進步，都未臻科學上的完美之境，所有臨床工作者仍必須學習正視其中的各種不確定性並勉力處理，以能達成正確診斷與提供有效治療（Fox 2000）。精神醫學亦然，對於

AD/HD的臨床實作尤其如此。從本研究受訪醫師的陳述當中，可以讀出AD/HD診治過程無以排除的曖昧性。大多數的醫師都不得不在界線明確的疾病類別、標準化的診斷準則、強調實證的治療方法，以及個別孩子的存在狀態及其所屬環境之間反覆協商，同時回應社會上對於AD/HD的種種質疑，斟酌精神醫療所能扮演的角色與介入的目的。

　　這些日常臨床工作上不易迴避的難題，正顯示出以標準化精神醫學來治理人類紛雜行為與心性的困局，是一味追求科學性所必須付出的代價。已有許多研究者批判目前主流的精神醫學取向，系統性地將心理病苦抽離發生的社會脈絡，宛如只依據外在顯現症狀就能證明內在生物或心理機制的失序，與臨床工作者的真實關切之間，相距不可以道里計（例如，Horwitz and Wakefield 2007）。正如本研究顯示，受訪的精神科醫師們，即便參照標準化的疾病類別與診斷準則，仍不認為單靠孩子行為的呈現與數量的計算就能做出AD/HD的判斷，而是必須考慮症狀發生（以及它們如何被評估）的實際脈絡，衡量可知的環境因素與不可知生物因素的影響，並且為診斷準則當中看似無爭議的「嚴重程度」、「功能」、「減損」等描述，設法建立可信的定義與可操作的測量。易言之，個別症狀是否存在、是否達到AD/HD的診斷閾值，以及是否需要治療（與需要何種治療），甚至是治療的目標，都不是自明的事。正如前面已討論，這些看似客觀的臨床決策，事實上都與既有的社會價值和期待息息相關。其次，AD/HD的生物解釋理論雖然目前仍未發展出可供診斷的應用，它的論理方式還是可能滲進臨床工作當中，被醫師用來解釋何以個別孩子會有不專注、過動與衝動的表現，從而將DSM原本只

是作為症狀描述的診斷概念實體化（reification），導致混淆標籤與病因、命名與解釋（Batstra et al. 2014）。也會看到醫師以生物理由來正當化藥物優先的治療選擇。這樣的混淆同時來自於忽略研究當中AD/HD群體所顯示的生物差異，無法直接用來推論臨床上的個體確實存在醫學病理。最後，依實證醫學來指導臨床決策的理想，在這些前線工作者的實作當中難以充分遵循。實證上認可最有效的治療方式（或者說，任何一種治療方式），不見得適合各個孩子的體質、病家所信奉的社會價值，醫師的理念與偏好，乃至於讓治療得以進行的關係與環境條件。因此，作為醫學當中最直入人類存在奧祕的精神醫學，在實作上依然保有無法以科學性來窮盡其治理的曖昧空間。

　　對於醫療社會學領域中經典的醫療化批判（特別是針對AD/HD主題），本研究試圖從臨床實作的視角予以回應。從訪談資料中可以發現，即使多數醫師都能審慎面對AD/HD可能存在的模糊邊界，但就結果而言，仍傾向給予診斷並提供實際上有助於控制症狀的用藥選擇（當然病家未必接受或順從）。對於臨床工作者而言，箇中的張力或許更來自於Collins與Pinch（2005）所強調的：精神醫學不只是科學，同時更是救助的手段。即使科學的那一面未臻完美，作為救助技術的醫療仍必須有能力提供緩解，讓受苦的個人或家庭能夠多點空間，並且有所盼望。當然，醫師在臨床現場未必不知道，這些孩子所遭遇的困境更可能來自僵化的教育體制，或是不夠多元的社會價值，但當孩子因為AD/HD特質所引發的社會回應而受苦，置身診間的醫師又感受到必須（立即）解決問題的期待，診斷與藥物經常成為臨床工作者最可企及，也最能仰賴的工具。特別是醫師專業養成的醫學典範，

原本就使他們傾向認可這些知識與技術的有效性與價值。

　　必須重申的是，這絕非意謂精神科醫師就只會開藥，或是只用生物病理取向來認識與處遇孩子的問題。易言之，「醫療化」並不等於「（只）用藥」；當醫療化被界定為以醫療語言或方式，處理過去未被視之為醫療的問題（Conrad 2007: 4），我們必須認識到這個原始定義當中的「醫療」仍具有異質性。隨著整個治理 AD/HD 的專業技能網絡，無可否認地朝向生物精神醫學的邏輯擴展（曾凡慈 2015），本研究仍然主張，人的反思性與能動性使得即便是在相似的結構條件之下，社會位置相近的行動者還是可能發展出不同的作為（Archer 2007）。訪談過程中，醫師會強調生物—心理—社會模式的認識與介入對於兒童精神醫學專業養成的重要，[12]也如實感受到現有的生物病理證據無助於解決診斷困境，藥物更不可能快速修復孩子及家長所遭遇的問題。這些認知與經驗上的不連續，或許是撐開反思空間，讓更多折衝與協調得以發生的前提。

　　另外，醫療化也不等於過度診斷或錯誤診斷。隨著 AD/HD 作為醫療類別在台灣與全世界日益取得合法性，診斷與用藥率快速攀升之際，當務之急或許不是主張全面撤銷 AD/HD 診斷，而是在力求打造友善環境的同時，精進診斷的正確性，使能區分出因為病理損傷而有真實需求的孩子，並讓他們能得到適當的協助。為此，許多來自精神醫學界內部的反省，不斷嘗試增進 AD/

---

12 例如，兒童青少年精神醫學的次專科考試，要求之一就是應考者需針對不同階段的兒少個案，發展包含社會心理介入的治療模式（田野筆記 2017 年 9 月 29 日）。

HD的評估模式，呼籲多模式治療的重要性（例如，Batstra et al. 2014; Calderon and Ruben 2008; Snyder et al. 2015），以改善目前診斷準則高度聚焦在教室行為，對療效的評估也經常以改善這些症狀的程度為依據。

因此，本研究主張，對 AD/HD 持傳統醫療化取向的批判者，有必要區分不同層次的社會效果。在微觀層次上，醫療介入對於個別孩子的受苦仍可能產生幫助，即使這種受苦的本質有制度性與文化性的根源。甚至當診斷越來越成為當代社會授予或阻斷資源的先決要件，並且是形塑自我認識與認同的來源時（Rose 2003），精神醫療的臨床實作即便只是作用在個體之上，也不必然就會導向去政治化的結果（當然也不宜過度浪漫化），而是需要深入個案的生活脈絡與長期歷史才能釐清（例如，Hansen et al. 2014），而這正需要後續更多研究的努力。然而，從另一方面來看，當精神醫學看似比其他社會部門更有能力，整個社會也越來越傾向把不符合常規的孩子送進診間，尋求精神醫學的解答與解決，終究會讓每位醫師能為個別孩子投注的心力受限。易言之，細微的鑑別與精緻的治療，都需要有支持性的制度條件。當現有的醫療體制無法提供足夠的資源或設立適當的限制，就可能在集體層次上助長以症狀計算，並提供大腦病理解釋的AD/HD認識，並為過度診斷和快速用藥鋪路。與此同時，當精神科醫師越來越被迫，或是主動承接那些因為展現出差異特質，而在不利的社會體制下受苦的孩子，而這些承接的合法性又必須以病理化為前提，醫師所操持的依然是一種規範性權力，將特定行為表現判定為「病」，將人劃分為正常與異常（就算他們無意於此）。即使賦予醫療命名，確實在某種程度上可能淡化對孩子及家長的

道德譴責，也可能藉此打開爭取資源的管道，但對於這些受診斷的孩子來說，AD/HD本身可能帶來另一重污名效應，需要被翻轉並改寫意義。至於在整體的社會文化層次上，無可避免地，隨著精神醫療日復一日的實作，AD/HD作為精神疾病的實體，以及作為對失序兒童的認識，也都將日復一日地被生成與再製。

誌謝：感謝匿名審查人的細心指正與極具建設性的建議、主編陳嘉新與蔡友月及編委會的鼓勵與要求，讓這個論文的寫作與論證更完整。當然所有文責均由作者自負。這個研究受科技部專題計畫補助（NSC103-2410-H-030-080），部分初稿曾發表在2016年科技與社會研究年會，以及2016 Annual Meeting of the Society for Social Studies of Science，感謝許甘霖用心評論及現場與會者的討論，另外也獲益於張廷碩的閱讀與建議。最後也最重要的是，若非所有受訪醫師願意在AD/HD爭議的風尖浪口上，跟一個外來的社會學研究者慷慨分享對此議題的深刻思考與豐富經驗，這個研究不可能成形，在此向各位鄭重致謝。希望這篇論文，能略有助於各種身分的讀者對AD/HD這個當代爭議，以及深涉其中的精神醫學臨床實作的如實理解。

參考文獻

文榮光，1989，〈台灣精神醫學本土化的反省〉。《中華精神醫學》3(1)：1-2。

王聖惠、陳宜珊、蘇熙文，2016，〈中華公民人權協會來函〉。蘋果日報，即時論壇，11月9日（http://www.appledaily.com.tw/realtimenews/article/new/20161109/985706/，取用日期2017年4月27日）。

丘彥南、賴孟泉、徐如維、劉弘仁，2011，〈DSM-5診斷標準的改變：第一部分〉。《精神疾病診斷及統計手冊第五版通訊》1(3)：17-21。

台灣兒童及青少年精神醫學會，2010，〈對媒體報導專業與同理心的期待——對99年1月12日「安親班老師私自餵予學童利他能」媒體報導之回應〉，99年1月13日新聞稿（http://blog.roodo.com/psyclinic/archives/11379929.html，取用日期：2017年9月15日）。

立法院公報處，2016，〈立法院第9屆第1會期社會福利及衛生環境委員會第15次全體委員會議紀錄〉。《立法院公報》105(25)：139-209。

高淑芬，2011，〈注意力不足過動症〉。頁277-288，收入李明濱編著，《實用精神醫學（第三版）》。台北：國立台灣大學醫學院。

———— 2013，《家有過動兒：幫助ADHD孩子快樂成長》。台北：心靈工坊。

張學岑，2013，〈理事長的話〉。《兒童青少年精神醫學通訊》12(2)：1。

陳逸淳，2016，〈誰得了「不專心」的病？注意力缺失症（ADD／ADHD）的社會學觀察〉。巷仔口社會學，11月22日（https://twstreetcorner.org/2016/11/22/chenyichun-2/，取用日期：2018年3月1日）。

曾凡慈，2015，〈兒童過動症的在地興起與專業技能網絡的變遷〉。《科技、醫療與社會》21：15-76。

黃文鴻、蔡憶文，2009，《注意力不足過動症患者治療藥物使用與認知之分析》。台北：國立陽明大學。

鄧桂芬，2016，〈ADHD用藥爭議立法院上演大對決〉。聯合新聞網，7月28日（video.udn.com/news/533636，取用日期2017年4月27日）。

魏斌、鄭敏玲、蔡明樺，2013，〈輕率診斷，全班竟近半過動兒〉。蘋果日

報，7月1日，（http://www.appledaily.com.tw/appledaily/article/headline/20130701/35119120/，取用日期2017年4月27日）。

American Psychiatric Association. 2013. *Diagnostic and Statistical Manual of Mental Disorders, Fifth Edition*. Washington, DC: American Psychiatric Association.

Archer, Margaret Scotford. 2007. *Making Our Way through the World: Human Reflexivity and Social Mobility*. Cambridge, UK: Cambridge University Press.

Barkley, Russell A. 2002. "International Consensus Statement on ADHD." *Clinical Child and Family Psychology Review* 5(2): 89-111.

Batstra, Laura, Edo H. Nieweg, Sipjan Pijl, Donald G. Van Tol, and Mijna Hadders-Algra. 2014. "Childhood ADHD: A Stepped Diagnosis Approach." *Journal of Psychiatric Practice* 20(3): 169-177.

Batstra, Laura, Edo H. Nieweg, and Mijna Hadders-Algra. 2014. "Exploring Five Common Assumptions on Attention Deficit Hyperactivity Disorder." *Acta Paediatrica* 103(7): 696-700.

Beau-Lejdstrom, Raphaelle, Ian Douglas, Stephen J. W. Evans, and Liam Smeeth. 2016. "Latest Trends in ADHD Drug Prescribing Patterns in Children in the UK: Prevalence, Incidence and Persistence." *BMJ Open* 6(6): e010508.

Béhague, Dominique P. 2009. "Psychiatry and Politics in Pelotas, Brazil: The Equivocal Quality of Conduct Disorder and Related Diagnoses." *Medical Anthropology Quarterly* 23(4): 455-482.

Bentall, Richard P., Howard F. Jackson, and David Pilgrim. 1988. "Abandoning the Concept of 'Schizophrenia': Some Implications of Validity Arguments for Psychological Research into Psychotic Phenomena." *British Journal of Clinical Psychology* 27(4): 303-324.

Calderon, Orly, and Lenore Ruben. 2008. "A Contextual, Multidimensional, Interdisciplinary Approach to Assessment of ADHD: A Best Practice Clinical Model." *Best Practice in Mental Health* 4(2): 59-79.

Clarke, Adele E., Janet K. Shim, Laura Mamo, Jennifer Ruth Fosket, and Jennifer R. Fishman. 2003. "Biomedicalization: Technoscientific Transformations of Health, Illness, and U.S. Biomedicine." *American Sociological Review* 68(2): 161-194.

Collins, Harry, and Trevor Pinch. 2005. *Dr. Golem: How to Think about Medicine*. Chicago: University of Chicago Press.

Conrad, Peter. 1992. "Medicalization and Social Control." *Annual Review of Sociology* 18(1): 209-232.

———— 2007. *The Medicalization of Society: On the Transformation of Human Conditions into Treatable Disorders*. Baltimore: Johns Hopkins University Press.

Conrad, Peter, and Meredith R. Bergey. 2014. "The Impending Globalization of ADHD: Notes on the Expansion and Growth of a Medicalized Disorder." *Social Science & Medicine* 122: 31-43.

Fox, Renée C. 2000. "Medical Uncertainty Revisited." pp. 409-425 in *The Handbook of Social Studies in Health and Medicine*, edited by Gary L. Albrecht, Ray Fitzpatrick and Susan C. Scrimshaw. London: Sage.

Frances, Allen J. 2014. *Saving Normal: An Insider's Revolt against Out-of-Control Psychiatric Diagnosis, DSM-5, Big Pharma, and the Medicalization of Ordinary Life*. New York: HarperCollins.

Goffman, Erving. 1961. *Asylums: Essays on the Social Situation of Mental Patients and Other Inmates*. New York: Archor.

Hansen, Helena, Philippe Bourgois, and Ernest Drucker. 2014. "Pathologizing Poverty: New Forms of Diagnosis, Disability, and Structural Stigma under Welfare Reform." *Social Science & Medicine* 103: 76-83.

Horwitz, Allan V., and Jerome C. Wakefield. 2007. *The Loss of Sadness: How Psychiatry Transformed Normal Sorrow into Depressive Disorder*. New York: Oxford University Press.

Insel, Thomas R., and Remi Quirion. 2005. "Psychiatry as a Clinical Neuroscience Discipline." *JAMA : The Journal of the American Medical*

Association 294(17): 2221-2224.

Kirk, Stuart A., and Herb Kutchins. 1992. *The Selling of DSM: The Rhetoric of Science in Psychiatry*. New York: Aldine.

Kovshoff, Hanna, Sarah Williams, May Vrijens, Marina Danckaerts, Margaret Thompson, Lucy Yardley, Paul Hodgkins, and Edmund J. S. Sonuga-Barke. 2012. "The Decisions Regarding ADHD Management (DRAMa) Study: Uncertainties and Complexities in Assessment, Diagnosis and Treatment, from the Clinician's Point of View." *European Child & Adolescent Psychiatry* 21(2): 87-99.

Lewis, Bradley. 2006. *Moving Beyond Prozac, DSM, and the New Psychiatry: The Birth of Postpsychiatry*. Ann Arbor: University of Michigan Press.

Mayes, Rick, Catherine Bagwell, and Jennifer Erkulwater. 2009. *Medicating Children: ADHD and Pediatric Mental Health*. Cambridge, MA: Harvard University Press.

Moncrieff, Joanna. 2010. "Psychiatric Diagnosis as a Political Device." *Social Theory & Health* 8(4): 370-382.

National Institute of Health. 1998. "Diagnosis and Treatment of Attention Deficit Hyperactivity Disorder." *NIH Consens Statement* Nov 16-18; 16(2): 1-37.

Parens, Erik, and Josephine Johnston. 2009. "Facts, Values, and Attention-Deficit Hyperactivity Disorder (ADHD): An Update on the Controversies." *Child and Adolescent Psychiatry and Mental Health* 3(1): 1-17.

Pilgrim, David. 2007. "The Survival of Psychiatric Diagnosis." *Social Science & Medicine* 65(3): 536-547.

Rafalovich, Adam. 2005. "Exploring Clinician Uncertainty in the Diagnosis and Treatment of Attention Deficit Hyperactivity Disorder." *Sociology of Health & Illness* 27(3): 305-323.

Rose, Nikolas. 2003. "Neurochemical Selves." *Society* 41(1): 46-59.

Slovic, Paul. 2000. *The Perception of Risk*. London: Earthscan.

Smith, Matthew. 2012. *Hyperactive: The Controversial History of ADHD*.

London: Reaktion Books.

Snyder, Steven M., Thomas A. Rugino, Mady Hornig, and Mark A. Stein. 2015. "Integration of an EEG Biomarker with a Clinician's ADHD Evaluation." *Brain and Behavior* 5(4): e00330.

Szasz, Thomas S. 1974. *The Myth of Mental Illness: Foundations of a Theory of Personal Conduct*. New York: HarperCollins.

Timimi, Sami, and Jonathan Leo, eds. 2009. *Rethinking ADHD: From Brain to Culture*. New York: Palgrave Macmillan.

Wang, Liang-Jen, Sheng-Yu Lee, Shin-Sheng Yuan, C.-J. Yang, Kang-Chung Yang, Ting-Shuo Huang, Wen-Jiun Chou, Miao-Chun Chou, Min-Jing Lee, T.-L. Lee, and Yu-Chian Shyu. 2017. "Prevalence Rates of Youths Diagnosed with and Medicated for ADHD in a Nationwide Survey in Taiwan from 2000 to 2011." *Epidemiology and Psychiatric Sciences* 26(6): 624-634.

Whooley, Owen. 2010. "Diagnostic Ambivalence: Psychiatric Workarounds and the Diagnostic and Statistical Manual of Mental Disorders." *Sociology of Health & Illness* 32(3): 452-469.

跨越診間的失智診斷與照顧工作

洪晨碩

一、前言

　　失智症在台灣已成為老年人口重要的疾病類型。根據衛生福利部2011年至2012年的失智症盛行率調查，65歲以上老年人口輕度以上失智症盛行率為4.97%，換算人口數將近13萬人（衛生福利部 2013）。隨著老年人口比例的增加，可以預見未來失智者的人數將會越來越多。如何適切地診斷失智症狀並提供相對應的治療與照顧服務，對臨床工作者與一般民眾而言都是重要課題。

　　根據「美國精神醫學會」（American Psychiatric Association 2000）的《精神疾病診斷與統計手冊》修訂第四版（*Diagnostic and Statistical Manual of Mental Disorders, Fourth Edition, Text Revision, DSM-IV-TR*）的定義：失智症是一種「多重認知缺陷」（multiple cognitive deficits）的症候群。雖然醫界對於失智症（dementia）的定義有過變化（Fox 1989），但上述定義最廣泛使用，同時也是本研究執行期間（2012年至2013年）的主要診斷方式。當中必要的症狀包括記憶缺損，以及下列任一項認知障礙：失語症、失用症、失識症與執行功能障礙。這些認知功能的缺陷必須嚴重到足以造成職業與社會功能的缺損，並且跟過去的功能相比有明顯的退化，才可診斷為失智症。以當今在台灣與美國廣泛使用的衛教「十大警訊」為例，失智症狀經常會表現在生活的微小細節中，像是頻繁忘記時間、地點、常用字，不知如何使用湯匙等生活用具，或是出門容易迷路等（邱銘章、湯麗玉 2006）。

　　由於沒有單一明確的生理指標判斷罹病與否，失智症屬於相

對困難診斷的病症。雖然目前醫界對失智症的病因解釋，大多認為是生理性因素造成的結果，但在診斷上，除了利用常規性血液檢查排除營養或其他疾病因素導致的失智症之外，很大一部分的診斷過程是利用神經心理測驗或醫師的臨床經驗，輔以電腦斷層或磁振造影的結果來判斷。其中，神經心理測驗的操作方式，多以認知功能測驗為主，目的是了解認知缺陷的嚴重程度。目前常見的失智症類型有阿茲海默症、血管性失智症、額顳葉失智症與路易體失智症。

　　不論哪一種失智症類型，病人的認知功能與日常生活表現都是判斷罹患與否的重要資訊。本研究的研究問題也由此出發，關注：面對診斷相對複雜的失智症狀，失智者究竟是如何進入到醫療體系？進入之後，他們的認知功能與日常生活表現如何被評估？這些評估過程如何影響失智者與家人的互動和照顧工作？本研究發現，經由家屬與患者在互動過程中引發的問題、徵兆和事件，失智者進入醫療體系；由醫師與臨床心理師引進台灣的神經心理測驗工具，將失智者的日常生活表現連結到認知功能的評估；健保藥物政策對失智藥物的管控，則進一步塑造出重視測驗工具的失智照顧模式。

　　在此，容我先界定本文對「診斷」的用法。一般對診斷的理解，指的是醫師根據病患的症狀，判定病患「是否」罹患某種疾病，比較少注意到判斷罹病的「嚴重程度」與「症狀表現」也是非常重要的診斷活動，而失智症正是一種需要持續考慮疾病「嚴重程度」與「症狀表現」的患病狀態。根據我的田野經驗，要了解失智病程的進展，是否有新的症狀出現，原有症狀是否惡化等等，除了在診間由醫療專業人員判斷外，失智者在診間之外的照

顧經驗也是重要的資料來源。由此出發，本文將「診斷」定義為「判定病情的集體行動」，而不限於一般官方認定疾病類型的「診斷」。因此，每個「診斷」的環節，除了同時牽涉到治療與照顧模式是否需要調整或改變，照顧的結果也可能會影響診斷的評估。換言之，失智症的診斷與照顧並非截然二分的兩個階段，而是在變動的患病歷程裡，同時包括「診斷」與「照顧」兩個部分。

　　本文採用工作社會學的觀點分析失智家庭的診斷與照顧工作。在本文的脈絡裡，「工作」一詞指的是失智照顧軌跡中的任務序列、組織、變異與變異的條件和後果、工作的連結，以及評估過程（Strauss et al. 1997[1985]: 289）。這些工作可以發生在診間之外的任何地方，例如，家裡、工作場所、菜市場等。本研究發現，就醫前由家屬和失智者所驅動的診斷與照顧工作，同時混合失智者的生命傳記、角色期待、情境因素、對測驗的理解能力，以及與照顧者或家人的互動方式。就醫後，與失智症狀相關聯的診斷活動並沒有在醫師判定失智症病名後停止，反而隨著失智藥物補助仰賴神經心理測驗的結果，形塑出重視測驗工具的失智照顧模式。另一方面，隨著失智症的精神行為症狀逐漸受到關注並納入診斷對象，更多的測驗工具與相對應的治療方式也進入到失智照顧之中。

　　以下將先說明本研究的資料來源與方法，包括如何尋找研究對象，觀察與訪談的方式，分析的方法及研究限制。正文的分析分為三個部分，首先是失智診斷引入台灣的歷史，其次探討就醫前失智者的親屬朋友如何注意到不對勁的現象，接著討論就醫的過程與後續的照顧和治療，最後總結本文的研究發現。

二、資料與方法

本文研究執行期間為2012年2月到2013年6月，主要的田野報導人來自20個家庭。本研究從失智家庭的角度出發，探討診斷與照顧活動之間的相互影響，失智者的失智程度介於輕度到中度，沒有長期臥床或居住在照顧機構的個案。資料蒐集方法包括家屬深度訪談與部分家庭的參與觀察，報導人的來源，主要透過非營利組織團體與日間照顧機構的介紹，另外也從個人管道和網路尋找受訪者。表1是失智家庭的基本資料，所有人名皆為化名。

家屬訪談的主題包括就醫經驗、照顧歷程、生活中的互動方式，以及對失智症的看法，訪談時間從一小時到四小時不等。部分家庭同意我進行參與觀察，例如，參與家中的活動、看診或外出辦事等。本研究沒有與失智者進行正式訪談，主要有資料上與推論上的考量。資料上，台灣不像歐美社會有很多輕度失智者組成的團體，要找到可以侃侃而談失智經驗的人並不容易。推論上，我認為訪談會遺漏掉口語表達能力較不佳的受訪者，限縮研究可以推論的範圍。然而，缺乏失智者的深入訪談，也讓本文在呈現失智者的想法與行動時，較難取得本人的主觀感受資料，因此無法分析失智者對於診斷工作的看法，這是本文在詮釋資料時的限制。另一方面，本研究也沒有對診間進行系統性的觀察，關於失智者如何應對診斷過程的資料來源，絕大部分來自家屬或照顧者的訪談，缺乏醫療專業人員實際執行診斷，以及失智者如何應對診斷的系統性觀察報告，是本文在詮釋資料時的另一項限制。

表 1　失智家庭基本資料

失智者	性別	年齡	居住地	診斷時間	受訪家屬	性別	年齡	教育程度	職業
A	女	80-85	台北市	6年前	A女兒	女	50-55	大專	家管
B	男	80-85	台北市	5年前	B兒子	男	55-60	大專	服務業
C	女	80-85	台南市	12年前	C女兒	女	55-60	大專	家管
D	男	歿（95-100）	台南市	8年前	D媳婦	女	50-55	大專	家管
E	女	80-85	高雄市	3年前	E女兒	女	50-55	大專	家管
F	男	65-70	台北市	5年前	F太太	女	60-65	補校	服務業
G	女	60-65	台北市	4年前	G先生	男	65-70	高中	退休
H	男	85-90	台北市	11年前	H兒子	男	40-45	高中	服務業
I	女	80-85	台北市	8年前	I兒子	男	55-60	大學	退休
J	女	80-85	台北市	（缺）	J女兒	女	50-55	高職	服務業
K	女	65-70	台北市	5年前	K女兒	女	40-45	專科	商業
L	男	60-65	新北市	8年前	L太太	女	60-65	國中	家管
M	男	85-90	新北市	5年前	M太太	女	55-60	大專	家管
N	男	65-70	新北市	8年前	N太太	女	60-65	國小	家管
O	男	75-80	台北市	4年前	O太太	女	70-75	大專	家管
P	男	65-70	台北市	2年前	P兒子	男	25-30	碩士	自由業
Q	女	55-60	台北市	1年前	Q兒子	男	25-30	大專	服務業
R	女	85-90	台中市	未診斷	R媳婦	女	55-60	高中	家管
S	女	75-80	台中市	3年前	S媳婦	女	40-45	大專	家管
T	男	65-70	台北市	4年前	T女兒	女	30-35	博士	教職

　　本文以家屬訪談作為主要的資料來源，我通常會先請家屬描述一天或是一周的安排，之後再就這些安排追問原因，是否有突發狀況，失智親人如何參與其中等問題；診間與醫師的互動也在訪談問題之內。我也利用訪談時間或是參與活動之際，觀察失智

者的行為舉止，與他人談話和互動的內容，以及語氣和情緒的表現等。參與觀察的資料記錄為田野筆記，並與家屬的訪談內容相互參照，藉此脈絡化對失智診斷與照顧活動的解讀。

　　另外，由於訪談資料缺乏醫療人員對診斷失智症的意見與看法，因此利用次級資料，包括期刊論文與報紙資料庫等，蒐集醫界方面的資料。我搜尋與失智照顧有關的大眾書籍、官方檔案和研討會資料，藉此了解醫界如何傳達失智症的診斷資訊給予醫療專業人員與一般大眾。雖然次級資料無法深入了解個別醫療人員回應失智診斷的方式，卻能夠蒐集到較具權威性的醫界看法，降低個人臨床經驗產生的詮釋誤差。

　　資料分析上，我主要參考紮根理論的編碼建議（藍佩嘉 2012）。首先將田野筆記與訪談逐字稿進行初步編碼，分析不同段落的資料能夠回答什麼樣的問題。接著進行聚焦編碼，即統整這些初步編碼，依相關性分門別類，用範疇為這些分類命名。同時閱讀相關的研究文獻，協助比較這些聚焦編碼的意義，透過理論與資料對話的方式，本文發展出如下的分析。

三、失智診斷的移入之旅

　　雖然失智症這個詞彙早在 1940 年代已在台灣出現，當今的失智症診斷主要是 1980 年代後由美國引入。1970 年代中期開始，美國的政府、學術、醫學和社會各界開始興起一股阿茲海默症運動（Fox 1989）。當主導這波運動的醫師提出阿茲海默症（Alzheimer's disease）等同於「老年失智症」（senile dementia）的論點，並據此指出阿茲海默症可能是美國前五大死因後，「國

家老年研究院」（National Institute on Aging）等政府研究機構，
以及阿茲海默症及相關疾病協會（Alzheimer Disease and Related
Disorders Association，後改名「阿茲海默症協會」（Alzheimer's
Association）等家屬倡議團體便集結起來，共同推動以生物醫學
為導向的失智症研究、診斷和宣傳。不論發作年齡，失智症開始
被當成是一種生理性、會造成認知功能受損、不可逆的疾病。

　　在這個歷史脈絡下，新的失智症定義由台灣的精神科醫師引
介至台灣。1970年代之前，失智症以「癡呆」一詞出現在教育
部公布的《精神病理學名詞》（國立編譯館　1947: 59），但並非
臨床上常見的問題（中華民國精神醫學會　1988: 1）。直到1970
年代末期，幾位台大的精神科醫師在安養院、鄉村及城市地區進
行老年精神疾病流行病學研究，才開始將「老年癡呆症」納入研
究主題（中華民國神經精神醫學會　1984）。當時的失智症診斷
方式，主要依據《國際疾病傷害及死因分類標準》（*International
Statistical Classification of Diseases and Related Health Problems,
ICD*）第九版（簡稱ICD-9）第五章「精神疾患」。

　　作為「台灣精神醫學會」的第一份專刊，上述失智症的研究
成果看似成功地將診斷引進醫學社群，可惜的是，此時期的失智
症患者人數不多，平均每年只有60人左右，[1]絕大多數的精神科
醫師都把焦點放在精神分裂症等其他精神疾病上面。加上與失智
症最有關係的「老人精神醫學」次專科還沒有完善的教育與訓練

1　資料來源的統計時間主要是從1978年到1989年。資料來源：衛生署《台灣地
　　區公私立醫院診所診治疾病與傷害調查報告66年─85年掃瞄檔》，網址：
　　http://www.doh.gov.tw/CHT2006/DM/DM2_2.aspx?now_fod_list_
　　no=10934&class_no=440&level_no=2。取用日期：2013年3月30日。

制度，此時期的失智診斷並沒有廣泛成為臨床實作的一部分。

隨後，以台大、台北榮總與高醫神經內科為首的醫師，開始在1988年到1994年加入失智症的社區流行病學調查（劉景寬等 2000）。不同於之前的老人精神疾病流行病學調查，這些調查由神經內科醫師執行，以失智症為單一調查主題，並且採用1980年「美國精神醫學會」出版的DSM-III及後來改版的DSM-III-R作為診斷準則。DSM-III是「美國精神醫學會」在美國官僚管理體系對於藥物臨床試驗的要求，以及醫療保險給付與其他醫療專業對於精神科專業地位的質疑等壓力下，於1980年修正出來的一套診斷分類工具（Lakoff 2005: 10-14; Horwitz 2011: 45）。特色是改用描述性診斷方法，並且單獨列出整套失智症的診斷條件。

關於台灣神經內科為何調查失智症的流行病學，並且採取DSM-III而非ICD-9作為診斷標準，有幾種可能解釋。首先，和ICD-9相比，DSM-III對於失智症狀有較明確的描述性定義，有助於神經科醫師執行較大規模的流行病學調查。其次，當時台灣神經內科正處於從精神科獨立出來的分科狀態，仍待建立專業性與醫療市場。調查失智症不只可以增進神經內科對該疾病的發言權，採用DSM-III更可以和過去以ICD-9為主的精神科醫師產生區隔。再者，同一時期國際上有不少失智症流行病學研究採用美國的DSM-III或後續版本作為診斷標準（Graves et al. 1996; White et al. 1996），選擇DSM-III或後續版本可以讓台灣研究與「國際」接軌。正如Andrew Lakoff（2005）針對1990年代阿根廷雙極性精神疾病（Bipolar disorder）診斷的研究發現，DSM-III可以使當地精神科醫師迅速產生與其他國家具有同等意義的雙極

性精神疾病患者，DSM這份手冊可以讓台灣的失智症患者具有跨國比較意涵。對於台灣的神經內科來說，DSM手冊除了用來發表期刊論文，其成果也有助於確立神經內科在臨床領域的正當性。

　　雖然上述解釋何者最符合當時動機仍有待進一步研究，可以確定的是，DSM在這些調查之後迅速成為台灣醫學界診斷失智症的主要診斷標準。與1970年代的精神科不同，這次的失智診斷移入過程廣泛地進入醫療臨床工作，失智症成為神經學知識中的重要主題。舉例來說，在台灣神經科醫師編著的教科書裡，失智症占據完整的獨立章節（吳進安等 1996），顯示在教育訓練上，失智症在神經科中是一項重要的疾病分類。在專業組織方面，失智症也形成獨立的群組。1996年3月，「中華民國神經學學會」成立神經心理學組，成為學會認可的次專科，群組成員幾乎都是從事「失智症」研究的神經科醫師或臨床心理師，群組舉辦的活動也常以「失智症」為主題。換言之，失智症在神經科臨床人員的教育訓練與知識交流上，獲得更多制度性支持的機會。[2]

　　至於對身處該年代的台灣老年人來說，引進DSM最直接的後果就是變得更容易被診斷出患有失智症。根據一篇刊登在《新英格蘭醫學期刊》的大型研究（Erkinjuntti et al. 1997），研究調查的一千多名加拿大65歲以上老年人中，雖然只有5%被ICD-9認定有失智症，卻有高達29.1%被DSM-III認定有失智症，彼此相差近六倍。後續的修正版DSM-III-R也仍有17.3%。換句話說，根據DSM手冊產生的診斷實作，使當時的醫療專業人員有

2　資料來源：台灣神經學學會網站，尤其是其中的「30周年專刊」。網址：http://www.neuro.org.tw/history/30book.asp。取用日期：2013年3月9日。

機會「看見」更多的失智症患者。

　　DSM-III的引入只是判別失智與否的第一步。在DSM-III的診斷條件中，測量記憶力與其他大腦功能的受損程度，是評估失智與否及嚴重程度的重點。臨床醫師需要「認知功能症狀」評估工具來協助診斷，國外的「認知功能症狀」評估主要交由一群臨床神經心理師使用他們所發展出來的「神經心理測驗」，評估不同腦部病變功能受損的程度（劉秀枝、李眉 1998）。然而，對當時台灣的臨床醫師來說，這些測驗需要由經過訓練的神經心理師施測，不僅缺乏相關專業人員，施測過程又耗時，臨床醫師因此轉而尋找更快速的測驗工具。

　　「簡短智能測驗」（Mini–Mental State Examination，簡稱MMSE）於是在這樣的時空脈絡下成為臨床醫師的選擇。MMSE的題目不難施測，而且題數不多（台灣臨床失智症學會 2015），具體問題如詢問受試者當下幾月幾日星期幾、數字重複減七、寫句子、物品相似性等。在研究上，MMSE被台灣神經科醫師廣泛使用在1989年到1994年之間的失智症盛行率調查上，特別是在第一階段的收案篩選。參與調查的醫師也在台灣的醫學期刊上推薦同行使用MMSE（劉秀枝 1989），並強調MMSE是1990年代美國常用的MMSE認知功能症狀評估工具（郭乃文等 1988）。自此，具有完整跨國比較意義的失智症患者開始在台灣出現，失智症患者也從「正常老化」族群轉變為「罹患疾病」族群。

　　認知評估工具不只在失智症診斷上扮演重要角色，隨著失智症藥物donepezil等的引進，MMSE與另一份用來評估失智嚴重程度的「臨床失智評量表」（Clinical Dementia Rating, CDR）（林克能、劉秀枝 2003），進一步成為評估失智者預後狀況與申請

藥物的依據。根據衛生福利部中央健康保險署網站的資料，至少
從 2000 年開始，使用阿茲海默氏症治療藥品必須先檢附
「MMSE 或 CDR 智能測驗結果」，並且每一年都需要重新評估一
次。[3] 關於 MMSE 與 CDR 等測驗對照顧活動的影響，後文中將做
進一步討論。在此之前，我先簡要鋪陳失智症進入台灣社會論述
的過程，以幫助理解失智患者進入到醫療體系的社會脈絡。

　　1990 年代以前，失智症的中文翻譯是「老年癡呆症」。自
1980 年代開始，醫療專業人員除了逐步引進失智診斷，也開始
透過媒體或研討會宣導失智症的嚴重性（楊珮玲 1995）。1994
年，受到美國前總統雷根宣布得到阿茲海默症的影響，一時間
「老年癡呆症」成為台灣媒體與社會關注的焦點（溫禾 1994）。
很快地，「財團法人創世社會福利基金會」在 1995 年籌辦「老人
失智症學術研討」，透過學術研討會的新聞稿，「失智症」一
詞正式進入到社會論述。這項改名背後，牽涉到的是醫療專業人
員企圖推動民眾的疾病意識，並將該議題置入醫療論述。

　　此後，不少非營利組織開始把失智症納入宣導與服務的疾病
對象。舉例來說，「財團法人天主教康泰醫療教育基金會」在
1997 年成立老年癡呆服務組，希望「教導民眾認識癡呆症，並
協助癡呆症家屬成立組織，向政府爭取更多的醫療支援」（戴安
瑋 1997）。[4] 天主教台北總教區、耕莘醫院和「聖母聖心傳教修女

3　衛生福利部中央健康保險署，藥品給付規定。網址：https://www.nhi.gov.tw/
　　Content_List.aspx?n=E70D4F1BD029DC37&topn=3FC7D09599D25979。取用
　　日期：2017 年 10 月 7 日。
4　財團法人天主教康泰醫療教育基金會，網址：http://www.kungtai.org.tw/
　　hospital/index.asp，取用日期：2011 年 6 月 26 日。

會」則是在1998年成立專以失智老人為主要服務對象的「天主教失智老人基金會」，接著又在2001年成立「台北市私立聖若瑟失智老人養護中心」（陳家傑 2001）。成立於2002年的「台灣失智症協會」則以宣導和家屬服務為工作重點。這些組織一方面開辦諮詢專線、舉辦家屬講座、製作宣導手冊和資源訊息網站，另一方面也大力推廣篩檢活動。例如，前面提到的「十大警訊」，就是由「台灣失智症協會」協助引進並翻譯的衛教資訊。

從上述行動來看，當代的台灣社會其實不缺乏失智症相關的醫療臨床實作或社會論述。有趣的是，本文採訪到的20位失智者家屬，沒有任何一位表示當初就醫是因為接觸到失智衛教或媒體資訊。原因固然有部分是本研究的樣本數還不夠充分，或是因確診的年代相對久遠而有回憶上的偏誤，或是如倡議團體所說的民眾疾病意識還不充分；本研究認為要了解失智者為何不容易就醫，更重要的或許是去理解失智者從症狀出現到實際就醫，背後需要經歷哪些集體行動和協作，以及影響這些行動和協作能否成功的互動情境。

四、就醫前：問題─觀察─詮釋

失智照顧歷程中，經常讓人感到困惑的一件事情，是區辨失智親人的某些日常生活事件是否可以診斷為疾病症狀的表現。有人類學者指出，傳統的華人社會因為將長壽視為福氣，對老人的獨立性要求不高，加上緊密的人際連帶，使人們經常會將失智症狀當作是正常老化（Ikels 1998, 2002）。這樣的解釋或許部分適用，然而，近來醫學研究卻發現，台灣失智者在就醫的失智嚴重

程度上，與香港、美國沒有顯著差別，暗示傳統文化的解釋在現代台灣社會可能有局限（Chow et al. 2002）。Brossard與Carpentier（2016）針對加拿大蒙特婁60位失智症照顧者的訪談研究發現，當「問題—觀察—詮釋」三要素都具備時（trouble-observability-interpretation convergence），失智症患者會有比較高的機率進入醫療體系。至於問題的種類，是否處於能夠被觀察的情境中，以及親屬朋友的詮釋，則很大部分取決於失智者過去的經驗習慣、角色期待，以及事件的危急程度。

當我第一次踏入八十多歲，輕度失智A的家中時，我注意到牆上掛了幾幅精美的國畫，書桌上與電視機附近盡是漂亮的插花與手工藝。A女兒告訴我，這些全是母親A失智之前的作品。對女兒來說，這些作品既是母親手工能力的展現，也是當初觸發她帶母親求診的重要因素。A女兒回憶五年前，剛開始是她的父親抱怨家裡重要的東西經常不見，懷疑是A拿去丟掉，A卻說沒有看過那些東西。當時沒有和父母同住的A女兒，選擇將這起事件解讀為父親自己找不到東西而怪罪母親。直到有一天，A打電話給她，說自己突然不曉得如何插花。面對A提供的這項訊息，她說：「我媽媽插花插了很多年，她一直有在插花，也有在學。有一天她打電話跟我說，花才放在桌上，她突然不知道要怎麼樣開始，我就覺得有問題。」很快地，A接受醫師的診斷，成為一名失智症患者。

針對上述A的狀況，我們可以如何從失智症狀的角度來解釋呢？首先，對照前言提到的「十大警訊」，A先生的抱怨與A自己的電話求助，都落在「十大警訊」的定義中。前者屬於記憶減退，即A不記得看過那些被丟掉的東西；後者屬於無法勝任熟悉

的事物，即 A 不會插花，兩者都可能是失智症狀的表現。然而，對 A 女兒來說，雖然兩者都是她在意的「問題」，解讀兩者是否跟疾病有關並不容易。雖然她很肯定手藝高超的母親突然不會插花，可能代表身體出了狀況，但對於父親的抱怨，直到我訪談的時候，她都「還是不知道到底是不是真的被我媽媽丟了」。當家屬沒有身處問題發生當下的情境時，對於失智症狀的解讀也就無法如同衛教資訊那般的直接。

　　角色期待也是影響親屬詮釋失智者行動的關鍵，特別是性別因素。G 是我參加失智症組織活動時認識的一位六十多歲的失智症患者，她很少講話，經常緊緊跟著她先生。在 G 先生的印象中，確診失智前一年，兩人可說爭吵不斷，雖然 G 先生覺得那段時間的爭執原因確實比較莫名一些，但並不能確定有問題。他直覺認為，女性經常會「想要跟你吵，她什麼事都可以跟你吵」。如同 Jeanne Hayes 等（2010）對失智配偶的研究，有些男性配偶傾向用非疾病的原因，例如，性別化的刻板印象，解讀失智症患者的言行舉止。

　　由於觀察情境會隨互動網絡組成的變化而產生改變，當親屬朋友加入失智者的照顧活動，或是互動的頻率增加後，觀察到問題的機率可能會跟著增加。J 女兒是一位五十多歲的上班族，雖然早在十幾年前就從住在台北的失智母親口中聽到一些令她覺得不太對勁的抱怨。然而，因為與先生搬到南部居住的關係，她只能以每半年左右的頻率，到台北探望喪偶後獨居的母親。這段時間，她雖然注意到母親講話開始重覆，房子的整潔也變得很糟糕（「十大警訊」中的活動力與開創力喪失），卻因為接觸母親的時間相對短暫，她一直無法確認這些狀況是不是真的表示母親不正

常。直到搬回台北跟母親同住後，她才確定母親確實需要就醫。

　　危急事件大概是最有可能使問題迅速浮上檯面的催化劑。以失智B來說，早在三個兒子決定送他就醫前，B已經發生過幾次在外面迷路的經驗。即便如此，三個兒子還是覺得問題沒有嚴重到需要就醫。直到有一個周末，B自己從家裡走到他平常就會去的二兒子工作場所，卻因為周末停工沒有辦法坐在那邊休息，回家的時候因體力不支而跌倒受傷。意外發生後，B兒子才確定一定要帶父親去看醫生。對診斷來說，危急事件凸顯出人事物的出現或缺席，經常是決定患者是否需要就醫的充分條件。可以想見，如果那天不是周末的話，B就能在二兒子的工作場所得到充分的休息，或是得到當時B兒子雇請的台籍照顧服務員的協助，那麼，體力不支而跌倒的意外可能就不會發生。

　　值得強調的是，失智診斷中的症狀詮釋，也可能是取得診斷後的一種回溯現象。雖然當今台灣已經有相當多失智症的衛教資訊，告訴民眾如何在日常生活中辨別失智症狀，但我所訪談到的受訪家屬，絕大多數都指出當初之所以求診，只是覺得有問題，並沒有直接聯想到失智症這項疾病。我在與南部失智症社團接觸的過程中，訪談到曾經照顧過失智公公的D媳婦。對於公公確診前不願洗澡的舉動，她這麼說：

　　　　我公公跟我們一塊住之後沒多久就出現的一個狀態，就是他不肯洗澡，他那個時間會拖很長。那時候我們都不能理解為什麼。我們事後理解，我們理解到兩個區塊……第一個是年紀已經夠大了……他要去攀那個浴缸可能就是比較危險。第二個，我是去上了課（家屬照顧講座）才知道說……他（課

程講員）說因為他們可能已經不知道該怎麼去洗澡了……也許他衣服拿了，進到裡面他也不知道他要幹嘛。我才突然恍然大悟說，原來是這樣子！

對於發生在失智者身上的生活事件，很多家屬都和Ｄ媳婦類似，經常出現事後「恍然大悟」的感受。英國社會學者Michael Bury（1982）曾指出，慢性病痛的出現會為患者帶來「生命傳記的斷裂」（biographical disruption），迫使人們重新思考各種習以為常的知識和實作，同時尋求病痛之於自我的意義。在這樣的認知重組的階段中，患者或照顧者逐漸將過去的不對勁現象，重新「診斷」為疾病的症狀，如同Ｄ媳婦直到事後回溯公公不願意洗澡這件事情後，才將該反應診斷為因為失智而不知道如何洗澡。診斷不只是對當下或未來提出判斷，也會回溯性地重新劃定病人過去落在正常與不正常界線的哪個位置。

五、就醫後：重視測驗工具的失智照顧模式

當進入醫療院所的診間後，失智者開始啟動一連串的診斷行動。正如前述的歷史脈絡，失智症的診斷大致是以DSM此精神疾病診斷準則手冊為主（衛生福利部醫事司 2017）。[5]由於失智症

5　取用日期：2017年10月7日。值得注意的是，實務上醫師可以使用不同的診斷手冊。根據衛生福利部中央健康保險署的藥品給付規定，政府認可的診斷工具包括NINDS-ADRDA（只針對阿茲海默氏症）、DSM、ICD標準。限於本研究以失智家庭成員為主要報導人，關於臨床上醫師如何使用不同的診斷手冊留待未來進一步的研究。

狀可能來自其他疾病或營養不良，醫師通常會安排各種實驗室檢查，例如，腦部電腦斷層、腦波、血中維他命B12或葉酸濃度等等，確認是否有其他原因造成失智症狀。另一方面，失智症的核心症狀是認知功能出現缺損，如何確定患者在認知功能方面出現異常，便是神經心理測驗的主要功用。接下來，我將集中探討MMSE與CDR兩類工具在診斷及後續照顧活動中扮演的角色。

Q是一位近六十歲的輕度失智者。與Q兒子訪談的過程中，他說雖然先前發生過幾起瓦斯或熨斗忘記關的事件，但家人其實不確定是否是疾病造成的結果。後來到大學醫院做檢查，常規的抽血和電腦斷層都沒有明顯異狀，簡短智能測驗MMSE量表分數也在正常範圍的27分。由於處在難以判斷的狀態，醫師並沒有馬上診斷Q為失智症患者。後來，Q開始將自己的親身體驗記錄下來，Q兒子說：「她發現她忘記了什麼事情，她會馬上做筆記記錄下來，所以每次回診的時候她都會跟醫生報告說她忘了什麼。所以本人，患者本人很積極地在做紀錄。」透過這些詳細的生活細節，Q最後得到阿茲海默症的診斷。

各項生理與電腦斷層的檢查都正常，MMSE量表也在27分，為何沒有讓醫師停止對Q的診斷工作呢？Q自己的紀錄，為何又會成為診斷失智症的關鍵？接下來，我將透過分析2011年「台灣臨床失智症學會」出版的「MMSE TDS建議版」與臨床失智評定量表CDR（台灣臨床失智症學會 2015），從醫療的角度回答上述問題。

MMSE作為台灣最常用的認知功能評估工具，滿分為30分，分數越高代表認知功能越好。施測項目共包含五類：定向力、訊息登錄、注意力與計算力、短期回憶、語言理解、空間概

念與操作能力。基本問題包括：詢問受訪者現在的時間地點、覆誦醫師拿出的三樣物品、一百連續減七、指出兩個一般常用物品的名稱、重述一個句子、做出閉上眼睛的動作、畫圖、將紙摺對半等；這些問題分別對應到上述五項認知功能。基本上，每位醫師使用的 MMSE 問題結構都會包含上述問題。

　　然而，雖然問題結構類似，每項問題的問法卻因施測者與受試者而異。舉例來說，負責訓練失智症診療醫師的「台灣臨床失智症學會」建議施測者務必講出如下的指導語：「現在我要說三樣東西，請你要注意聽，我說完之後，請你不用按照順序的把這三樣東西再講一遍。」但對於這三樣東西的具體內容，「台灣臨床失智症學會」的建議是：「採用的是受試者日常生活經驗中，有經歷或使用過的，且避免太冷門的東西。三樣東西最好不宜出現在施測環境內視線可及，以避免有可能提供受試者回憶的線索。」換言之，如果施測者並不熟悉受試者的日常生活經驗，那麼，問出來的結果是否能夠準確反映受試者訊息登錄的能力，便構成診斷上的一項挑戰。另外，像是一百連續減七的問題，「台灣臨床失智症學會」也指出，由於部分受試者的教育程度受限，臨床診斷上會遇到是否改問「一百元用掉七塊錢還剩多少錢」等，比較貼近受試者日常生活經驗的問題。雖然，學會仍建議用抽象數字減法的方式，卻也同意未來須進一步研究有沒有其他可以取代此種問法的方案。

　　透過上述醫療社群對 MMSE 施測方法的討論，可以看到失智症的診斷工作，與其說是醫師如何單方面測量失智者的認知能力，不如說是醫師與失智者如何共同合作測量失智者的認知功能。MMSE 的施測過程，不只要考慮受試者的教育程度、語

言、生活習慣，還要考慮施測當下的環境與受試者的參與程度。換言之，醫療人員必須要能理解受試者的社會背景與測驗當下的反應，將之轉化為醫學定義下的認知功能表現，才能判斷受試者是否有認知功能衰退的現象。因此，雖然MMSE是一份相對標準化的測驗，實際操作仍須仰賴醫師的臨床經驗。

除了出版「MMSE TDS建議版」外，「台灣臨床失智症學會」也另外公布一份官方版本的臨床失智評定量表CDR。CDR是另一份常用來評估失智嚴重程度的訪談量表，與MMSE類似，同樣詢問失智者有關「記憶力」、「定向力」、「判斷和解決問題能力」的問題。CDR比較特別的地方是另外藉由半結構訪談的方式，詢問照顧人有關失智者日常生活中的認知功能表現、社區參與、家務活動及個人自我照料的狀況。綜合失智者的受試結果與照顧者提供的資訊，CDR將失智者分為「無」（0級）、「可疑」（0.5級）、「輕度」（1級）、「中度」（2級）、「重度」（3級）等不同級別。

回到Q的案例，雖然MMSE的測驗分數落在正常範圍，但光憑這項測驗並不足夠判斷Q的認知功能確實出現異常。相較之下，其他量表（例如CDR）則同時詢問照顧者或家人對失智者日常生活的判斷，包括是否會忘記重要事件，是否有嗜好或習慣上的改變，或是參加朋友聚會、婚喪喜慶時與他人的互動是否合宜等。針對上述生活細節，由於Q的先生與兒子一開始並沒有太在意，平日也各有工作和課業要忙，Q的生活紀錄於是成為醫師判斷失智與否的重要資料。換言之，雖然Q與醫師的對話發生在診間，日常生活中的家人或自我照顧更是失智症患者是否會被判定為失智的重要資訊來源。

　　值得注意的是，MMSE和CDR並不是唯一用來評估失智者認知功能的問卷量表。其他如「老人認知功能減退知情者問卷」（The Informant Questionnaire on Cognitive Decline in the Elderly, IQCODE）、「智能篩檢測驗」（Cognitive Abilities Screening Instrument, CASI）等，都曾被醫師用於失智症的臨床診斷或是學術研究（徐榮隆等 2000；王文甫等 2012；Lin et al. 2012）。真正讓MMSE和CDR在台灣失智症臨床工作與照顧活動中扮演重要角色、同時導致失智者需要持續接受診斷測驗的，是中央健康保險署公布的失智症藥物給付規定。

　　要得到健保的藥物給付，首先必須先確定診斷是否符合健保規定的失智症類型，如「阿茲海默氏症之失智症」或「帕金森氏症之失智症」。接著，患者的認知功能測驗結果必須符合給付標準。以「阿茲海默氏症之失智症」為例，健保有如下的規定：

　　1.限用於依NINDS-ADRDA或DSM或ICD標準，診斷為阿茲海默氏症或帕金森氏症之失智症病患。2.如有腦中風病史，臨床診斷為「血管性失智症」，或有嚴重心臟傳導阻斷（heart block）之病患，不建議使用。3.初次使用者，需於病歷上記載以下資料：(1)CT、MRI或哈金斯量表（Hachinski lschemic Score）三項其中之任一結果報告。(2)CBC、VDRL、BUN、Creatinine、GOT、GPT、T4、TSH檢驗。(3)MMSE或CDR智能測驗報告。

同時規定輕度與中度失智者能夠給付用藥的標準在「智能測驗結果為MMSE 10~26分或CDR 1級及2級」，並且「使用後每一年需重新評估，追蹤MMSE或CDR智能測驗，並於

病歷記錄，如MMSE較前一次治療時減少2分（不含）以上
或CDR退步1級，則應停用此類藥品。」[6]

由於健保規定失智者每隔一段時間需重新測驗一次，符合標
準才能繼續給付，MMSE等診斷工具於是成為許多冀望藥物治
療家屬焦慮的來源。一篇訴求放寬給付標準的報導這麼描述測驗
對失智家庭的影響：

> 失智症協會秘書長湯麗玉表示，患者每年申請失智症用藥給
> 付時，必須重新評估，如果比患者第一次通過用藥時的評估
> 退步兩分，健保就不再給付，以致家屬對「考試」十分緊
> 張，考不過就希望有機會「補考」。台大醫院神經內科主治
> 醫師陳達夫說，診間常遇到家屬急著對患者不停「複習」考
> 題，有時候急得全家一起哭；對原本就已辛苦的失智症患者
> 和家人，真是情何以堪。（黃玉芳　2010）

雖然這項規定從2013年8月起，將「起步治療」改為與「前
一次測驗分數」比較（詹建富　2013），失智症的診斷工作仍然
滲透到家庭的日常生活當中。L在剛開始輕度失智時，便曾想在
家裡練習測驗題目。L太太這麼說：

6　此段引用來自衛生署中央健康保險局「藥品給付規定」之「神經系統藥物」。
　　引文中的「前一次治療」，是2013年修正後新增的說明。在這之前，健保規
　　定停藥的標準是以「起步治療」為準（衛生署中央健康保險局　2013）。

他（L）有時候在家裡會，會喔。背背，有時候想，在那邊背啊，背說獅子啦，湯匙啦，牙刷啦什麼。之前他還會想說，他（醫生）每次都問我這個，我要背起來。我要去到那邊。他（醫生）有時候拿別的給他（L）看，他（L）就忘了，就記不起來了啊。

我在一次參與就診的田野經驗中，也看到認知功能測驗如何成為家屬與患者對話的一部分。

今天我跟家屬約好一起去參加醫院的失智症神經心理測驗。我先到家屬母親居住的家中跟她們會合。整裝完畢後，我們一行人便往電梯側走。等電梯的時候，家屬跟她的失智母親說：「媽，你知道現在民國幾年嗎？」母親稍微思考了一下說：「不知」。家屬又跟母親說：「現在民國101年（台語）。」母親點點頭說：「喔，民國101年。」接著家屬跟母親說：「媽，我們家是○○路，○樓，你要記著，等等有人會問你。」母親喔了一聲，沒有進一步說話。電梯打開之後，我們一起進去，母親緊緊牽在家屬的旁邊。我則是一起坐著電梯到樓下。

重視測驗的照顧活動，是我在田野中最常看到的現象。對失智者來說，除了用藥受到影響外，還需要持續接受診斷測驗，甚至在就醫選擇上也會受到影響。在我訪談的20位家屬報導人中，有五位家屬曾經換過醫院，其中三位提到當時的考量跟健保

不給付失智用藥有關。[7]當我進一步詢問三位家屬轉院跟健保給付的關聯時，一位家屬說當初有醫師告訴她，健保局判斷母親屬於腦血管中風導致的失智症，不在健保給付範圍內，她看著母親服用醫師開的血管循環藥物覺得沒有效果，於是決定轉院。另外兩位家屬則是在原醫院告知她們測驗分數變化幅度超過健保給付範圍後，轉到別家醫院繼續就診。

　　有意思的是，受到健保用藥給付制度影響的不只失智者與照顧者，醫師同樣受到健保給付標準的影響。2017年10月，健保署放寬抗失智症用藥給付規定。在此之前，醫師向健保署申請失智用藥需要事前核准，且從患者就醫到開立藥品，經常有將近數個月甚至半年的等待期（劉嘉韻、羅真　2017）。部分醫師曾積極推動放寬神經心理測驗結果與用藥給付關聯的限制。台北榮總神經內科醫師王培寧就表示，她曾經有一位老年患者，因為測驗前不久才因感冒住院，結果測驗分數一下子退步5分，但就她的臨床經驗，此患者的認知功能可能只是暫時性的受到影響（羅真　2017）。由上述例子可以看出，原先僅是用來診斷失智的測驗工具，隨著健保給付制度將測驗結果與用藥連結起來，進一步形塑後續包含臨床追蹤在內的失智照顧活動。

　　至此，一個圍繞在診斷、認知功能測驗、失智藥物，以及照顧活動的失智症生活圖像大體浮現。DSM診斷手冊對臨床工作的最大影響之一，便是塑造出以認知功能為主要定義的失智症診斷。

　　認知功能並非臨床上失智症唯一會出現的症狀。自1990年

7　另外兩位，一位是中途一直沒得到確診，另一位則是原醫院沒有他們需要的儀器設備。

代開始，西方醫學界對失智症的關注焦點，從認知功能擴展到非認知功能症狀，包括「在失智症患者身上出現的感覺、想法、情緒或行為的異常」（黃惠琪、黃宗正 2012: 382）。上一節提到 B 迷路的狀況，可以說是非認知症狀中的一種。根據早期神經內科醫師的回憶，有關非認知功能症狀的知識與臨床經驗，往往隨著看診次數的累積才逐漸增加（劉秀枝 2007: 173）。神經內科醫師傅中玲（Fuh 2006）指出，1990 年代中期之前，台灣甚至沒有神經內科醫師以學術研究的方式探討非認知功能症狀。

　　非認知功能症狀至少在兩個層面上對台灣失智症患者的診斷與照顧活動產生影響。第一個層面是新增症狀測量工具、臨床專業人員，以及藥物和非藥物治療的介入。這項轉變的背後，包括幾個重要脈絡。首先，以認知功能為改善焦點的藥物一直沒有明顯成效，重新定義症狀與治療目標成為藥廠新的市場策略。其次，重新定義治療標的可以幫助醫師找到新的治療著力點，擺脫大部分時間只是診斷，卻無法有效治療的醫療專業角色。再者，非認知功能症狀可以重新將部分過去較不受重視的患病經驗納入醫療處理範圍，得到其他藥物或非藥物方案的協助（Leibing 2006）。

　　1995 年，在藥廠的贊助下，「國際老年精神醫學會」（International Psychogeriatric Association, IPA）召開一場國際共識大會，提出「精神行為症狀」（Behavioral and Psychological Symptoms of Dementia, BPSD）名稱，正式整合兩類非認知功能症狀概念——精神病症狀與行為障礙（引自 Leibing 2006: 256）。從發起的組織可以看出，「精神行為症狀」概念的發展與老年精神醫學密切相關。對台灣精神醫學社群來說，精神行為症狀的倡

議，將1980年代精神科在失智症診斷的次要地位中重新拉了出來。對於精神行為症狀的處理和治療，精神科醫師宣稱「在這方面就比其他科醫師擔任較重要的角色」（黃正平 1996: 8）。事實上，1990到2005年間出版的23篇台灣精神行為症狀研究，就有18篇以精神科醫師為主要作者，約占近八成（Fuh 2006）。

　　在這個脈絡下，台灣精神科醫師與神經科醫師引進「阿茲海默氏症行為病理量表」（Behavioral Pathology in Alzheimer's Disease Rating Scale, Behave-AD）與神經精神評估量表（Neuropsychiatric Inventory, NPI）等工具，測量精神行為症狀，包含憂鬱、冷漠、欣快感、焦慮、妄想（如懷疑有東西被偷）、幻覺（看到不存在的人或動物）與錯認（如覺得現在住的房子不是自己的家）、激動／攻擊行為、重複行為、漫遊、睡眠障礙和迷路、食慾／飲食行為障礙、病態收集行為、不恰當／失控行為、日落症候群等。

　　與1980年代的精神科不同，台灣的老年精神醫學在這一波研究中，同時積極地制度化本身的專業地位。1997年，包括台大、台北榮總、國泰與台北長庚醫院在內的幾位精神科醫師成立「老年精神醫學會」籌備小組。2001年，「台灣精神醫學會」通過老年精神醫學學術委員會的設立，老年精神醫學正式成為精神科的「次專科」（黃正平 2004）。2005年「老年精神醫學會」（Taiwanese Society of Geriatric Psychiatry, TSGP）成立，負責舉辦專科醫師的甄選、訓練和考試。[8]失智症議題也因此在精神醫學

8　可參考社團法人「台灣老年精神醫學會」網頁，http://www.tsgp.org.tw/index.asp。取用日期：2013年5月28日。

領域有持續研究和討論的機會。資料顯示，2004到2006年間，共有13場與老年精神醫學相關的繼續教育與研討會，其中有5場會議以「失智症」為討論主題，約占近四成（歐陽文貞、黃正平2006）。

　　第二個層面是精神行為症狀逐漸成為失智症診斷的條件。原先在DSM-III與DSM-IV的系統下，精神行為症狀被歸類在失智症的臨床亞型。所謂臨床亞型，指的是DSM系統在失智症診斷類目下所列出來的亞型分類。以DSM-IV為例，臨床亞型有失智症伴隨妄想、伴隨譫妄、伴隨憂鬱及伴隨行為狀態（黃正平1996）。也就是說，認知功能仍然是診斷失智症的必要條件，只是精神行為症狀可能會伴隨認知功能的衰退一起出現。不過，到了2011年，「美國國家老化研究院與阿茲海默症協會」（National Institute on Aging & Alzheimer's Association, NIA-AA）重新修訂失智症診斷標準，將人格與行為的變化列為診斷症狀之一（McKhann et al. 2011）。2013年最新改版的DSM-5，則以「社交認知」（Social cognition）症狀含納部分精神行為症狀，例如，做出超過社會可接受的行為（台灣精神醫學會2013）。

　　透過臨床實務上的改變，失智者除了接受MMSE等認知功能測驗的診斷和評估外，還多了精神行為症狀的評估。各種過去被認為是次要的患病經驗，如焦慮或錯認，如今更系統性地被納入醫療研究與診療當中。各種抗精神疾病藥物或非藥物治療方案，也因為精神行為症狀而有發揮的空間。舉例來說，醫師會建議照顧者使用一些互動的技巧，或是參加音樂、藝術治療，以應對精神行為症狀；當非藥物治療效果不佳時，則可能會開給患者抗憂鬱劑或抗焦慮劑（衛生福利部醫事司2017）。不論何者，

持續性地評估各項症狀都是失智醫療照顧模式中不可或缺的一環。

六、結論：走入歷史與生活的跨域診斷實作

透過失智症的案例研究，本文指出一項疾病的「診斷」不限於狹義的診斷。從歷史的角度來看，雖然早在1940年代台灣就有「癡呆症」這個等同失智症的名詞，具有當代意義的失智症診斷仍要等到1980年代後才出現在台灣社會。最先投入的雖然是精神科醫師，但相關的診斷實作並沒有延續下來，反而由剛分科成功，正當性與醫療地位都有待確立的神經內科接手，陸續將DSM診斷手冊、MMSE、CDR等用來評估認知功能症狀的神經心理測驗工具，引入至失智症診斷中。此過程不只確立台灣失智症患者的跨國比較意義，同時也將失智症從「正常老化」的觀念轉化為「疾病」。與認知功能症狀有關的測驗工具，則在失智藥物引進台灣後，成為申請藥品補助的條件，影響當代台灣失智照顧的特色。

與失智臨床實作相對應的社會論述，顯示台灣社會一直都有失智症相關的衛教資訊、照顧服務與宣導活動。不過，要讓失智症這項疾病概念落實到我們的社會生活中，仍需要注意失智症狀如何在就醫前透過「問題—觀察—詮釋」凸顯出來。失智症狀或許會造成患者在日常生活中遭遇問題，但不表示會進入醫療系統接受診斷。問題與發生的情境是否足夠引發他人關注，是否處在會被觀察到的環境，以及親屬朋友是否會將問題詮釋為症狀，都會影響到失智症的診斷。除此之外，失智者過去的經驗習慣、角

色期待，以及問題發生當下的危急程度，也一定程度上影響失智者就診的機率。回溯式的症狀回顧，顯示對於失智與否的判斷，不只隨著時間軸向前推進，也會回頭修正原先的觀察與詮釋。

《精神疾病診斷與統計手冊》DSM、抽血儀器、電腦斷層、磁振造影，以及神經心理測驗，是每位失智患者就診時可能會遇到的診斷工具。由於失智症狀經常要從失智者的日常生活表現中觀察，而這類資訊不完全能在診間觀察出來，失智診斷因此需要患者、家屬或照顧者，透過他們在診間之外的觀察紀錄，加上醫師的檢查才能完成。MMSE與CDR等認知功能測驗，雖然看似由醫師或臨床心理師單方面執行，但從醫學界對MMSE的操作說明來看，測驗結果能否每次都準確地反映患者的失智程度，除了需要醫療人員個人的臨床經驗，更重要的是患者與照顧者的協助。在現今的健保用藥政策下，神經心理測驗更進一步滲透到日常生活中的照顧工作，由於測驗結果可能導致失智者無法申請抗失智藥或是繼續用藥，田野中不時可以觀察到許多照顧活動圍繞著測驗工具的題目或分數發展。另一方面，隨著老年精神醫學重新進入失智症的醫療領域，精神行為症狀成為認知功能症狀之外的另一大症狀概念，不只新增更多的臨床專業人員、症狀測量工具與藥物和非藥物療法，晚近更成為診斷失智症的條件之一。

對臨床工作者來說，本研究建議從日常生活的角度思考診斷與照顧活動之間的相互影響，其重要性可能更甚於防止照顧者或家屬干擾診斷。藉由豐富的失智症診斷與照顧特性，本研究發現早在就醫接受診斷之前，不少失智者其實已經接受過程度不一的照顧。進入就醫的契機，有時反而是因為既有的照顧已經無法妥善處理失智者經歷到的困難。另一方面，日常生活中的失智症狀

表現，對於診斷是否罹患失智症，或是失智的嚴重程度來說，都是重要資訊。如何透過失智者本人、照顧者或家屬取得充分有效的資料，對失智症的診療而言是一件具有挑戰性，而且相當重要的任務。台灣健保下的政策脈絡，也是臨床工作者在理解為何不少失智照顧活動重視測驗工具時相當重要的脈絡因素。更具體地說，本研究發現失智家庭不一定是因為衛教不足，而對測驗結果有不正確的期待或介入，而是因為用藥給付政策促使他們必須把部分照顧的焦點放在測驗結果上面。

本研究雖然聚焦在經驗層次上的貢獻，對於醫療社會學來說，失智症的診斷工作也有理論上的意涵。傳統社會學對診斷的看法，大致可分為功能與批判兩種理論觀點。持功能論的理論觀點，重視診斷如何賦予病人「生病角色」（sick role）（Parsons 1951）。所謂生病角色，指的是醫療體系藉由賦予病人診斷，協助患者暫時卸下生活中的責任與義務。同時，患者需主動接受治療並康復，以回到原先的社會活動。診斷對整體社會來說，扮演一個維繫功能運作的緩衝劑，同時將個人連結到更廣泛的醫療體系和制度。

另一方面，持批判觀點的學者將診斷納入「醫療化」（medicalization）的理論觀點中。醫療化從社會的歷史變遷出發，分析人類生活中的各類經驗如何轉變為醫療議題，強調個人或社會問題改以從醫療角度定義，使用醫學語言或框架理解，或是以醫療的方式介入和處理問題的過程（Zola 1972; Conrad 1992）。根據上述定義，診斷是當代醫療執行社會控制的手段與工具。不同於功能論者將診斷視為維繫功能的工具，批判論者更重視診斷帶來的負面社會後果，例如，貶低個人社會地位，排除

大眾參與，將病痛個人化，使人們忽略問題背後的社會因素或政治性等（Conrad and Schneider 1992: 248-252）。

　　若將本研究放入上述理論光譜來看的話，採取歷史社會觀點的醫療化理論是本研究思考失智診斷與日常生活相互影響的起點。然而，我認為不論是功能論還是批判論的觀點，背後對於「診斷」的定義，基本上是著重在「有無」罹病和「是否」需要醫療處置兩項指標上面。兩種觀點都比較少討論如何評估「疾病症狀的表現」及診斷「罹病的進程」。功能論與批判論者著重於討論正常到異常的轉變過程，以及轉變後的社會後果。本研究則以失智為例討論異常的判斷方式，以及轉變後對人際互動（特別是照顧活動）產生的影響。換言之，除了從長期的社會變遷視角思考失智診斷如何改變台灣社會對待失智者的方式，本研究更希望凸顯當診斷落實到醫療工作與民眾的日常生活時產生的各種協商與適應。由於當今的失智症知識與科技仍然存在許多的不確定性（medical uncertainty），包括醫療知識、技能或病況資訊取得不足，或是醫療本身面對病痛所知或作為有限，或是在實際診斷或處置病症上（Fielding 1999），診斷工具的歷史選擇，形塑我們理解疾病表徵的方式，同時牽涉醫療專業之間的分工。失智症的診斷結果並非固定不變，而是隨著病程的發展持續變化。同樣地，診斷標準與標準的重要性也可能隨歷史和政策脈絡的發展而修正或變更。

　　從現代性觀點思考的話，本研究呈現出來的各種制度、組織、實作層次上的協商、變化與修正，恰恰反映出台灣精神醫學在現代性計畫中不必然扮演直線前進的角色。雖然早在1980年代失智症診斷就已經由精神醫學引進台灣社會，但並沒有制度化

為精神醫學的核心診療對象，一直要到2000年之後，精神醫學才積極地加入失智症的診療行動。精神醫學與其他專科之間的互動，是否會影響失智症患者的醫療與日常生活，是全面取代、彼此合作或是相互競爭，都是後續探討現代性、精神醫療與失智醫療相當重要的課題。

另一方面，即使精神醫療與神經醫學都加入失智症診療的行列，我們也不能忽略失智者與照顧者在其中扮演的角色。雖然界定失智為疾病使得醫療得以擴展介入的範疇，這場現代化計畫運作到目前的結果並沒有讓病人完全消失。相反地，病人與照顧者的一舉一動依舊形塑著失智診療的面貌。晚近，失智症的定義開始出現變革，例如2013年「美國精神醫學會」出版最新版的《精神疾病診斷與統計手冊》DSM-5，將失智症改名為「神經認知症」（Neurocognitive Disorders）（梁家欣等 2014）。此次改版不再把記憶力衰退當成必要條件，改採多項認知功能障礙中如具備一項以上，即可診斷為神經認知症。隨著診斷定義的變遷，我們可以預見將來會有表現更多樣的失智者進入醫療場域。探索病人與照顧者的行動會如何改變失智診療方式，將是理解這場現代性計畫不可忽略的一部分。

最後，對於失智醫療之於現代性計畫與台灣精神醫療的意義，我認為可以總結為以下幾點。首先，失智症早在引進台灣之初，就已經被認為屬於生物醫學範疇下的疾病。相較其他精神疾病，失智症在台灣的醫療化過程並未明顯經歷過精神動力學派與生物醫學派的辯論。對台灣精神醫學來說，失智症最棘手的地方在於可以治療的選項有限，使失智醫療化沒有自一開始就受到精神醫療的青睞。其次，比起絕大部分精神疾病皆由精神科醫師肩

負起主要診療任務，失智醫療化展現出多醫療專業之間的競合過程，顯示參與現代性計畫的醫療專業行動者不一定鐵板一塊，而可能有各自的利益和驅動力。最後，當診斷落實到診間實作時，我們也不能忽略照顧與診斷之間的相互影響。失智診療除了指出醫療的極限外，也凸顯出現代精神醫療的運作相當程度上仍需要病人與照顧者的參與。重視診間之外的日常生活，將能使我們對醫療與現代性產生更豐富的理解。

文章說明：本文改寫自筆者2013年發表的碩士論文《協商失智經驗：診斷裝配、生活秩序與身份認同》第二章與第三章，台北：國立台灣大學社會學研究所碩士論文。其中第三章並曾發表為〈彈性病況：失智家庭的照顧軌跡〉，《台灣社會學》28: 59-96。本文改寫方式為保留理論觀點、資料與方法、歷史脈絡與田野經驗，但在敘事上加強歷史脈絡與田野經驗之間的結合，以及診斷和照顧之間的關聯；兩者都是原論文尚未細緻發展的部分。

參考文獻

中華民國神經精神醫學會，1984，〈老年精神醫學研究專刊（第一號）〉。
　　《中華民國神經精神醫學會會刊》10(2)。
中華民國精神醫學會，1988，〈中華民國精神醫學會章程〉。《中華精神醫
　　學》2(1): 65-66。
王文甫、巫錫霖、王釧如、潘宏慧、黃耀庭，2012，〈失智症認知衡鑑工
　　具在臺灣——發展、應用及限制〉。《臨床醫學》69(3): 203-208。
台灣臨床失智症學會，2015，http://www.tds.org.tw/ap/download_list.
　　aspx?bid=17。取用日期：2017年1月23日。
台灣精神醫學會，2013，http://www.sop.org.tw/files/dsm5/2013_02/2013_03_
　　02.pdf。取用日期：2017年10月9日。
邱銘章、湯麗玉，2006，《失智症照護指南》。台北：家庭傳媒城邦分公司。
吳進安等著，1996，《基礎神經學》。台北：合記。
林克能、劉秀枝，2003，〈臨床失智評量表〉。*Acta Neurologica Taiwanica*
　　12(3): 154-165。
徐榮隆、陳威宏、邱浩彰、沈幸梅，2000，〈不同時期失智症之認知功
　　能〉。《台灣醫學》4(4): 371-378。
陳家傑，2001，〈聖若瑟收容失智老人免費提供18至20床位〉。聯合晚
　　報，第22版台北都會，3月19日。
郭乃文、劉秀枝、王珮芳、廖光淦、甄瑞興、林恭平、陳祖裕、徐道昌，
　　1988，〈「簡短式智能評估」之中文施測與常模建立〉。《中華民國復
　　健醫學會雜誌》16: 52-59。
國立編譯館，1947，《精神病理學名詞》。台北：正中。
梁家欣、程蘊菁、陳人豪，2014，〈失智症之重點回顧〉。《內科學誌》25:
　　151-157。
黃正平，2004，〈老年精神醫學學術委員會之回顧與展望〉。《精神醫學通
　　訊》23(11): 34-37。
黃惠琪、黃宗正，2012，〈阿茲海默症精神行為症狀的藥物治療〉。《台灣
　　醫學》16(4): 382-389。

黃玉芳，2010，〈失智症藥給付醫師批：耍病人〉。聯合晚報，第A4版焦點，8月15日。

楊珮玲，1995，〈老人癡呆症全台一年醫療費50億〉。聯合報，第17版社團‧公益，4月5日。

溫禾，1994，〈媽媽，別忘了我是誰！〉。聯合報，第39版探索，11月18日。

詹建富，2013，〈失智症藥健保給付今起放寬〉。聯合報，第D2版健康，8月1日。

劉秀枝，1989，〈世紀的悲哀——癡呆症（失智症）〉。《臨床醫學》23(1)：1-5。

＿＿＿　2007，《聰明活到一百歲：劉秀枝談失智與老年照護。台北：天下雜誌。

劉秀枝、李眉，1998，〈神經心理測驗〉。頁：351-370，收入吳進安等著，《神經診斷學》。台北：揚智文化。

劉嘉韻、羅真，2017，〈失智藥健保給付放寬免除事前審查〉。聯合報，即時報導，10月1日。

劉景寬、戴志達、林瑞泰、賴秋蓮，2000，〈台灣失智症的流行病學〉。《應用心理研究》7: 157-169。

歐陽文貞、黃正平，2006，〈老年精神醫學教育之芻議〉。《精神醫學通訊》25(9): 1-5。

衛生署中央健康保險局，2013，http：//www.nhi.gov.tw/webdata/webdata.aspx?menu=18&menu_id=683&WD_ID=756&webdata_id=2919。取用日期：2013年6月8日。

衛生福利部，2013，http://www.mohw.gov.tw/cp-3211-23536-1.html。取用日期：2017年9月25日。

衛生福利部醫事司，2017，http://www.mohw.gov.tw/dl-27189-8993c3ad-0f47-45e0-a602-6a4362faae9a.html。取用日期：2017年10月7日。

戴安瑋，1997，〈向「老人癡呆症」說不！康泰醫療基金會成立服務組協助家屬照料病患〉。聯合晚報，第18版台北都會，1月4日。

藍佩嘉，2012，〈質性個案研究法：紮根理論與延伸個案法〉。頁61-91，收入瞿海源等編，《社會及行為科學研究法（二）：質性研究法》。台

北：東華。

羅真，2017，〈失智退步太快代表用藥無效？醫籲健保給付宜彈性〉。聯合報，即時報導，1月24日。

American Psychiatric Association. 2000. *Diagnostic and Statistical Manual of Mental Disorders: DSM-IV-TR*. Washington, DC: American Psychiatric Association.

Brossard, Baptiste, and Normand Carpentier. 2017. "To What Extent Does Diagnosis Matter? Dementia Diagnosis, Trouble Interpretation and Caregiving Network Dynamics." *Sociology of Health & Illness* 39(4): 566-580.

Bury, Michael. 1982. "Chronic Illness as Biographical Disruption." *Sociology of Health & Illness* 4(2): 167-182.

Chow, Tiffany W., Ching-Kuan Liu, Jong-Ling Fuh, Vivian P. Y. Leung, C. T. Tai, Li-Wen Chen, Shuu-jiun Wang, H. F. K. Chiu, Linda C. W. Lam, Q. L. Chen, and J. L. Cummings. 2002. "Neuropsychiatric Symptoms of Alzheimer's Disease Differ in Chinese and American Patients." *International Journal of Geriatric Psychiatry* 17(1): 22-28.

Conrad, Peter. 1992. "Medicalization and Social Control." *Annual Review of Sociology* 18: 209-232.

Conrad, Peter, and Joseph W. Schneider. 1992. *Deviance and Medicalization: From Badness to Sickness*. Philadelphia, PA: Temple University Press.

Erkinjuntti, Timo, Truls Østbye, Runa Steenhuis, and Vladimir Hachinski. 1997. "The Effect of Different Diagnostic Criteria on the Prevalence of Dementia." *New England Journal of Medicine* 337(23): 1667-1674.

Fielding, Stephen L. 1999. "Uncertainty—Which Diagnosis and Treatment?" pp. 69-82 in *The Practice of Uncertainty: Voices of Physicians and Patients in Medical Malpractice Claims*. London: Auburn House.

Fox, Patrick J. 1989. "From Senility to Alzheimer's Disease: The Rise of the Alzheimer's Disease Movement." *The Milbank Quarterly* 67(1): 58-102.

Fuh, Jong-Ling. 2006. "Study of Behavioral and Psychological Symptoms of

Dementia in Taiwan." *Acta Neurologica Taiwanica* 15(3): 154-160.

Graves, A. B., E. B. Larson, S. D. Edland, J. D. Bowen, W. C. McCormick, S. M. McCurry, M. M. Rice, A. Wenzlow, and J. M. Uomoto. 1996. "Prevalence of Dementia and Its Subtypes in the Japanese American Population of King County, Washington State: The Kame Project." *American Journal of Epidemiology* 144(8): 760-771.

Hayes, Jeanne, Mary K. Zimmerman, and Craig Boylstein. 2010. "Responding to Symptoms of Alzheimer's Disease: Husbands, Wives, and the Gendered Dynamics of Recognition and Disclosure." *Qualitative Health Research* 20(8): 1101-1115.

Horwitz, Allan V. 2011. "Creating an Age of Depression: The Social Construction and Consequences of the Major Depression Diagnosis." *Society and Mental Health* 1(1): 41-54.

Lakoff, Andrew. 2005. *Pharmaceutical Reason: Knowledge and Value in Global Psychiatry*. New York: Cambridge University Press.

Ikels, Charlotte. 1998. "The Experience of Dementia in China." *Culture, Medicine and Psychiatry* 22(3): 257-283.

———— 2002. "Constructing and Deconstructing the Self: Dementia in China." *Journal of Cross-Cultural Gerontology* 17(3): 233-251.

Leibing, Annette. 2006. "Divided Gazes: Alzheimer's Disease, the Person Within, and Death in Life." pp. 240-268 in *Thinking about Dementia: Culture, Loss, and the Anthropology of Senility*, edited by Annette Leibing and Lawrence Cohen. New Brunswick, NJ: Rutgers University Press.

Lin, Ker-Neng, Pei-Ning Wang, Hsiu-Chih Liu, and Evelyn L. Teng. 2012. "Cognitive Abilities Screening Instrument, Chinese Version 2.0 (CASI C-2.0): Administration and Clinical Application." *Acta Neurologica Taiwanica* 21(4): 180-189.

McKhann, Guy M., David S. Knopman, Howard Chertkow, Bradley T. Hyman, Clifford R. Jack Jr., Claudia H. Kawas, William E. Klunk, Walter J. Koroshetz, Jennifer J. Manly, Richard Mayeux, Richard C. Mohs, John C.

Morris, Martin N. Rossor, Philip Scheltens, Maria C. Carrillo, Bill Thies, Sandra Weintraub, and Creighton H. Phelps. 2011. "The Diagnosis of Dementia Due to Alzheimer's Disease: Recommendations from the National Institute on Aging-Alzheimer's Association Workgroups on Diagnostic Guidelines for Alzheimer's Disease." *Alzheimer's & Dementia: The Journal of the Alzheimer's Association* 7(3): 263-269.

Parsons, Talcott. 1951. *The Social System.* Glencoe, IL: Free Press.

Strauss, Anselm L., Shizuko Fagerhaugh, Barbara Suczek, and Carolyn Wiener. 1997[1985]. *Social Organization of Medical Work.* New Brunswick, NJ: Transaction Publishers.

White, Lon, Helen Petrovitch, G. Webster Ross, Kamal H. Masaki, Robert D. Abbott, Evelyn L. Teng, Beatriz L. Rodriguez, Patricia L. Blanchette, Richard J. Havlik, Gilbert Wergowske, Darryl Chiu, Daniel J. Foley, Carolyn Murdaugh, and J. David Curb. 1996. "Prevalence of Dementia in Older Japanese-American Men in Hawaii: The Honolulu-Asia Aging Study." *JAMA* 276(12): 955-960.

Zola, Irving K. 1972. "Medicine as an Institution of Social Control." *The Sociological Review* 20(4): 487-504.

病人主體性經驗

身體、意象與變異的自我感
精神分裂症患者的主體經驗

林淑蓉

一、前言

　　本文從精神分裂症患者的身體與感官經驗來探討疾病與自我的關係。筆者將患者視為經驗的主體（an experiencing subject），其特殊的疾病歷程與身體經驗，包括視覺、聽覺、觸覺等感官經驗，以及思想變異的妄想經驗等，都是他／她們理解自我，建構社會關係，以及生活於宇宙世界的主體。

　　精神分裂症患者特有的身體感官知覺，在精神醫學的傳統中常被看成是「錯誤的知覺」（false perceptions），是常人世界所無法理解的身體經驗，並且是個人主觀的、無法檢驗的疾病經驗。然而，在患者建構自我認同的過程中，此經驗卻被賦予特殊的「文化意義」，成為他們詮釋個人患病歷程或理解失序的病因之論述基礎。例如，幻覺（hallucination）經由患者特殊的身體感官經驗而具體存在，無論是視幻覺、聽幻覺、觸幻覺或其他的感官幻覺，都是患者理解自我、理解生活世界的重要管道。過去筆者在研究精神疾病時，發現幻覺（尤其是聽幻覺）的內容常與患者的日常生活息息相關，不僅不是毫無意義，反而可能具有複雜的結構關係。若欲探究幻覺經驗與精神分裂症的關係，我們仍須將之置放在患者的日常生活脈絡中理解。患者過去的生命歷程、人際互動關係，以及對自我的界定與焦慮，都可能成為建構幻覺經驗的主要內涵。透過幻覺而感知的「變異的身體感」，會影響患者在日常生活中的節奏，包括時間感、空間感，對於因果關係的詮釋，以及對於自我的理解等，並且可能進一步地影響個人的行動。

　　本文試圖探討這種特殊的感官知覺與身體經驗，如何形塑精

神分裂症患者的生活世界，尤其是對思考、情緒與行動的影響。筆者以「變異的自我感」（alterations in sense of the self）這個概念，描述患者在疾病歷程中如何透過變異的感官知覺、思想與情感經驗，建構個人對於自我的理解與想像。

本文所使用的田野資料，主要來自筆者在1999年到2005年間在北台灣一間精神醫療機構所進行長期的田野調查。經由實際訪談患者與醫療人員，參與及觀察機構內各種不同的治療活動（包括個別心理治療、團體心理治療及家族治療），以及參閱醫療人員對於個別患者所記錄的病歷資料等，蒐集了豐富且深入的田野資料。[1] 以下，筆者以三位患者自述的疾病歷程與身體經驗，作為討論與分析的民族誌文本，以理解精神分裂症患者如何經由身體來感知與建構「生病的自我」，尤其是理解自我感與疾病發展過程的關係為何，並特別關注他們對於「日常的」及「超越日常的」生活經驗（the ordinary and extraordinary lived experiences）的詮釋。

二、精神分裂症的疾病文化：從臨床現象到意義的建構

傳統精神醫學對於精神分裂症的研究，著重在臨床需求的思考模式，並且受制於Kraepelin所建構的診斷架構（例如，DSM III 或 IV）的影響，目的在於釐清症狀評量標準，以及分析特定

1　筆者在過去近十年的研究中，已蒐集40-50位的個案資料，本文礙於篇幅所限，僅以三位個案縱時限的資料作為民族誌分析的文本，以期完整地呈現本文所討論的議題。

疾病範疇的病理與病因關係。精神分裂症在精神醫學的疾病分類中尤屬特殊，臨床研究者僅能從一些描述性的徵兆及症狀來界定此類疾病的臨床現象，以和其他疾病做區辨（Pull 1999）。因此，許多研究者將討論重點放在釐清疾病診斷範疇的問題，或是探求疾病演化的因素，並未深入探討社會與文化因素的意義，或者解釋造成疾病現象或結果的過程（Corin 1990; Good 1992）。在這種強調診斷與治療的傳統下，幻覺（hallucination）及妄想（delusion）被列為精神分裂症（schizophrenia）兩個最主要的症狀，常出現在患者的主要病程中。[2]

　　妄想與幻聽同樣被列為精神分裂症兩個主要的症狀，然而，精神醫學對於思考變異這個症狀的重視，遠超過對於幻覺的重視。因此，醫療團隊在診斷疾病時，倘若僅有妄想症狀出現，仍會將之歸類為精神分裂症。至於幻覺——身體所知覺的異常經驗，則被視為是患者在思考變異的過程中，所啟動之內在自我保護機制的產物。換言之，這種知覺異常現象，乃是精神分裂症患者在「思維的失序」過程中所產生的副產品。因而，精神醫學將幻覺視為次要的或附屬的疾病症狀，其經驗內容的怪異性乃是思考變異的結果。

　　人類學者Byron Good（1992）在十多年前討論精神醫學未來的發展方向時，主張將精神疾病視為「現象的事實」

---

[2]　根據《精神疾病診斷與統計手冊》（或DSM-IV）的診斷標準，精神分裂症的症狀包括妄想、幻覺、解構的語言、混亂或緊張的行為，以及負性症狀（亦即情感表現平板、貧語症、無動機等）。在診斷的過程中，患者必須同時出現至少二至三種以上的症狀，方可被診斷為精神分裂症。但是，若患者的妄想症狀十分明確，即使只出現一種症狀，仍可將之診斷為精神分裂症。

（phenomenological reality）來研究，也就是將研究重點放在患者的生活經驗、受干擾的時間、空間、人、情感和身體等經驗現象來理解疾病。其次，他建議從詮釋的觀點來討論疾病，無論是詮釋「失序的現象」，例如，瘋狂的經驗，尤其是發病初期的患者如何將相關的症狀視為象徵的經驗與互為主體的意義範疇，或是對於瘋狂所建構的「失序的詮釋」（disordered interpretation），例如，自我的改變、社會關係、社會環境如何被看待與理解等等，都是罹患重大疾病，尤其是慢性的、有生命危險的疾病患者日常生活的一部分（同上引：196-201）。對於精神分裂症的研究，另一位人類學者Ellen Corin（1990）則呼籲從意義與經驗著手，將患者的疾病經驗回歸到現象學的層次來理解，亦即回到前認知理解的世界與個人，以及根據此基礎所建構的意義。基本上，Good及Corin兩位學者都主張從患者的主觀經驗與互為主體的詮釋意義來理解精神疾病，釐清疾病與社會生活的關係，以矯正精神醫學過度地強化科學、中立的診斷與治療策略，忽略了對於患者展演疾病經驗的自我、社會關係與文化意義等的理解。

三、身體、自我與主體性

　　人類學對於精神分裂症的研究，近年來轉向關注個人的主體經驗，將患者視為行動者以理解疾病現象、疾病的意義，以及疾病與個人、家庭、社會等的關係（Desjarlais 1997; Jenkins and Barrett 2004）。精神分裂症所具有的複雜性與模糊空間，正可提供人類學者進一步思考人類過程的中介點，因為精神分裂症可作為人類學理解自然與文化，以及個人與社會重要的經驗主體。

Jenkins（2004）即建議將精神分裂症視為典範個案來研究，可作為理解文化與基本的人類過程、經驗的內涵，以及自我、情緒與社會等範疇的主要連結。她認為精神分裂症患者的經驗，乃處於邊界的範疇，遊走於日常的與超越日常的（ordinary and extraordinary）經驗和生活世界中，但臨床醫學僅關注其異常的部分，忽略了日常的與超越日常的經驗之間並非可以清楚切割與分離。事實上，日常的與超越日常的經驗也可能相互滲透與蔓延，同時並存，或是相互影響與轉換，成為患者不可或缺的疾病歷程。

　　從患者主體經驗出發的研究路徑，將能更深入而細膩地探討人、疾病與生活世界三者的關係。本文從患者主體經驗出發的分析路徑，將可釐清精神分裂症患者的自我系統（the self system）或自我系統的過程（the self-system as processes）。早期精神醫學受到傳統現象學與精神分析理論的影響，將自我的概念視為探討精神分裂症的重要機制。雖然當時學者從主體與客體的自覺和互動來界定自我，但是在面對精神疾病的問題時，卻賦予自我系統的不確定性。

　　人類學有關「自我概念」的討論，常放在「人觀」的思考脈絡下，並企圖跳脫西方社會的思考架構。例如，將自我視為一個整體，具有能動性、能主動思考與行動（Geertz 1984: 126; Shweder and Bourne 1984）。人類學者在處理非西方文化的民族誌材料時，強調「自我」是關係建構的（relationally constructed），個人必須身處於社會生活中才能展現具體性，而「物」可能是建構關係中自我的重要成分。例如，Marilyn Strathern（1988）指出在美拉尼西亞，社會關係乃建構於人們在社會生活中彼此互動的

「物」，社會關係、人與物，都可能是建構自我的一部分。這種強調「關係」（relationality）的自我概念，同樣地都呈現在以下即將回顧的現象學者Merleau-Ponty（1962）的「互為主體性」（intersubjectivity）概念，以及Lacan（1977）對於象徵能力（the symbolic）建構在外在知覺的討論。

　　在探討疾病的文化現象時，人類學者以「身體」（the body）作為研究路徑，主張回到疾病被歸類、被概念化理解之前的現象來研究（Corin 1990; Csordas 1990, 1994, 1999; Good 1994）。Merleau-Ponty（1962）將身體視為是理解人與生活世界的關係最直接的管道，認為身體不是客體，而是生活於世界中體現的主體（an embodied subject），人們是經由身體來知覺與生活於世界中。因此，Merleau-Ponty將身體視為「自然的自我」（a natural self），是知覺的主體。人類學者Csordas（1990, 1994, 1999）提出的「體現」（embodiment）概念，承襲Hallowell（1955）的文化環境與自我的關係，以及Merleau-Ponty的現象學觀點，強調身體是主觀的或互為主體的經驗，「體現」則是經驗狀態的觀點，可以理解疾病與宗教經驗。

　　精神分析家Lacan（1977）的鏡像階段（the mirror stage）理論，是語言與自我構成方面的重要分析。自我的形成是在意象的階段（the imaginary stage），個人與他者／他物認同的過程，個人的身體意象來自主體與他者的視覺相遇。意象是知覺的感官印象，而視覺的體現則是語言建構過程的關鍵。在象徵階段（the symbolic），個人透過語言，也就是經由話語和符碼，填補身體或物質性的分離所產生的空間距離，使得仰賴「關係」所建構的「自我」成為可能。Weiner（1999）認為Lacan的精神分析側重語

言與象徵，但仍具身體的物質性（materiality of the body）。
Grosz（1990）也認為Lacan關注體現與認同的關係，焦點在於
「本我」（ego）的形成是本我對他者身體意象的認識，Lacan的
自我認同理論可說是一種主體性的社會語言的理論，主體或自我
是一套社會、歷史與文化意義系統的產物。此外，語言、規範與
象徵交換，成為建構社會秩序的根基（Moore 1994: 142-145）。
兒童在成長過程中主要經由語言隱喻能力的掌握，方能區辨母親
（兒童第一個愛的客體）與自我的差異，將之轉化並建構成他／
她對於象徵秩序的理解。語言象徵因而被認為是詮釋精神分裂症
患者的主體與疾病現象的關鍵。

　　本文試圖釐清的面向涉及幻想（fantasy）與事實（reality）
之區辨。精神疾病患者所建構或理解的社會事實可能是多重的，
這與該社會的身體與自我／人觀概念一樣，個人可以經由不同層
面的身體與自我關係的感覺和理解，來形塑不同範疇與意義的社
會事實。筆者在前面提及，精神分裂症患者的特徵之一是從幻
聽、幻覺或妄想來建構對社會事實的理解，這些幻聽、幻覺或妄
想是經由身體經驗、思想的重組與再建構，賦予社會事實的象徵
性與意義。幻聽、幻覺與妄想的內容，事實上，就是精神分析理
論所談的幻想（fantasy）或潛意識的幻想。George Devereux
（1979）認為幻想與象徵一樣，都具有「事實」的面向，兩者也
是一體的兩面，人類學者所要找尋的是事實的面向，心理學及精
神分析所企圖釐清的卻是幻想的部分。換言之，幻想也是一種象
徵，具有公共的與私密的兩種存在的可能性，人類具有將「事
實」的面向多元化的能力，以期充分地進入與人、事物、時間及
空間的互動脈絡中。Devereux所提的公共的象徵與私密的象

徵，與某些精神分析學者所談的個人神話（personal myth）、家庭神話（familial myth）、社群神話（group myth）（Stein 1990）等有異曲同工之效，以象徵或神話來形塑人類心智結構與事實的關係，以及被界定為事實的多元性特質。Devereux 與精神分析學者的象徵和神話的思考脈絡，引發筆者思索象徵的多元性與象徵和事實的不可分割關係，都是精神分裂症患者建構多重自我的必要元素。

　　本文以精神分裂症患者主觀的身體經驗作為切入點，探討疾病與自我認同的關係。患者作為經驗的主體（an experiencing subject），透過身體所建構與理解的自我過程，或變異的自我感，都隨著病程的發展、演進與轉換過程而有所變換或調整，因此，涵蓋在不同文化脈絡與社會情境下主體的能動性，以及意義的建構等，提供了他／她生活於世界的理解機制。

四、身體、感官經驗與變異的自我感

　　從身體經驗切入來理解精神分裂症患者的自我感，雖然屬於個人的經驗，卻同時具有社會與文化意涵。有關患者的「變異的自我感」，過去許多研究者傾向於從「超越日常的」（the extraordinary）經驗層面來理解，然而，日常的與超越日常的經驗，事實上並非可以完全切割或有明確的界線。對於許多患者而言，超越日常的經驗可能是日常經驗的一部分，超越日常的經驗也不是持續存在的，而是一種出現、消失、再出現的狀態，反映出患者當時所處的社會情境與心理狀況。更為明確地說，超越日常的與日常的（或正常的）經驗經常是相互轉換的，兩者亦可能

同時並存。因此，探討患者的經驗與自我感的建構之間的關係，應可幫助我們理解在特定的社會文化結構中有意義的與重要的範疇為何，而這些範疇可作為理解患者內在的衝突或防衛機制之關鍵所在。以下，筆者從三位精神分裂症患者的疾病經驗，尤其是超越日常的經驗，來理解疾病與自我感的建構，以期進一步反思台灣社會文化與精神分裂症的疾病特質關係。[3]

（一）幻聽經驗與變異的自我感

聽幻覺（auditory hallucination）或稱幻聽，為精神分裂症患者最常經歷到的感官經驗，是一種常人無法理解，對於患者而言卻是清楚而具體存在的聽覺經驗。此聽覺經驗在現實的世界中並沒有物質性的實體（人或他者），而是透過與疾病患者說話或對話的形式，來使患者感知、體驗到他／她（們）存在的事實。精神分裂症患者昭治，在某一次的團體治療中，談到她個人的幻聽與身體經驗時說：

> 走到廁所、走到客廳，那個聲音會跟著你。拜託啊！給人家睡一下。那個不是幻聽，是真的……走路時，好像有電，會一直要摔倒，睡覺時，那個枕頭好像要觸電一樣，我常常被電得迷迷糊糊的……說我是幻聽，我不相信，我在煮飯時，聽到有人在講話。我問我先生，他說他沒有聽到……我們房子才買沒多久，我就聽到一個聲音「給我搬出去！這裡要賣。」我說：「這是我們自己的房子，怎麼會要賣呢！」我

3　為了保護三位患者個人的隱私權，本文中所使用的名字均為化名。

問我女兒，她說她也沒聽到，他們就罵我是「瘋子」。那個聲音白天也講，晚上也在講。

　　昭治是一名沒有上過學的中年婦女，1999 年筆者遇到她時，她剛住進急性病房。當時已經 47 歲的她，據主治醫師推斷可能已經發病 20 年，卻是第一次接受精神醫學較為完整的評估與治療。那時候，她講話的聲音非常小，與別人互動時總是低著頭，眼睛不敢直視對方，似乎相當缺乏自信心，因此與昭治互動時必須仔細地傾聽，才能聽得懂她所欲表達的意思。在她的自述中，她提到幻聽如何影響她與家人的互動，並且認為家人不願（或無法）理解她的經驗世界，是家人在欺騙她，進而不理會她。這種不被理解的感覺，使她強烈地感受到被家人孤立，更強化了她原本就相當自卑的自我。她說：「他們不太理我，認為我沒讀書，不尊重我，對我很不禮貌。」

　　據家人描述，在過去的二十年內昭治曾經發病三四次，每一次大約持續二到三個月。不過近五年來（指 1994-1999），發作的次數日趨頻繁，每年至少一次。從昭治家人所描述的症狀來分析，她已經出現明顯的精神分裂症症狀，例如，憂鬱的情緒、被害妄想、怪異的行為等等。在 1999 年初，昭治突然出現昏迷的狀態，家人緊急將她送到一家綜合醫院的精神科，做短暫的住院治療。醫院幫她做了腦部斷層掃瞄，結果並未發現異常，家屬也不清楚當時醫師如何診斷或如何治療，只記得醫師曾提醒家屬她是「心理的問題」，需要家人多陪伴與關心。此後，她的疾病徵兆更為活躍，開始出現幻聽，內容如前所描述（例如，有人在天花板說話，罵她、叫她搬家，否則會給她好看等等），並有被害

妄想（例如，擔心先生會殺害她）、關係妄想（例如，懷疑先生和女兒有曖昧關係）等症狀。這一次住院的原因，是她認為丈夫要殺害她，她必須先下手為強，因此在某一天清晨，當丈夫還在睡夢中，昭治拿著菜刀將他砍傷。因為這一次的攻擊事件，在家人的陪同下，昭治被警察強制送入精神醫療機構就醫。

　　精神分裂症患者的自我，是他們持續與經驗世界中具體存在的幻聽、幻覺或妄想中的「他者」互動，生活在正常世界所界定的「失眠」、「被干擾」、「自言自語」、「觸電的感覺」等，不同形式的「超越日常的」經驗中，展演日常生活的自我，但是這種生活經驗卻是常人世界所無法理解與分享。當幻聽、幻覺或妄想經驗不被認可時，許多患者會出現「自卑」、「被騙」、「不受重視」等自我感受，而個人的情感與情緒反應，常在這種被家人貶低的情況下宣洩而出。昭治的幻聽內容，相當程度地反映出作為經驗主體的她所理解的家庭生活，尤其是她與丈夫的關係，以及她在家庭中所處的邊緣位階。她覺得家人不相信她、欺騙她、看不起她，此種自卑感主要來自她長期與家人的互動模式。昭治如此自述她的成長經驗與婚姻生活：

　　我與我們頭家（指丈夫），很久都沒什麼話好講。他對我很兇，對我講話很大聲，但是對我女兒就不會，講話則輕聲細語的……我從小就沒有讀書，因為家裡需要人幫忙做家事……我不認識字，很怕一個人出門會回不了家。我和我先生是人家介紹的，當時我看了也不喜歡，他看起來很兇的樣子，婚前我們只見過一次面……後來就說要來下聘，我原來是不肯的，但是家人覺得我年紀大了，該結婚了。婚後我們

就來台北，我先生在台北賣水果……我以前很樂觀，現在事情還沒有發生，我就開始擔心。我小時候沒念書，結婚以後就被先生控制……有一天下大雨，我拿個水桶放在屋簷下接水，想用這一些水拖地板。我先生一回來，看到水桶，就用腳將水桶踢倒。當時，我也不知道該怎麼辦才好！

　　疾病或許影響昭治如何理解日常生活的人、事、物，但更與女人在台灣傳統社會中的家庭位階有關，昭治即為典型的代表。女性常因為家庭的經濟因素，被剝奪受教育和識字的機會。昭治從小就相當害羞、內向，相當缺乏自信心，一個人出門時總是會「有一點怕怕的」。結婚以後，她的生活圈子完全局限在家庭的空間範疇，不但沒有自己的朋友，也很少與鄰居互動。在過去20年間，每當她有精神疾病的徵兆出現時，家人總是以神鬼附身來解釋。可能因為精神疾病的污名化（stigma）問題，丈夫長期對她施暴，要求她待在家中，少與鄰居親人互動。她說：「我先生自從小女兒上小學起，就虐待我，不時地打罵、約束我，不許我與外人來往……以前我們住○○時，有時候我會到堤防邊走一走，跟鄰居比較熟悉，現在搬到這裡來，我沒有地方可以去走。」她們搬到新房子住之後，昭治的生活更為孤立與寂寞，並開始出現幻聽，她說：

從過年後開始，我常聽見從樓上傳來的聲音，說房子要賣掉，是不認識人的聲音，很吵……我在客廳聲音就到客廳，我走到廚房，聲音就跟著到廚房，叫我「搬搬出去啦！搬回去○○」……很吵，我沒辦法睡覺。有兩個聲音，一男一

女，告訴我：「我的頭家不是我的先生！」我兒子及女兒都
不理我，不吃我做的飯菜，他們做飯也不留給我吃。有一
次，我已經好幾天沒有吃了，那個聲音就出來告訴我：「不
要吃飯，餓死算了！」又說「小孩不孝！」……我也不敢出
門，我覺得大家都在笑我，反正什麼事都不對！

在昭治的幻聽經驗中，聽幻覺的「他者」會使用命令或評論
的語氣，有時候是一個人，有時候是一男一女以對話的形式出
現。她說：

我以為是樓上的人在講話，一男一女，男的告訴我：「搬出
去吧！這裡要賣。」我回答說：「這是我們自己的房子，怎
麼會要賣！」那個女的聲音就出來了：「回去跟妳母親住
吧！」

當研究者詢問「這個女人是誰？」，她這麼說：

好像是那個男的妻子……好像……是母親。我也聽過那個聲
音告訴我：「不要一天到晚在家裡，到樓上走一走。」我回
答：「樓上是你們的啊！我怎麼可能去樓上呢！」……有時
候那個（幻聽）聲音也會告訴我：「也不去找工作，妳爸爸
怎麼養得起！」

昭治在住院兩個多月之後，由於農曆春節將近，在病情較為
穩定的情況下出院，但回去兩個星期後又再度住院。住在家裡的

那段期間，由於不規則服藥，她出現了被害妄想的症狀，擔心丈夫會因為被她砍傷而採取報復行動，害怕得晚上不敢睡覺。她出現了易怒、不睡覺、情緒不穩定、進食量少，以言語威脅家人，拿刀子要兒女殺她等行為，並表示「我不想活了，你們不要救我！」當她再度回到病房時，即告訴醫生「醫師，不要救我，他們都不給我吃」。再度住院的一個月，昭治在許多場合中，包括與人閒聊或在團體治療分享個人感受時，談到的都是回家以後的感覺：害怕丈夫報復，擔心家人不接納她，以及自己在家中所感受到的「多餘的感覺」。她說：「我家裡的人很排斥我，我也會擔心小孩，可是每一次我在家，我總覺得我是多餘的。」可能是這種「多餘的」自我存在感，或在極端恐懼丈夫會對她採取報復行動的被害妄想情境中，在回家後的某一天晚上，昭治放了一把火把房子燒了，她是家裡唯一沒有及時逃出來而喪命的人。

　　從患者以上的自述文本來分析，昭治的幻聽是在發病十多年之後才出現的症狀，在她長期被丈夫施暴、被兒女漠視，以及遷移新居之後缺乏互動的生活情境下逐漸形成。起先，昭治一直誤將「幻聽中的他者」視為是「真實存有的、他者」，直到進入精神醫療機構在團體治療的場域中，經病友的說明才意識到「幻聽中的他者」並非真實存在的人。雖然如此，幻聽經驗中的他者出現，以及如何對話與評論，仍然影響她的自我建構，並與妄想的內容連結，成為她積極地採取行動或不行動的理解脈絡。對於精神分裂症患者而言，幻聽是他們的疾病與生活經驗的一部分，其真實而具體存在的感覺，是不容置疑的。昭治的幻聽內容，實與家人間長期的互動模式有關。當她拿起菜刀砍了丈夫一刀時，似乎藉著身心處於異常的狀態下，抗議丈夫長期對她的忽略與不尊

重。在她的幻聽經驗中，自我是以「他者」的聲音存在，以評論丈夫對她的鄙視、兒女對她的忽略，以及她在家中的處境。幻聽經驗中的他者表達了「小孩不孝」、「不要吃飯，餓死算了！」等等，都是昭治內在的真實感受，卻是在現實世界中她無法用言語表達的聲音。此時，幻聽以一個超然的，居處於較高權力位階的「他者」意象出現，支持或聲援現實生活中弱勢而卑微的自我，並賦予昭治反抗家庭權力結構的力量。幻聽經驗中的他者，乃是昭治在現實生活中備受壓抑，無法展演的自我意象，在疾病歷程中她將之轉化成他者，以命令或評論的姿態出現在聽幻覺中。

　　「家」可以說是昭治所感知與理解的生活世界的全部，建構在她長期與家人互動的主觀經驗上，與丈夫的互動關係尤其是整個生活經驗的主軸。若我們將昭治的幻聽內容與妄想的症狀放在一起思考，可以更清楚地看到兩者如何共同指涉、共同建構昭治所理解的「關係」（relatedness），環繞在丈夫、昭治及女兒三者的關係上。昭治與丈夫是夫妻關係，卻是一種夫強妻弱，存在明顯的階序性與權力位階的夫妻關係，實際上更像父與女的關係。在昭治的幻聽經驗中出現一男一女的聲音，以一對夫妻的關係出現：男（夫）以命令的口氣告訴她「搬出去吧！這裡要賣」；女（妻）則告訴她「搬回去跟妳的母親住」，說話的口氣又像是母親在跟女兒說話。在另一個幻聽的情境中，「我的頭家不是我先生」，以及「也不去找工作，妳爸爸怎麼養得起妳啊」，清楚地呈現她與丈夫不是夫妻關係，更像是父女關係。似乎在幻聽中，丈夫是以父親的位階在命令她，而她的角色則既是母親亦是女兒。當女的幻聽聲音告訴她：「搬回去跟妳的母親住」時，是以

母親對女兒的關係在對話，此時昭治所扮演的是女兒的位階。當小孩不吃她做的飯菜，或當他們做飯沒有預留食物給她時，幻聽會再度出來評論「小孩不孝」，昭治是以母親的身分來感受與理解這句話。因此，昭治的幻聽內容清楚地呈現她的主觀感受，無論與現實生活是否有所差距，卻是她的內在世界最真實的感受。在她的家庭關係中，丈夫不是她的配偶，更像是她的父親，讓她覺得「我的頭家不是我先生」。至於我丈夫事實上是我女兒的丈夫，在現實生活中女兒取代了昭治的位置，以丈夫「跟她講話時輕聲細語」的互動模式存在，成為丈夫關愛的對象。昭治將幻聽經驗與現實生活連結，以合理化她所理解與建構的認知事實：「先生與女兒有曖昧關係」的想法。

　　從昭治的疾病案例來看，我們知道幻聽內容並不是沒有意義的，而是個人主觀感受日常生活處境的「投射」，並與妄想內容相結合。幻聽與妄想兩者相互影響，共同構築昭治所理解的家庭關係，以及對於家人行動的解讀，進而形塑她的自我與對生活世界的理解。昭治病程中所出現的被害妄想及關係妄想的內容，來自於她與丈夫、兒女長期互動的主觀感受，並經由此種主觀感受形塑而成的「變異的家庭關係」，成為個人認知理解的「思考內容」。因此，妄想內容的怪異性是建立在患者多年的疾病經驗，沒有上過學的自卑感，以及長期被家人孤立、疏忽而產生「多餘的」感覺。透過男性的幻聽他者以「搬出去吧！這裡要賣」，或女性的幻聽他者以「我的頭家不是我先生」等語言張力，形塑她在家中「多餘的」、沒有歸屬的感覺，聽幻覺中「他者」的意象具體化了昭治在現實生活中所體驗與理解的夫妻關係，此種關係是她長期生活在家庭中所覺知的「自我寫照」，一個居處於被極

端邊緣化的主體位階。

（二）夢境、幻想／妄想與自我認同

　　另一名患者是48歲的未婚女性維芬，同樣被診斷為精神分裂症。1998年筆者第一次遇到她時，她剛從急診轉入急性病房。正式的發病紀錄是1997年，由於受到幻聽及妄想嚴重地干擾，出現自殘的行為，才由家人送進醫院接受治療。筆者訪談維芬多次，尤其是在她接受精神藥物與心理治療後，病情穩定的情況下，以敘事形式整理出她個人認為有意義的生命歷程。以下，筆者摘錄維芬自述的疾病經驗的片段，此片段呈現出她經由身體來體現並建構自我認同：

> 我從小的時候就可以看到自己的前世，我從小就可以夢到一
> 個場景，我在夢裡覺得這個地方我來過……我想那是我的前
> 世。那個場景是法國的貴族生活的場景，是在一個很陰森的
> 狀況……我曾經夢到我自己是特種營業場所的女郎，我在尋
> 覓一個人，可是我不知道我在尋覓誰，我等於是一個縱情在
> 肉慾的女子，我好像是一個法國上流社會的交際花、貴婦型
> 的女子，我一直是單身。後來……我夢到我是個佛教徒，我
> 是個男人，是個和尚、住持……可是別人想要做住持，就用
> 一塊磚頭將我推到井裡。我的記憶是從……我的鼻中隔彎
> 曲，然後壓迫到我後腦杓的神經，然後我的後腦杓神經會投
> 射出這個畫面，我被人家用一塊磚頭砸到這裡（指著後腦杓
> 的部位），所以我這邊有個記憶，夢到這裡我就嚇醒了。

我從小就有被害意識，我老是怕被害……我在工作的那幾年，我總是覺得有人要害我……後來我才知道我的被害意識是來自我的前世。我被嚇醒了以後，我知道我這輩子是回教徒，我知道是回教救了我。隱隱約約地我很感謝回教……我從小就夢到我的前世，可是回教不談前世，回教只有一世說，我從小就覺得奇怪，我怎麼會這樣子……我一直覺得我在等一個人回去，我有很強烈的這種意識。一般我跟男孩子談戀愛時，我都不會投入感情，談完了，我就在想「我還完了一筆債了」，我不知道我為什麼會這樣，然後就分手了。

我的第一個男朋友是我在就讀專校的時候……後來這個男孩子拋棄我，跟我一個朋友在一起，我的被害意識是從那個時候開始的，我覺得一群人好像都在背叛我。後來我才知道這個跟我的前世有關，而且我每次談戀愛都是三角關係……總是在這種三角關係中，所以我很怕談感情，然後我去處理都處理得很糟糕……大概到了21、22歲的時候。我的被害妄想開始影響我的生活，我在工作的時候，我總是想有一群人要欺侮我，我的人際關係不好……我爸爸、媽媽很會吵架，吵得很凶，我對婚姻會有恐懼感。到了我30多歲的時候，我覺得我該結婚了，可是我老是覺得我不知道在恐懼什麼，不敢結婚。我在諮商中我才發覺，我居然會恐懼我父母的婚姻，然後我對男人要求很高很高。可是在我的潛意識裡有個東西，好像我在等一個男人回去，這個東西一直都在……我在很小的時候，我就會對天空說「我已經很老了，你叫我下來做什麼？」……小時候一群小孩子在一起玩，在互動的時

候，我都不喜歡玩，我從小就喜歡跟天空的白雲說話。

我在30多歲的時候去學諮商，我當諮商的義工，我諮商別人、同時也被諮商。有一次諮商老師要我們……將手伸出來做深呼吸，我在做這個動作時就浮出一個畫面，我是我學長的妻子，我們正在make love時，我被我的學長刺死了。我一直很喜歡我這個學長，我看到他時一直很想和他make love，我的學長也很喜歡我，他追我追了很久，可是我就是不想接受他對我的感情……然後我看到自己在和他make love時被他刺死了。後來我隱隱約約有這樣的感覺，我很恐懼make love。

我對感情是很執著的那一種，當我愛一個人我會全心地投入，我就認定了這個人，我被這個人傷得很深。後來我在潛能激發時，我看到觀音交法器給我……我們老師說「妳前世也是個修行人，妳是個天兵，妳就接了吧」。但是我很恐懼，因為我是個回教徒……後來我碰到另一個男孩子，他在追我，但是又同時在追另一個女孩子，當時我很痛苦……我想要找我的前世，很奇怪我那時候我就可以看到我前世。我又認識另一個男孩子，我發現我自己曾經跟這個男孩子都是觀音身邊的童子，我們一起下到人間來，這個男孩子也是交了許多女朋友，包括我身邊的好朋友，我們還是處於一個三角關係。然後我換了一個工作，在工作時我認識了一位已婚的同事，他很喜歡我，但是我不想介入他的家庭。後來我去練氣功，因為我的鼻中隔彎曲，我從面相學得知鼻病都是情

感的因素，並且都是前世的情感關係。當時我的感應力很強，我可以感應到前世，我很渴望靈修，我也很渴望回到一個地方去，可是我不知道那是什麼地方……我是個回教徒，回教只有一世……但是我又去偷看我的前世，當時我很掙扎。

維芬在1998年發病時被送進醫院接受治療，她描述那一段時間的生活，以及當時所感知的身體經驗時說：

那時候我常常半夜醒來，失眠，會看到一些干擾我的能量的畫面……我整個身體磁場開始混亂，我的身體會旋轉，我覺得很不舒服……我看到我的能量很不平衡，我的左半邊是吊著的。有一位師兄對我說「妳修得不錯，妳可以看到自己的元神」，可是我覺得那是我的能量正在耗盡的一個不好的徵兆。後來我常打坐……在打坐時我看到了一位回教的領袖來救我，後來我才知道他是我前世的先生，並且我要找的人就是他。我前世的先生來救我，帶著大量的能量來……與我一起工作的那位男同事，他也曾經是我在某一世的先生，開始對我有敵意，他怕我掌權……當時我覺得我的元神破裂了，整個人感覺很虛弱。在佛教來說，妳的元神破裂，妳就沒什麼靈氣，是一個非常虛弱的感覺。我覺得我前世的先生（回教的領袖）一直在補充我的能量……我的那位同事也可以感應，他看到了，他和一位修密宗的女人，他們倆就商量來搶我的能量。那時候我覺得很沒有安全感。我前世的先生引導我往前走，是一個正確的能量，他們倆就來混淆我，然後去

接那個能量。我當時很氣，又很恐懼……我沒有拿到能量，我很氣，他們就拍手，暗示說：「成功了！」……我當時整天都在恐懼之中，怕有人來搶我的能量……晚上我在家將能量調整好，白天上班的時候，他們又來搶走我的能量，我的能量場整個亂掉了。

那時候……我感覺回教要懲罰他們……但是我還是替他們求情。我到 T 寺打坐，我求主饒恕，那時候我才知道我在回教的地位很高，我很想救回教，可是我可以感覺到回教很氣我、很氣我，因為我做了很多錯事。我看到了觀音，又相信佛教，又拿了佛教的法器，等於是我的罪很重，因為我侍二主……那一天我就感覺到整個能量場好大好大，我前世的先生帶著大批的人馬要來懲罰這兩個人，叫我跳開這個能量場。可是……我就一直求情，求回教原諒他們兩個人，後來整個能量場就穩定下來……

第二天早上突然有一個聲音告訴我，那時候都是幻思、幻聽，有一個聲音告訴我，整個地球要從三度空間轉成四度空間了，所有的人都必須運輸到四度空間去，三度空間只剩下魔界的人。妳是一國之后，妳沒有完成妳的使命，主懲罰妳，沒有好好地去宣教。然後我那一位男同事是一位魔王……他要強姦妳……我若被他強姦，我就變成魔界的人了。我的靈魂也不要修行，也不要回到天堂了……然後那個聲音又告訴我，我前世的先生也走了，其他人也走了，主要懲罰我，然後，我讓三度空間轉成四度空間轉得太快，魔界

的人沒辦法被度化，我也沒辦法升天堂。那時候我覺得我這一輩子無法回天堂了，我就要變成魔界的人，我沒有希望了，我就一直逃，我想逃。然後那個聲音又說，地球馬上要穿越我這個房子了……然後我的同事真的要來強姦我……然後我的前世的先生認為我沒有盡到一國之后的責任，要來取我的頭……要我以死謝罪，要我剁我的全身。我就一直看太陽，因為我前世的先生的能量就像一個太陽，他說你不要看太陽，這個太陽是魔界的太陽……那個聲音就說：「妳死吧！妳的罪惡很重，妳沒有盡到一國之后的責任。妳只有將自己全身剁碎，以死謝罪，才能度化那些來不及從三度空間轉換到四度空間的人。」我就很傷心，我當時非常的恐懼……那個聲音就說「妳去剁吧！妳把妳自己剁碎，妳跳樓吧！妳怎麼死都可以，地球來不及轉換了，快轉吧，妳死了就沒事了。」我當時很慌，我就打電話給我姊姊、給我表姊，去求證……那時候幻聽的聲音很大……能量場很亂、很大，我很恐懼。我就跑去拿菜刀，就開始在陽台上剁手指，我當時手一直在抖，一邊撒尿，手一直抖，很疼！很疼！……我當時非常恐懼，你看我的三個指頭都已經血肉模糊了，我求主饒恕，我連剁我的手指頭都沒辦法，我還是讓我前世的先生來取我的人頭好了。我就在那邊等死，我又不甘心死，那時候我出來了好幾個意識。一個意識是「這到底是不是真的？」我想求證。另一個意識是我想逃，因為我沒有做任何事情，我沒有傷害任何人，並且我到處替別人求情……然後另外一個聲音就告訴我「去死吧！妳的罪名很大，妳沒有臉見主，妳沒有臉見妳的前世先生」……我就開

始剡我的手指，我沒辦法剡，因為很痛，我就開始哭。然後，有一個聲音說：「妳不是說肉身可以成佛嗎？妳怎麼成佛呢？」就一直在嘲笑我，我很痛苦！……就在那時候，我姊姊她們趕來了。

　　維芬經由記憶重新建構她的疾病經驗，尤其是在發病時期的思緒、情感、情緒與身體經驗，重建她當時如何與幻聽、幻覺／妄想等脈絡中的他者互動，以及其中的自我展演過程。這個文本所呈現或展演的先後次序與詮釋意義，或多或少不完全吻合當時所發生的「社會事實」，卻是維芬所自述的最清晰而完整的文本，清楚地呈現精神分裂症患者個人的疾病歷程與自我建構之間的關係。

　　維芬告訴筆者，她從小就經常透過夢境與身體知覺來理解自我，並將夢境的內容與知覺結合，建構成部分的自我。她將夢境的景象解讀為前世的經驗（或前世的自我），這些經驗構築成今生部分的自我，企圖合理化早年她一直存在的「被害妄想」的感覺，並以之來詮釋在現實生活中她經常需要面對的人際關係問題。維芬認為她的病是來自「情感的」問題，是她將現實生活的情感與宗教的情感相互連結，兩者交織糾結所產生的結果，後來她能夠復原的關鍵，也是她跳脫了困擾她情感問題的「心結」，適時地找到轉移情感的方法與對象。在維芬的自述文本中，身體是連結情感與思緒最主要的容器，也作為她體現自我系統的主體。她將夢境中的自我意象與諮商，修練過程中身體所留存的記憶，都看成是前世自我意象的再現，與個人在現實世界中的愛情、慾望、關係與宗教信仰等結合，建構出一個想像的、幻想

的、具有個人神話意涵的「自我意象」。「情感」是維芬所體驗的「自我意象」中最關鍵的要素，進一步地形塑她的疾病經驗。然而，她對情感的理解卻是從前世連結到今生，以「前世的因、今生的果」之連結關係出現，透過身體的感官知覺來賦予無法言喻的直覺，人際關係的自我詮釋，以及後續的思維想像的基礎，都成為建構自我理解與自我指涉關係的「意象」，並作為個人詮釋生活經歷的參考文本。維芬對於自我的認知與詮釋，無論是對宗教的情感／罪惡感，或是對前世／今生的感情對象的存疑與執著，都是以這一套「自我意象」文本為基礎。個人對於自我意象文本的建構，始於兒時的生活經驗與夢境的內容，歷經成長過程中意義的詮釋與策略性的擷取，進而整合成患者對病因所建構的，如同 Good（1992）所提的「失序的詮釋」文本。

　　維芬描述她在第一次住院前情感、情緒與思緒的糾結關係尤其生動，她以身體所感知的能量或氣場混亂，來說明當時自我系統的崩解。在回教／佛教、前世／今生、背叛者／解救者、能量的耗損／補充，以及左半邊身體／右半邊身體等多重聲音、多重意識、多重經驗的互動下，呈現這種情感、情緒與思緒的快速轉換和糾結關係。在此文本中，我們似乎看到了患者在發病的情境中，感官知覺與妄想如何結合，聽幻覺與其他身體感官經驗不完全只是思維變異的產物，更是形塑思維、建構思維的主要內涵，使得想像的思維進一步地成為主體信以為真的「物質性」基礎。由此可見，思考如何從想像的層次進一步具體化成為患者妄想的內容，實有賴主體有意識地整合個人身體感官經驗與自我意象，經過長時間的自我檢驗、意義的建構與詮釋等反覆的操練過程，而成為個人與生活世界互動的身體慣習，同時發展成結構完整的

自我意象文本。

　　精神醫療或許可以容忍疾病患者的自我存在「內在的世界」，包括患者對於夢境、幻聽與妄想內容的述說與詮釋，但這些內容主要作為評量病患的思考是否具有邏輯性與連貫性的準則，尤其是理解患者是否具有區辨「內在的世界」與「社會事實」之差異的能力。醫療團隊使用精神藥物或靠個人的意志力，來排除、壓制因為內在的衝突所出現的幻聽、幻覺或妄想等干擾；心理治療則進一步地透過說話治療來轉換衝突的關係，企圖將患者從衝突矛盾的內在世界中釋放出來，進而將之轉換成具有現實感的主體。經過長時間的精神治療，一位精神科醫師以客體關係理論（object relations）分析他對維芬的觀察。他討論到維芬的幻聽內容必須從她的家庭關係去理解，他說：

> 父親的形象、從小對小孩的態度，內化成維芬內在自我很強的一部分。維芬的父親從小是以身體鞭打的方式教養小孩、鞭策小孩，不只是她，連哥哥都常被打。因此，維芬對父親的「愛」的渴望，很清楚地呈現在她的幻聽中，這是她自己說的：「因為我一直得不到你的愛，所以我會躲在我的幻聽裡頭。」維芬幻聽的形象，是她內在的父母，也就是內在的 significant others，這個內在父母之人格並不清楚，一直在罵她、指責她，她就一直躲在那裡頭。

維芬的自我意象文本描述小時候被父親管教的經驗，她說：

> 我們家是父親管教，母親完全沒有聲音的家庭。父親開餐

館，母親在上班，但是能力不強，父親常嫌她。我小時候，有一次目睹父親毆打母親。我當時躲在五斗櫃旁邊，見到父親抓起母親的頭髮往牆邊摔。我當時看到了以後，嚇呆了，不敢出聲。這一件事情對我的影響很大，我很怕父親，也因此很怕男人……我們家的小孩，除了姊姊以外，她是父親最喜歡的小孩，其他人都怕父親，包括我的大哥，他對父親一直不能諒解。哥哥小時候有一次犯錯，父親要他脫光衣服，在住家的巷子走一圈。我自己小時候也曾經挨過父親嚴厲的懲罰。我們家的小孩，每天中午必須輪流到父親的餐館提飯菜回來吃。有一天輪到我時，我和一些小孩在外面玩，忘了時間，等到我想起來時，已經晚了很久，而且當時玩得很髒，沒有換衣服就過去。父親一看到我，就一陣毒打。父親這種嚴厲的管教方式，在我們家是一直存在的。

　　從維芬的疾病經驗，我們看到自我認同乃是逐漸建構而發展完成的，並且立基於多重的自我意象脈絡中，例如，夢境、身體知覺、特殊的身體記憶，以及打坐、修練等情境。我們看到患者所建構的「失序的詮釋」文本，使用多重的身體意象來建構對於自我的理解，這些意象雖然落實於日常的生活經驗中，卻是事實的與想像的相互交織（Devereux 1979），日常的與超越日常的經驗相互結合（Jenkins 2004），成為主體在建構自我意象與認同時有意義的理解內涵。這些多重的自我意象建構都具有相當清楚的「身體的物質性」內涵（Weiner 1999），透過主體與事實的／想像的他者互動，形塑並完成如Lacan（1977）所提的「意象的階段」之自我建構，而此部分所形塑的主要是維芬的情感與慾望。

　　情感與關係是維芬的自我認同建構相當重要的元素，主要圍繞在她對於父愛的渴望。如前所述，父親形象與丈夫的角色結合，兩者都是以嚴厲的、紀律的、強勢的及完美的意象出現，代表家庭與宗教信仰中的權威（authority）、權力（power）與社會規範（social norm），也可以說是Lacan「象徵的階段」中所表徵的「秩序」（order or social order），是個人的超我（superego）。維芬試圖在傳統的父系父權家庭與回教的宗教傳統中尋求情感與關係，卻屢屢受挫，並且經常逾越嚴謹的、紀律的「重要的他者——父親與宗教領袖」所設置的社會規範界線，無論是在前世或今生、在夢中或現實生活中。

（三）衝突的意念與衝突的自我意象

　　昭治與維芬的自我意象的建構，都與她們的「家庭」生活經驗有關，圍繞著以家庭為主軸的「關係」問題上。第三位精神分裂症患者文泰，他的疾病經驗則與前述兩人的歷程相當不同，主要的癥結在於他出現了衝突的自我意象。文泰大學畢業後再回到學校進修，第二年開始生病，因為課業壓力過大，出現無法呼吸或呼吸困難的症狀，看過許多醫生，包括胸腔科、心臟科等都查不出原因，後來會診精神科才被診斷為精神官能症。他被這個呼吸困難的問題困擾了兩年，每天多半躺在家裡，他說：「躺著比較舒服一點。」後來呼吸困難的問題解決了，他卻發現嘴角有發黑的現象，出現較為暗沉的顏色。他認為嘴角的問題與先前呼吸困難的症狀有關，嘴角之所以發黑是缺氧所致。因此，他用紙去刮嘴角，刮了以後嘴角的顏色就會變紅，但是長期下來卻造成嘴角發炎感染。更嚴重的是，他因為嘴角的問題而變得很在乎自己

的臉，每天一早起床就照鏡子，一整天時時刻刻都在注意自己的嘴角，直到晚上睡覺時才停止，甚至經常睡著的時候手上還拿著鏡子。就這樣子過了七年，他說：

> 即使嘴角的感染已經沒有任何傷口了，我還是很在意自己的臉，我不敢出去見人，我覺得別人一定看到我的嘴角黑黑的，但是當我問我身邊的人時，他們都告訴我「看不出來啊！」我對於別人這樣的回答並不滿意，明明嘴角黑黑的，怎麼會看不出來呢！

　　文泰的症狀被醫生診斷為強迫性精神官能症，與呼吸困難一樣，都是一種強迫性的行為。在這七年中，文泰每天面對的問題是「鏡中的自我意象」，一直想照鏡子，卻又害怕看到鏡中的自我。這個透過鏡子所體驗與反射出的身體意象，是文泰的自我意象，成為他日常生活的焦點，也是生活的全部，強烈地困擾著他，使得他無法上學也不敢出門。

　　1999年底，當筆者第一次遇到文泰時，他的病症已經進一步地轉換成精神分裂症。他不贊同醫師的診斷，他說：「精神分裂症有幻聽的問題，我沒有幻聽。」他認為他的問題不是幻聽，而是雜念，他說：「雜念是比較輕微的精神病。」後來他開始學佛，當他念大悲咒、拜地藏王菩薩時，就會出現一個念頭（想法）告訴他，「地藏王菩薩不是好的，是壞的。」這種想法正好和他自己的想法相反，他說：「這種邪惡的想法讓我很困擾，但是，我知道那不是我的想法。這是我的冤親債主的聲音，雖然沒有真的聲音出來，但是我試著和他溝通，我知道是一個女的，是

她告訴我的。」有關冤親債主的說法，是文泰接受了一位佛教師
父的說法，他將之與自己的身體經驗結合，發展出一套與冤親債
主（或雜念）共處的生活方式。他說：

> 在以前我有雜念出現，會干擾我的生活與思緒，這是冤親債
> 主以魔（心魔）來干擾我，以前則干擾我的身體，真是可
> 怕！現在我可以透過身體和他溝通。有時候，我會有一些邪
> 惡的想法，例如，偶爾會有一個念頭出現，告訴我學佛不
> 好，或告訴我說我的姪子不好，但是那些念頭都不是我的本
> 意，我一心向佛，我也很愛我的姪子，我不可能害我姪子。

很多時候，文泰會同時出現兩種相互衝突的想法，其中一個
用意是好的、善的，是他自己的本意；另一個則是不好的、邪惡
的想法，他認為那是魔在干擾他。他開始使用思緒去跟魔對話和
溝通，他說：「魔透過我的身體，以點頭、搖頭或眨眼睛的方
式，來跟我互動。經過這種溝通模式，我可以很清楚地區分到底
那是魔的意思，還是我自己的想法。」

2001 年，第二次在病房中再見到文泰，距離上一次的治療
活動已經相隔兩年。此時，他的身體外觀有了明顯的改變，跟當
初給人溫文儒雅的感覺很不一樣，身材變得很壯碩，對於身邊的
他者（家人及醫療人員）有強烈的敵意與不信任感。起初他不願
意接受筆者的訪談，這跟上一次遇到他時，他很爽快地答應訪
談，有很大的不同。筆者花了很多時間跟他解釋，說明再度找他
談話的用意，並重新支持他的感受，他才慢慢釋懷並接受訪談。
後來，他主動將他在住院後所書寫的感想拿給筆者看。在這一次

互動的過程中，筆者才得知，此時他已經建構了一套有關魔如何操控並影響他的意念的理論，這套理論是他對於個人疾病的自我理解，相當具體且相對完整的結構。他對於家人（尤其是照顧他的父母親）、醫療人員，甚至對筆者的敵意與不信任感，都與他個人對於「魔」概念的建構有關。兩三年前，他突然停止對於嘴角問題的在意，轉而將焦點放在魔對他所造成的干擾，讓他無法分辨善與惡。他說：「有時候，我沒有惡意，但是卻會出現一個意念告訴我要怎麼做，這是一個惡的念頭，但是後來我證實那些都不是我的本意，都是魔在操控。」筆者請他舉例說明，他說：

> 有一次，我在家裡看到姪子爬到神龕上，從神龕上掉下來，我就跑過去接住他。姪子看我的表情很怪，我覺得他被魔附身了，他一直哭，又哭又叫地要推開我。我要姪子不要叫，用手去掐他，剛好有路人經過，以為我要殺死姪子，就打電話報警，叫119把我送進醫院……我很愛我的姪子，我怎麼可能做這種事呢！

> 魔很會偽裝，會將惡的偽裝成善的，讓我無法分辨。唯一的方法就是不斷地懺悔，唯有懺悔能治我的病，我的病已經治好了。

> 這家醫院是一個魔的大本營，Y醫師及T醫師都是魔，我以前很信任他們，可是我覺得他們都是大魔。

當筆者問他為什麼覺得Y醫師是魔呢？他回答：「Y醫師每

天笑臉迎人，可是一個人怎麼可能沒有煩惱呢！這是魔偽裝的，他是一個大魔。」事實上，這段期間裡，父母、醫師和筆者都被他認為是魔。因此，當筆者問他「既然我是魔，為什麼你還會願意跟我講話呢？」他沒有正面回答，只是說他會用試探的方式來與魔溝通，分辨到底對方是不是魔。這一陣子他常做出搖頭、眨眼睛等動作，並說他是在試探魔、試著與魔溝通。另一方面，他自己發展出一套懺悔的行動模式，他會用力喘氣、咋舌、咬下唇，到後來甚至出現突然大叫的行為。他說：「我會生這種病，會有魔透過意念的操控來干擾我，都是我的業識（業障）太重，唯一的方法就是懺悔，不斷地懺悔來減輕我的業障。當我懺悔以後，我的身體就會比較舒服、感覺比較輕鬆。」

在這段時期，文泰的暴力行為有逐漸增多的趨勢。平日在家，他曾經出現多次攻擊父母的行為，父母害怕觸怒他的情緒，多採取安撫、順從的處理策略。住院期間，他經常打電話回家威脅父母，要他們接他回家住。在病房，他曾經多次與病友衝突，認為是病友故意要害他，事後卻又澄清是因為受到魔的控制才會如此。很明顯地，文泰常常陷於不知如何分辨是魔還是菩薩的思考困境與自我煎熬中。他會詢問身邊的人「你是不是魔？」又說：「連最親的家人都被魔附身了，我不知道還可以相信誰？」

文泰所建構的關於魔的理論，結合了他過去學佛修行經驗、中醫的身心理論、儒家傳統的善惡觀，以及他自己的疾病經驗，成為一套有意義的病因說。依照他這一套理論，魔是利己的，透過心念（或前述的雜念或意念）來控制人的行為；菩薩是利他的，是慈悲的。如何分辨魔與菩薩的差異，乃是關鍵之所在，這也是他認為較為困難且複雜的問題，因為很多人表面上看起來像

菩薩，卻懂得隱藏自己的惡念，久而久之變成了偽善，後來就可能進一步發展成魔。他說佛教所談的「貪嗔癡慢」都是心念，心念透過個人行動的結果而形成「業障」，業障則會進一步影響個人的身體（健康或疾病）。因此，「惡的」心念經由個人的行動，發展成為個人的業障，業障則進一步地使身體累積有毒的氣，個人唯有透過懺悔才能將毒氣排出，才能治療疾病。因此，有一陣子筆者看到文泰一直在病房中懺悔，透過懺悔他出現腹瀉、吐氣、喘氣及皮膚搔癢。他說：「懺悔的時候，善心會產生能量，將惡念排出，才能化解自我所受到的一些挫折不平，或是自我所受到的傷害。」

　　然而，這個自我詮釋的文本，經常出現相互矛盾之處。例如，他強調惡的心念、惡念會積習成癖，成為一個人的習氣，習氣會使身體累積大量的毒氣，必須靠懺悔所產生善的能量來將惡念排出。筆者請他舉實際例子做說明，他強調「性」（例如看 A 片）及菸癮都是不好的，是習氣，會釋放大量的能量，產生惡的念頭，需要透過懺悔來將這些念頭排掉。此時，這個自我詮釋理論出現很明顯的矛盾：到底是念頭（思想）造成習氣，還是習氣會產生念頭？也就是說，習氣與念頭兩者何者為因？何者為果？或彼此的關係為何？

　　以上，我們看到文泰雖然發展出一套自我理解的病因論，這個理論表面上看起來相當具體而完整，但文本結構卻充滿矛盾與衝突。更具體地說，文泰所發展的病因論，在詮釋疾病現象與個人的身體經驗時，很明顯地出現思考邏輯上的跳躍、斷裂，或不連貫的問題，充分地反映出精神分裂症患者的思緒特質。

　　文泰早期的疾病經驗，與他後來所發展的自我疾病的病因論

是相關的，我們必須將整個疾病歷程放在一起討論，才能清楚地理解感官經驗、身體／自我意象與思考的關係。

　　首先，筆者將討論身體意象與自我認同／去認同的建構關係。早期文泰強制性地關注自己的身體意象，尤其是嘴角的傷口、嘴角的顏色問題。這個身體意象，乃是文泰個人的自我意象，當他將個人的關注焦點停留在臉部或嘴角的問題上時，臉成為身體意象或自我的整體。文泰每天所關注的乃是鏡像中的自我，透過鏡子反射出視覺所觀看、理解的「自我」，他將現實世界的自我（ego）與鏡像中的「他者」或「他我」（the other 或 alter-ego），兩者交互錯置，並透過兩者的互動與相互轉換來建構自我意象。Lacan（1977）的鏡像階段，討論個人經由身體經驗來體現自我與他者的關係，自我與他者處於互動的關係中，個人從他者的投射與內射過程來建構對自我的理解，這個他者在 Lacan 的理論中是多元的與多重的互動關係，可能是鏡像中的個體，也可能是更抽象的，透過語言象徵而存在的個體（Grosz 1990; Moore 1994; Weiner 1999）。至於語言則是形塑抽象化的自我理解的重要機制，自我經由他者對個人的評價，建構了具有意識、意圖性與能動性的主體位置。若我們從 Lacan 的理論來分析文泰的疾病經驗，當文泰強制性地專注於鏡中的自我意象時，自我與他者一直是相互糾結的，自我即是他者，而他者也是建構自我理解的唯一意象。首先，現實世界的自我，乃是透過鏡像中的「自我＝他我」來形塑個人對於自我的理解與認同，但是此時鏡像的自我卻固著（fixed）在個人的臉部，尤其被限縮到個體嘴角邊的傷口與陰影。Mauss（1985）在討論自我與人觀概念時，以面具（mask）作為理解西方人觀的重要機制，其中面具即是

個人真正的臉，不僅與個體的名字、社會角色等有關，更含括一個人內在最深層的道德意象。文泰將鏡像的自我（同時也是「他我」），等同於真實世界的自我，也就是說，個人在建構真實世界的自我認同時，唯一的他者就是自我，而且是集中在臉部「部分的自我」。因此，此時他者即是我，而我也變成了他者，我與他者混淆不清、無法分辨，投射與內射交織，部分的自我成為建構或理解自我的整體。對文泰來說，此時從自我所延伸理解的生活世界，只有鏡像中的「他我＝自我」及「部分＝整體」，其時間感是固著的，或者動態的時間感消失了，而空間感亦停留在自我與他者混淆和膠著的鏡像中，形成他無法忘懷的疾病與生活經驗。

許多精神疾病患者對於自我意象，或者經由身體所建構的自我意象，常常是負面的。對文泰而言，他在鏡像中所展現的自我與他我膠著的狀態，是一種停留的與固著的「存於世」（being-in-the-world）（Merleau-Ponty 1962）的狀態。他對於當下在鏡像中所投射與理解的自我感到不滿，卻選擇停留在那個狀態中，沒有進一步地採取認同的行動，將過去的自我與鏡像中的自我意象做連結或整合，也沒有從當下的狀態跳脫出來，以展望未來可能的自我意象。文泰擔心現實世界中的他者（代表社會評價，或文泰的超我［superego］）會看到並評論他這個負面的自我意象，於是選擇停留在擔心、憂慮的焦躁狀態中，沒有接收到他者（身邊的家人／友人）所傳遞出來的「看不出來啊」、「不用在意」等語言意涵。也就是說，他並未將自我意象轉換成隱喻來理解，或是在超我與社會評價過強時，主體一直停留在負面的自我意象中，並且以部分的自我（臉、嘴角）作為自我的整體意象。因

此，他無法透過語言進一步地採取行動，無論是積極的認同或去認同的策略；或者說，他無法從鏡像階段進入象徵階段的自我建構。

　　其次，筆者認為文泰在疾病初期對自我認同所採取的「不行動」策略，與後來病程的發展有關，以相互衝突與矛盾的多重意念（思想）關係出現。文泰對於雜念與魔的關係所建構的「失序的詮釋」（Good 1992），涉及身體與思想兩者的關係，可作為理解精神分裂症患者的疾病特質。文泰個人對於「失序的詮釋」所建構的病因理論，將意念或雜念當成是困擾他、干擾他的主要原因，這個雜念來自於他個人「惡的想法」，與他另一個「善的想法」同時並存。絕大多數的精神分裂症的妄想經驗是透過幻聽，經由患者實際體驗一個或多個存在的他者的發聲與對話經驗，來賦予他者存在的社會事實。文泰的妄想不是來自幻聽，他否認幻聽的存在，他的妄想是意念（雜念）在不同的情境中適時地出現與插入，干擾他自己原有的想法，並且以相當強勢的姿態或較高權力位階的形式出現，試圖影響並主導他的日常行動。若我們將文泰的經驗放在精神分析的理論脈絡下分析，這似乎是文泰的原欲（id）與超我（superego）衝突所造成的結果，兩者透過思想（意念）的形式，正反或善惡兩種相互衝突的思想並存，而自我系統缺乏整合這兩個相互矛盾、相互交戰狀態下的思想（意念），以至於個人常陷入不知如何行動的困境中。筆者認為他會出現這種多重意念的狀態，與他在前一階段病程中所採取的「不行動」（in-action）有關。他選擇停留在當下的存有狀態，無法透過自我意象以完成自我認同的建構，或者選擇消極的不／去認同自我。他無法從自我意象階段進一步地轉換並進入自我認同的

階段，導致在病程後期同時出現兩種並存的想法（意念）。同時存在著善與惡兩種意念，代表文泰在個人的認同行動上缺乏主體性，無法分辨哪一個是他真正的想法（意念），或者無法整合出能被自我（ego）接受的思想。如此，他的行動經常必須取決於這兩個意念經過相互角力、競爭與拉扯後所出現的結果。意念形成的結構是否完整，意念背後所代表的他我之「力量」（force）或「權力」（power）關係，都成為影響或決定主體後續的意圖與行動力的判定準則。由於文泰的內在狀態存在著對於認同的焦慮，當他有兩個不同的意念（想法）出現時，他自己發展出一套應對的策略，以試探、溝通互動的方式，來確認主體所該採取的意圖與行動。他以身體作為兩個不同的意念，同時也是兩個不同的自我意象，成為彼此溝通與互動的中介，「以點頭、搖頭，或眨眼睛的方式來互動」。其中，意義與隱喻如何與身體的行動連結，很明顯地具有不確定性的特質。

最後，文泰將「惡的意念」與「魔」的概念結合，則是他進一步整合其「失序的詮釋」文本的產物。他對「魔」所建構的概念，指的主要是心魔，是一種惡的意念（思想），但似乎也包括宗教世界中的「魔」，可以經由附身來控制人的行動。這個「魔」（心魔或惡的意念）必須透過習氣──日常生活的慣習，將思想付諸於具體的行動中。在文泰的自我詮釋文本中，腫瘤或患病的身體，都是魔或惡的意念長期作用並累積於身體所造成的結果。個體若要去除或治療疾病，「唯一的方法就是懺悔，不斷地懺悔來減輕我的業障」。懺悔是一個內在的、自我反省的「思想」行動，文泰卻以身體的行動──「外顯化」（externalization）的形式來展演懺悔的內在機制，他以「用力喘氣、咋舌、咬下唇，或

突然大叫」等動作，來賦予展演懺悔的內在意圖／意念／思想等的意象。文泰以身體來展演在懺悔過程中個人內在世界的掙扎，同時以此方式來將惡的習氣排出身體之外，而懺悔雖是內在的思想行動，其作用與效果可以直接透過身體來呈現。當然，所謂的具體效果，是以患者主觀的感受與外顯化的身體徵兆，來詮釋懺悔的意義與作用，與醫療人員對於患者病情的客觀評估不一定有關。

五、結論：帶入文化精神醫療的視野

　　從以上三位患者的自述經驗，我們看到了患者能夠將個人的疾病與過去的生活經驗做有意義的連結，並且建構對於「失序的理解」的詮釋文本，以及「失序的詮釋」對於患者而言相當重要，可作為理解主體如何建構「自我概念」的文化脈絡。三位患者所建構的「失序的詮釋」文本，呈現出精神分裂症疾病現象的多元性特質。昭治與維芬的疾病歷程環繞在家庭關係的衝突問題上，以聽幻覺、視幻覺、觸幻覺等感官知覺經驗，建構個人對於自我的理解與認同，並賦予想像的與事實的兩個世界相互連結的基礎。文泰的問題則來自於「自我認同」的矛盾與衝突，主體的內在世界出現相互矛盾的自我意象、意圖與思想。除此之外，筆者以身體經驗與自我建構作為研究路徑，顯示出精神疾病患者的身體、疾病經驗與自我意象之間存在相當緊密的關係，而個人過去的生活經驗乃是理解這個疾病過程重要的社會文化脈絡。

　　筆者試圖從三位患者「失序的詮釋」文本中，延伸討論台灣人的「自我」概念到底是立基於何種「脈絡敏感」（context

sensitivity）（Corin et al. 2004）的特質上？也就是說，我們如何從台灣（或中國）文化的脈絡中，整理出可以作為理解自我建構的文化特質。筆者認為病態的或超越日常的經驗，或許可以更直接地反映社會文化結構中最重要的「脈絡敏感」成分。個人的疾病經驗中所顯示的衝突、困境、情感與情緒的糾結，或者意念的矛盾衝突等問題，雖然是屬於患者的「個人神話」範疇，卻經常可以反映「家庭神話」甚至「社群神話」的癥結所在（Stein 1990）。

　　過去我們對於自我概念（或自我系統）的理解，多著重在探討主體的內在世界與心智現象，將之視為主體自我理解或自我整合的機制。從三位患者的例子，我們看到「自我的建構」有相當多的內涵，是以身體作為經驗與意義建構的主體，或經由主體與他者，或與外在世界的互動歷程，來體驗並賦予個人對於自我理解與認同的詮釋內涵。既然自我的建構不完全透過內在的思想活動來完成，具有相當大的變異性與不穩定性特質，從身體切入所理解的自我概念，可能更能幫助我們理解精神分裂症的疾病特質。我們將身體看成是感官經驗（例如，聽幻覺、視幻覺、氣感、能量感等）與思想（例如，意念、幻想、妄想等）的連結機制，可以展現主體的情感、情緒、意圖性與行動力等關係。從昭治與維芬的例子，我們看到聽幻覺具有可以進一步探討的意義結構，必須將聽幻覺脈絡化，將之置於日常生活的文化脈絡來理解。研究者若能傾聽並進入患者的感官知覺與妄想世界，理解感官知覺與妄想的內容所傳遞的訊息為何，以及兩者如何產生連結，將有助於深入地理解疾病形成的原因，以及社會文化因素如何形塑並影響患者的自我建構。患者在疾病過程中所體驗的「變

異的自我感」，來自於主體從小到大的生活經驗，以個人的身體作為建構自我的物質想像與思維形塑的基礎。換言之，自我意象並非是純然的語言概念，必須透過物質的中介，而個人的體驗則是形塑思維並使之系統化、結構化的必要過程，無論是在想像的層次或是在妄想的範疇。

　　最後，家庭關係固然是個人建構自我理解與認同的重要內涵，不只存在於當代台灣社會中，也出現在其他傳統的與現代的泛文化社會。傳統台灣社會的家庭關係，相當程度仍然以父親作為家庭關係的核心，母親（或妻子）則是被動的、弱勢的或沒有聲音的。然而，當代台灣人在建構自我意象時，可以挪用更多的社會文化內涵與技能，例如，維芬的夢境、潛能開發技能、宗教修練等，以及文泰的閱讀佛經、自我懺悔等，都使他們所建構的「失序的詮釋」文本更為豐富、結構更為完整。昭治的自述文本較為傳統，局限在家庭生活的脈絡中，初期家人以神鬼附身說及民俗療法來處理，充分反映她的教育程度與狹窄的生活世界。至於教育程度較高的維芬與文泰兩人，則在傳統的文化脈絡上架構了當代社會的自我理解知識，以夢境、世俗的或宗教的修練技能來增進自我理解。維芬所建構的前世今生說，以及文泰的習氣因果觀，兩者的詮釋文本雖有所不同，但都建構在因果關係的後設脈絡下，將罹患精神分裂症的原因歸因於個人過去的「因果」，可能是前世的、也可能是今生所種下的「因」，使得疾病患者必須承擔身體與心智的受苦之「果」。由此，我們看到了三位患者的自我詮釋文本，都試圖從家庭與社會關係的脈絡，延伸到主體與宇宙世界關係的範疇，相當具體地呈現台灣文化脈絡下的「人觀」。當然，在精神醫療的治療過程中，三位患者或多或少也接

受了精神醫療對於疾病的詮釋觀點，例如，疾病類別的標籤與理解，疾病污名化的問題，以及治療的成效等，並適時地將此觀點納入他們的自我意象中。

文章說明：本文為林淑蓉，2008，〈身體、意象與變異的自我感：精神分裂症患者的主體經驗〉，《台灣人類學刊》6（2）：3-46，縮減版。在維持原論文完整文意與結構、獲得林教授家屬代表同意，以及符合本書出版規格要求的前提下，本文由蔡友月、李舒中進行文字刪減，並因應刪減做小部分的文字修訂。本文未改用現今普遍使用的「思覺失調症」而保留林教授原文中使用的「精神分裂症」，藉此標示著作與研究的年代背景。

參考文獻

Corin, Ellen E. 1990. "Facts and Meaning in Psychiatry: An Anthropological Approach to the Lifeworld of Schizophrenics." *Culture, Medicine and Psychiatry* 14: 253-288.

Corin, Ellen, Rangaswami Thara, and Ramachandran Padmavati. 2004. "Living through a Staggering World: The Play of Signifiers in Early Psychosis in South India." pp. 110-145 in *Schizophrenia, Culture and Subjectivity: The Edge of Experience.* edited by Janis H. Jenkins and Robert J. Barrett. Cambridge: Cambridge University Press.

Csordas, Thomas. 1990. Embodiment as a Paradigm for Anthropology. *Ethos* 18(1): 5-47.

_____ 1994. "Introduction: The Body as Representation and Being-in-the-world." pp. 1-24 in *Embodiment and Experience: The Existential Ground of Culture and Self*, edited *by* Thomas J. Csordas. Cambridge: Cambridge University Press.

_____ 1999. "The Body's Career in Anthropology." pp. 172-205 in *Anthropological Theory Today*, edited by Henrietta L. Moore. Cambridge, UK: Polity.

Desjarlais, Robert. 1997. *Shelter Blues: Sanity and Selfhood among the Homeless*. Philadelphia: University of Pennsylvania Press.

Devereux, George. 1979. "Fantasy and Symbol as Dimensions of Reality." pp. 19-31 in *Fantasy and Symbol: Studies in Anthropological Interpretation,* edited by R. H. Hook. New York: Academic Press.

Good, Byron J. 1992. "Culture and Psychopathology: Directions for Psychiatric Anthropology." pp. 181-205 in *New Directions in Psychological Anthropology*, edited by Theodore Schwartz, Geoffrey M. White and Catherine A. Lutz. Cambridge: Cambridge University Press.

_____ 1994. *Medicine, Rationality, and Experience: An Anthropological Perspective*. Cambridge: Cambridge University Press.

Geertz, Clifford. 1984. "From the Native's Point of View: On the Nature of Anthropological Understanding." pp. 123-136 in *Culture Theory: Essays on Mind, Self and Emotion*, edited by Richard A. Shweder and Robert A. LeVine. Cambridge: Cambridge University Press.

Grosz, Elizabeth. 1990. *Jacques Lacan: A Feminist Introduction*. London: Routledge.

Hallowell, A. Irving. 1955. "The Self and Its Behavioral Environment." and "The Ojibwa Self and Its Behavioral Environment." pp. 75-110 and 172-182 in *Culture and Experience*. New York: Schocken Books.

Jenkins, Janis Hunter. 2004. "Schizophrenia as a Paradigm Case for Understanding Fundamental Human Processes." pp. 29-61 in *Schizophrenia, Culture, and Subjectivity: The Edge of Experience,* edited by Janis Hunter Jenkins and Robert J. Barrett. Cambridge: Cambridge University Press.

Jenkins, Janis Hunter, and Robert J. Barrett, eds. 2004. *Schizophrenia, Culture, and Subjectivity: The Edge of Experience*. Cambridge: Cambridge University Press.

Lacan, Jacques. 1977. *Ecrits: A Selection*, trans. by Allan Sheridan. London: Routledge.

Mauss, Marcel. 1985. "A Category of the Human Mind: The Notion of Person; the Notion of Self." pp. 1-25 in *The Category of the Person: Anthropology, Philosophy, History,* edited by Michael Carrithers, Steven Collins and Steven Lukes. Cambridge: Cambridge University Press.

Merleau-Ponty, Maurice. 1962. *Phenomenology of Perception*, trans. by Colin Smith. New York: Humanities Press.

Moore, Henrietta. 1994. "Gendered Persons: Dialogues Between Anthropology and Psychoanalysis." pp. 131-152 in *Anthropology of Psychoanalysis: An Encounter Through Culture,* edited by Suzette Heald and Ariane Deluz. London: Routledge.

Pull, Charles B. 1999. "Diagnosis of Schizophrenia: A Review." pp. 1-37 in *Schizophrenia. Evidence and Experience in Psychiatry, Vol.2,* edited by

Mario Maj and Norman Sartorius. New York: John Wiley & Sons.

Shweder, Richard A., and Edumund J. Bourne. 1984. " Does the Concept of the Person Vary Cross-Culturally? " pp. 158-199 in *Culture Theory: Essays on Mind, Self and Emotion*, edited by Richard A. Shweder and Robert A. LeVine. Cambridge: Cambridge University Press.

Stein, Howard F. 1990. "Psychoanalytic Perspectives." pp. 73-92 in *Handbook of Medical Anthropology: Contemporary Theory and Method*, edited by Thomas M. Johnson and Carolyn F. Sargent. New York: Praeger.

Strathern, Marilyn. 1988. *The Gender of the Gift: Problems with Women and Problems with Society in Melanesia*. Berkeley: University of California Press.

Weiner, James. 1999. "Psychoanalysis and Anthropology: On the Temporality of Analysis." pp. 234-261 in *Anthropological Theory Today*, edited by Henrietta L. Moore. Cambridge, UK: Polity.

妄想、主體性與精神病房
思覺失調（精神分裂）的臨床
民族誌研究

李舒中

一、前言

精神疾病是現代社會普遍存在的現象，然而成因、表現、病程和治療都存在爭議。現代的精神醫療以描述病理學（descriptive psychopathology）為基礎，發展出疾病的分類與診斷系統，其中的核心是精神症狀的臨床判定。然而，精神症狀並非可以客觀陳述或判斷的行為表現，精神醫學與非精神醫學之間對於精神症狀的形成、表現、作用與含意持有不同的見解。而在眾多精神症狀當中，又以「妄想」（delusion）症狀與病理的相關爭議最高，因為妄想症狀牽涉到「不可理解性」（un-understandability），以及症狀主題性（例如，被害、誇大、情慾等）等症狀詮釋的重要問題。妄想症狀的這些爭議正好是研究有關精神症狀、主體性、精神醫療知識及實踐方面的良好切入點，例如，症狀如何形成，「精神」症狀與身體症狀有何不同或相同，症狀的意義與功用為何，抑或症狀是否具有普同性或文化特殊性等問題。

社會文化方面的經驗研究也提供了相當不同的取徑，探索精神症狀的複雜性。從疾病的主體經驗與置身的「地方道德世界」（local moral world）[1]進行意義詮釋與脈絡化研究，是當前精神醫療人類學主要的研究取向之一。因此，本研究採用這類研究中特別合適於臨床情境與敏感議題探討的「臨床民族誌」（clinical ethnography）方法，觀察與分析在精神醫療現場中妄想症狀的呈

1　Kleinman（1992）的「地方道德世界」（local moral worlds）概念，同時強調「地方」與「全球」的結構連結，以及地方世界內部本身的多元與分歧，因此，「地方道德世界」是一個多層次與多重脈絡化的異質性空間。

現。臨床民族誌的研究，意圖將現代精神醫療在解讀精神症狀時所摒除的疾病主體經驗與意義予以還原，同時嘗試從精神醫學對於妄想這種極端複雜而難解的症狀解讀與臨床因應中，描繪出現代精神醫療治理的問題特性。

　　以下先說明本研究的兩項概念基礎：妄想疾病與症狀理論，接著說明「臨床民族誌」方法的研究特性，以及在解析精神症狀上的優勢。

二、妄想症狀與臨床民族誌作為一種方法

（一）妄想症狀

　　思覺失調症[2]被視為是探索人類基本歷程的核心範疇，透過思覺失調症患者主體經驗的分析，可以探討生物與文化、自我與情緒方面的整體關係（Jenkins 2004），而妄想症狀是思覺失調症最明顯的界定特徵之一。

　　在人類歷史與文化紀錄中，不乏對於妄想現象的豐富紀錄，妄想在精神病理方面的解釋隨著文化與時代的不同，存在著巨大的差異（Berrios 1996: Ch.5）。目前臨床精神醫學對於妄想的看

2　亦即原來的「精神分裂症」（Schizophrenia），因為此名稱可能具有的污名含意，「台灣精神醫學會」及「中華民國康復之友聯盟」遂於2014年正式宣布更名為「思覺失調症」（http://www.sop.org. tw/Official/official_15.asp）。目前臨床上已逐漸將「精神分裂」全面改為中性的「思覺失調」。然而，本文中包括較新近的田野資料仍有部分沿用「精神分裂」的情況，此為特定觀察紀錄的反映。

法主要延續Karl Jaspers的觀點，視妄想為一種怪異性（bizarre），以及與現實脫節的堅定信念或錯誤判斷（堅信［conviction］），妄想者往往不會因為與信念明顯矛盾的證據而改變信念（無法校正［incorrigibility］），而對於與妄想者同一個社會文化背景的成員而言，這種信念經常是難以理解的（incomprehensibility）（APA 1994: 819-820）。[3]

妄想作為一項基本的精神症狀，在思覺失調症裡屬於Kurt Schneider界定的第一級病徵（first rank symptoms），以及Tim Crow所界定的「正向症狀」（positive symptom）。妄想這種鮮明而強烈的症狀也是幾種主要精神病（psychoses）當中重要的診斷判準，例如，在DSM-IV系統裡的妄想症（delusional disorder）主要是以未伴隨其他顯著精神症狀的單一「非怪異性」（non-bizarre）妄想症狀作為主要診斷標準，在思覺失調症裡的妄想症狀則是以難以理解的「怪異性」（bizarre）妄想為主，通常伴隨幻覺、思考或自我等其他方面的異常表現；妄想症狀也出現在雙極症（bipolar disorder）的極端狀態中，並與情緒方面的症狀混合表現；此外，在藥物濫用引發的精神狀態中也會伴隨出現妄想的症狀，例如，安非他命成癮者經常出現的被害妄想症狀。本文探討的對象是思覺失調症患者經常出現的「怪異妄想」，亦即Jaspers所界定的「主要妄想」（primary delusion），這是一種被認為難以理解（un-understandable）的奇特精神症狀（詳下）。

3　值得注意的是，2013年出版的DSM-5，已經對於思覺失調類群和其他精神病症（Schizophrenia Spectrum and Other Psychotic Disorders）當中，有關怪異性妄想的判準地位做出相當程度的調整（APA 2013: 810）。

　　妄想作為一種普遍的病理現象，在學理與實務上卻遭遇到以下概念或判定上的難題：

　　一、診斷判準的認定困難：例如，DSM系統雖然延續Jaspers將妄想視為常人無法理解的堅固信念（belief）此一觀點，然而，妄想的判定經常受到醫病互動關係品質的影響，或者在對於案主背景缺乏充分理解的情況下給予判定。此外，在妄想的堅信、無法校正、怪異、無法理解等診斷標準的認定上也存在一定的爭議（Boyle 1990: 212-214; Georgaca 2000, 2004; Ghaemi 2004），例如，妄想內容的怪異性難以簡單斷定（Oltmanns 1988），尤其牽涉到主題是宗教或政治範疇時（Kinderman and Bentall 2007）更為如此；而「怪異性」的界定本身往往是文化相對性的（Flaum et al. 1991; APA 1994: 296）。

　　二、「妄想」「不可理解性」（un-understandability）概念的問題性：二十世紀末出現了試圖超脫妄想是一種無法理解現象的研究企圖。不可理解性是DSM系統將Jaspers的「主要妄想」（primary delusion）概念予以保留延續下來的特徵，以不同的形貌留存在現行有關妄想的各種論述當中，例如，German Berrios（1996）將妄想視為「空洞言談行為」（empty speech act）的論點。以不可理解性作為妄想診斷標準的困難之一，在於這種認定方式將主體與語言表現和思考活動之間的關係，簡化成為單調、被動與工具式的關係，造成症狀的意涵只能局限在一種機械與被動式的框架下被予以理解，使得症狀當中可能富含的功能、意圖、展演，乃至於象徵等都被排除在理解的對象範疇之外。易言之，「理解」本身的知識設定，可能是構成不可理解性問題的來源之一。

　　當理解作為精神醫療中的一種「理性」活動，而其理解對象是一種（透過症狀來呈現或表現的）「差異」（瘋狂或妄想等「理性」的悖反）時，這種將「理性」作為意義理解原點的知識行動，就進入了倫理、價值與權力方面的範疇，因而更需要謹慎地探討與反思（Eilan 2000; Fulford and Thornton 2010; Sass 1992: 26-27; Stanghellini 2004: 27-34）。亦即，不可理解性牽涉到理性與理解的社會意涵，所以相較於其他的判準而言，更能夠呈現症狀判定與社會差異、經驗和主體性等方面的關聯。

　　在分析哲學方面，特別是在嚴謹的知識論定義之下，妄想能否算是一種「信念」的辯論，[4]以及 Jaspers 妄想理論中涉及與 Kant 先驗哲學、Husserl 現象學、Max Weber 及 Simmel 等人之間概念糾葛的哲學辯論[5]（例如，內容與形式，解釋與了悟的形式、經驗、意義直覺，以及與人格、信念或判斷之間的關聯），都讓妄想的不可理解性進入思辯重整的階段。

　　三、妄想在「理解」上的可能性：歷史上對於妄想現象進行理解的嘗試未曾停止，包括 Freud 與 Laing 等知名心理病理學者（Oyebode 2015: 121）。針對妄想症狀意義及功能的分析顯示，妄想內容往往與妄想者重大的生命經驗、目標或社會權力關係之間存在高度的相關（Bentall 2003; Roberts 1991）。Sass（1990,

---

4　此爭議稱為 doxastic debate，主要探討妄想作為一種信念的呈現，是否能夠符合如哲學家 Donald Davidson 等所界定的具有嚴密性的理性背景（rationality constraints 觀點）等特徵，以及信念與行為之間一致性等分析哲學的議題。此爭議的綜合性討論，請參考 Bayne 與 Pacherie（2005）及 Bortolotti（2010）。

5　DSM 系統與 Jaspers 哲學病理學和現象學方面的觀點對比，詳見 Rinofner-Kreidl（2013）與 Walker（1991）。

1994）對於 Schreber 法官此精神病理史上著名妄想症個案的分析，觀點迥異於將妄想視為不可理解現象的主流臨床觀點，他將妄想與現代主義的過度意義化和唯我論式（solipsism）知覺模式連結在一起，企圖對虛無化的妄想概念進行意義的救援。類似地，企圖指出個體的妄想內容反映出集體記憶、遷徙、殖民主義、城鄉差距等方面集體經驗的歷史研究（林憲 2007: 14-15 & Ch.1; Sadowsky 2004; Suhail and Cochrane 2002; Saris 2008），或是從社會文化觀點（Boydell et al. 2001; Harrison et al. 1988; Janssen et al. 2003; Mirowsky and Ross 1983, 2003: Ch.7; Stompe et al. 1999; Weinstein 1962），以及敘事結構方面的研究（Keen 1986），都是透過更寬廣的脈絡性架構來賦予妄想症狀在理解與意義上的可能性。

四、「症狀」的反思：對於妄想在知識理解和社會實踐上所產生的挑戰，可以透過精神症狀的探索來進行回應。本研究主張精神症狀受到生物、主體特質與經驗，社會關係與價值，以及文化表達體系等面向的影響，因此必須置放在相對主體性的場域中，被視為一種符號化的主體性展演。在這種設定裡，精神症狀是非常態（a-normal）或超常（extra-ordinary）性的主體經驗，必然透過文化性的身體來進行展演，同時也是社會關係的展示場景（spectacle）。在這種對於精神症狀的理解中，症狀並非知識或社會關係的靜態對象物，而是主體構成、協商或轉化的社會符號互動，以及相對主體性場域。這種概念化方式也反映了醫學歷史的進程中，知識與實踐共構、共變的關係演進（Foucault 1994: Ch.6; Holmes 2010, 2015）。

精神症狀在當代生物醫療模型的機械論、化約論和物質主義

影響下，逐漸扁平化成為類似medical sign的內涵，其原有複雜且豐富的臨床與社會意涵隱退了。然而，有關症狀的豐富理論探討，依然可見於臨床治療、社會科學和哲學方面的論述當中。例如，Goffman（1967）將精神症狀重新概念化為互動情境中的「情境性不適宜」（situational inappropriateness）；Taussig（1992）援用盧卡奇「異化」的概念，將症狀視為階級性社會關係的表徵；人文醫學、符號學的取向則指出症狀與背後隱藏的主體之間所形成的複雜符號性展演（MacLachlan 2004: 41-42; Martínez-Hernáez 2000; Wasserstein 1988）。

在生物醫學、心理動力理論及現象學三種典範中，精神症狀具有不同的理論意涵（Berrios 1996, 2014; Stanghellini 2013）。相較於生物精神醫學借鏡於臨床醫學的機械觀，或是心理分析奠基於潛意識與象徵方面的病理化模型，與本研究較為相關的是現象學的精神症狀概念。

現象病理學對於精神症狀採取的開放性態度，能夠提供解開妄想不可理解性難題的有利線索。現象學傳統中的精神症狀主要是個體居處生活世界的再現，其意義指向生活世界的深層結構，以及個體投諸於其中的超驗式存有結構。現象學意圖回歸到被感官及概念遮蔽之前的世界，與精神分析理論一樣，兩者都認為症狀的真實及意義需要被還原或重現。不同的是，現象學力圖排除或抵抗形上學的干涉，敞開了有別於機械性因果的意義空間，讓精神症狀獲致得以浮現原貌的嶄新契機。

在現象學的視框裡，患者被鼓勵報導個人獨特的經驗，包括精神症狀，同時將它們置放在「敘事」的意義脈絡當中，藉此讓精神症狀由原來的不透明及隱匿狀態，轉變成得以呈現症狀中獨

特經驗與意義的敘事性文本。在這種觀點下，精神症狀可以說是一種自我的行動，一方面將自我向他人外化，另一方面則透過外化的結果對自我產生不同的反應與影響。對於精神症狀意義的現象學詮釋，焦點不在於從個體自我外化的文本「背後」去追捕有關自我真實的意義，而是在這些文本的「面前」展示出自我與居處世界的獨特整體關係和樣態。這種精神症狀的解讀方式，著重在由現象當中進行意義的體現，而非將意義指向症狀現象背後隱蔽的病理機制。現象學強調透過身體和感官經驗的閱讀來重新打開生活世界的面貌，主張解讀精神症狀帶給日常生活的異象（anomaly），可以揭露出生活世界裡無法忽視的異體性，同時可以獲致重置生活世界的治療性線索。

　　從上述各類非生物醫學的症狀觀點當中，可以看見關注症狀主體性的趨勢。精神症狀被視為是社會關係／差異中的相互主體性展演，主體性藉由症狀的展現，得以持續進行各種意義鑄造、斷裂、重構與反抗。這種倫理學與語用學式的症狀內涵，將有別於醫療紀錄，以及日常論述中灌注於精神症狀的治理性意涵。

（二）臨床民族誌

　　「臨床民族誌」（Clinical Ethnography，以下簡稱CE）除了指向一般在臨床情境裡進行民族誌的研究取向之外，也指涉自Sapir以來臨床研究與人類學之間「理論—方法」的對話合作，包括Freud學派影響下的心理（分析）人類學研究。前者屬於較寬鬆的CE定義，後者則是比較針對性地指向有關「主觀—主體」[6]

6　CE這個民族誌方法取向有別於文化的公共表徵及集體性研究取向，強調個體

經驗、關係、身體、符號、意義、行動及倫理方面議題的探討。
CE整體的觀點特色及主張（參閱Calabrese 2013a, 2013b; Herdt
and Stoller 1990: 15-52）可以歸納如下。

　　CE是傳統悠久的人類學田野方法取向之一（Biehl 2006;
Calabrese 2013a; Desjarlais 1994; DiGiacomo 1987; Farmer 2004;
Garro 1988; Good et al. 1985; Herdt and Stoller 1990; Littlewood
and Lipsedge 1982; Luhrmann 2000; Mattingly 1994），延續了過
往有關精神分析與人類學民族誌研究之間密切的理論和方法性對
話，強調研究者與被研究者在研究歷程中的「主觀—主體性」呈
現，可以說是精神疾病人類學研究傳統中「經驗與敘事性」方法
論的重要分支（Lézé 2014）。CE與延續Irvin Hallowell文化經驗
研究取向的「個體中心民族誌」研究傳統十分貼近，兩者都是心
理人類學傳統的產物，同時都受到心理分析理論及方法的影響，
其中「個體中心民族誌」較著墨於文化自我與情緒方面的分析，
CE則多聚焦在精神疾症現象的探討上。Calabrese（2013a: 52）
將CE定義為：「一種文化與臨床性意涵下（culturally-and
clinically-informed）的研究方式，對於苦難、療癒及福祉所在的
地方性世界（local worlds）進行自我反思式的投入與探索，藉此

　　的主觀性認識與體驗在文化分析上的重要性。這種透過深入觀察、互動與資
　　料蒐集的研究方式，除了觸及研究歷程中的研究關係與倫理議題（例如，移
　　情）之外，也涉及「主體性」的概念化議題。"Subject"在這種方法情境裡往
　　往與主觀、主體、主體性，甚至能動性（agency）等不同概念有所交疊。本
　　文在此以「主觀—主體性」來簡稱這種方法使用上的特性，但也明確指出CE
　　在概念化「主體性」等相關議題上，有必要與當代有關「主體性」的各項理
　　念辯論產生連結，這樣才能使CE的概念及應用更完善。

產生出具有人類學及臨床方面價值的研究資料——（CE）強調研究歷程與關係中所牽涉的同理性技術、自我察覺（self-awareness）等技能與倫理原則。」

　　除了重視詮釋學派對於公共符號的分析之外，CE也強調個體私有經驗與意義的重要性，包括：身體經驗、情緒、苦難、失能、超常、異常，以及與診斷和治療相關的個人內在、私密，主觀性感受、評述及經驗。CE同時探討主體性和研究關係對於研究歷程可能產生的影響，試圖透過綿密的田野關係與長時距的深入研究，藉由建立「親密溝通」來進行意義、經驗、脈絡、溝通、關係、權力、主觀與差異等面向的分析。CE反對「參與觀察」作為人類學研究方法上的官方化意識形態，尤其是其中的虛偽客觀性及內在矛盾，[7]而是強調研究中關係動力及「信賴」的重要性。

　　這種具有心理動力內涵的民族誌方法，是一種著重方法性內涵的研究取向，挪移與溶解公共與私密，個體與集體，內在與外在，深度與廣度，主體／主觀與客體／客觀，研究者與被研究者等，二分對立式的研究方法視框，以類似於臨床深度晤談的方式，透過綿密精細的關係運作來達到對於主體與相對主體式意義的掌

7　例如，（1）透過文化文本的公共性與共享性而獲致表象上的「客觀」，進而排斥個體心理與主觀向度上的文化意義和實踐；（2）以「參與觀察」方法的中立宣稱，迴避研究關係與相互主體性因素對於研究歷程和詮釋的必然影響；或是（3）以「文化衝擊」的修辭將研究過程中研究者主體的干擾性情感反應，轉移到以「文化」作為問題焦點的防衛性轉化。相對而言，CE強調心理面向、主觀—主體性在研究歷程與結果呈現中的必然和必要。有關「參與觀察」作為方法上的意識形態，參見Herdt與Stoller（1990: 15-52）的尖銳批評。

握。與實驗民族誌一樣，CE也強調透過「反思性」（reflexivity）來檢視研究者主體性在研究歷程與成果再現當中扮演的核心角色。然而，CE更強調超越以研究者為中心的純然沉溺式自我批判，主張以同理、反思、移情等類似於臨床治療者自我分析的途徑，進行去除自我中心化的檢視，探討研究過程與研究詮釋（再現）中主體性的問題、轉變及影響（Ewing 1992）。

雖然CE的研究者未必具備完整的臨床訓練，但必須對研究對象涉及的醫療疾症方面具有一定程度的了解，同時必須具備民族誌研究者的文化敏感度，以及開放性的自我反思能力。CE的實作將參與、觀察、訪談及厚重描述（think description）等民族誌技術轉移至臨床情境，並且兼容臨床關係、自我反思及專業知識等臨床能力。這種融會民族誌與臨床工作特性和優勢的研究取徑，透過長期的關係作工、敏銳觀察、脈絡化解讀、相對主體性反思，以及對於社會受苦經驗研究的倫理性思考，針對複雜與特殊主體進行深入且敏感的接觸研究，因此特別適用於敏感或隱私領域方面的探索。

民族誌的文化經驗分析，凸顯在特定時空脈絡中人類存有的獨特樣態及複雜性，因此，臨床民族誌對於精神疾症與醫療的現代情境能夠提供深入的描繪與分析。這種結合脈絡分析與意義詮釋的精神醫療民族誌探索，目前在台灣已經具有一定的基礎（石樹慧 2001；呂又慧、梁瓊宜 2016；李舒中 2010；吳易澄 2016；林淑蓉 2002, 2006, 2008；林耀盛、劉又華 2014；陳惠敏 2001；蔡友月 2007, 2009；劉宏釗 2011）。本文以下將透過臨床民族誌的方式，針對妄想的臨床現象與展演，提供一種相對主體性的親密與脈絡性描繪，呈現在客觀化、客體化、個人化及

醫療化的醫療再現模式之外，妄想現象仍然具有意義與理解上的可趨近性。立足於上述有關妄想、症狀及 CE 方法的討論，以下就兩位精神病房入住者的妄想表現進行精簡的陳述與詮釋。這兩位分別是在急性與慢性病房住院的思覺失調症患者，他們獨特的妄想內容與陳述或是具有污名性的妄想故事，是經歷長時期與複雜的關係鋪陳，並採取非治療（non-therapeutic）與非判定（non-judgmental）的方法態度，透過深度晤談方式所烘托浮現出來的獨特圖像。其中，精神症狀涵蓋的複雜主體性經驗與意義，指向了個人身心特性、社會關係、文化體系及歷史脈絡之間，劇烈的交會與拉扯，以及精神病患作為現代主體的獨特命運與複雜容貌。

三、重現臨床「個案」建構中被忽略的主體[8]

以下的臨床民族誌片段聚焦在兩位患者呈現出來的奇特與複雜妄想症狀。根據我的觀察，這些症狀都在忙碌與慣例化的病房診治情境中，被平板化或刻板化地處理，甚少與患者來自的地方世界或日常生活歷程產生直接的關聯。以下的描述嘗試將那些與

8　本文考量一般論述用語的方式，採用「個案」（Case）這個標示，但「個案」這種稱謂方式絕非臨床民族誌書寫偏好的首選用詞，因為它顯示了對於疾患者特定的概念化與關係方式，因此衍生出對於疾患者及其獨特經驗的限定性聯想與對應方式（Crapanzano 2004; Foucault 1994: Ch. 6; Susko 1994）。此外，本文充分接受有關 ethnographic presentism 的批評，但在本節的書寫仍依循中文書寫的方式，以「現在式」來陳述「過去式」的民族誌經驗與資料。此外，呼應臨床民族誌對於「作者」主體現身的呼求，以下將直接以「我」來進行民族誌觀察者的敘事。兩個「個案」的研究審查（IRB）編號分別是：TCHIRB-950310-E 及 CGMHIRB-103-7312B。

疾病症狀緊密關聯的病患主體經驗，透過相對主體性的平台來呈現。

（一）「抖動先生」佐安的故事

佐安（化名）是我在北部一間精神醫療醫院認識的住院者，那是總床數達700床以上的大型醫院，提供門診、住院、日間留院、社區醫療與急診等完整的醫療服務。佐安所在的急性病房可以容納約50位住院患者，男女比例約4：6，以成年患者為主，偶爾也有青少年。入住者主要是急性發作的思覺失調症和躁鬱症患者，偶爾有器質性或較為嚴重、混亂的官能症者。佐安是20歲出頭、初次住院的男性思覺失調症病患，入院的主因是干擾行為及離家在外遊蕩，因而被送入急性精神病房。以下是他入院時病房團隊報告的大要：

> 自從上次出院之後，就在家中，但沒有規則服藥，poor personal care，會常跑去同學家……心情低落……有自殺意念……表示記性變差、靈魂跑掉了……離家出走，夜宿車站，被警察帶入ER，然後轉到病房治療──曾經拿剪刀揮舞，說是要殺同學，會動手打父母，在住院時間……逃跑企圖……拒絕會談……到處找出口……用手鑽安全門的鑰匙孔……把護理站壓克力板上棉花都撕掉，阻止他這些不當行為，都沒有辦法接受……有逃跑企圖和自殺意念，所以目前on上grade one……防自殺、逃跑，昨天小夜……不時用原子筆、吸管一直鑽鑰匙孔，或是……鐵拴，也會不時……企圖要闖入護理站……屏風擋住自己……勸阻和提醒都沒

用……拒絕……藥物，也會把藥物咬碎吐在水杯，拒絕喝下……強行把水倒掉，但安撫後可以勉強喝下，但是之後一直漱口，將水杯裡的水倒在station前面的台面，行為很怪異，可能有症狀干擾，熄燈之後也是拒絕靜臥，仍不斷拉扯第二道門，企圖逃跑，昨天九點的時候，有on……一套針劑……約束在保護室，過程還算可以配合——跟他會談時表示住院讓他心情更不好，想要出去，否認有任何的精神症狀，否認自殺意念，半夜班的時候，主動表示自己會乖乖的，不會再亂用了……否認有逃跑的企圖，但評估之下，仍是讓他獨自約束保護室一直到現在……

之後的醫療討論與紀錄則主要在於：（1）討論佐安抖動靈魂的現象是否是藥物副作用（例如，靜坐不能［akathisia］）、緊張僵直症（catatonia）或是其他精神症狀的表現；（2）如何處理佐安在病房的其他干擾行為，包括鑽門等逃跑企圖，被認為具有意圖性的肢體抖動行為；以及以長效針劑為主的藥物治療成效。雖然一位資深醫師曾經試圖釐清佐安所講的「靈」所指為何，但很快地他那奇特的身體現象就被認定是怪異妄想（bizarre delusion）的症狀表現，病房醫治的焦點也就轉向藥物對於症狀的療效，以及佐安個人的病房行為合宜與否上。隨著持續使用藥物，佐安企圖逃跑的行為消失了，因為靈魂掉落而抖動身體的特殊動作也降低了幅度與頻率。然而，這項被視為是妄想症狀的特殊行為並沒有完全地消失，自始至終都是工作人員或其他病人訕笑嘲弄的對象。

身型瘦弱憔悴的佐安三不五時就在病房走廊，尤其是旁觀者

較少的時候，突然劇烈地抖動身體，然後停下來彎下身體並以單手撫觸一下地面，隨後似乎面帶愧容地拖著看似筋疲力盡的身體倒回病床。佐安因為這項特殊且令人無法理解的抖動行為，成為病房具有娛樂價值的入住者。然而，與這種歡樂效果呈現對比的，卻似乎是一種難解的困擾、疲憊與受苦。醫護人員確實曾嘗試進一步地了解佐安的這種症狀表現，但結論卻停留在附身或中邪的解釋上。

我曾嘗試和醫護人員釐清附身、中邪與精神疾病之間的關係。一位資深護理人員指出，九成以上的附身或中邪是精神疾病，但因為在精神科經常會遇到難以解釋的各種現象，所以還是有一小部分可能是超自然力量所造成的影響。這位護理人員認為佐安的狀況屬於精神疾病的範疇，因為他有病史、對於藥物有正向的反應，同時還伴隨著其他的精神症狀表現，例如，不良的個人衛生狀況或是社交關係困難等功能性損害。佐安自己的說法則是，他必須抖動身體以免身體裡面的「靈」會漏出來；他彎下身以手碰觸地面的動作是因為有些「靈」先前已經掉落地面，他必須把它撿回來，有時候甚至在「靈」即將漏出身體之前，直接用抖的方式來終止「靈」的洩漏。這種看似特異、古怪而難以理解的解釋，經常是感官或意識面向異常體驗的精神症狀。然而，進一步貼近地與佐安互動，我發現這種看似怪異難解或毫無意義的症狀展演，其實可能與壓縮在佐安主體內部的複雜經驗有關。

我在病房時經常因為各種限制或管制，無法參與病房的許多醫治活動。在這種時候，我必須面對自己在病房獨處的窘境。至於佐安則是因為症狀太多、身體狀況太孱弱、職能與行為方面的治療效果有限，以及對於病房管制的反應太微弱或遲緩，因此病

房醫護人員經常以佐安欠缺對於醫療展現正面積極的反應（「換什麼藥都沒什麼改變」或「怎麼（用到高劑量）都打不倒?!」），以及他因為考試在即而必須提早出院的事實，似乎對他採取比較消極的醫療態度。於是，意外地，我們兩個在病房落單的人有機會共處，並進一步發展出獨特的研究關係。

這種關係方式的獨特性也在於一種好奇、耐性與感受方式：許多時候我是在佐安的病床旁邊靜靜等待，看著他躺在百葉窗灑落的陽光裡，孤獨枯萎地蜷縮那個備受嘲笑的身體，同時伴隨著夢話囈語，以及軀體轉動帶來陣陣痛苦的輕吟。我孤獨靜默地面臨這一幅宛如宗教受難的畫面，等待佐安能夠有突來的片刻清醒可以進行談話，一方面也是處理自己在病房田野中寂寥失落的措施。此外，我刻意避免在佐安抖動身體的時候靠近他，或是在他完成抖動後馬上向他進行相關的探詢。一方面是他已經因為這些動作備受嘲弄，另一方面則是覺得那是他非常個人的狀態，有點不好意思去打斷或影響。隨著這種情境的塑造及漫長等待，佐安這些被稱為症狀的靈魂抖動，以及背後的妄想內容，乃至於社會受苦經驗，逐漸地浮現出容貌。

1. 成長背景與疾病歷程：從佐安凌亂跳躍的陳述裡，可以拼湊出症狀背後比較完整的個人生命與疾病歷程。佐安，在不到20歲的中學時出現精神方面的異常現象，父母親長年忙於家中利潤低薄的末端代工與零件回收事業，對於他的各種問題行為一向沒有正面積極的處理。父母親說：「他從小就是這樣，常常怪怪的，管也管不動！」或是：「我們太忙了，搞不清楚他為什麼會那樣。」佐安曾經在意識比較清晰的時候表示，他覺得自己在父母的眼裡遠不如堆放在他家庭院中的電腦配材來得重要，「在

家裡（我）比垃圾還不如，他們連我一眼也不看！」這顯示佐安可能長期處於疏離的親子關係，以及在「家庭即工廠」的環境氛圍中成長發展。

佐安在學習與社交關係上的表現也一直稱不上理想。發病的部分，佐安說有一次父母覺得他有問題，深夜裡將他帶到一間山區的宮廟進行收驚除煞的儀式。他覺得自己被那些儀式驚嚇過度，所以返家之後就開始出現被宮廟裡的「靈」附身的感覺，也逐漸出現難以自控的身體抖動情形。求諸民間信仰的作為，是在佐安父母認定精神醫療對他療效有限之後所採取的行動，這種醫治系統的轉向或折衷並用，對於本地的精神病患群體而言並非罕見。

2. 怪異症狀的表現與分析：進一步的談話與探問，則發現佐安的問題狀態中有許多部分在先前並沒有受到醫療方面的關注。例如，對於神鬼靈魂威力的地方論述，或是具有通透性邊界的漢人身體觀。根據佐安的描述，他的身體是被惡性的「靈」所占據，身體表面則有一些「漏洞」會讓自己一些內在的重要本質，像是「元神」，滲漏到外界。

仔細觀察與聆聽佐安對於潛伏其內在的惡靈，以及漏洞軀體等怪異症狀的談述後，經過幾次技巧的談論，佐安終於確認了我的一種感覺：這個附身於佐安的「靈」其實是一個陰性的女靈體。這項「事實」成為我和佐安之間獨享的祕密，並且開啟了佐安其他症狀面向的談述與討論。例如，出乎意料地，當我詢問佐安是否願意接受各種可能的協助，包括治療，來驅趕這個附身於他內在的女靈時，他婉轉但堅定地表示不願意。

這種症狀內容的展現，除了涵蓋特定的身體觀、人觀及地方

超自然的信念之外，也含有一些關係象徵與心理防衛的意涵。舉例來說，女性惡靈的附身以及身體有漏洞而造成某種生命物質外流，兩者可能都具有性的象徵意涵。「附身」的狀態可能是佐安「被害」與（女靈「合體」）「被愛」的矛盾性共存，其中「被害」可以象徵超自然力量、疾病、家庭關係不睦，甚或是經濟活動形態造成家庭關係疏離等所造成的痛苦，「被愛」則可能是佐安自然的性需求或是對於親密關係的期待或幻想。從身體的漏洞流洩出重要的生命物質，以及身體的抖動與後續的拾回行為，可以象徵男性性慾的「基本歷程」（primary process）與身體動作，像是「射精」，同時觸及漢人文化對於「男精」的價值觀點。身體的漏洞象徵佐安破碎與柔弱不堪的生命狀態，一種受到多重邊緣化、飽嘗社會性受苦而又布滿「傷口」的主體。如同「附身」妄想症狀所「折衷」的矛盾性內涵一樣，「抖動」症狀（「射精」）將唯一的愛與寬慰，「基本歷程」給予的基礎自愛及滿足，和體現受盡折磨的破碎（漏洞）主體，矛盾地整合在一起。佐安的生命力似乎退守轉化為症狀所含括的對立性象徵與張力，如此隱約、魔幻但又（必須）堅持。這種妄想症狀中的主體狀態與安排，似乎呼應了精神分析理論有關症狀的「妥協形制」觀念：「壓抑」（repression）與「慾力」（libido）之間透過「妥協」（compromise）的局部與緊張性共存，來達到具有滿足性與防衛性的症狀功效。

　　佐安引人發噱的抖動和背後的妄想內容，與其說是心理疾病的浮現，不如說是疾病、社會受苦、人觀、防衛機制、地方文化信念等，在主體位置上匯聚與作工的一種共構。這種妄想症狀可以被視為主體苦難經驗的體現，也是提供原始防衛作用的主體性

設計。此外，佐安成長歷程中可能遭遇長期的挫折與忽視，這些經驗又與疾病、人格、發展、家庭及經濟發展等，地方道德世界中糾葛的問題與困境接合在一起。在這種觀點下，妄想等精神疾症可以同時是個人心理與病理的呈現，也可以是一種獨特主體狀態與地方世界經驗的透露和反映。

　　我與佐安的研究關係在他離開病房返家之後逐漸淡去，但意外地，在幾個月之後我在病房收到一封顯然是他寄來的信，信中他要求我把先前在他住院時答應要送他的一個小玩具寄給他。我收到信時很高興，卻發現信封上的寄件者部分是空白的，因此沒辦法將玩具寄給他，讓我覺得這個留白像是隱喻我和他之間研究關係的狀態與內涵。

　　佐安的疾病故事與遭遇透過臨床民族誌的框架，讓我體會到「精神病患」作為現代精神醫療治理的主體，其內涵除了是精神醫療治理所關注的客體化及個體化差異之外，同時也是病患主體的疾病和地方世界傳統人觀、身體、家庭文化，乃至於生計經濟之間，複雜緊密連結的表現。

（二）福元先生的故事：妄想、身體與藥物

　　福元（化名）先生是我在台灣中北部一間醫學中心慢性精神病房遇到的反覆入院患者。這間以慢性精神疾患的復建為設立宗旨的病房，約可容納70名患者，男女比約為3：7，皆為成年人。入住以慢性化的思覺失調症患者為主，偶爾有情感性或器質性方面的患者。根據福元家人的說法，他們將福元送入醫院的主因是因為他過度熱中參與地方信仰活動，導致與家人頻頻在生活作息和財務分配上產生激烈的衝突。有趣的是，福元雖然因為是

老病號而被送入慢性精神病房，但每次入院後，他入院時激越的情緒或旺盛的精神症狀，每每在規律的藥物治療下迅速隱退，同時在行為上顯得低調平穩，並且高度配合病房的管理要求，因此很快地符合出院的評估標準，然後在個人意願、病況發展及病床需求等考量下，往往只在病房停留幾個月後又出院了。這與該慢性病房其他患者的平均住院時間相差甚多。

　　根據以下醫療紀錄摘要可以看到在精神醫療的視框下，福元精神疾病的概況：中年男性、診斷為精神分裂，評估應該是在青春期左右就已經發病，但直到30歲之後才第一次入院；長子，母系及手足有多人為精神疾病患者（精神分裂症為主）。學業表現在平均以下，高中夜校畢業後從事過各種低技術性的勞動工作，發病後功能下降，改以零工及親戚接濟維生，並遊走在家鄉各處的宮廟之間，熱中各種地方信仰活動；離婚後雖已再婚，但目前婚姻（外配）的實況不詳，配偶未曾到病房探訪。兩次主要的發病原因是離婚與親人過世。臨床表現上呈現過度禮貌、情感表達受限、執著民俗信仰活動，並伴隨有干擾行為，思想形式為中度貧困，被害與宗教妄想及幻聽等顯著症狀，以及低病識感等問題。住院評估則顯示，福元在入院治療後能配合病房內各項治療活動，並遵從用藥醫囑。

　　福元是我在慢性病房進行研究後，第一位讓我印象深刻的病患。一方面他充分顯現出慢性精神病患的機構化特徵，另一方面在他高度順服與內化患者角色的表面下，卻呈現出與醫療之間維持著恭敬的距離。因此，醫護人員對他的狀況往往維持有限的關注或了解。然而，福元雖然在治療與管理上看似能夠積極主動地配合，在病房內也與其他入住者保持平順的人際關係，卻唯獨在

比較個人的時間（例如，病房活動之間的空檔或個人休息時間）
與空間（例如，個人床邊[9]）裡，堅持一些周遭病友或醫護人員無
法理解或接納的活動，例如，各類民間信仰的複雜書寫、記錄與
抄寫，混合著紊亂複雜的宗教、政治上的誇大或被害妄想意念，
再加上一些明顯的幻覺，同時伴隨著堅定並引發爭議的個人化信
仰儀式（旁若無人的大聲禱告、跪地祈福，以自製樂器伴奏的長
時程誦經祝念，或是自我限定只飲用經過這些個人儀式「處理」
的開水）。

　　福元這些在病房中進行的獨特行為，除非因為太過吵雜，導
致管理上必須介入之外，多半的時候只被醫療方面標示為迷信、
思想混亂，或是症狀帶來的無意義且無法理解的干擾現象，其實
質內容與可能意涵並未獲得進一步的觀察和了解。由以下福元在
病房實施的個人化信仰內容片段來看，的確呈現出與醫療紀錄或
報告中提及的混亂、跳躍、鬆散、不合邏輯，或是與現實脫節的
症狀表現。然而，這些在時間軸上分布零散的資訊片段，若能夠
系統性地連綴起來，重新脈絡化到福元個人生命歷史、疾病歷
程、成長所在的地方世界當中，或許這些顯得紊亂零散而與民俗
信仰參雜交織的症狀表現，可以顯露福元疾病主體經驗的獨特
性，以及背後凝縮的社會受苦。

　　　不想回去過年，因為沒有素食，但家裡神位沒有人祭拜……

9　高度治理規格與穿透的現代病房空間裡，依然存在著少數如「床」或「浴廁」
　　這種保有個人與集體之間，邊界性與中介性地帶意味的空間。詳見 van
　　Dongen（2007）細膩的觀察。

家庭關係不好……也沒有正確的聯絡電話號碼……不想回去，但每個人都回家過年了……沒有香，沒有香爐，沒有人拜……南部的影響力變大（選後），影響到中部……沒有民國……這邊都是西方……

我的身體會抖，是 Parkinson's，仙佛在上，我在下……會得病應該是遺傳的……藥一定要吃，因為住在裡面的靈會哭鬧，藥可以穩……

（翻到他日記第二頁說）這有總統的批示……我在他慢跑的時候，有報給他聽……第六感感應的聲音……說去點個香……這張……（指）十字架，鑲在它上面的藍寶石……更上一層樓……我信耶穌，也算（台語）阿彌陀佛，也算（台語）釋迦摩尼佛，所以我宗教很亂，但是我都尊稱綜合體……我這一生的期望……這一生能夠把所有應該做的事做完……五福……子孫滿堂……有的用認的，我只生一個女的，她也生一個聾子，是屬兔子的……所以就變成越南的台灣公主……我有自知之明，不靠「仙佛」寫文章……自知之明，有點光明燈，各寺廟供作……但是我靠第六感……由自身的引導神、自信神配合……重啟（？）生活……請主師作主……耶穌等各「仙佛」來救，殷殷期盼……這裡的歌，小蘋果……你有聽過，（兩人笑）……我講的是，Apple 弟弟養的……滿漂亮的，柴犬，然後新房子，紅紙（？）……然後我有一個新房子，但是被放在這裡，沒辦法用……老婆自己入厝……所以我們愛很殘缺，很坎坷……是我自己不

好……（研究者：不要這麼說……真的，亂來哪！你是講有認識很多不同的女孩？）……我不專情哪……○○高爾夫球場你去過嗎？……是一個山坡地，○○山的山坡地，然後要開闢，要種樹要種草皮……有聽說，在開發的時候會有一些山的精靈怪獸……我在那裡剛好在追一個女生……下班就提早下班等她，追來追去（笑），就趴在她車子上，然後她很無情哪……不讓我下來……絕望……也不知道怎樣還跟她跪……跟她跪，默默的，也沒有說什麼，然後我弟弟還有○○大哥來救我……我戀愛就死……

（研究者問：你覺得吃藥為什麼可以幫助你？）……嗯……我祖師會囤積藥……（給）跟我修業中的神，要吃藥！我是，精神，身心科精神病，（低頭沉思努力回想），叫做，（轉頭看床頭資訊）身心失眠科……以前是精神分裂……（研究者問：所以「仙佛」對你吃藥有幫助嗎？）……（點頭）有……（低頭翻經文手抄本）……像我這麼多團體在帶，靠無形力量……第二條命（手開始在胸前畫橫向動作，然後尷尬微笑）……我現在知道啦，兩次生命，像哈利波特……（研究者問：我比較好奇的是，你吃藥還有你的生病，跟「仙佛」是什麼關係？）……（沉思低吟）……因為我去……「打醮」……就大家打那個神壇，打得很大，有電動花車「係咧」（台語：意指「那個」），固定式，走來走去，我有去……第二次我有參加，頭一擺（第一次）是出／初醮，頭一次沒弄好（？）……那係大拜拜……我是天上聖母的那個，有傳衣缽的樣子……有傳衣缽是天上的官稱……

修得好的人，可以取得……天上聖母的官職……（研究者
問：為什麼會一直入院又出院又入院又出院這樣？）……人
都會生病哪，很多人這樣……我們族譜還要訂做，家族講要
做起來……我研究所有的經書……一直挺「仙佛」……讓我
發揮我這輩子的力量（語氣高昂），我想突破這一點，到底
誰在搞我的祖宗！但是我沒有想報仇啦！

福元住院這段時期，我被他那種在病房中若有似無的存在、
看似容易親和又保持距離的策略性姿態所吸引，同時也想進一步
觀看那些被醫療方面認定為主要是由精神症狀所引發的個人性信
仰行為，並且進一步了解他為何會在短時間之內頻繁進出慢性病
房。

經過長時間的觀察與互動，我逐漸發現福元各種看似干擾症
狀的表述內容，往往參雜許多地方信仰，以及具有高度敏感性的
即時政治話題，而他陳述的方式經常是跳躍或異文融合
（welding），並且採取瀰漫性或宣稱式的語調。在福元這種對於
宗教與政治權威充滿好奇、欣羨和畏懼，同時又將兩者揉合為一
體的獨特語言展演中，往往融合自然與超自然、神話與事實、正
常與超常、預言與記憶、痛苦與希望，呈現出多重邊緣性主體的
特殊觀點及歧異／奇異經驗。但若褪除了這些脈絡、意義詮釋與
主體經驗的內涵，將這種表述的總體視為個人心理或生物的純然
表象，那它的確貌似充滿了宗教、被害，以及關係意念等妄想症
狀的內容。

在開始接觸的初期，福元有幾次像我過去接觸的妄想者那
般，表示他的想法、經驗與世界一般人「不會有興趣的」，或是

「不可能被了解的」。護理人員將福元這種複雜又獨特的言行方式視為「很亂」、「症狀干擾」，或是醫師視他為「老病號」、「退化的慢性病人」等主張，都間接地強化他無法被旁人理解或感到興趣的自我感受。電子病例紀錄裡「宗教妄想」、「殘餘症狀」、「成長史」等簡化抽象的陳述，也與福元那種將自我、身體和社會關係，與疾病、地方世界及權威相互交融搓揉的複雜表現之間，呈現出相當的距離與對比。

在福元確認我對他的想法的確帶著尊敬的好奇之後，我開始受邀請去他的床邊，那個具有神聖與私密意涵的個人空間進行訪談，得以近距離地旁觀福元在病房內個人信仰儀式的進行。這些後續的訪談和觀察，讓我發現到一些不受醫療照護注意，卻與了解福元及病狀息息相關的重要訊息。

1. 家戶關係與遊走的狀況：福元在幾次訪談中吐露自己受到家裡照護者肢體攻擊的情事。這部分在醫療紀錄中曾簡單提及，但顯然由於缺乏查證的機會而以存疑的狀態留存。經過幾次反覆的訪談，我發現這些有關家暴的描述具有一致性，都指向他出院回家之後，往往因為家庭事務的爭執、服藥，以及參與家鄉信仰活動等因素，與家人產生劇烈的爭執，甚至因此被毆打或趕出家庭。福元在被迫離家時，會躲在不同的廟宇過夜，或是以信徒的身分透過簡易的勞力服務，換取短期搭宿或用膳的機會。福元不否認在這種情況下，不容易維持精神藥物的服用。當被問到既然回家衝突這麼大，為何不乾脆就在病房住久一些時，福元對此只是淡淡地回應：「父母親要人拜，不然家會沒有！」或說他必須遵守承諾，回去協助或參與地方宮廟的活動。

在與福元家人簡短會面的時機裡，家人對於福元返家後狀況

的總體說法是，他在家裡「很怪！不會賺錢也沒關係，花很多錢參加各種（宮廟）的活動，相信神靈會幫他，我們也沒反對，後來可能沒吃藥，就越來越亂」。然而，我對於福元在家戶脈絡中的持續衝突與矛盾，仍然缺乏了解，我推想在這個多位家人都是精神病患的家戶情境裡，疾病、經濟、資源、信仰、家庭關係、污名等因素，都可能與福元的精神問題有關。同時，我覺得必須對福元與地方信仰組織之間的互動關係有更多了解，才能分析他的疾病歷程與臨床表現。

2. 發病與自我的異常感：如同眾多精神病患在生病時產生知覺與自我方面的異變，福元也談到自己發病時產生的各種變化。例如，他反覆提及第一次到中國旅遊時就發病的情形；當時除了感受到巨大的焦慮與壓力之外，他也突然覺得「世界變得不一樣了！」周遭一切的感覺變得陌生，因此開始越來越恐懼與懷疑；在「癲掉」（客語）之後他被送返台灣，他表示自己突然覺得「被賦予了一種只有自己知道的重要使命」，但他不願意說明是什麼使命。當我稍微想要進一步了解時，福元馬上露出友善的拒絕笑容，表示「它說不能講，你也聽不懂，他們（醫護人員或住院病友）也不懂」；當進一步追問是誰給予他這項神祕任務時，福元笑容可掬地指著自己的身體，然後就搖頭不說了。在獲得福元較多的接納與信任之後，我從閱讀他的神祕筆記當中發現了下面幾項特徵。

（1）自述與歷史及當代的政治領袖、軍事首領或宗教領導之間，存在隱祕或神祕的權責關係，通常是福元被賦予重大的祕密權力或使命，但他隨時有可能會因為身分曝光而遭致殺害。那些賦予他獨特權威或力量的來源，往往成為他在床頭桌檯上自設神

壇中崇拜的對象，不僅橫跨古今中外，且以跳脫時空關聯的方式
組合在一起。例如，關公配上蔣公主導了一次由福元負責執行的
會戰。那些崇敬的權力對象會因為不同的事件或行動，重組成為
足以扭轉時勢大局的人物。此外，福元以大量的瓶裝白開水來配
合個人信仰的崇敬活動，並且堅持只飲用這些經過他個人儀式淨
化的水。這也導致醫療人員的關注及介入，因為擔心他有飲水過
量導致水中毒的風險。

（2）福元往往自稱被賦予萬能感的神力（omnipotence）得以
進行重大的神祕任務，但那些任務往往和賦予他神力與任務的來
源之間，沒有表面上淺顯的合理關聯。例如，他聲稱自己被指派
為關公的副手，在面對台灣總統大選的緊張局面時，他深感自己
有責任必須「守住中部，以免南部的力量席捲北上」。或是作為
前總統手下的要員，他覺得當前的經濟或治安問題，是他必須面
對的困難挑戰與沉重負擔。這些圍繞著政治、軍事、宗教權威與
權力的執著和熱望，配合著完全跳躍的時空關係，組合成類似誇
大妄想的激越圖像，但其中似乎也蹲坐著一個在各種權力關係及
經驗中，被邊陲化與反覆貶抑的自我，一種空缺匱乏的主體及防
衛性的慾望。

（3）這些看似異常自我所展現出來的幻想與超能感受，經常
結合時事議題的發展，成為奇異的「時事評論」。這種看似妄念
而虛空的超能自我，和具有一定道理卻隱約的現實評論合為一
體，讓我對福元的感覺，從彷彿霧裡看花的感受，轉變成鏡花水
月的另一種感覺。就像是他溫和有禮的社交態度給我的感覺那
樣，漸漸地可以感受到那些異常難解的症狀內容背後，有著更真
實的指涉或堅持。

3. 對於藥物遵從（compliance）的展演：福元在某一次換藥之後，我發現他明顯地受到新藥物的影響，在肢體、表情、言語上似乎都和換藥前判若兩人。在某個早晨服藥後的空檔裡，我發現他神色有異，於是問他是否新藥讓他感覺不一樣或不舒服，是否因為藥物的作用或副作用而考慮停止服藥。福元臉部僵硬但仍然勉強帶著笑容回應我的問題，他指著胸口說「裡面的『靈』會作主」。在下述的澄清過程裡，福元打開他另一份祕密紀錄，說是他「自製」的日曆，裡面把他熟悉的各種廟宇信仰儀式及活動，配合著他想像中與其有所關聯的重要權威人物，依照時間順序重組排列成為「合成性」（synthetic）的「個人農民曆」。

例如，「國曆六月二十五日，農曆五月二十二日，週六，宙斯王神、江主席、觀世音菩薩，祈福，送唐三藏繪圖乙軸（40萬，未收款）」、「農曆七月二十六日，聖賢宮兩天法會，花果供品加成中，三天內向內拜倉頡、聖師孔子，以廟牌樓提拜」等等。偶爾可以在這個布滿宗教儀式慶典及各類權威靈力人物的活動排程中，看到福元用不同顏色的筆跡簡略地寫下病房活動的蛛絲馬跡，例如，「早上低額購物」，抑或有關本地或世界各地發生的異象，「越南有龍捲風」。神聖的時間似乎貫穿世俗的時間，不同的空間似乎能夠奇妙地並存。

更有意思的是，福元宣稱他的身體內部是由幾個他熟悉的重要地方宮廟與供養的神祇來掌管，因此他用手從喉嚨沿著胸部往下指，神祕地表示，從口中服用的精神藥物會由主管喉嚨、肺部、肝膽、中隔、胃、腸等重要臟腑的不同宮廟主神，一道一道、一層一層地為他把關並判斷效用，最後這些鎮守在他身體內的這些神靈會有最終的共識，決定該項藥物的效果對他而言有何

利弊得失，並判定他是否應該接受該項藥物。

從醫療端來看，或許這是一個精神病患融合幻覺和妄想的鮮明症狀，包含身體、自我、被害與意識等方面的異常性內涵。的確，福元這種精神症狀的內容與表現，可能是超能、誇大或被害的自我或思考方面的異變，或是被神靈「附身」等幻覺或意識方面的異常。但這些症狀似乎不只是個體心智脫軌失序的表現，與世界的真實之間也可能存有關聯。這種好奇讓我透過查詢台灣寺廟網，嘗試找出那些在福元神祕紀錄與陳述中出現過的地方宮廟資訊，很有趣地可以發現，就其地緣關係來看，這些地方宮廟的存在似乎有一定的真實性。

就福元對於各類信仰儀式活動的描述來看，他所陳述的經歷或體驗並不像是虛構的。若將他的主體經驗重新置放在個人生存歷史脈絡，或是社會關係的結構中進行檢視，這種混合著高度個人化且複雜難解之信仰內容的精神症狀展現，表現出他身處複雜矛盾的地方道德世界中，所具有的多重邊緣式的主體性。透過個人身體知覺，將地方世界的神聖時間與空間內化成為主體內涵，再經由奇幻的日曆與地圖標示、組織、管理，同時也解讀、詮釋甚或反抗，穿梭於地方道德世界中所產生的各項緊張、矛盾與衝突經驗。

這些看似雜亂、脫離「現實」的超常或異常信念，很容易在去脈絡化的解讀下被視為妄想症狀。信仰與妄想原本就是難以區分的現象（Sims 2009）；根據福元和其他關係人的陳述可以發現，這些奇幻難解且斑駁混雜的怪異陳述，可以反映出社會受苦的獨特主體經驗。

例如，福元從小在農村貧苦生活中長大，青春期發病時家人

對於他的狀況了解有限，覺得「見笑、丟臉」卻又求醫無效；在等同被放棄的狀況下，他自己遊走到特定的地方廟宇，力求生存度過危機，這奠立了他日後長久浸淫於各類民俗信仰知識與儀式實踐的基線。自此之後精神疾症一直伴隨福元的人生起伏，他勉強在學業、工作與婚姻裡維持邊緣性的表現，直到親人過世與離婚這兩項重大壓力事件發生後，正式成為現代精神醫療納入治理的對象，成為具有現代意涵的疾病主體──精神病患。然而，福元體現的多重邊緣性及承受的多元社會受苦，與他用來刻畫自己生命空間（身體）與時間的民俗信仰叢集，兩者緊密地結合，成為獨特、超常而不易被欣賞或理解的存在狀態，而這種狀態也顯示出主體性穿梭於地方道德世界中，不同治理模式之間的縫隙、斷裂與矛盾。精神病患主體可以說是疾病與這種世界構築遭遇的結果，也可以說是現代與全球治理下的地方道德世界本身所存有的異象（anomaly）。

　　福元透過將部分主體讓渡給同樣被現代理性貶抑為「迷信」的民俗信仰體系，維持了一種主體性，也是一種主體的可能性，在其中置入他生命內裡的靈力象徵，「替代」他面對介入其生命的另一種權威靈力──現代醫療的治理，藉此進行因時制宜的管制、周旋、因應與決策。例如，在病房時採取和諧與合作式的共處，包括對藥囑的現場遵從，出院後則變成符合家戶空間主體樣態的安排與因應方式，包括改回靈力信仰的救治，減低或停止藥囑的遵從。讓福元不斷地循環於病患與信徒主體位置的力量，還有另一種主體的作用：漢人父系文化制定的男性繼嗣權責。身為長子的他，除了經常表達未生養男嗣進行家系傳承的遺憾之外，也不斷強調長子必須返家、在家，主持與推動祭祀來維持「家」

的延續，即使是在暴力的威脅下。這些不同的主體位置構成了福元在臨床視框下，模糊矛盾而難以親近理解的主體性樣貌。

　　福元的妄想與信仰融合成為獨特的進行式主體，他不斷地尋求與權力象徵符號的交換和結盟，維護這個勉強維持在正常邊界的主體性，藉以在疾病、家庭、成長、現實、婚姻、死亡與治療（藥物）所帶來的磨難和苦楚中，保有超常的尊嚴與界線的控制。

　　福元在病房裡延續他對於宗教與政治權威尊崇、卑從的態度，他把醫師稱為「大人物」或「這裡（病房）的仙佛」，但顯然地，他與這些權威的關係方法有層次或類型上的不同。福元對於藥物與管理方面，採取類似於他在人際關係方面所持有的層次性「策略性服從」（strategic compliance），但同時保留具有邊界緩衝性的個人空間──床邊，以及受到地方信仰護衛的神聖化身體。

　　福元回到鄉下的家戶與鄉里情境時，面對的家庭、信仰與藥物服用問題的組合性隨之改變，事務的重要性及可行性順位也跟著改變。拒絕服藥、採取激進的信仰醫治行動，以及家庭關係與利益的各種衝突，導致他再次被送回精神醫療的場域與權威裡，進行主體位置、界線與狀態的調整和重置／製。若此，精神醫療效果的作用路徑與方式將遠比單純的精神藥物來得抽象複雜，整體的精神醫療與治理對於妄想等重大精神疾症在倫理方面進行的道德召喚（Ahlzén 2008），將不遜於在醫療診治方面的知識與技能生產。

四、結論：當代精神病人主體與精神醫療治理

　　醫療人類學者Byron Good（2012）在Marett紀念講座中指

出，「主體性」作為當代醫療人類學研究的核心，其重要性在於主體性的探討觸動了以下當代社會中敏感的議題：界定與建構「異常」的政治性，「正常」與「異常」在構成與運作上的辯證關係，意義理解活動的相對主體性，以及以「理性」作為「日常」或「正常」基礎的問題性。他也強調主體性的民族誌研究在方法論上必須強調多重現代性、多重主體性，以及主體性必然具有的政治內涵。

Good這些對於主體性研究的主張，與本文上述妄想個案的分析十分貼近：妄想作為一種「異常」，一種理性範疇之外的他者（「不可理解性」），其實挑戰了以理性為中心的常態政治，如何在多重脈絡（因而往往是多重主體性）的社會場域中，進行相對主體性的意義理解或「治理」。佐安與福元都處於地方社會傳統信仰、身體觀、社會關係、價值模式和現代社會秩序（包括政治經濟、社會流動與理性）的交接重疊處，他們都以一種多重邊緣的主體內涵及位置，和精神醫療的現代治理產生遭遇。如同Good的分析所示，這些異常主體的主體性被相當程度地簡化成為心理（理性）或生理的主體，構成多重主體性的複雜生活及生命脈絡，往往被切割或遺漏在生物精神醫療管控的範圍之外，妄想者複雜的經驗與意義在現代精神醫療的生化治理中，被化約、簡化、個人化、內在化成為「異常」的客體。

因此，對於佐安與福元的精神診治，除了需要進一步區辨他們的症狀是屬於Jaspers所界定的「主要妄想」（非由其他心理歷程所媒介的[unmittelbar]，以及不可理解的現象形式），或是屬於可以透過個人獨特經歷與特質而具有可理解性的「次級妄想」，也需要進一步探討妄想患者因為遊走、轉換於妄想世界與

真實世界之間，而在臨床上出現的特殊矛盾與困擾現象，[10]是否與Good所主張的多重脈絡化下的現代主體性表現有所對應。

　　Good（2012）認為精神醫療人類學的主體性研究，提供了更寬廣的架構和複雜周延的脈絡結構來分析個體與集體的關係。此外，異常或非理性的面向是主體性研究的核心，透過主體性的探索將使更多受到巨型論述壓制、噤聲與扭曲的記憶、觀點和經驗得以重現。本研究延續這種主體性人類學的研究意向，以及林淑蓉教授對於精神疾病與醫療的民族誌研究和主體性分析方式，對於本地的精神問題與現代精神醫療進行初步的民族誌觀察和描述，企圖透過相對主體性的意義歷程，讓被隱匿與銷聲於現代精神醫療治理的主體性內涵浮現出來，希望藉此對於（主要）妄想的不可理解性提供可理解的線索。

　　精神疾症作為一種橫跨生物、文化與社會面向的社會受苦（social suffering），這種觀點已然是當代社會科學探討精神疾病與醫療的指導方針（蔡友月 2007, 2009；Kleinman 2012）。妄想症狀等精神病（psychosis）的核心特徵，除了具有精神病理方面的研究價值之外，更是研究人類心智與文化之間各項基本歷程的重要場域。本研究透過「臨床民族誌」的分析，提供有別於醫

10 例如，Eugen Bleuler發現妄想患者有double awareness現象：妄想者對於其妄想世界，一方面保持堅定的信念，另一方面卻微妙地違反該妄想信念，同時出現符合現實世界原則或條件的矛盾現象，例如，一方面堅持醫護人員是下毒者，另一方面卻接受醫護人員所提供的餐飲。之後的病理學者進一步將此現象延伸成為double bookkeeping或double exposure等，指涉妄想患者身處介於妄想與現實等多元世界之間，所呈現的獨特矛盾現象（Bortolotti 2011; Sass 1994; Sass and Pienkos 2013）。

療觀點與紀錄的現象和經驗素材，並呈現出精神病患在疾病與文化主體上的獨特形貌。[11]

　　臨床民族誌透過近側於（experience nearing）精神病患主體的方式，揭露在當代生物精神醫療的理性治理與常態政治中，被銷聲匿跡的主體經驗與脈絡化意義。本文透過佐安和福元的研究，可以指出以下幾項對於現代精神醫療實踐方面的觀察。

　　一、對於精神症狀概念的窄化：如上文所言，精神症狀並不完全等同精神疾病，精神症狀往往必須置放在社會關係場域，或是主體所在的生活世界當中，才能呈現較完整的內涵與意義。因為症狀依然是現行精神疾病分類診斷的基礎，所以若將其化約為個體的生理或心理失序、失能、損傷或異常，忽略了症狀發生的社會場域、文化規範的媒介，或是其內容可能包裹的意義動向，則症狀幾乎被扁平化為生理性病徵（sign），精神症狀的主體性內涵也轉變成只能經由精神專業知識來進行閱讀及判定的被動客體。

　　二、對於精神疾症背後主體性意涵的忽略：如上述民族誌分析所示，現代精神醫學所構築的精神醫療主體（psychiatric subject），已然失去個體生命與疾病歷程中複雜且重要的經驗意涵，在其中病人（patienthood）取代了人觀（personhood）。在佐安與福元的症狀呈現和表述當中，融合疾病、身體、親屬關係、信仰儀式、政治經濟、社會受苦與歷史記憶等等人觀的構成

---

11 這種研究取向並非將疾病予以浪漫化，或否認妄想等精神疾病主體經驗的痛苦，同時也深刻體認到對於人類苦難經驗的臨床民族誌探索，可能在倫理上出現的問題性（Calabrese 2013b; Kleinman and Kleinman 1997）。

要素，但在以治療、管控、效能為中心的現代精神疾症治理與常態政治當中，這些人觀的要素被複雜的檢驗與校正技術，以及精細綿密的監控系統所產生的大量紀錄及資料取而代之，導致精神醫療主體的形成是透過對於人觀的雙重否定或轉換而形成。首先去除主體性方面的經驗與意義，再來透過治理知識與技術產生符合治理目的之數據和資料，重新裝填病人的主體內涵。

三、精神醫療的現代性問題：人類學者James Scott（1998）指出，現代國家治理推展是透過科學進步及樂觀主義所代表的現代性，以及國家推動的標準化和簡化來進行。精神醫療的運作模式顯然表現了這種現代治理的特質，例如，生物決定論、化約主義、醫療化、效能與管理主義等。本研究透過妄想症狀的臨床遭遇，揭露這種現代精神醫療實踐的特性。

在佐安與福元的妄想現象和醫療遭遇中，可以看到現代性的治理如何以理性、正常、秩序、標準來介入與轉化地方世界，讓妄想症狀中內涵的地方性主體經驗，包括：政治經濟對於親屬關係與價值系統造成的矛盾和異化，人觀與身體的持續作用，或是信仰、權威的作用與遞變，隱退於「不可理解」的宣告背後。然而，根據Scott的觀察，現代性這種「領域化」（territorialization）的常態政治與均質化策略，往往因為地方世界實踐（praxis）社群的複雜與堅韌，只能將其中的差異與主體進行有限度的消弭或轉化。因此，妄想的（被）理解計畫遭遇到不可理解性的困局，這與現代國家在現代性改造計畫所遭遇的困境類似，兩者都肇因於理性與理解本身的限制和問題性預設，以及理解對象的複雜性與主體性。

臨床民族誌藉由厚重描述精神症狀背後的主體經驗與意義，

讓精神症狀的閱讀成為觀察地方世界的窗口。本研究認為當代精神醫療透過對於精神症狀的選擇性認識、命名與建構，塑造一種獨特的病症主體，然而，這種主體與病患本身的主體性之間，存在著無法跨越的鴻溝。Foucault 瘋狂史論述中被類型化的「宇宙性瘋狂」（cosmic madness, Taylor 2014），就是這種絕緣於經驗及理解之外的主體性表現。本研究對於妄想症狀的臨床民族誌分析也發現，與精神醫療的現代治理一樣，地方世界對於瘋狂與精神疾病等社會差異，塑造了不同的地方性主體，而這種主體需要進一步去分析其中的認識論構築和倫理內涵。

　　本研究的結果具有消極與積極的兩種面向，在消極面上期待能夠重啟精神症狀的理論探索與倫理想像，積極面上則希望透過妄想等症狀的臨床民族誌解析，凸顯現代精神醫療的問題限制，並且進一步指出可能的超脫之道。

　　妄想等重要的精神症狀總是引動強烈的社會情緒，豐富的文化聯想，或是旺盛的理解企圖，本研究採取的臨床民族誌也屬於這眾多的企圖之一。然而，臨床民族誌對於精神疾病與症狀的體認，並沒有預設統一不變的真理性知識，而是企圖透過特殊的關係與互動方式，讓精神疾病症狀所壓縮的獨特經驗與多元意義得以發聲重現。希望藉此能提供迥異於生物醫療治理的陳述與紀錄，並進而探索更具有倫理性的療癒路徑，以減緩人類的疾症與受苦。

誌謝：本研究在經費上承蒙清華大學 2006 年人文社會科學院論文研究，以及 104 年度科技部個人專題研究（MOST 104-2410-H-

182-002-MY2）的部分支持得以順利完成，特此聲明與致謝。同時也對於田野地，以及研究者所在機構制度中惠予本研究各項協助的相關人士，表達誠摯的感謝之意。

參考文獻

石樹慧，2001，《療養院嚴重情緒障礙班學員的生活經驗》。台北：台灣師範大學特殊教育學系碩士論文。

呂又慧、梁瓊宜，2016，〈從病人到人：專業關係再建構？精障會所工作者之主體生成歷程〉。《台大社會工作學刊》33: 129-170。

李舒中，2010，〈精神疾病「病識感」（insight）的社會分析：一個民族誌的觀察〉。《台灣大學考古人類學刊》73: 101-148。

吳易澄，2016，《五峰鄉原住民節制飲酒介入計畫研究》。新竹：清華大學人類學研究所碩士論文。

林淑蓉，2002，〈情緒、自我與精神疾病〉。頁163-213，收入胡台麗、許木柱、葉光輝主編《情感、情緒與文化》。台北：中央研究院民族學研究所。

＿＿＿ 2006，〈藥物治療與身體經驗：精神疾病患者的自我建構〉。《台灣大學考古人類學刊》64: 59-96。

＿＿＿ 2008，〈身體、意象與變異的自我感：精神分裂症患者的主體經驗〉。《台灣人類學刊》6(2): 3-46。

林憲，2007，《文化精神醫學的贈物：從台灣到日本》。台北：財團法人華人心理治療研究發展基金會。

林耀盛、劉又華，2014，〈精神疾病患者道德生涯現象：個案研究〉。《身心障礙研究季刊》12(2): 94-105。

陳惠敏，2001，《「瘋狂」的劇場：精神病人的互動與表演初探》。新竹：清華大學人類學研究所碩士論文。

蔡友月，2007，〈遷移、挫折與現代性：蘭嶼達悟人精神失序受苦的社會根源〉。《台灣社會學》13: 1-69。

＿＿＿ 2009，《達悟族的精神失序：現代性、變遷與受苦的社會根源》。台北：聯經。

劉宏釗，2011，《石岡客家婦女九二一災後生命歷程的民族誌》。新竹：交通大學客家文化學院客家社會與文化學程碩士論文。

Ahlzén, Rolf. 2008. "Giving Meaning to Symptoms." pp. 115-129 in *Medical*

Humanities Companion, Vol-1: Symptom, edited by Martyn Evans et al. Oxford, UK: Radcliffe Publishing.

APA（American Psychiatric Association）. 1994. *Diagnostic and Statistical Manual of Mental Disorders*（4th ed.）. Washington, DC: APA.

———— 2013. *Diagnostic and Statistical Manual of Mental Disorders*（5th ed.）. Washington, DC: APA.

Bayne, Tim, and Elisabeth Pacherie. 2005. "In Defence of the Doxastic Conception of Delusions." *Mind & Language* 20(2): 163-188.

Bentall, Richard. 2003. *Madness Explained: Psychosis and Human Nature*. London: Penguin Books.

Berrios, German E. 1996. *The History of Mental Symptoms: Descriptive Psychopathology since the Nineteenth Century*. Cambridge: Cambridge University Press.

———— 2014. "History and Epistemology of Psychopathology." pp. 30-50 in *Philosophical Issues in Psychiatry III: The Nature and Sources of Historical Change*, edited by Kenneth S. Kendler and Josef Parnas. Oxford: Oxford University Press.

Biehl, João. 2006. "Will to Live: AIDS Drugs and Local Economies of Salvation." *Public Culture* 18 (3): 457-472.

Bortolotti, Lisa. 2010. *Delusions and Other Irrational Beliefs*. Oxford: Oxford University Press.

———— 2011. "Double Bookkeeping in Delusions: Explaining the Gap between Saying and Doing." pp. 237-256 in *New Waves in Philosophy of Action*, edited by Jesús H. Aguilar, Andrei A. Buckareff and Keith Frankish. London: Palgrave Macmillan.

Boydell, Jane, J. van Os, K. McKenzie, J. Allardyce, R. Goel, R. G. McCreadie, and R. M. Murray. 2001. "Incidence of Schizophrenia in Ethnic Minorities in London: Ecological Study into Interactions with Environment." *British Medical Journal* 323: 1-4.

Boyle, Mary. 1990. *Schizophrenia: A Scientific Delusion?* New York: Routledge.

Calabrese, Joseph D. 2013a. "Clinical Ethnography: Clinically Informed Self-Reflective Immersion in Local Worlds of Suffering, Healing, and Well-Being." pp. 51-75 in *A Different Medicine: Postcolonial Healing in the Native American Church*. Oxford: Oxford University Press.

_____ 2013b. "Ethnographic Approaches to Health Experiences Research." pp. 16-26 in *Understanding and Using Health Experiences: Improving Patient Care*, edited by Sue Ziebland, Angela Coulter, Joseph D. Calabrese and Louise Locock. Oxford: Oxford University Press.

Crapanzano Vincent. 2004. "Anthony Molino in Conversation with Vincent Crapanzano." pp. 63-79 in *Culture, Subject, Psyche: Dialogues in Psychoanalysis and Anthropology*, edited by Anthony Molino. Middletown, CT: Wesleyan University Press.

Desjarlais, Robert. 1994. "Struggling Along: The Possibilities for Experience Among the Homeless Mentally Ill." *American Anthropologist* 96（4）: 886-901.

DiGiacomo, Susan. 1987. "Biomedicine as a Cultural System: An Anthropologist in the Kingdom of the Sick." pp. 315-346 in *Encounters with Biomedicine: Case Studies in Medical Anthropology*, edited by Hans A. Baer. New York: Gordon and Breach.

Eilan Naomi. 2000. "On Understanding Schizophrenia." pp. 97-113 in *Exploring the Self*, edited by Dan Zahavi. Amsterdam: John Benjamins.

Ewing, Katherine P. 1992. "Is Psychoanalysis Relevant for Anthropology?" pp. 251-268 in *New Directions in Psychological Anthropology*, edited by Theodore Schwartz, Geoffrey M. White and Catherine A. Lutz. Cambridge: Cambridge University Press.

Farmer, Paul. 2004. "An Anthropology of Structural Violence." *Current Anthropology* 45(3): 305-325.

Flaum, Michael, Stephan Arndt, and Nancy C. Andreasen. 1991. "The Reliability of 'Bizarre' Delusions." *Comprehensive Psychiatry* 32(1): 59-65.

Foucault, Michel. 1994. *The Birth of Clinic: An Archaeology of Medical Perception*. New York: Vintage Books.

Fulford, Bill (KWM), and Tim Thornton. 2010. "History and Philosophy of Science." pp. 19-33 in *Psychiatry: An Evidence-Based Text*, edited by Basant Puri and Ian Treasaden. London: Edward Arnold.

Garro, Linda. 1988. "Explaining High Blood Pressure: Variation in Knowledge about Illness." *American Anthropologist* 15(1): 98-119.

Georgaca, Eugenie. 2000. "Reality and Discourse: A Critical Analysis of the Category of 'Delusions'." *British Journal of Medical Psychology* 73(2): 227-242.

＿＿＿ 2004. "Factualization and Plausibility in Delusional Discourse." *Philosophy, Psychiatry, & Psychology* 11(1): 13-23.

Ghaemi, S. Nassir. 2004. "The Perils of Belief: Delusions Reexamined." *Philosophy, Psychiatry, & Psychology* 11(1): 49-54.

Goffman, Erving. 1967. "Mental Symptoms and Public Order." pp. 137-148 in *Interaction Ritual: Essays on Face-to-Face Behavior*. New York: Anchor Books.

Good, Byron J. 2012. "Theorizing the 'Subject' of Medical and Psychiatric Anthropology." *Journal of the Royal Anthropological Institute* 18(3): 515-535.

Good, Byron J., Henry Herrera, Mary-Jo Delvecchio Good, and James Cooper. 1985. "Reflexivity, Countertransference and Clinical Ethnography: A Case from a Psychiatric Cultural Consultation Clinic." pp. 193-221 in *Physicians of Western Medicine: Anthropological Approaches to Theory and Practice*, edited by Robert A. Hahn and Atwood D. Gaines. Dordrecht: D. Reidel.

Harrison, Glynn, David Owens, Anthony Holton, David Neilson, and Daphne Boot. 1988. "A Prospective Study of Severe Mental Disorder in Afro-Caribbean Patients." *Psychological Medicine* 18(3): 643-657.

Herdt, Gilbert, and Robert J. Stoller. 1990. *Intimate Communications: Erotics and the Study of Culture*. New York: Columbia University Press.

Holmes, Brook. 2010. *The Symptom and the Subject: The Emergence of the Physical Body in Ancient Greece*. Princeton: Princeton University Press.

＿＿＿ 2015. "Medicine and Misfortune: Symptōma in Greek Medical Writing."

pp. 191-209 in *The Frontiers of Ancient Science: Essays in Honor of Heinrich von Staden*, edited by Brooke Holmes and Klaus-Dietrich Fischer. Berlin: de Gruyter.

Janssen, Ilse, Manon Hanssen, Maarten Bak, Robert V. Bijl, Ron de Graaf, Wilma Vollebergh, K. McKenzie, and Jim van Os. 2003. "Discrimination and Delusional Ideation." *British Journal of Psychiatry* 182: 71-76.

Jenkins, Janis Hunter. 2004. "Schizophrenia as a Paradigm Case for Understanding Fundamental Human Processes." pp. 29-61 in *Schizophrenia, Culture, and Subjectivity: The Edge of Experience*, edited by Janis Hunter Jenkins and Robert J. Barrett. Cambridge: Cambridge University Press.

Keen, Ernest. 1986. "Paranoia and Cataclysmic Narratives." pp. 174-190 in *Narrative Psychology: The Storied Nature of Human Conduct*, edited by Theodore R. Sarbin. New York: Praeger Publishers.

Kinderman, P., and Richard P. Bentall. 2007. "The Functions of Delusional Beliefs." pp. 275-294 in *Reconceiving Schizophrenia*, edited by Man Cheung Chung, K. W. M.（Bill）Fulford and George Graham. Oxford: Oxford University Press.

Kleinman, Arthur. 1992. "Pain and Resistance: The Delegitimation and Relegitimation of Local Worlds." pp. 169-197 in *Pain as Human Experience: An Anthropological Perspective,* edited by Mary-Jo DelVecchio Good, Paul E. Brodwin, Byron J. Good and Arthur Kleinman. Berkeley: University of California Press.

＿＿＿ 2012. "Medical Anthropology and Mental Health: Five Questions for the Next Fifty Years." pp. 116-128 in *Medical Anthropology at the Intersection: Histories, Activisms, and Futures*, edited by Marcia C. Inhorn and Emily A. Wentzell. Durham, NC: Duke University Press.

Kleinman, Arthur, and Joan Kleinman. 1997. "The Appeal of Experience; The Dismay of Images: Cultural Appropriations of Suffering in Our Times." pp. 1-24 in *Social Suffering*, edited by Arthut Kleinman, Veena Das and Margaret Lock. Berkeley: University of California Press.

Lézé, Samuel. 2014. "Anthropology." pp. 31-32 in *Cultural Sociology of Mental Illness: An A-to-Z Guide*, edited by Andrew Scull. Los Angles: Sage.

Littlewood, Roland, and Maurice Lipsedge. 1982. *Aliens and Alienists: Ethnic Minorities and Psychiatry*. Harmondsworth, UK: Penguin Books.

Luhrmann, T. M. 2000. *Of Two Minds: The Growing Disorder in American Psychiatry*. New York: Alfred A. Knopf.

MacLachlan, Malcolm. 2004. *Embodiment: Clinical, Critical, and Cultural Perspectives on Health and Illness*. England: McGraw-Hill International.

Martínez-Hernáez, Angel. 2000. *What's Behind the Symptom? On Psychiatric Observation and Anthropological Understanding,* trans. by Susan. M. DiGiacomo and John Bates. New York: Harwood Academic Publishers.

Mattingly, Cheryl. 1994. "The Concept of Therapeutic 'Emplotment'." *Social Science and Medicine* 38(6): 811-822.

Mirowsky, John, and Catherine E. Ross. 1983. "Paranoia and the Structure of Powerlessness." *American Sociological Review* 48(2): 228-239.

＿＿＿ 2003. *Social Causes of Psychological Distress*. Hawthorne, NY: Aldine de Gruyter.

Oltmanns, Thomas F. 1988. "Approaches to the Definitions and study of Delusions." pp. 3-11 in *Delusional Beliefs*, edited by Thomas F. Oltmanns and Brendan Arnold Maher. New York: Wiley.

Oyebode, Femi. 2015. *Sims' Symptoms in the Mind: Textbook of Descriptive Psychopathology* (5th ed.). Philadelphia, PA: Saunders/Elsevier.

Roberts, Glenn A. 1991. "Delusional Belief Systems and Meaning in Life: A Preferred Reality?" *British Journal of Psychiatry* 159(Supp. 14): 19-28.

Rinofner-Kreidl, Sonja. 2013. "Phenomenological Intuitionism and Its Psychiatric Impact." pp. 33-60 in *Karl Jaspers' Philosophy and Psychopathology*, edited by Thomas Fuchs, Thiemo Breyer and Christoph Mundt. New York: Springer Science & Business Media.

Sadowsky, Jonathan. 2004. "Symptoms of Colonialism: Content and Context of Delusion in Southwest Nigeria, 1945-1960." pp. 238-252 in *Schizophrenia,*

Culture, and Subjectivity: The Edge of Experience, edited by Janis Hunter Jenkins and Robert John Barrett. Cambridge: Cambridge University Press.

Saris, A. Jamie. 2008. "Institutional Persons and Personal Institutions: The Asylum and Marginality in Rural Ireland." pp. 309-328 in *Postcolonial Disorders*, edited by Mary-Jo DelVecchio Good, Sandra Teresa Hyde, Sarah Pinto and Byron J. Good. Berkeley: University of California Press.

Sass, Louis A. 1990. "On Delusions." *Raritan* 9(4): 121-143.

_____ 1992. *Madness and Modernism: Insanity in the Light of Modern Art, Literature, and Thought*. New York: Basic Books.

_____ 1994. *The Paradoxes of Delusion: Wittgenstein, Schreber, and the Schizophrenic Mind*. Ithaca, NY: Cornell University Press.

Sass, Louis A., and Elizebath Pienkos. 2013. "Delusions: The Phenomenological Approach." pp. 632-657 in *The Oxford Handbook of Philosophy and Psychiatry*, edited by K. W. M. Fulford and Martin Davies. Oxford: Oxford University Press.

Scott, James C. 1998. *Seeing Like a State: How Certain Schemes to Improve the Human Condition Have Failed*. New Haven, CT: Yale University Press.

Sims, A. 2009. *Is Faith Delusion?: Why Religion Is Good for Your Health*. New York: Bloomsbury Academic.

Stanghellini, Giovanni. 2004. *Disembodied Spirits and Deanimated Bodies: The Psychopathology of Common Sense*. Oxford: Oxford University Press.

_____ 2013. "Philosophical Resources for the Psychiatric Interview." pp. 321-356 in *The Oxford Handbook of Philosophy and Psychiatry*, edited by K. W. M. Fulford and Martin Davies. Oxford: Oxford University Press.

Stompe, Thomas, A. Friedman, G. Ortwein, R. Strobl, H. R. Chaudhry, N. Najam, and M. R. Chaudhry. 1999. "Comparison of Delusions among Schizophrenics in Austria and in Pakistan." *Psychopathology* 32(5): 225-234.

Suhail, Kausar, and Raymond Cochrane. 2002. "Effect of Culture and Environment on the Phenomenology of Delusions and Hallucinations." *International Journal of Social Psychiatry* 48(2): 126-138.

Susko Michael A. 1994. "Caseness and Narrative: Contrasting Approaches to People Who are Psychiatrically Labeled." *The Journal of Mind and Behavior* 15: 87-112.

Taussig, Michael. 1992. "Reification and the Consciousness of the Patient." pp. 83-109 in *The Nervous System*. New York: Routledge.

Taylor, Chloë. 2014. "Psychiatry." pp. 404-410 in *The Cambridge Foucault Lexicon*, edited by Leonard Lawlor and John Nale. New York: Cambridge University Press.

Van Dongen, Els. 2007. "Anthropology on Beds: The Bed as the Field of Research." *Anthropology Today* 26(6): 23-26.

Walker, Chris. 1991. "Delusion: What Did Jaspers Really Say?" *British Journal of Psychiatry* 159(Supp. 14): 94-103.

Wasserstein, Alan G. 1988. "Toward a Romantic Science: The Work of Oliver Sacks." *Annals of Internal Medicine* 109(5): 440-404.

Weinstein, Edwin A. 1962. *Cultural Aspects of Delusion: A Psychiatric Study of the Virgin Islands*. New York: Free Press of Glencoe.

精神醫學與國家制度

聆聽混亂敘事
達悟族精神失序者與國家偏遠醫療治理

蔡友月

一、前言

　　蘭嶼島位於台灣東南海峽，島上以達悟人（Tao）為主，因地理環境的特殊性，造就了不同於台灣其他原住民，形成特殊的海洋文化。從2000年開始，我數十次隨著國家「全民健康保險山地離島地區醫療給付效益提昇計畫」（Integrated Delivery System，簡稱IDS）的醫護人員，前往蘭嶼探訪被精神醫學診斷為患有精神疾病達悟人的經驗。IDS計畫主要是國家為了解決山地、離島偏遠地區「有保險、無醫療」的困境，補助醫療資源、人力，針對該區域的疾病形態提供特定的醫療服務，增進民眾就醫的便利性。[1]目前IDS針對達悟族高比例精神失序問題[2]所提供的醫療服務，主要是藥物配合長效針劑，並輔以轉診到台灣進行機構化治療。然而，不管是醫護人員的經驗，或是我的田野觀察，都發現這些被診斷為具有精神疾病的達悟人不遵IDS醫囑的比例很高，與國家公共衛生政策提供大量經費所支援的IDS精神醫療專科服務目標有相當明顯的落差。本文企圖透過蘭嶼達悟族精神失序者的敘事（narrative）資料，探討他們作為原住民在國家醫療治理下的特殊病痛經驗，國家主導的現代精神醫療模式對處理原住民健康問題的限制，以及這些經驗與限制的社會文化意涵。

1　參見中央健康保險局（2012）。

2　葛應欽（2001）教授在研究報告中指出，達悟族精神病患比例高達1.6%，而精神分裂症達1%，比起台灣地區精神病患比例的0.3%高出許多。

二、遵／不遵醫囑：帶入混亂敘事的分析取徑

遵／不遵醫囑在醫療領域，特別是藥物使用方面，已成為研究上的重要議題（Conrad 1985）。歸納來看，第二次世界大戰後至今，關於遵／不遵醫囑行為的主流研究，主要有醫療式歸因、健康信念兩大研究取徑，兩者都依循現代醫學的專業範形，在實證醫學的認知模式下而有所限制與不足。本文企圖從詮釋取徑帶入「敘事」的理論分析策略，深入病人訴說的故事與生活世界，釐清為何代表國家理性治理策略的現代精神醫療，與原住民社會文化及生活經驗難以磨合。以下先從文獻討論這三種取徑的差異。

（一）醫療式歸因研究取徑

在台灣學界的研究方面，「台灣期刊論文索引系統」（主要蒐集1970年以後的期刊）中，以「醫囑」為關鍵字的期刊論文至少有67篇。這些研究大多數依循醫療式歸因的取徑，採取生物醫學的模式看待疾病致病因，因此特別強調處方的特性、治療的副作用、藥物知識不足等，是導致不遵醫囑的主要原因（許文耀等 1997；黃淑貞 1990；楊美賞 1984）。此外，病人的期待不受重視，醫師無法以友善的方式與病人互動，或者醫病溝通不良，不遵醫囑的比例也會比較高（許文耀等 1997）。這種醫療式歸因取徑面對遵／不遵醫囑現象，主要是一種以現代醫學為中心的討論模式，假定病人遵醫囑行為與疾病復原之間的因果關係。在這樣的研究取徑，往往忽略病人本身的聲音、不遵醫囑的複雜因素，以及其他可能賦權（empowerment）的能力等。Peter Conrad（1985）就曾批評醫學關於遵／不遵醫囑的研究，通常假

設了一種道德性的立場，認為不遵守醫療處置是偏差的，當社會科學家採取這種觀點，無異於強化以醫療為中心的取向。

（二）健康信念研究取徑

相較於醫療式歸因取徑，關注「健康信念」（health-belief）的研究者，採取價值期待模式（value-expecting model）分析遵／不遵醫囑現象，以病人的認知模式來解釋遵／不遵醫囑行為，強調個人對健康的看法與認知行為受主觀的理性選擇所控制。當病人覺得自己容易罹患某種疾病，而且罹患之後可能會產生嚴重後果，在他考慮到採取行動後的利益大於成本時，就比較有可能遵醫囑（Becker et al. 1979）。因此，病人對於自己是否容易罹患某種疾病、疾病嚴重性、利益與成本的信念等，都會影響遵醫囑的行為。

健康信念取徑與醫療式歸因取徑有所不同，強調的是病人主觀信念與認知在理解遵／不遵醫囑行為上的重要性。但是這兩種研究取徑，都複製了醫療專業的思考模式與行動方針，而非以病人為主體，也忽略複雜的社會文化與生活脈絡糾結下遵／不遵醫囑的另類意義，迴避了醫療專業本身的問題。

（三）病人敘事的理論分析策略

重視病人生命史與敘事的理論化發展，在晚近的醫療社會學（如 Williams 1984; Frank 1995）與醫療人類學領域（如 Kleinman 1988; Garro 1992; Becker 1997）更受到重視。這些研究共同指出病痛與療癒過程中「意義創造」（meaning-making）面向的重要性。社會學者 Paul Atkinson（1997: 325）即指出，敘

事已經成為當代健康與醫療領域質性研究的重要分析觀點。[3]研究者應該認真地將這些故事作為質性分析的對象，從中探討現代醫學視野之外的病痛經驗，拓深我們對遵／不遵醫囑的討論，提供我們理解疾病、復原、療癒（healing）的可能視野。

綜合來看，我認為既有敘事的研究取向，有三方面的分析效用特別值得注意。

第一，病人敘事的研究，指出多音交響的經驗與認知，挑戰現代醫學架構下單一的支配霸權。人類學者 Arthur Kleinman 在他具開拓性的 *The Illness Narrative: Suffering, Healing, and the Human Condition*（1988）一書中指出，醫師在專業訓練養成的過程中，被鼓勵去相信「疾病（disease）」比「病痛（illness）」更為重要，生物醫學系統以科學化「硬性的」知識，來替代被判定為「軟性的」心理社會學的意義關懷；硬性的被高估，軟性的被低估。Kleinman 認為，這個價值轉換是現代醫學的嚴重缺失，呼籲現代醫學的教育必須重新以詮釋的角度，讓病人的病痛敘事受到更多重視。身兼醫師、神經病學者與精神醫學者的 Oliver Sacks 影響廣泛的著作，結合了醫學研究與通俗文學作品的性質，深入嗜睡性腦炎（1973）、色盲（1985）、杜雷特症候群（1995）、自閉症（1995）等病人的敘事。Sacks 分析這些患者的故事，重視的是各別特殊經驗，透過病人敘事所呈現的複雜多樣的病痛經驗，挑戰現代醫學基於生物性知識的霸權，呈現多音交

3　關於西方社會科學及其他許多學科或領域在過去二十幾年的「敘事的轉向」（the narrative turn），亦即敘事研究的蓬勃發展及意義，國內已有蕭阿勤（2010: 33-40, 403-409; 2012）的詳細探討可參考。

響的病痛經驗與思考。

　　第二，病人敘事的研究，顯示病患透過敘事重構，可以重新詮釋病痛與受苦，賦予新的意義而重建自我認同，有助於療癒。心理學者Jerome Bruner（1986: 11）指出，敘事提供一種排列經驗、建構真實的方式，同時觸及意圖和行動，可以顯示認同的變化與影響。社會學者Gareth Williams（1984）訪談英國被診斷患有類風濕性關節炎患者，發現他們以敘事的方式將生命中各種經驗加以重整，了解自己的過去、現在、自我與家庭、工作、社會的關係，這些患者基於對自身病痛起源的不同理解，發展了面對病痛的不同方式。Williams強調，人們對身體、病痛的意義，是受到自己的生命經驗所形塑，因此，只有從人們自己的故事中才能探究。從這個角度來看，病人訴說的故事，經常承載豐富的病痛經驗與可能有助於療癒的種種暗示。既有的醫學在探討遵醫囑行為時，很少從「病人意義為中心」的取徑，關注病患在治療過程的認同與主觀意義的轉變。許多病人敘事的研究指出，面對長期慢性疾病帶來的挫折、混亂與崩潰，個人往往可以透過敘事的重構，重建一個統整的自我。

　　第三，病人的敘事分析顯示，敘事所涉及的意義參考架構通常與社會文化和結構制度密切相關，其中可能隱含有助於療癒的因素。社會學者Erving Goffman在名著*Asylums*（1961: 130）一書中指出，人們成為精神病人的過程中「道德生涯」會經歷一些類似的變化，包括個人層次的自我認同轉變，以及社會層次上社會位置、法律關係、生活風格等公共制度面向的改變。Goffman認為人們一旦成為精神病人，都會遭遇一些相似的狀況，並以某種相近的方式反應。這些相似性並不是精神疾病本身造成的結

果，而是社會力量的作用。他強調，「精神疾病」如同社會加諸病人的「污名」（stigma），成為一種社會標籤，並在許多人身上造成「自我實現預言」的作用。人類學者 Linda C. Garro 與 Cheryl Mattingly（2000: 19-29）回顧敘事、疾病與療癒的文化建構關係，也指出敘事變成再現經驗的工具，個人經驗的訴說因為各種制度、結構形構而影響故事的生產。透過病人的敘事，有助於我們檢驗形塑病人病痛經驗的社會與文化脈絡。Garro 與 Mattingly（2000: 31-32）強調，文化上的知識可以作為病痛敘事與詮釋致病原因的重要來源。社會上既有的敘事提供工具，使人們可以用文化中的既存解釋架構來理解個人經驗。

（四）「混亂敘事」的挑戰與研究

　　然而，上述關於病人敘事的研究，幾乎都奠基於能夠講述本身故事、進行自我認同與敘事重構的病人。本文研究所針對的精神失序者，不同於上述的病人，經常處於思考斷裂、言語跳躍、意識混亂的狀態，很難訴說條理一貫、詳細清楚的故事而進行敘事認同的重整工作。認同混亂的達悟族精神失序者，處於更加邊緣的位置，他們的經驗更難以被說出來、被聽見和被理解。就此來看，要探討達悟族精神失序者的敘事，不僅對研究者是一大挑戰，而且上述病人敘事的三點分析效用也受到限制。針對上述的挑戰，社會學者 Arthur W. Frank（1995）提出的病人「混亂敘事」（chaos narrative）概念，有重要的意義。

　　Frank 的「混亂敘事」有兩個重要的意義。首先，「混亂敘事」代表病患個人彷彿生活在沒有過去、未來，而只有現在的狀態。敘事者與這混亂的生活沒有距離，無法將自己與這樣的混亂

隔開，不能跳脫自身當下的生活情境進行反身性的理解。這樣的病患無法形成前後連貫、有條理的自我故事，難以藉著敘事認同的重構來重建自我。其次，與「混亂敘事」處於明顯對立的另一端，是絕大多數現代社會中占主流的「恢復敘事」（restitution narrative）。在現代醫學專業主導下，現代社會通常強調這種敘事模式，講述病患應該透過醫學治療來掌控病情、恢復健康，以確保明天會更好。醫療式歸因、健康信念研究取徑所呈現的正是恢復敘事的基調，將不遵醫囑視為需要矯正的偏差。一方面，在恢復敘事占據社會優勢的情況下，醫療專業在面對無法治療或解釋的情況時，為了掩飾其失控與無能，往往可能否定這些混亂的威脅及病患感受的苦痛；另一方面，Frank認為，要幫助處於自我理解混亂的病患，人們必須先學習接受這些混亂，將它們視為病患人生故事的一部分，並且努力嘗試不帶目的、充滿想像力地去理解。

Frank的概念與分析，有助於我們探討達悟族精神失序者——處於離島、原住民、精神失序等三重的邊緣位置，是弱勢中的弱勢，沉默者中的沉默者，無聲中的無聲。作為現代醫療的服務對象之一，他們可以說與專業權力處於最遙遠的相對兩端，很少有發聲與賦權的機會能夠重新形塑適合他們的醫療行動方針，尤其是達悟族的青壯與年輕世代，生存狀態經常深陷於酗酒、失業與認同混亂中（見下文分析）。他們大多是無法發聲，沒有能力進行敘事重構、重整自我認同的一群人，研究者要面對面探究他們是一大挑戰。與那些能清楚闡釋的一般病人敘事研究不同，達悟族精神失序者仰賴研究者深入他們的生活世界，在零碎雜亂的訴說中捕捉重要而有意義的斷片，加以連貫而尋找分析上的意涵。

　　研究方法上，本文主要以紮根式民族誌的深描（thick description），採取以病人意義為中心的敘事取徑切入。除了田野觀察與訪談之外，同時輔以結構與半結構的問卷調查達悟族精神失序者與家人對IDS的看法。截至2011年為止，蘭嶼衛生所收案的精神病患總數為73人，扣除死亡、長期住院或因為在台灣而失聯者，共有62人。我們共完成114份問卷，其中62份是針對精神失序者的問卷，此外，本研究也輔以各種歷史文獻、衛生所檔案資料、報章雜誌、二手統計資料等。

三、國家理性治理的基本困境：邊緣原住民社會的精神醫療現實

　　1945年國民黨政府來台，1947年在山地鄉設立衛生所，省衛生局將日本殖民時期的「山胞公醫療養所」改為「山地鄉衛生所」。蘭嶼因為屬於離島，一直到1959年才於紅頭成立蘭嶼衛生所。達悟人稱醫師為Mangavavaw，稱衛生所為Koysang，衛生所是全島唯一的醫療機構。1998年行政院衛生署醫政處成立「山地離島醫療科」，企圖透過制度的設計與改善，縮減原住民的健康不平等。當時行政院核定了「加強山地離島及原住民醫療服務」三年計畫（1998-2001年），並開始實施。[4]

　　1992年開始，蘭嶼達悟族人精神病人比例偏高的現象，開

4　計畫主要內容包括：重整醫療人力，改善醫療保健設施，整合當地醫療資源，加強醫療支援計畫，強化緊急醫療後送體系，配合全民健保推動論人計酬及論量計酬服務制度，補助原住民參加全民健康保險的保險費，以及加強民眾衛生教育宣導工作等。

始受到相關單位的注意（劉珣瑛等 1993）。1998年7月，馬偕紀
念醫院台東分院受中央健保局東區分局委託，辦理「蘭嶼、綠島
醫療改善計畫」（簡稱「蘭綠計畫」），以精神科專科醫師輪流每
個月到蘭嶼一到二次的方式，配合當地醫護人員進行診療。1999
年10月，馬偕紀念醫院台東分院依據中央健保局頒布的「全民
健康保險山地離島地區醫療給付效益提昇計畫」（IDS），思考蘭
綠計畫轉型的可行性。中央健保局在2000年10月召開的「研商
山地離島地區醫療給付效益提升計畫」會議中，建議將蘭綠計畫
轉型為整合性醫療服務的經營模式。於是蘭綠計畫在2001年7月
開始轉型，由馬偕紀念醫院台東分院執行IDS，當時的計畫中即
指出達悟人罹患精神疾病比例偏高的現象，並針對當地心理健康
問題提供精神科醫療專案。整體而言，國家補助這個專案所提供
的服務，主要是由醫護人員每月定期到病患家中訪視，開立醫囑
與處方、配合長效針劑與藥物，強調生物模式的醫療方向。從蘭
綠計畫到IDS計畫，顯示國家開始重視原住民的特殊醫療處境與
心理健康的問題。當時負責IDS精神科業務的蘭嶼衛生所公衛護
士Si-Na是達悟人，參與IDS計畫多年，她說：

> 有時醫院住院幾個月後，穩定出院，可是回蘭嶼後沒有辦法
> 一直追蹤啊！醫生不在的時候，就你一個衛生所護士，負責
> 所有蘭嶼精神科病人，我們也沒有辦法定期跟他們講要吃
> 藥。家屬也這樣，你知道精神科的病人不是要他吃藥、就能
> 吃藥的，所以藥物追蹤非常困難。我認為要有人固定叮嚀他
> 們要吃藥，安排他們的日常作息。他們在部落沒有工作，就
> 會四處遊蕩，這樣的狀況不可能變好。

　　從長期親身參與計畫的Si-Na來看，國家公共衛生單位投注人力與經費支援達悟人的IDS精神醫療專案，成效相當有限。對她而言，這些精神失序者不遵醫囑、無法規律服藥，顯然是主因。我們的問卷調查發現，相當程度呼應這位公衛護士的觀察。在「請問有沒有按時吃藥？」一題的回答中，顯示七成以上的精神失序者沒有遵醫囑或不按時吃藥（見表1）。

表1　精神失序者是否遵醫囑按時吃藥

回答	次數	百分比
照醫師規定三餐服藥	1	1.6%
部分照醫師規定	6	9.7%
很少按時服藥	29	46.8%
完全不吃	14	22.6%
不知道	12	19.3%
總計	62	100%

　　然而，就像本文接下來指出的，達悟族精神失序者普遍不遵醫囑，有超越個人與家屬之外的個人因素，與IDS儀式化醫療處置，缺乏溝通的醫病關係，以及達悟人對現代精神醫療的不信任有關。這些因素又與蘭嶼離島位置、達悟文化差異、原漢隔閡等有關，使國家提供的精神醫療照顧有其困境與盲點。這些困境與盲點，在本文以下所描述的田野中精神失序者的「混亂敘事」中，充分地被呈現出來。

（一）時空限制下的儀式化醫療處置與醫病關係

　　蘭嶼一般醫療或精神醫療基本而明顯的困境，是位處離島，僅有蘭嶼衛生所提供全島唯一的現代醫療。衛生所沒有精神科的專科醫師，IDS計畫中針對蘭嶼高比例精神疾病的問題，由承接的馬偕紀念醫院台東分院支援精神科醫師輪流前去診療。離島交通不便，冬天常見的東北季風經常使來往台東與蘭嶼之間的小飛機被迫停飛。在冬季，醫師有時連續兩三個月無法如期到訪。這種情形造成對病患片段而不連續的治療流程，凸顯出離島醫療的困境。被診斷為酗酒、精神分裂症的李強[5]（No.21），因為常常等不到藥，就曾生氣地對我說：「蘭嶼這邊開藥不方便，像台東那邊只要有身心殘障手冊就可以拿藥，這邊還要看醫生，然後再開藥很慢。台灣的精神科病人比較好，他們直接去醫院就可以拿藥了。」有時衛生所如果沒有積極主動地告知與宣傳，病患與家屬更難以掌握醫師實際訪視的日期。一直飽受失眠困擾的精神分裂症患者楊洋（No.33），因為錯過醫護人員定期訪視的時間，就曾不斷擔憂地問我：「那天我去抓飛魚沒有碰到他們（指醫師與護士），我的藥到下個月就沒有了，你可以幫我拿藥嗎？」

　　從1998年最初的蘭綠計畫，到2000年開始轉型為IDS以來，這項業務至少有九位以上漢人精神科醫師經手，以及三位達悟族公衛護士的更替。第一位醫師從1998年到2006年負責這項業務，獲得許多病患與家屬的高度信任和肯定。往後承接這項業務的漢人精神科醫師，大多接手僅僅數月到一年，便因為種種理

5　田野中的受訪者皆使用化名，個案資料見附錄1。

由而辭職離開。舊醫師離去、新醫師來不及遞補的空窗期，經常長達數月；接手業務的新醫師，往往必須憑藉病歷中簡單的資訊快速做出醫療處置。

　　IDS在蘭嶼的運作模式，大多是在每個月某一個週六早上，馬偕紀念醫院台東分院支援的各科專科醫師搭飛機抵達蘭嶼。隨後精神科醫師在當地公共衛生護士的陪同下，到精神失序者家中訪視。探訪時間大致在星期日中午結束，然後醫師們搭機返台。在這短短一天半左右的行程中，醫護人員必須探訪全島五六十位精神失序者，每一家大概只能停留三至五分鐘。醫護人員主要的工作，包括診斷鑑定、打針、開藥、調藥、發藥，全部的流程大多圍繞在生物性的治療模式。

　　根據我們進行的精神失序者問卷調查，在「醫師是否會跟病人討論用藥決定？」一題中，有超過五成的受訪者回答「不會」（表2）。另一方面，精神失序者「是否會主動詢問醫師與病情相關問題？」中，「完全不問」的比例最高，占40.3%（表3）。

表2　精神科醫師是否會跟病人討論用藥決定

回答	次數	百分比
都會	1	1.6%
偶爾會	20	32.3%
不會	33	53.2%
不知道	8	12.9%
總計	62	100%

表3　精神失序者主動詢問醫師與病情相關問題

回答	次數	百分比
每次都會	17	27.4%
大部分時會問	5	8.1%
偶爾會問	8	12.9%
完全不問	25	40.3%
不知道	7	11.3%
總計	62	100%

　　上述數據也符合我們長期的田野觀察，亦即病人與家屬在醫療過程中，大多處於極為被動、無知與不理解的狀態。IDS精神科醫師更換頻繁，再加上短暫的訪視過程中，很少能從患者的感受與實際需求來理解藥物治療對他們的意義。精神失序者不容易遵醫囑，與其心理狀態混亂，行為經常難以自我控制或受他人約束也有關聯。此外，在IDS有限的訪視時間下，醫護人員並沒有足夠的時間進行衛教，幫助這些教育程度普遍不高的精神失序者跨越醫療專業所建構的藩籬。許多人連為什麼要吃藥、吃什麼藥、該怎麼吃，都不清楚。例如，46歲的夫一（No.65），被診斷為患有幻想症和酒癮。他描述自己如何服藥時說：「你說半顆喔，我喝酒醉時會吃一顆，甚至有兩顆，我也不太記得。對，我還藥加酒喝。（問：你與酒一起喝時有什麼感覺？）唉！神經錯亂了。你自己的行為思緒變本加厲都不曉得了。就是你沒辦法控制行為思緒了。」。40歲的白志明（No.5），醫師診斷為器質性精神病，他解釋自己這幾年的狀況：「我沒有生病，我是受傷後才這樣的，頭腦沒有像以前聰明，及四肢不協調而已，我沒有阿達（指精神科疾病）。以前衛生所的護士常來看我，給我吃藥，

但我不知道吃什麼藥。」醫護人員每個月一次儀式化的簡短探訪，未能讓白志明理解用藥的正確劑量，他告訴我們：「有時候我會吃兩顆，因為藥很甜。（問：是誰說藥要吃兩顆的？）自己啊！（問：吃了會不會不舒服？）還好，因為像糖果。（問：醫護人員沒跟你說嗎？）沒有，就這樣發給你。我不知道就這樣給我。」53歲的陳海成（No.1）被診斷為精神分裂症、酗酒，有一回醫護人員在簡短寒暄後即例行地發藥離去。他一臉困惑地對我說：「吃那個藥好像醉一樣，好像喝酒醉一樣。我又沒有什麼病啊，為什麼要吃藥？」當我反問他，醫師到底開了什麼藥，他一臉茫然地表示：「不知道。」海成曾多次被強制住院，只有住院期間在醫護人員監督下曾經規律服藥。對海成的家人而言，他精神混亂的根源是「酒」，因此需要的不是「藥」。照顧他的大弟就這麼說：「他有沒有吃藥，我們不知道啦，最重要的是不要喝酒，喝酒就會亂。」上述的許多例子都顯示，IDS 的制度規畫未能克服離島地理限制帶來精神科醫師更換頻繁的問題，也未能關注醫護訪視時間過短的缺陷。根據我的田野觀察，一個月一次、時間緊縮的家訪，讓許多病人與家屬對 IDS 治療過程抱持「缺乏參與式的順服」。這使得醫療處置儀式化的互動更加明顯，也使病人及家屬更顯得無力、無能與無法發聲。

（二）文化隔閡中對現代精神醫療的不信任

　　達悟人受到傳統惡靈信仰文化的影響，遇到疾病或死亡，會認為是 Anito 惡靈作祟。[6] Anito 惡靈所開展出的世界觀，建構了傳

6　見衛惠林、劉斌雄（1962），李亦園（1960），希南‧巴娜妲燕（2003: 20）等討論。

統達悟文化對無法預測的事件的理解，並且形塑達悟族的文化基調。受這種信仰影響，至今老一輩的達悟人大多仍將衛生所視為骯髒、不潔的禁地。因此，整體來說，雖然現代醫學進入蘭嶼始於日本殖民統治時期，在戰後國民黨統治初期也開始有正式制度化的組織，但由於蘭嶼原本就處於地理上的離島邊陲位置，醫療資源匱乏、衛生所功能不彰等，加上文化隔閡的因素，更使得現代醫學驅動的「醫療化」過程，[7]在達悟社會中的進展並不順遂。

　　此外，在原漢文化差異與隔閡下，[8]漢人醫師如果缺乏對達悟文化的敏感，也不願深入理解精神失序者的生命史與生活世界，那麼，要做出正確的評估與處方往往有困難。例如，有一回我隨著新來的醫師進行家庭探訪，全程他戴著口罩與手套，不斷表示要將一些診斷為精神疾病的病人強制送到台灣住院。然而，根據我的觀察，那些新醫師眼中應被強制住院的達悟患者，許多人雖有幻聽、幻覺困擾，但仍可執行耕種或捕魚等日常生計。

7　本文所指的「醫療化」，描述在達悟部落社會原本並不屬於醫療處理的問題，如何開始被定義與對待為醫療問題的過程。

8　我的田野調查發現達悟傳統文化對精神失序有四種看法。第一，達悟傳統看待精神失序者的觀點，主要是超自然的歸因方式。靈魂跑走了（soma'lap so pa'ade）、鬼附身（nanikovo tan）、da-nikovotan等語彙，都代表不正常的人是因為被鬼嚇著，靈魂出竅的結果。第二，miramlawan為不守規範、不可理喻的瘋子之意，代表出現「不正常」行為的失序者，是因為不遵守社會文化規範而遭受懲罰。第三，nanimasazi do vean意指「碰到月亮一半」或「正逢週期」之意，表示人的狀態會隨著月的圓缺而變化；正常與不正常，如同大自然的變化一般。第四，zomyak同時代表具有神力的巫醫，以及突然失神之意，具有異於常人的特質，通常被視為一種特殊的能力。不過，我在田野中也發現，上述這些達悟傳統文化的看法，普遍不受到IDS精神科醫師的重視。

　　針對島上六十多位的精神失序者，醫護人員除了每月一次的家庭探訪，就像達悟護士 Si-Na 所指出的，後續的醫療追蹤與監督相當有限。離島的蘭嶼衛生所，不只上述 IDS 計畫下支援的精神科醫師常有變換，衛生所其他醫護人員也時常更替輪調。目前蘭嶼衛生所僅有一位達悟族護士專門負責 IDS 精神科業務，精神病人後續的醫療照護，主要分別由負責不同地段的公衛護士處理。近年來國家行政體系不斷增加各種形式規章的業務流程，這些行政作業大大壓縮了公衛護士到部落進行家訪與衛教的時間。此外，以 2012 年衛生所的十位公衛護士為例，僅有一位達悟族護士，其他九人都是漢人或非達悟族的其他原住民背景。一位排灣族的護士，曾經如此說到她面對達悟部落的文化隔閡：「雖然都是台灣的原住民，但不同原住民族文化差別真的很大。我覺得達悟文化比漢人文化還更難以理解，有時下部落訪視會很難溝通。特別是老人家，語言不通。」文化與語言的隔閡，使得非達悟背景的護士要深入接觸與了解部落的生活世界，有一定的困難。這也使得精神科醫師開立醫囑後，無法透過負責各部落的護士進行後續的追蹤與妥善的照護。

　　原漢差異、文化隔閡、加上達悟人長期對國家醫療體制不信任，都使得精神失序者與家屬對現代精神醫療容易產生抗拒、排斥的心理，不願意遵循缺乏理解與同理的醫療處置，使醫療專業與達悟人的真實生活世界一直存在著極大的鴻溝。田野中普遍的不遵醫囑現象，相對來說，呈現了達悟原住民部落中醫療介入的現況，藉此我們可以窺見國家透過現代精神醫療對原住民社會進行理性治理時的基本困境。

四、遵從或抗拒？以病人意義為中心的敘事

　　更進一步聆聽精神失序者零碎、反覆、片段的「混亂敘事」，以及他們身旁親人的談話，我們才可以如實地掌握精神失序者與家屬如何看待打針、服藥對他們生命的意義，並將這樣的意義參考架構扣連到更大的達悟社會文化脈絡來理解。本節從達悟日常生活世界與勞動慣習的服藥效用，以及不同世代對應的世界觀，來分析他（她）們的遵／不遵醫囑的深層社會文化意涵。

（一）生活世界與勞動慣習中的不遵醫囑

　　達悟傳統文化傳承相當重要的部分，是來自於向上一代學習跟大自然互動的生計知識，因此一向賦予「勞動」極高的價值。蘭嶼四周環海，漁產豐富，同時幾乎家家戶戶在山地都有專屬的範圍可供種植，漁業與農業目前仍是島上居民的主業。達悟的個人在部落的名聲，立基於勞動，在這種傳統文化下，他們的生活世界與勞動慣習密不可分。七八十歲的老人家，不論男女，只要身體安好，仍固定上山下海，從事與生計經濟相關的活動。

　　在傳統的達悟文化中，母語 yamara'ete o kataotao na，意味著「生病或身體不好」。在這樣的定義下，「病」一定要包含疼痛與不舒服的感覺，並且無法從事日常生活的勞動。在這樣的傳統文化認知下，精神失序者難以被納入「病人」的範疇，不同於現代醫療的界定與處理。根據我長期的田野調查所見，大多數被精神醫學診斷的精神病人，只要有勞動能力、能夠工作，即使有精神醫學所謂的幻聽、幻覺症狀，部落一般人通常會視他（她）們為「正常人」，不會另以特殊方式對待。從這個角度來看，在深受勞動慣習形塑的日常生活世界中，對大多數精神失序者與家

屬而言，所謂正常與不正常，什麼算是有病，服用精神科藥物的意義等，往往與醫護人員的專業認知有相當的差距。這樣的不同，反映國家在公共衛生的理性治理邏輯下推動的原住民現代精神醫療，與部落文化之間更深層的落差。

首先，在與大自然緊密互動的生活作息中，平日上山耕種、下海漁撈，成為達悟人生活節奏的核心。他們的日常活動通常在戶外，而且大多一天兩餐（早餐和晚餐）。這種安排生活世界的時間節奏與意識，使他們不容易達到三餐服藥的要求，例如，60歲的于順發（No.20），每天都要到山上、海邊隨意行走，兒子就無奈說到他無法配合規律吃藥：

> 那個藥也是一樣，拿到家裡沒有用啊！一包一包到我們的家裡，我爸爸一包一包的丟掉……他會亂跑，他的時間不固定，什麼時間吃什麼藥，每份早上、晚上、下午這樣子的藥，可是他不按時啊……他平常就不在家裡，他就是在別的村啊。你看這樣子，像現在他就在別的村啊！他能吃藥嗎？

蘭嶼每年3至7月的傳統飛魚季，一些病情穩定的男性精神失序者，常會隨家人出海捕飛魚。如果服藥的副作用會妨礙捕魚或栽種的生產勞動，家屬與精神失序者往往都會相當排斥。46歲的李強（No.21）罹患酗酒、精神分裂症（思覺失調），30歲在台灣工作時出現幻覺、幻聽症狀，已經斷斷續續吃藥十多年。他說：「我吃藥有時候按時，有時候很好就沒有吃，通常是睡不著才會吃。吃藥就會覺得身體很虛弱、暈暈的、動作很慢。」住在隔壁的大哥就相當反對李強吃藥，他說：

如果他沒有吃藥的話，有時候我叫他跟我去山上啊，他會來
做，或是去海邊捕魚。但是他吃藥的話，他就不來了，他就
不敢出去，因為會很無力，那個藥會讓人家昏睡的，所以他
一吃藥就會覺得昏昏欲睡、精神不濟這樣子啊！這種藥還是
不要多吃的好。

有一次我隨IDS精神科醫師探訪51歲的陳海妹（No.2），一
旁的表弟不斷疑惑地指出：「你們是給我表姊吃什麼藥，為什麼
她越來越懶惰，不去山上，也不去海邊抓螃蟹，只會待在家裡，
也不煮飯。我不知是給她吃了什麼藥，為什麼她會變得那麼
懶。」當時海妹也向醫護人員表示：「吃藥就想睡覺，發胖啊，
吃藥會變得很衰弱。」她主觀地認定，不吃藥比較有力氣，因此
自行停藥了一陣子。她說：「嗯，都想睡覺，一直發胖。我在醫
院也是，一直吃藥，一直發胖，一直想睡覺，軟趴趴。不像我現
在，我沒有吃藥，還是有精神，比較有精神。」對於海妹和她的
家人而言，藥物的副作用讓她的體力無法負擔日常的耕種與家
務，讓他們難以接受。

此外，IDS針對無法規律服藥，病情不穩，長期飽受幻聽、
幻覺影響的精神失序者，精神科醫師大多會施予長效針劑（一個
月打一次），而施打針劑的大多以中年男性居多。就像前面指出
的，在儀式化醫療處置與缺乏溝痛的醫病關係中，他們通常不清
楚醫護人員注射的藥品為何，我在田野觀察中也發現，他們大多
不認為針劑對自己的「異感」有何幫助，但大多會溫和、順從地
讓護士施打。

評估病患每個月吃藥、打針後疾病歷程的轉變，以及完成打

針、發藥的例行工作，是IDS精神科醫師與病人或家屬的主要對話和互動內容。根據我們的問卷調查，在「醫護人員是否會事先告知藥物用法或副作用？」一題，結果顯示，在讓病人困擾與痛苦的藥物副作用上，有接近八成的受訪者表示無法從醫護人員獲得充分的資訊（見表4）。類似的現象也反映在針劑治療方面，在被問到「醫護人員是否會告知打針副作用或是要注意的地方？」，回答「完全沒有說明」的病人或家屬占84.6%（見表5）。

表4　醫護人員是否會事先告知藥物用法或副作用

回答	次數	百分比
會清楚告知	10	16.1%
隨便交代一下	29	46.8%
完全沒有說明	18	29.0%
不知道	5	8.1%
總計	62	100%

表5　精神科醫護人員是否會提醒打針副作用

回答	次數	百分比
有打針	13	（21%）
會清楚告知	0	0
隨便交代一下	0	0
完全沒有說明	11	84.6%
不知道	2	15.4%
沒打針	49	（79%）
總計	62	100%

　　從另一個角度來看，病人及家屬經常在訪談中抱怨對藥物的種種不適感，那麼，他們會主動向醫師反應嗎？在回答「是否會向醫師反應服藥後的不適感？」一題時，病人或家屬表示「會清楚反應，尋求解決」只占6.5%，「會稍微反應」占17.7%，「完全沒有反應」占43.6%，「無不適」占17.7%，「不知道」占14.5%（見表6）。從問卷結果可以發現，不論在醫師說明治療內容與病人主動諮詢兩方面，都顯示精神醫療介入與病患生活世界的明顯溝通落差。

表6　精神失序者是否會向醫師反應服藥後的不適感

回答	次數	百分比
會清楚反應，尋求解決	4	6.5%
會稍微反應	11	17.7%
完全沒有反應	27	43.6%
無不適	11	17.7%
不知道	9	14.5%
總計	62	100%

　　在達悟傳統文化下，生計經濟所必須的基本勞動，有助於精神失序者與大自然互動時，維持日常生活的步調。另一方面，這些勞動也讓他們可以參與親人或族人的祭典等共同活動，維持一定的社會關係。不過，部落中屬於傳統的生活與勞動慣習，對老、中、青三代分別有不同的影響。[9] 國家在公共衛生的理性治

―――――――――――
9　對1980年後出生，較年輕一代的受訪者而言，他們接受現代教育，絕大多數

理下推動的精神醫療制度與實踐，顯然難以貼近達悟人的日常脈絡，無法嵌入達悟人與自然環境緊密結合的勞動慣習和生活世界。對精神失序者而言，打針、服藥的副作用是否會影響他們上山耕種、下海捕魚的勞動能力與日常生活節奏，成為他（她）們評估藥效，以及願不願意遵從醫囑的重要依據。

表7　精神失序者是否會向醫師詢問打針後的不適感

回答	次數	百分比
有打針	13	（21%）
會清楚詢問，尋求解決	0	0
會稍微詢問	1	7.7%
完全沒有詢問	9	69.2%
不知道	3	23.1%
沒打針	49	（79%）
總計	62	100%

　　從田野中病人零散、混亂的敘事中，我們可以發現達悟族精神失序者的認知與感受，很少受到 IDS 精神科醫師的重視與理解，使得 IDS 計畫下所關照的行動者多以「無參與式的順服」來回應 IDS 的醫療處置。國家透過精神醫療對達悟人的理性治理，除了必須面對醫療制度與設計的不足，亦即改善儀式化的醫療處

深受現代生活與價值觀的影響。與老一輩和中生代相比，客觀上他們已經遠離傳統生計經濟的維生方式，缺乏捕魚、種植等基本技能，無法再單純地依賴蘭嶼的自然環境生存。傳統部落的生活環境與條件，大多已無法幫助他們實現對於美好生活的夢想。

置、增進醫病溝通、提升對醫療體制的信任等因素，必須思考更為貼近達悟人日常生活脈絡的療癒模式，也就是本文所指出的在「混亂敘事」中浮現而不容易掌握的深沉因素。

（二）世代差異中的病識感與不遵醫囑

　　「我沒有病」幾乎是所有精神病人一開始共同的心聲。因此，精神病人「病識感」（insight）及「生病角色」的建立，一直是醫護人員關切的問題。具有病識感，代表精神失序者能接受「精神病人」的角色與醫療規範，有了病識感才有可能接受一套「理性」的正常人的訓練，因而定時服藥、規律吃三餐、正常作息、與人友善地互動、合宜地控制情緒，甚至在一個嚴格管理的全控機構學習團體規範。病識感的概念，意味著失序者必須先學習用精神醫學的知識處理自己的問題，認識到自己屬於「精神病人」的角色，才有接受現代精神醫療而痊癒的可能。

　　根據我們的田野資料，大部分達悟族精神失序者並不具有精神醫學下的病識感，家屬也大多不將他們視為精神病人，往往抱持自由放任的態度。對於「是否知道家人所罹患的疾病診斷？」問題，病人主要照顧者回答「完全不知」的比例高達83.3%（見表8）；對於「請問您是否會監督孩子吃藥？」的問題，68.5%主要照顧者表示「不會」。處在達悟傳統文化下，一如承接IDS的范醫師說：「這邊精神病人普遍家屬是不會給他太大期望，例如要怎樣、怎樣，有些家人也不認為他們有病，所以不會給必要的協助，反正就是各過各的。」

　　從表9所顯示關於精神失序者本身的病識感來說，我們以問卷配合田野觀察，訪談了62位老、中、青三代的精神失序者。

表 8　主要照顧者知道精神失序者所罹患的疾病診斷

回答	次數	百分比
清楚	7	13.0%
部分清楚	1	1.9%
模糊	1	1.9%
完全不知	45	83.3%
總計	54	100%

表 9　精神失序知道自己所罹患的疾病診斷

回答	老年世代	中年世代	年輕世代	百分比（人數）
清楚	0	9	4	20.9% (13)
部分清楚	0	5	0	8.1% (5)
模糊	0	4	1	8.1% (5)
完全不知	2	30	0	51.6% (32)
無法評估	0	7	0	11.3% (7)
總計	2	55	5	100% (62)

說明：（1）田野期間追蹤的受訪者，截至2012年年底為止已有4人過世。

　　　（2）老年世代：65歲以上，1946年以前出生；中年世代：30-65歲，1947-1982年間出生；年輕世代：30歲以下，1982年之後出生。以上以2011年的年齡為準。

　　　（3）回答選項中，清楚：清楚知道自己的診斷及診斷的意義；部分清楚：部分知道自己的診斷及診斷的意義。模糊：隱約知道精神疾病的相關名詞，但不具備現代醫學知識理解其意義。無法評估：指正在住院或失聯的受訪者。

其中高達一半以上無法清楚理解自己的疾病診斷，且大多集中在老年與中年世代。至於能夠完全清楚說出自己的精神疾病診斷的13位（占全部比例的20.9%），全部屬於已接受現代教育的年輕世代。這顯示是否具有病識感與世代因素有密切關係，從世代角度來理解不同世代的世界觀，如何形塑對精神醫學的認知與態度，可說非常重要。

1、惡靈世界觀下的老年世代

在現代醫學還未進入蘭嶼之前，凡是遇到疾病或死亡，達悟人會認為是Anito惡靈作祟。Anito惡靈所開展出的世界觀，建構了傳統達悟文化對任何無法預測事件的理解，並且形塑達悟族的文化基調。達悟母語靈魂飛走了（soma'lap so pa'ade）、被未知的鬼附身（da-nikovotan）、被特定的鬼附身（nanikovotan）等，都顯示達悟文化是以圍繞惡靈的超自然的歸因方式，理解精神失序、行為異常的族人，認為他們是被鬼附身、靈魂跑走的結果。1970年代後各種現代性力量逐漸改變蘭嶼，基於惡靈世界觀的傳統療法，亦即巫醫的驅鬼儀式，[10]也已經式微。根據我的田野調查，2000年左右達悟部落已經沒有傳統的巫醫存在，不過，傳統惡靈的世界觀當時仍深刻影響七十歲以上的老人。

田野訪查所見的兩位日本殖民時代出生，被診斷有精神疾病的老年世代是Sypan-Ta（No.32）、Sypan-Dan（No.23）。他們在

---

10 傳統巫醫的驅鬼儀式，由家人在住宅四周扮作窮凶惡極的模樣，並揮刀趕鬼。他們在病人頸上掛金片或青色珠串，藉以增加抵抗力，或在身上纏掛一種鬼魂所懼怕的蔓草，藉以驅除鬼魂。相關討論可參見劉斌雄（1959）、姚克明（1982）。

惡靈禁忌所開展的世界觀中成長，沒有接受現代教育，無法理解何謂精神疾病，也沒有精神醫學所謂的病識感。他們都認為自己的「異感」是惡靈附身的結果，並不會用精神醫學的知識解釋自身的狀況，或是學習所謂「精神病人」的角色。

2000年，我第一次隨著IDS精神科醫師訪視島內被診斷為精神疾病的患者，遇見精神科列管的獨居老人Sypan-Ta（No.32），他一個人睡在一間未完工的水泥房間。我心想如果是在台灣，鄰居應該很快會向里長或警察等通報，將這種獨居而精神失序的老人送入醫院處理。達悟族的護士Si-Na卻趁機教育我：「他並不需要轉診，如果從他的角度，這樣的生活反而對他自在。」這是我田野洗禮的第一課。1926年出生、當時85歲的Sypan-Ta，雙眼已經失明。他年輕時曾在台東從事林班、割稻、除草等工作，後來認識一名阿美族女子，兩人結婚後育有三名子女。由於在台灣生活壓力大，他大約在40多歲時，回到蘭嶼定居，只有小女兒每年會去探望一兩次。獨居的他，平日大多倚賴zipos[11]雙邊的親戚照顧生活起居。根據在隔壁開雜貨店的姪女美靈表示，在惡靈世界觀下成長的Sypan-Ta，不明白精神醫學診斷的意義，也相當排斥吃藥。醫護人員曾將他的口服藥改為滴劑，由美靈放入礦泉水給他服用。美靈斷斷續續餵了半年，但她認為獨居又失明的

---

11 傳統達悟人的家族as so inawan，指雙邊團體zipos及其婚姻所合起來的親屬範圍。衛惠林、劉斌雄（1962: 57）指出，這個雙系近血親關係範圍是由父母雙方親屬所展開，以一個ego為中心，向上推兩代、下推兩代，旁系到第一從表兄弟姊妹為止。zipos界定了一種相互的責任義務，並形成禁婚的範圍，同時也是達悟社會重要的互助團體。一旦家中出現鰥寡孤獨的情況，都必須由zipos的親戚承擔照護責任。

Sypan-Ta有沒有吃藥，好像差別不大。加上後來美靈忙於工作，沒時間持續餵藥，Sypan-Ta就一直停藥。雖然缺乏藥物治療，但在「蘭嶼居家關懷協會」[12]的協助下，2012年我再度見到Sypan-Ta時，他即使有所惡化，但速度極為緩慢。

我第一次見到被診斷有精神分裂症、妄想症的70多歲老人Sypan-Dan（No.23），也是在2000年隨著醫師、護士進行訪視時。當時他身體健朗，赤著腳大步地在部落自由行走，他不理解何謂精神分裂症，也沒有精神病人的角色認知。一旁的女兒不斷向醫師抱怨，他像炸彈一樣，媽媽照顧他很累，並且詢問醫師Sypan-Dan是否需要住院。醫師認為Sypan-Dan只會說達悟語，並不適合台灣醫院的機構化治療，因此建議先吃藥再觀察。女兒表示，Sypan-Dan常常在島上遊走，因此根本無法定時給他服藥。2003年3月，他因為認定田中的電線桿是核廢場設立來危害他們的，於是用斧頭加以破壞，被警察強制送到台灣本島就醫。只會說達悟語的Sypan-Dan，一入院就被醫護人員用約束帶束縛起來，防止他掙扎逃走。住院一年後，他的健康情況惡化，被送入加護病房觀察。一如早先進行家庭訪視的醫師所預料的，機構化的治療方式反而使他的病況加劇，最後在2005年4月於醫院病逝。

雖然精神科醫師、護士每個月定期探視上述老一輩的精神失序者，但是精神醫學及相關的現代世界觀，並不是這些在惡靈世界觀中成長的老人理解事物的方式，而他們及家庭成員對精神醫

12「蘭嶼居家關懷協會」成立於1999年9月18日，主要由達悟族的知識青年、護理人員、蘭嶼當地的婦女，針對蘭嶼獨居老人成立的照護組織。

學的知識也大多相當貧乏。回顧這些老人的生命史，我們可以發現，從他們出現別人眼中的異常症狀，到精神科醫師介入，中間至少相隔一二十年。由於他們本身無法理解何謂精神疾病，家人也不認為吃藥有何幫助，所以他們幾乎沒有或很少吃藥。生活在傳統的部落連帶關係，以及生計經濟為主的日常生活勞動節奏中，他們的病況即使有所惡化，速度也相當緩慢。相較於長住蘭嶼、精神醫學介入有限的Sypan-Ta，Sypan-Dan的生命史顯示的是：如果以現代醫療方式強迫這些老人脫離既有的部落連帶，把只會說達悟語的老人納入機構化、科層化的醫院，在無法與醫護人員溝通的情況下，強迫他們隔離並接受打針、吃藥為主的生物性治療，那麼，勢必會對他們的病痛歷程造成不利的後果。

2、失業、酗酒下掙扎的中年世代

　　相較年輕世代大部分能夠清楚知道自己的精神醫學診斷，老年世代完全不知道何謂精神醫學，田野中55位中年世代不同的認知（見表8），反映了這個世代夾雜在不同世界觀轉換下複雜的自我認同。我們追蹤的62位精神失序者，有9位同時被診斷為酗酒，9位都是失業的中年男性。對於那些被診斷有精神失序的中年世代患者，在部落所隨機訪談的親友鄰居，常常將誘發他們精神失序的主因歸諸於喝酒過量。許多家屬覺得精神失序者是否能維持穩定，重點在於戒「酒」，而不是吃「藥」。中年的精神失序者普遍存在的酗酒現象，反映的是這個世代所處的典型困境，尤其是長期失業，以及失業帶來的種種心理挫折。

　　46歲的李強（No.21），30歲在台灣工作時出現幻覺、幻聽，被診斷為酗酒與精神分裂症。他主觀地認為是因為核廢料感

染腦細胞，才導致幻覺、幻聽，IDS醫護人員來訪後，他開始意識到自己生病，但完全不了解精神醫學的診斷。李強曾在酒醉之際拿刀想要尋短，但被表哥阻止才沒造成悲劇。他這麼解釋自己當時的行為，他說：「怎麼會得到這個病，然後又跟不上時代，然後工作又不好找……我才想不開。」李強面對失業等生活的挫折，開始酗酒，酒後失控又有攻擊部落族人的行為，因此被強制送醫治療。他回憶起當時被強制送醫的狀況，感慨地說：「我自己也是很討厭喝酒，我知道喝酒會傷身，可是我得了這個精神病後，我的忍耐有限。沒有藥物的時候，就是用喝酒來麻痺自己。我不想理會他們，他們會說秀逗秀逗這樣念，我會生氣，生氣就會攻擊人家，他們就要報警了，強制就醫。」

　　從2000年被衛生所收案開始，他是田野中少數會主動詢問IDS醫護人員問題的受訪者，不過缺乏家人的監督與照顧，他一直處於斷斷續續吃藥的狀態，他說：「不是每天吃，失眠時才吃。」長期失業酗酒的他，晚上容易失眠，伴隨著幻聽，精神狀況一直不好，也無法因應工作的要求，工作大多無法持續。他說：「像我如果有工作，今天做一天、明天休息，精神上的問題……就算勉強的去工作，身體也很懶惰……精神衰弱。」2009年，有一次我在田野調查期間遇到他，問他為什麼不願意吃藥，他說吃藥讓他頭暈得厲害，必須靠喝酒來緩解。交談過程剛好他的大弟回來，當場就不斷責怪他為何宿醉而沒去工作。一直到2012年為止，李強都處於長期失業的狀況，沒有工作、無所事事逐漸打亂他的生活節奏，家人抱怨他常常睡到中午過後才起床。李強無奈地談及自己混亂的人生，他說：「第一次發病突然間自己好像很隨便，自己的人生計畫打斷。好像你今天做什麼，

以前我很清楚，工作做什麼、為什麼工作，為什麼賺錢，都有計畫，我得了精神疾病我很隨便，就是毫無頭緒，嗯！好像沒有人生計畫，然後賺到錢就亂花，很隨便。」

　　不同於老年世代，李強所代表的中年世代，大多是在戰後到1980年代之間出生，他們在成長期見證了傳統文化與現代生活前所未有的接觸與劇烈衝突。他們是開始接受現代教育的第一代，大多在國中、國小畢業後，隻身前往台灣工作或求學。他們同時在達悟傳統惡靈文化下成長，但也經歷基督宗教與現代醫學的來臨，因而處在三個典範或世界觀的交雜影響下。中年世代達悟人對於疾病的理解與處置，已逐漸趨向現代醫療，但仍有新舊雜陳、傳統與現代認知交錯的情形。這些中年世代精神失序者，大多曾經被蘭嶼衛生所或派出所強制遣送，被親人送入台灣本島的醫院治療，或者由IDS精神科專案介入處置。這些現代性與醫療化經驗使得他們大多數能說出自己的診斷結果，卻往往從電視上知道「精神病人」的負面刻板印象，缺乏足夠的醫學知識去理解精神醫學定義下精神疾病的意義。

　　1989年開始，政府為重大公共工程引進外籍勞工，加上近年來勞動市場的種種變化，都使達悟人中年世代到台灣本島出賣勞力、賺取低薪的就業處境雪上加霜，許多人面臨失業挑戰，也造成蘭嶼失業人口遽增。根據資料顯示，達悟族失業率高達18%，是其他原住民族失業率的兩倍之多，將近是一般民眾失業率的四倍（表10）。許多人正因為長期失業、工作不順遂、家庭破裂、酗酒等，逐漸成為精神科收案照顧的對象。在IDS計畫下擔任精神醫療工作多年的范醫師，談到他的觀察：

經濟上沒有問題，對他們會比較好。很多人失業，也無所事
事，部落的人找他喝酒就喝得醉醺醺的，有工作對他們的復
原的歷程會比較好……其實蘭嶼可以發揮部落文化，建立達
悟的復健中心，設置一個類似個案經理人啦，配合當地需要
的復健工作，你要給他誘因嘛，給他一個便當，安排栽種、
捕魚，至少這樣子我吃飯就不用愁，願意來參加這個工作，
也有一點錢，才不會每天一直喝酒。

表 10　一般民眾、其他原住民族與達悟族的失業率比較

年 分類別	1995 年	1999 年	2001 年 3月	2002 年	2003 年	2008 年 12月	2009 年 12月	2010 年 12月	2011 年 12月	2012 年 6月
一般民眾	1.79	2.84	3.89	5.02	4.99	5.03	5.74	4.67	4.18	4.18
其他原住 民族	4.22	7.55	9.24	8.37	9.64	7.92	7.31	5.07	5.27	5.02
達悟族	—	9.02	14.63	9.86	12.50	18	—	—	0.61	1.37

資料來源：筆者依下列資料整理所得：
(1)《台灣原住民生活狀況調查報告》，1998：136-137。
(2)《民國八十八年台灣原住民就業狀況調查報告》，1999：128-129，表13。
(3)《民國九十年上半年台灣原住民就業狀況調查報告》，2001a：29，表3-18。
(4)《民國九十年下半年台灣原住民就業狀況調查報告》，2001b：28，表3-17。
(5)《民國九十一年台灣原住民就業狀況調查報告》，2002：32，表3-20。
(6)《100年原住民就業狀況調查報告0604》，2011：120，圖3-4-1。

　　醫療式歸因和健康信念這兩種常見的取徑，偏向現代醫療專
業的角度，對疾病與療癒的理解較為狹隘。在面對達悟少數族群
的精神失序者普遍的不遵醫囑現象時，從這兩種角度理解，不僅
未能以病人為主體，更強化主流社會既有的規範與價值，而可能

將少數族群進一步污名化。進而使我們無法深入了解達悟族精神失序者不遵醫囑的現象，將原住民失業、酗酒的問題繼續以「醫療化」的方式處理，更無法協助原住民發展適合他們的精神醫療復健模式。

3、抗拒 vs. 順服的年輕世代

1980年代後出生的年輕一代，生活在小島與台灣漢人主流社會密切接觸的階段。他們與父母都是接受現代教育的一代，大多已深受現代生活與價值觀的影響。這些30歲以下年輕一代的精神失序者，普遍母語表達都不夠流利，也不熟悉傳統的謀生技能。他們絕大多數國中畢業後，離鄉背井渡海到以漢文化為主的台灣求學工作。受到現代生活影響的程度，通常有較清楚的「病識感」，能夠以現代精神醫學的眼光看待自己的狀況。不過根據田野的觀察，那些清楚了解精神醫學對自己的診斷、具有病識感的達悟年輕人，並不一定就完全配合吃藥、打針為主的生物性治療方式。

以30歲的小柔（No.44）為例，她在國中畢業後因為嚮往台灣本島的生活，不顧家人的反對，來台進入高職的建教合作班半工半讀，畢業後留在台灣工作。22歲時，她在台灣出現幻聽、幻覺，經常看到各種血腥的畫面等，於是由媽媽帶去玉里醫院，被診斷有精神分裂症。2003年發病回到蘭嶼後，她被衛生所精神科收案管理。靠著父母、親戚等的引介，她曾在民宿、理髮店、郵局打工。由於工資低廉，加上自身狀況不穩定，在每個地方任職的時間都不長。小柔排行老大，有兩個妹妹、一個弟弟。母親是虔誠的基督教徒，曾帶她到○○山接受宗教治療，回鄉養

病的她平日大多待在家裡讀經、看電視。她也曾被媽媽帶到花蓮
〇〇教會趕鬼，她說：「我媽媽帶我去花蓮〇〇教會，趕出六個
鬼，是有髒東西附身才會這樣。」所以她主觀認定自己是：「生
病，但也有邪靈在身上。」到2012年為止，小柔已經被送到台灣
入院八次以上。2009年被送入〇〇醫院後，她曾以拒絕進食、
跳樓逃跑抗議。小柔這麼說：

> 我兩次被綁，因為不聽話。看護會打人屁股，還有一次還給
> 我插管子在我的鼻子，痛死我了。那時我全身痠痛、頭暈、
> 嘔吐、胸悶，很恐怖。我拒絕進食，他們會用鼻胃管強迫我
> 進食。我想回家，但父母不接我回去，我從二樓跳下來想逃
> 離那個地方，結果沒逃成功，腳還骨折。那邊很髒又亂、有
> 跳蚤，那些老榮民會摸人的屁股，很噁心。跟護士說，但他
> 們不相信我說的話。姊姊你看我身上黑黑一點一點的，就是
> 跳蚤咬的，那邊真的很髒。

　　因男友家人反對兩人交往，小柔也曾拿刀自戕。隨著頻繁進
出醫院，她越來越不自覺地以精神醫學的認知架構來理解自己。
2006年時，她這麼解釋自己的情形：「〇〇醫院說我是精神分裂
症還有躁鬱症，衛生所診斷為精神分裂症。我很不服為什麼是我
得到這種病。因為這種病讓我的生活很痛苦，常常吃藥，現在我
都會很晚睡。我多會睡到早上11點才起床，因為爬不起來。」在
母親的監督下，小柔能夠勉強地聽從醫囑規律服藥，但始終無法
接受自己年輕的生命被困在小島上的事實。2010年時，小柔因
長期服藥，開始出現眼睛上吊、牙關緊閉與全身發抖的嚴重藥物

副作用，再度被送到台灣住院治療。出院後的她表示：「睡不著時才會想吃，或覺得自己不適時才吃，因不想一直靠藥物控制病情。（問：妳覺得怎樣的方式可以幫助妳？）……我覺得是家人的鼓勵、幫助、沒有壓力，還有不要再談戀愛了，因為會讓我一直胡思亂想。」2010年小柔出院回家後，靜養了一年多，沒有工作又開始與部落一些失業、無所事事的年輕人抽菸、喝酒，母親擔心她越來越失控的偏差行為，於2012年8月主動帶她入院治療，希望能夠透過醫院的隔離暫時離開讓她失控的環境。

　　小柔所代表的，正是深受現代生活與價值觀影響的年輕一代。與老一代、中生代相比，他們已經遠離生計經濟的維生方式，缺乏傳統捕魚、種植等基本技能，無法再單純地依賴蘭嶼大自然的環境生存。這些30歲以下年輕的精神失序者，受到現代生活的影響，通常有較清楚的「病識感」，不會如老一輩用惡靈的世界觀來解釋自己的異狀，而一旦出現「不正常」的症狀，往往很快就被交給精神醫療系統處置。被發現不正常徵兆到精神科介入之間的時間間隔，老年世代往往相隔十年以上，但年輕世代平均大約僅有一個月。總括來看，年輕世代對於精神病人角色的認知、負起病人責任的傾向，遠高過前兩個世代；不過，相對地，即使精神醫學的介入與支配遠超過前兩個世代，年輕世代對於精神醫療的有意識抗拒、排斥藥物的主觀意志，也遠高於前兩個世代。小柔的病痛歷程顯示，能夠接受自己的精神病人角色、遵醫囑而規律地服藥，不必然完全保證走向穩定、復原的歷程。

五、結論：走向具有文化敏感度的原住民精神醫學

　　現代性的核心內涵之一是理性化，整個西方社會由神學→玄學→科學（現代醫學）的數百年進展，達悟族卻被迫在晚近短短的三四十年快速地經歷，我稱之為一種「壓縮現代性」（compressed modernity）的發展，傳統文化、基督宗教與精神科醫學的世界觀錯亂並置於小島。特別是1960年代中後期，達悟人必須面對各種快速擠壓的社會變遷力量直接作用在蘭嶼，例如：設立機場、開放觀光、國宅改建、現代醫療與教育制度、核廢料入侵等等，在這種壓縮的現代性扭曲的發展下，造成達悟青壯世代精神失序者承受了大部分現代性擴張的負面作用，卻很少享有現代性帶來的正面後果。

　　基於我多年來的民族誌田野調查，透過敘事取徑分析達悟族精神失序者的病痛歷程，釐清他們不遵醫囑的原因與性質，本文指出在國家偏遠醫療透過IDS計畫，以現代精神醫療對達悟原住民部落進行的理性治理，同樣也顯示這種「壓縮現代性」下，形式理性發展的擴張與實際醫療照顧主體的缺席。Nicholas D. Jewson（1976）就曾經以「病人的消失」來說明醫學專業化、制度化的過程中，醫學的宇宙觀由重視個體之間獨特、主觀、質性差異的「人為導向」，轉變為強調病理層次客觀、量化病徵的「客體導向」，病人在這個過程逐漸遭到「物化」的醫療處置。本文透過病人敘事研究，指出各種儀式化的制度安排下，醫療照顧的主體，亦即病患本身及經驗常被忽略，模糊了醫療照護的實質目標。敘事的研究角度重視病人的生活世界，強調病人及家屬所說的各種疾病「故事」必須被嚴肅看待。研究者應該認真地將

這些故事作為質性分析的對象，從中探討現代醫學視野之外的病痛經驗，拓深對遵／不遵醫囑的討論，提供我們理解疾病不同的視野。至於未來面對原住民心理健康的精神醫療實踐問題，我針對國家偏遠醫療政策提出以下三點反身性的思考，作為本文的總結。

首先，從日本統治的公醫制度、西方傳教士宗教與醫療的服務，到國家的偏遠醫療公共衛生體系，現代醫學的知識與治療系統已逐漸滲透到原住民族的各部落。原住民的醫療與健康長久以來都是較為邊陲的議題，1990 年代後才開始受到政府公部門與學界較多的關注。國家為解決偏遠地區醫療不平等執行的醫療給付效益提升計畫，雖然增加醫療可近性，但以蘭嶼 IDS 精神科專科計畫為例，在醫療處置上完全以打針、吃藥的生物醫學為主導方向，並沒有納入達悟人所處社會文化的特殊需求，清楚反映當代精神醫學的限制與不足。本文並非完全否定 IDS 在治療上仍可能發揮的效用，但是要強調國家在改善少數族群高比例精神失序的醫療實作層面，如果只著重在完成制度安排下儀式化的流程，欠缺對達悟文化深入的理解，那麼，醫療化的結果對於不同世代的達悟人，特別是老一代惡靈世界觀成長的老人，可能會造成更不利的結果。

達悟族精神失序者的普遍不遵醫囑現象，涉及了國家偏遠醫療制度所呈現的儀式化的醫療處置與醫病關係，以及文化隔閡中達悟人對現代精神醫療的不信任；更牽涉達悟人與大自然環境密切結合的勞動慣習與生活世界，不同世代面對社會變遷的不同處境，以及與現代精神醫療的不同關係。除非達悟人不遵醫囑現象所反映的國家現代精神醫療治理，與達悟原住民社會文化的顯著

差距可以拉近，否則為了改善偏遠醫療照護品質所推行的IDS醫療制度，對於達悟人高比例精神失序的助益，終究相當有限。

其次，在醫療專業處置上，遵醫囑行為一直被視為是影響病人疾病歷程與復原結果的關鍵。然而，從理性化的現代精神醫療角度出發，對於達悟人的「混亂敘事」的理解相當有限，這彰顯了來自於現代社會醫療專業的霸權。本文中所分析被強制送醫而無聲地在精神病院結束人生的達悟人，他（她）們的生命史彰顯了少數族群處在多重不平等結構下的劣勢處境。Frank的病人「混亂敘事」概念，提醒我們理解精神失序者及其敘事在研究分析上的意義。言語混亂、行為怪異的精神失序者的不理性，映照出醫療專業高度理性化的制度、組織、知識的限制與盲點。聆聽、進而分析「混亂敘事」，在片段、零碎、龐雜中尋找訊息與意義，是實踐「以病人意義為中心」的研究取徑的一大挑戰。掌握以病人意義為中心的敘事，從中發掘達悟人精神失序問題的特殊性，並賦予達悟人發聲與賦權的能力，未來才有可能發展出具有達悟特色的精神復健與療癒模式。

最後，達悟傳統文化與國家制度下IDS的現代精神醫學持續地互動，而這種互動對精神失序者病痛經驗與生活世界深具影響，也逐漸改變達悟中年、年輕世代對精神失序者的認知與對待方式，精神醫學的介入對於不同世界觀轉換下老、中、青三代精神失序者具有不同的意義。本文強調，若要拉近精神醫療專業與達悟生活世界的差距，漢人背景的精神科醫師有必要學習如何貼近達悟族精神失序者的「混亂敘事」，深入了解達悟社會文化與日常生活脈絡，否則所提出的醫療方針將會偏離醫療照護的主體，難以實踐醫療照護的真正目標。田野中不同世代精神失序者

分歧、多元的敘事，啟發了我們對疾病、健康、復原與療癒概念的重新思考，有助於反省現代精神醫學朝向生物醫學知識典範發展所衍生的霸權，也擴展了對不遵醫囑現象的認識。

誌謝：本文改寫自筆者2013年刊登於《台灣社會研究季刊》〈遵不遵醫囑？國家偏遠醫療治理與達悟族精神失序者的「混亂敘事」〉一文，部分研究成果曾於2017年4月17日台大醫院精神科與2017年6月13日台北原住民部落大學的專題演講中分享，感謝與會諸君的討論與建議。

參考文獻

希南・巴娜妲燕，2003，《達悟族：飛魚之神》。孫大川編著。台北：新自
　　然主義。

李亦園，1960，〈Anito的社會功能：雅美族靈魂信仰的社會心理學研究〉。
　　《中央研究院民族學研究所集刊》10: 41-56。

許文耀、鍾瑞玫、陳秀卿，1997，〈醫病互動與醫囑遵循〉。《公共衛生》
　　24(1): 41-49。

黃淑貞，1990，〈談病人遵醫囑行為之增進〉。《公共衛生》17(3): 247-
　　255。

楊美賞，1984，〈精神科門診病人未按醫囑服藥相關因素探討〉。《護理雜
　　誌》31(3): 47-53。

衛惠林、劉斌雄，1962，《蘭嶼雅美族的社會組織》。台北：中央研究院民
　　族學研究所。

劉斌雄，1959，〈蘭嶼雅美族喪葬的一例〉。《中央研究院民族學研究所集
　　刊》8: 143-183。

劉珣瑛、莊上平、高正治，1993，〈蘭嶼精神醫療概況〉。《離島精神醫學
　　研討會論文集》。出版處不詳。

蕭阿勤，2010，《回歸現實：台灣一九七〇年代的戰後世代與文化政治變
　　遷（第二版）》。台北：中央研究院社會學研究所。

_____ 2012，〈敘事分析〉。頁133-166，收入瞿海源、畢恆達、劉長萱、
　　楊國樞主編，《社會及行為科學研究法》（第二冊：質性研究法）。台
　　北：東華。

姚克明，1982，〈雅美族與健康有關的生活方式及其特異的衛生觀念與行
　　為調查研究〉。台北：台灣省公共衛生研究所。

葛應欽，2001，《達悟族原住民精神分裂症之基因連鎖分析》。行政院國家
　　科學委員會補助專題研究計畫，計畫編號：NSC89-2314-B037-112。
　　高雄醫學大學公共衛生學系執行。

中央健康保險局，2012，〈全民健康保險醫療資源不足地區之醫療服務提
　　升計畫〉。台北：中央健康保險局。

行政院原住民委員會，1998，〈台灣原住民生活狀況調查報告〉。頁136-137。台北：行政院原住民委員會。

_____ 1999，〈民國八十八年台灣原住民就業狀況調查報告〉。頁128-129，表13。台北：行政院原住民委員會。

_____ 2001a，〈民國九十年上半年台灣原住民就業狀況調查報告〉。頁29，表3-18。台北：行政院原住民委員會。

_____ 2001b，〈民國九十年下半年台灣原住民就業狀況調查報告〉。頁28，表3-17。台北：行政院原住民委員會。

_____ 2002，〈民國九十一年台灣原住民就業狀況調查報告〉。頁32，表3-20。台北：行政院原住民委員會。

_____ 2011，〈100年原住民就業狀況調查報告0604〉。頁120，圖3-4-1。台北：行政院原住民委員會。

Atkinson, Paul. 1997. *The Clinical Experience: The Construction and Reconstruction of Medical Reality* (*2nd ed.*). Aldershot, UK: Ashgate.

Becker, Gaylene. 1997. *Disrupted Lives: How People Create Meaning in a Chaotic World*. Berkeley: University of California Press.

Becker, M. H., L. A. Maiman, J. P. Kirscht, D. P. Haefner, R. H. Drachman, and D. W. Taylor. 1979. "Patient Perceptions and Compliance: Recent Studies of the Health Belief Model." pp. 79-109 in *Compliance in Health Care*, edited by R. Brian Haynes, D. Wayne Taylor and David L. Sackett. Baltimore, MD: Johns Hopkins University Press.

Bruner, Jerome. 1986. *Actual Minds, Possible Worlds*. Cambridge, MA: Harvard University Press.

Conrad, Peter. 1985. "The Meaning of Medications: Another Look at Compliance." *Social Science and Medicine* 20(1): 29-37.

Frank, Arthur W. 1995. *The Wounded Storyteller: Body, Illness and Ethics*. Chicago: University of Chicago Press.

Garro, Linda C. 1992. "Chronic Illness and the Construction of Narratives." pp. 100-137 in *Pain as Human Experience: An Anthropological Perspective*, edited by Mary-Jo DelVecchio Good, Paul E. Brodwin, Byron. J. Good and

Arthur Kleinman. Berkeley: University of California Press.

Garro, Linda C., and Cheryl Mattingly. 2000, "Narrative as Construct and Construction." pp. 1-49 in *Narrative and the Cultural Construction of Illness and Healing,* edited by Cheryl Mattingly and Linda C. Garro. Berkeley: University of California Press.

Goffman, Erving. 1961. *Asylums: Essays on the Social Situation of Mental Patients and Other Inmates.* Garden City, NY: Anchor Books.

Jewson, Nicholas D. 1976. "The Disappearance of the Sick-Man from Medical Cosmology, 1770-1870." *Sociology* 10(2): 225-244.

Kleinman, Arthur.1988. *The Illness Narrative: Suffering, Healing, and the Human Condition.* New York: Basic Books.

Sacks, Oliver. 1973. *Awakenings.* London: Duckworth.

_____ 1985. *The Man Who Mistook His Wife for a Hat: And Other Clinical Tales.* London: Duckworth.

_____ 1995. *An Anthropologist on Mars: Seven Paradoxical Tales.* New York: Alfred A. Knopf.

Williams, Gareth. 1984. "The Genesis of Chronic Illness: Narrative Reconstruction." *Sociology of Health & Illness* 6(2): 175-200.

附錄1　受訪者基本資料表

編號	診斷	年齡	性別	教育程度	主要照顧者	病識感 a	幾歲開始吃藥 b	服藥狀況 c	是否知道吃什麼藥 d	藥物不適感 e	針劑不適感 f	住院次數
1	精神分裂症／酗酒	53	男	國小	弟弟	3	38	3	2	1	2	6
2	精神分裂症／雙極性情感精神病／重度憂鬱，後發輕度	51	女	國小	丈夫	2	40	2	3	1	2	2
3	雙極性情感精神病	25	男	高中職	表哥	1	16	2	3	1	1	6
4	精神分裂症	45	男	國中	繼父	2	34	2	2	2	2	2
5	器質性精神病	40	男	國中	母親	2	29	6	4	2	3	0
6	精神分裂症	61	男	小學	大兒子	3	50	3	3	2	3	0
7	精神分裂症	33	男	國中	母親	2	22	2	2	1	1	12
8	精神分裂	52	男	國中	弟媳	3	37	5	3	1	1	1
9	精神分裂症	49	男	國小三年級	弟媳	3	34	5	4	3	2	2
10	憂鬱症	43	男	大專	妻子	2	不吃	4	4	4	4	0
11	精神分裂症	34	男	高中	父親	2	23	2	4	1	2	2
12	精神分裂症	30	男	高中	父親	2	20	2	4	2	4	1
13	精神分裂症	49	男	國中	表弟的妻子	未知	34	6	4	4	3	長期住院
14	精神分裂症	46	女	國中	表弟的妻子	3	31	6	4	2	3	長期住院
15	情感性精神病／焦慮症	37	女	國中	二姊	1	28	2	3	1	1	1

16	精神分裂症	歿於2007	女	高職	妹妹	1	26	1	1	1	1	6
17	精神分裂症	49	男	國中	姊姊	3	34	3	3	3	3	0
18	雙極性情感精神病／精神分裂症	37	女	高職	父親	1	26	2	3	1	2	2
19	酗酒／精神分裂症	58	男	高職	妻子	3	47	5	3	1	1	2
20	器質性精神病	60	男	小學	妻子	3	49	3	3	2	3	0
21	酗酒／精神分裂症	46	男	小學	弟媳	2	35	2	3	1	3	0
22	精神分裂症	49	女	國中	小妹	4	38	4	3	3	3	0
23	精神分裂症／妄想症	歿於2005	男	日本教育	女兒	4	30	4				1
24	酗酒／精神分裂症	51	男	國小二年級	大姊	3	36	5	3	1	1	6
25	酗酒／精神分裂症	歿於2008	男	小學	弟弟	3	40	4	2	1	1	2
26	精神分裂症	50	男	國中	姊姊	3	39	3	4	1	1	2
27	憂鬱症／雙極性情感精神病	49	女	高中肄業	丈夫	1	38	1	3	1	3	0
28	精神分裂症	50	男	國中	父母	4		4	4	4	4	0
29	情感性精神病	40	男	專科肄業	哥哥	1	29	2	1	4	3	3
30	精神分裂症	53	男	小學三年級肄業	妹妹	3	35	5	4	4	1	6
31	癲癇合併早發型痴呆／癲癇	48	男	小學	二弟父親	4	33	1	2	1	3	1
32	精神分裂症／老年性精神疾病	85	男	沒讀過書自修	姪女	4	70	4	4	3	3	0

33	精神分裂症	40	男	國中	大哥	2	29	2	2	2	3	0
34	憂鬱症／輕度憂鬱症	27	女	護專	母親	1	16	2	3	3	3	0
35	精神分裂症	55	女	小學	丈夫	2	39	2	3	2	3	2
36	未納入精神科採宗教治療	29	男	高中	父母	4		6	4	4	4	0
37	憂鬱症	29	男	大學肄業	父母	1		2	4	1	4	0
38	憂鬱症	35	女	國中	妹妹	1	33	2	4	4	4	2
39	雙極性情感精神病	35	女	高職	母親	1	18	2	2	1	2	12
40	酗酒／精神分裂症	42	男	國中	兄姊	未知	31	6	3	1	3	長期住院
41	精神分裂症	40	男	國中	大哥	4	25	4	3	3	2	0
42	精神分裂症	51	男	國中	弟弟	4	40	4	3	4	3	0
43	精神分裂症	35	女	國中	哥哥	3	26	2	3	3	3	0
44	精神分裂症	30	女	高中	母親	1	22	2	2	1	1	6
45	精神分裂症	53	男	國中	弟弟	4	38	3	1	1		2
46	精神分裂症症	48	男	國中	妹妹	2	37	6	4	1	2	長期住院
47	酗酒／精神分裂症／器質性精神病	40	男	國中	大弟	4	29	3	3	2	2	0
48	酗酒／雙極性情感精神病／精神分裂症	65	男	小學	同母異父的弟弟	3	50	4	3	2	3	0
49	妄想症	83	男	無	大女兒	4	72	2	3	2	3	0
50	精神分裂症	50	男	國中	母親	未知	46	6	4	3	4	1
51	憂鬱症	42	女	高中	先生	1	38	6	1	2	2	1
52	酗酒	37	男	國中	母親大姊	4	32	4	1	1	1	1

53	精神分裂症／聽障／智能不足	32	女	國小	母親	4	16	4	3	1	3	1
54	智能不足		女			4						
55	恐慌症	45	男	國中	小舅子	1	38	3	2	2	3	0
56	輕度憂鬱症	38	女	國中	姊姊	4	35	4	2	3	3	0
57	精神分裂症	33	女	國中	大妹	2	28	6	4	1	3	長期住院
58	焦慮症	35	女	國中	丈夫	4	31	4	3	1	3	1
59	恐慌症	60	男	職業學校	無	4	56	3	1	1	3	0
60		歿於2008										
61	精神分裂症	40	女	國小肄業	同居人	4	34	1	3	1	3	5
62	憂鬱症／恐慌症／焦慮症	33	女	國中	丈夫	1	29	3	1	1	3	0
63	躁鬱症	37	女	國中	父親	4	34	2	3	2	2	2
64	精神分裂症	49	男	國中	哥哥	2	34	6	3	1	2	長期住院
65	幻想症／酒癮	46	男	職業學校	大嫂	2	40	3	3	1	1	1
66	恐慌症／精神官能症	40	女	高中	丈夫	4	36	3	2	2	3	0
67	憂鬱症	44	女	國中	丈夫	1	36	2	1	1	3	0
68	精神分裂症	45	男	國中	哥哥	4	39	3	4	3	3	0
69	輕度憂鬱症	45	男	高中夜校	妻子	1	34	3	2	1	3	0
70	精神分裂症	49	女	國中	丈夫	3	34	6	3	2	3	長期住院
71	精神分裂症	48	男	國中	大姊	2	33	1	1	1	3	長期住院

72	精神分裂症	51	女	國小	親戚	未知	36	6	4	4	4	長期住院
73	情感性精神分裂症	51	男	國中	妻子	1	48	2	2	2	3	0

[a] 病識感：1清楚、2部分、3模糊、4完全不知。

[b] 幾歲開始吃藥：從收案日期開始計算。

[c] 服藥狀況：1完全配合醫囑、2部分配合醫囑、3很少吃藥、4完全不吃、5不吃藥採打針、6住院或其他。

[d] 是否知道吃什麼藥：1清楚、2部分清楚、3不清楚、4未答或不知道。

[e] 藥物不適感：1有、2沒有、3沒吃藥、4未答或不知道。

[f] 針劑不適感：1有、2沒有、3沒打針、4未答或不知道。

註：田野訪談共73位個案，其中個案編號16、23、25、28、36、37、38、51、54、59、60等，因死亡、住院或痊癒等因素所以沒有接受問卷調查，故問卷調查共62位個案。

減害政策與「官方」的組成

陳嘉新

一、前言

台灣的愛滋減害政策[1]試辦始於2005年，由疾病管制局主導進行。提出這個政策的原因是前一年度的衛生統計顯示，注射藥物使用者成為急速擴張的愛滋病毒感染族群。以每年的新增愛滋病毒感染者案例數來看，在眾多的愛滋病毒感染成因中，注射藥物使用者（官方術語稱之為「注射藥癮者」）在絕對數字與相對比例都大幅增加，由2001年的1.07%、2002年的2.35 %，急遽升高到2003年的9.65%、2004年的40.99%，甚至在2005年達到72.53%（疾病管制局 2017a），如下表1所示。

表1　台灣地區本國籍感染人類免疫缺乏病毒者，依危險因子統計，2001-2005

愛滋病毒感染診斷年	危險因子						總計	注射藥癮者的比例
	異性間不安全性行為	男男間不安全性行為	注射藥癮者	母子垂直感染	接受輸血感染	不詳		
2001	235	403	7	0	0	7	652	1.07%
2002	271	472	18	0	0	5	766	2.35%
2003	230	533	83	3	0	11	860	9.65%
2004	282	601	623	4	3	7	1520	40.99%
2005	353	580	2425	4	0	16	3378	72.53%

資料來源：疾病管制局（2017a）；筆者摘錄並製表。

對於長期處理愛滋病防治的疾病管制局，這個統計數據的變化意味著他們需要處理一個從前並不了解的藥物使用者族群，而數據的迅速增長也意味著時間上的壓力，必須盡快擬定並執行介入手段。根據疾病管制局（2005）的說法，這些藥物使用者是因為分享針頭或稀釋液而感染愛滋。

2005 年 8 月，疾病管制局在四個主要的縣市實施藥癮愛滋減害試辦計畫，分別是台北市、台北縣、桃園縣和台南縣。這個計畫動員了許多成員，包括中央與縣市單位的衛生行政人員、公立醫院的醫護、志願參加的藥局業者等等，根據初步的數據指出，試辦計畫有效地減少新增愛滋病毒通報者當中藥物使用者的數目與比例，這個計畫因而在隔年（2006）8 月拓廣為全國實施（Yang et al. 2008）。

2009 年間，疾病管制局宣稱該計畫成功地減少愛滋病毒通報者當中的藥物使用者比例，使得男男性行為再度成為愛滋感染的首要風險。這個轉變促使疾病管制局逐漸淡出愛滋減害政策的推動，隨著接下來數年的政府體制改造，原本歸為藥癮愛滋減害政策的介入計畫，分別拆給不同單位負責執行。這個拆分負責的演變，可以說是原本針對特定族群、特定原因、特定目的的政策，在收效之後逐漸轉變為日常衛生醫療行為的常態化過程（Chen 2009）。

1　在 2005 年推行試辦計畫時，依照疾病管制局的核定本，名稱為「毒品病患愛滋減害試辦計畫」，不過，該局網頁上將試辦一年後全國正式實施的政策稱為「藥癮愛滋減害計畫」（疾病管制局 2005）。本文為方便起見，通稱為減害政策。

　　在這個政策由規畫、制定、實施到常態化的過程中，哪些人、事、物牽扯其中？以什麼方式，又產生哪些科技與社會研究的洞見？這是本文想要回答的問題。礙於篇幅所限，本文將集中描述並分析一個異質性且多方參與其組成的拼裝體，這個拼裝體包括不同專業與來源的人和物，產生了許多事先難以預料的聯繫與事件，並在這些牽連糾結的過程中，逐漸促成愛滋減害政策的現有面貌。

　　我將這個拼裝體稱之為「官方」（the office）。這個措辭有幾個用意：第一，在這個政策的形成中，大多數的參與者都與政府有所聯繫，許多人是疾病管制相關的技術官僚，或者是公立單位的衛生和醫療人員；也有許多不是政府的公務人員，而是相關領域的學者專家，或者是提供衛生服務、諮詢、倡議的非政府組織。不管所屬單位是否直接隸屬政府體制，他們都參與了許多政策形成的步驟，包括專家諮詢、各式行政會議，或者是實際執行政策內容，例如，發放針頭、提供治療，或者是散布健康資訊等等。第二，強調本文所研究的對象是官方，乃是有別於過去（非法）藥物使用研究，往往集中在關切藥物使用者街頭生涯的重心（Page and Singer 2010）。這些揭露社會邊緣化的街頭生活研究成果斐然，但是往往無法向上研究到那些製造社會邊緣化的政策背景。在這層意義上，將本文的關切定義為官方（the office），而非街頭（the street），一方面呈現出主要活動場所的具體對比，另一方面是要呼應人類學者Laura Nader（1972）「向上研究」（studying up）的建議。許多發展研究與組織的人類學研究都很重視這種向上研究的精神，因為這種研究切入方式不僅揭示發展計畫在展開的過程中與當地的官僚體制、制度與人物互動的過

程，同時也可以展示一個計畫如何被形塑成非關政治的樣子。

　　當然，把官方對立於街頭，或許會讓讀者質疑這兩個分析概念是否有中介或者交疊的部分，例如，參與政策制定同時提供藥物使用者協助的政府或非政府組織。我在此稍作說明：同時涉及政策上下游的組織或機構當然是有的，例如，前身為天主教仁愛修女會附設露德之家的「社團法人露德協會」，就是長期在第一線協助愛滋藥癮者，並參與政策建言的組織。甚至後文中提到的減害專家，很多人既研究街頭的愛滋感染者或藥物使用者，又以專家的身分晉身政策制定的場域提供意見，他們也可以說是街頭與官方的交集和中介者。不過，本文既然以政策形成過程中官方的爭議、協商、專家為對象，分析也就以這些組織或個人在官方面向的表現為主。

　　提出官方這樣的一個概念語彙，並不是要描繪形貌清楚、界線明白的一群人或一個場所。這樣的概念毋寧是要指出：政策與其關係人都可以成為民族誌觀察的對象，如果要徹底了解當代的藥物問題，不僅要看藥物使用者在街頭上過著怎樣的生活，也要看看政策制定者在提出行政策略時，怎麼想像與描繪這些藥物使用者。當然，當我以「官方」翻譯the office的同時，也意識到這兩個概念在中英文間並不盡然具有相同的意義，但是翻譯的含糊之處卻成為這個概念的力道之所在。一方面，office有辦公室的意思，這個概念跟街頭（the street）的對比很顯然地具有空間上，同時也是認識論，乃至於社會關係的差別，這個辦公室與街頭的英文意象上的對比，在「官方」的這個翻譯中並不能很好地呈現。但另一方面，很多時候「官方」在中文裡的相對概念更貼近於「民間」，也影響了我鋪陳這個概念的想法，因而多少受到這

種中文內「官方／民間」之間的對比，而參考了社會學者Yang
（1994）對於市場開放後中國的研究，並引用關係（*guanxi*）的
概念來解釋官方的運作。對於我來說，把the office翻譯成官
方，算是一種學術雙語（academic bilingualism）相互援引彼此
的意義資料庫而產生的結果。

　　在解釋「官方」這個用語的意思之後，接下來本文將以幾個
主題描繪這個「官方」的組成與演進，並將這個概念揉合進減害
政策發展的時間軸線，最後再把官方的組成加以概念化，以擴大
本文個案的理論意義。在這樣的分析中，藉由官方這個概念所指
涉的人、事、物，台灣衛生政策形成的若干特性也得以被突顯出
來，這些特性更指向台灣衛生治理的特性，因此本研究不只希望
奠基於經驗資料而發展出減害政策現象的類型化或特徵化，同時
也希望對於台灣的衛生治理與政府組織的理論化能夠有所貢獻。
這樣的研究具有社會學的意義——組織運作、治理性與生命權力
的樣貌書寫，同時也呼應科技與社會研究的關切——專業互動、
知識政治與科學治理的條件等等。

二、政策境況的紮根分析

　　本研究的資料來源，包括文獻回顧與整理、個別人物的深入
訪談，以及特定公開場合（包括政府機關的公開活動，專家團體
的公開演講等）的觀察紀錄。文獻資料的部分，包括對於現有的
醫療期刊、報紙雜誌的內容進行細部的文本分析，希望能夠經由
這個過程，呈現減害政策出現的歷史與論述背景。訪談則是針對
涉及政策制定與推動的各級人物，這些受訪者是經由滾雪球取樣

法求得。一般來說，以政策制定過程為主題的質性研究常常難以蒐集到決策當下的事實，因為那些資訊大眾往往都看不到，因此，如同Wedel等學者（2005: 41）指出，深入訪談常常是「取得第一手資料的唯一方法」。本研究訪談了三十二名人士，包括政府官員、精神科醫師、愛滋病的助人工作者與研究人員、藥師、個案管理師等等。大多的訪談採開放式問題，多半為時一到兩個小時，有些受訪者訪談不只一次。訪談紀錄都抄寫成文字，內容當成是受訪者對於現象的詮釋而非單純的事實。直接觀察的地點主要散布於台北、桃園、台南與高雄縣市，這些地方分居台灣南北端，各自在不同時間開始推動減害政策。觀察的地點則包括美沙冬發放點、發放針具的藥局，以及公開性的學術或教育會議。我對於這些地點中不同人物之間的互動與對話內容都加以記錄與分析。

　　資料的分析乃是參照紮根理論（grounded theory）與境況分析（situational analysis）來進行（Charmaz 2006; Clarke 2005; Strauss 1987），將蒐集的資料經過一系列的編碼、分析與比較。這種建構論的研究取向意圖納入越多聲音越好，把資料與分析都視為「參與者與其他資料來源共享的經驗和關係中所創造而出」（Charmaz 2006: 130）。根據Clarke（2005: 37）的說法：「簡化一點來說，情境或者關係性的生態學，最為貼近政策場域分析。」這種多元性且強調互動的取徑，似乎比較能夠把牽涉其中的不同利害關係人、物件、實作與論述都包含進來，而不將之物化（reification），因此最貼切本研究的目的。

三、愛滋碰上用藥者：治療藥物選擇、部會協調、專家角色

（一）減害政策的發展與配置

由減害政策形成的過程來看，官方從來就不是個具體明確且界線清楚的靜態個體，其組成也是個充滿變異與突發可能的動態過程，因此，對於官方形成的貫時性考察非常必要。當疾病管制局處理完2003年的急性嚴重呼吸道症候群（Severe Acute Respiratory Syndrome, SARS）問題之後，就注意到急遽上升的愛滋疫情，所以很自然地把愛滋病的新趨勢當成是公共衛生的下一個重大威脅，絲毫不敢怠惰。某些受訪者回顧那段時間，也不免猜測是否因為前一兩年的SARS疫情占用疾病管制局大量的人力與資源，忽略同一時期監所內剛開始增加的愛滋病毒陽性的煙毒犯受刑人，因而間接影響愛滋病傳播模式轉變的最早期發現（參見下文提到的「康康族」的出現）。然而，不管是否能夠更早提防愛滋病在藥物使用者當中急速傳播，疾病管制局在2005年的時候，已經很清楚知道必須要敲響警鐘，提醒大眾注意這個新的健康威脅。

藥物使用者原本並不是疾病管制局成員熟悉的族群。事實上，在台灣過去數十年以刑罰伺候非法藥物使用的壓制性政策底下，這群藥物使用者全面性地被貶低為道德敗壞的犯人，而非無法自制的病人。藥物成癮這個醫療概念，與司法系統中的非法藥物使用，並不能在實際上和平相處。以非法藥物管制的法制變化來說，台灣從二次大戰後經歷許多不同時期的轉變。一般來說，

最大的法制轉向是 1998 年將「肅清煙毒條例」改名並修訂為「毒品危害防治條例」，並在當中清楚說明，犯第十條之罪者（即施用第一或第二級毒品），於犯罪未發覺前，自動向行政院衛生署指定之醫療機構請求治療，醫療機構免將請求治療者送法院或檢察機關（第 21 條）。這個條文為使用非法藥物成癮者開了一扇門，讓成癮醫療得以介入並服務他們。一方面，成癮醫療（大多時候由精神科醫師負責相關業務）可以免除通報義務，安心診治非法藥物成癮者，包括使用海洛因（四號）、安非他命、搖頭丸，乃至於近來風行的 K 他命與新型成癮藥物的人。這使得成癮醫療的觸角更容易由合法物質的濫用與依賴（如酒癮），伸入非法物質的治療領域。另一方面，這也使得醫療系統加入司法系統，成為社會面對非法藥物使用者（雖然不必然都是成癮者）的處置機制之一。

　　然而，對於疾病管制局來說，治療藥物成癮的醫師不是他們過去會合作或諮詢的對象，但愛滋病疫情與個案組成的變化，造成了疾病管制上的知識空缺，促成了原本相互陌生的專業群體必須互動合作。

　　世界衛生組織（World Health Organization, WHO）與聯合國愛滋病計畫（United Nations Programme on HIV/AIDS, UNAIDS）等組織，針對注射藥物引起的愛滋病感染問題，提出了許多公共衛生方面的建議，其中包括針對用藥者族群提供乾淨的針頭與針筒並回收使用過的用具，提供合法管制的口服替代藥物如美沙冬，以減少注射行為與為了取得藥物而可能產生的犯罪。若放在藥物濫用防制方面來看，這些作法會被稱之為減害（harm reduction），也就是盡量減少藥物使用相關的身體、社會、經濟危

害的務實策略，以有別於減少供給（supply reduction，例如，查緝藥物走私或生產）與減少需求（demand reduction，例如，提供成癮者有效治療以減少對於物質的渴求）的作為。疾病管制局的目標在於控制疫情以減少個人與群體的健康危害，至於減少供給與減少需求的作為都不在其行政權管轄之內，因此該局也就著重於減害的相關措施，進行實施前的了解與評估。下文提到的替代治療，被歸屬於精神科醫師的成癮治療業務範圍，既有減少（非法成癮藥物）需求的效果，且替代藥物以口服給予，也減少注射相關的健康傷害，可以看成同時具備減少需求與減少傷害兩種功能。這個治療的存在，合理化精神醫療參與此政策的必要性。

疾病管制局適時地在2005年8月提出減害政策的試辦計畫。這個計畫的特出之處有三大部分，其一是擴大現有的篩檢與衛生教育機制，其二是藥物替代治療計畫，其三則是針具計畫（疾病管制局 2005）。第一個部分基本上是既有政策的擴充，包括將自願性的愛滋病篩檢擴大到所有的懷孕婦女，避免由母體到胎兒的垂直感染可能性。愛滋病篩檢本來就是疾病管制局的業務範圍，這個部分早在2005年初就開始推動。儘管這個措施可以看成是針對懷孕母體的擴大監控，但實務上似乎沒有太多爭議。相對地，輿論的關切都集中於新推的兩項政策，也就是藥物替代治療計畫與針具（交換或發放）計畫。其內容與目標成為社會爭議的焦點，下文提到的幾個爭議也是環繞這兩項措施而生。

回過頭來說，疾病管制局是依據衛生統計數字來定義這場健康危機的性質，雖然這些統計數字並不是沒有被質疑。我的受訪者表示，在現行體制下，當某人被檢驗出為愛滋病毒陽性時，公衛人員就會詢問其風險行為，包括性接觸史、血友病史、輸血史

與藥物使用史等等，以判斷可能的傳染途徑為何。如果無法確定具備哪一個危險因子，則以「不詳」記錄之（參見表1）。不過，當這個人被問到有不帶套的性行為，以及注射藥物使用的危險行為時，通常都只計入一者，而且通常是以藥物使用為優先。這種「一個人、一個危險因子」（one person, one risk factor）的統計方式，就曾被提出來批評：

> 其他疾病管制局試辦計畫的批評者則說，把感染愛滋病毒歸咎於藥物使用，也可能讓情況更加重，使得感染者更難求助。不斷用統計數字轟炸大眾，只聚焦在針頭與針筒，是會誤導人的……這些數據並沒有區分危險性行為與藥物注射行為，這暗示了藥物使用者之間的傳染也可能是不戴套性行為的結果。
> 疾病管制局在看待這些數字時，採取的是相互排除的方式。如果我們把錢跟精力都放在提供針頭，而忽略了不安全的性行為之風險，那麼，我們就給了大眾一個錯誤的印象……（事實上）要藥物使用者戴保險套比要他們用乾淨針頭更難。（Freundl 2005；原文為英文，筆者翻譯）

　　儘管這種「一個人、一個危險因子」的統計方式受到質疑，但是數據的實際效用是它的確在提供政策推動上具有相當的說服力。這種以數字為基礎的治理理性在許多社會政策中常常出現，因為數字傳達了一種真實感，讓閱讀者傾向於信任數字所呈現的「客觀」現象。不過，這些衛生統計數字應用在減害政策上的問題，不只是可能在蒐集或者呈現的方式上產生誤導；更重要的

是，無法讓藥物使用這件事情被形塑成具有社會行為特質的議題，也讓「藥物使用者是個活生生會想、會感受、會行動的人」這個面向，完全被忽略。參與評估這個試辦計畫並執行當中質性研究的一位學者就在訪談中說到，整個試辦計畫的設計中都沒有試圖理解使用者觀點與藥物使用的實際模式，這讓他非常挫折。他並把這種視野的局限，歸因於主要的政策決定者的背景，因為他們大半都是接受流行病學或者臨床醫學等量性研究為主的訓練。

結果是，容易散布並傳染愛滋病毒的藥物使用者變成了數字化的「問題」，無法進入真正核心的決策圈。忽視藥物使用者（同時也是政策使用者）的情況，導致政策早期常有脫離現實的決策，例如，為了避免用後亂丟造成無辜者受害，因而計畫購買具有針套的安全針頭，而非藥物使用者習慣使用的針頭針筒一體成型的細針；或者是以過大的文件袋收納相關的衛生教育資料與清潔設備，使得藥物使用者羞於攜帶而減少其實際效益。對於我訪談的那些長久與藥物使用者接觸的第一線工作人員來說，這些事情原本只需要請教藥物使用者就可以知道，他們因此覺得針頭或者宣導物件的錯誤選擇，簡直難以想像。這個事例也說明了規畫並實施減害政策的「官方」的成員特性，如何影響政策施行的過程。

（二）政策內容與爭議：美沙冬還是丁基原啡因？

減害政策當中的藥物替代治療計畫，主要是打算以公立醫院或者其他願意參與的醫療院所為指定地點，針對海洛因的注射使用者提供口服的替代藥物，藉此減少他們對於海洛因的需求量，

以及為了尋求這些非法物質所連帶產生的非法行為（例如，偷拐搶騙等犯行），同時減少因為注射與共用針頭所產生的健康風險，包括愛滋病與肝炎在內的體液傳染疾病。這些口服的替代藥物主要是美沙冬（methadone）與丁基原啡因（buprenorphine）。

在政策規畫初期，一個需要決定的問題就是要如何分配經費在這兩個藥物上？這個問題牽涉廣泛，要考慮藥物性質與過量危險，使用方式與發放途徑，費用多寡與行政便利性，甚至還包括民眾觀感與社會輿論等等，可以說既是技術或知識性的議題，也是政治與經濟性的計算。

這兩種物質的藥理性質與海洛因相似，都是鴉片類藥物，會占據腦內的鴉片類接受器，進而競爭海洛因與這些接受器接受的機會。美沙冬是個老藥，在鴉片類物質成癮者身上使用已有數十年歷史，累積的臨床經驗也相當多，比海洛因的半生期更長，通常每日口服一次。使用美沙冬之後再使用海洛因，不僅會因為腦內嗎啡接受器多半已被占據而失去常有的酣樂（high）感，也可能因為劑量加成而有過量致死的危機。在試辦計畫階段所引入的美沙冬是液體劑型，在規畫中使用者需要每日到發放點，在相關人員監督下當面服用，以避免藥物外流的可能疏失。

相對來說，丁基原啡因雖然在止痛的用途上也已經使用多年，但在成癮治療上還是相對的新藥，在藥理上被稱為部分作用物（partial agonist），有別於美沙冬所屬的完全作用物（full agonist），意思是它在少量使用時有類似鴉片類藥物的作用，但過了某個臨界點的量之後，此類藥物的生理作用，包括酣樂感，就不再增加。這樣的特性使得丁基原啡因的使用比較沒有過量致死的風險，而且如果在海洛因還在作用的時候使用丁基原啡因，

還可能因為兩者競爭接受器的關係，使得使用者突然減少酣樂感，而進入戒斷期。為了更進一步減少單純使用丁基原啡因具有的成癮性，藥商與臨床醫師當時在台灣推動的，是2002年才取得美國食品藥物管理局許可的配方，也就是把丁基原啡因和拿落松（naloxone）以四比一的劑量合併而成的舌下吸收劑型，當時採用的是進口的廠牌Suboxone®。可以依循慣常的醫療處方模式，讓使用者拿數日的藥回家服用而不需天天報到，容許他們有較大的行動便利性。拿落松是鴉片類藥物的頡抗劑（antagonist），臨床上常被用來當成鴉片類藥物中毒的短效型解藥，用來逆轉海洛因或其他鴉片類藥物過量使用時的生理壓抑效用（例如，心跳血壓降低，呼吸變慢等等），這種結合必須以舌下錠的形式使用才能具有抵抗癮頭發作的效果。如果使用者把這樣的藥物溶解於水之後注射使用，則內含的拿落松反而會觸發急性的戒斷症狀，使用者會經驗到嚴重的肢體痠痛、流鼻水、腹瀉等不適。我在他處（Chen，未出版稿件）論述，這是一種藥物設計下的規訓科技。

　　就受訪的幾位成癮專業醫師來看，丁基原啡因的較低過量危險、可攜帶劑型與較新的配方組合，是這個替代療法比較「好」的選擇。這也是當時主管管制藥物的機關，也就是管制藥品管理局的立場。立論的理由是從這些物質的法定分類來看：丁基原啡因的較低成癮性與危險性，讓這個藥物在現行法規被歸類為第三級管制藥品，美沙冬較為危險，是較受管制的第二級管制藥品，治療的替代對象若是第一級管制藥品的海洛因或嗎啡，那麼，當然應該用管制層級較低、安全性較高的物質，因此管制藥品管理局主張應以丁基原啡因為替代治療主力。

　　然而，「好」的定義在此並不能單純以物質、經濟與規範特

性來決定，而是這些特性作為這兩種藥物的「表現」（performance），被政策參與者如何協商與看待的問題。既然減害措施是由疾病管制局發動與主導（有一位受訪人曾這麼說：「車子是我們在開。」），而且無法確定政府是否能夠長期挹注這項政策，疾病管制局很清楚地定位減害政策是因應危機而生的政策，這個定位隱含了一種政策期待：效果要快，費用要少。因此，儘管管制藥品管理局的立場傾向於使用丁基原啡因，疾病管制局仍選擇美沙冬作為替代治療的主力。

　　疾病管制局的選擇自有考慮因素。首先是成本的考量，由於減害政策希望能夠免除藥費，以增加參與者動機，因此控制藥費不要太高，便成為讓政策可行的關鍵。美沙冬因為是老藥，購置成本較低，在這個部分比丁基原啡因有明顯的優勢，因為後者還在製造商的專利期保護內，費用較高。其次是行政便利性考量，由於美沙冬是老藥，國外實施相關治療經驗甚多，如果在政策推行上出現任何狀況，會有比較多可以參考的前例。對於新手上路，初次介入成癮治療的疾病管制局來說，美沙冬毋寧是比較保險的考量。再者，美沙冬的藥性迫使服用者必須每天回診服藥，能使那些平常隱身的人不得不現形，並接受公共衛生的監控與介入。

　　在考量美沙冬與丁基原啡因的價格，以及藥性對於使用者群體的效應上，某位資深的精神科醫師表示：

> 我想一般來講，這個一般的人，或者臨床醫師，甚至患者本身來講，如果他過得起的話，應該是以 Suboxone 為優先考量。真的都沒有錢的，才會吃美沙冬這樣。那我們也知道說

其實……就是當替代品嘛，有錢的時候，他就不一定來吃你這個東西，他可以再去買海洛因滿足啊。那這個我們不一定，不應該排除啊，我們必須承認有一些人就是這個樣子。

換言之，這兩種藥物乍看之下，劑型與價格差異造成了不同的使用方便性，並因此具有促成使用者分層化的效益：有錢的人可以購買較昂貴的丁基原啡因，去換取比較方便的生活（不用天天到醫院喝藥，可以自由旅行多日等等）；收入不夠好的人，則需要天天到醫院喝上一口美沙冬糖漿，而且各處發放點並沒有電腦連線，無法跨地領藥。過年等長假期間甚至需要提前申請，才能遠行並到另一個發放點取藥來喝。在我日後的追蹤研究中，當減害計畫常規化，而丁基原啡因正式上市且有本地廠商生產同型的舌下錠產品之後，市面上的藥物價格就大幅下降，原先的價格差異就沒有那麼巨大，相對地，這種預期的分層效應也就逐漸減少。反倒是丁基原啡因與美沙冬的藥物性質逐漸在治療個案累積增加之後，逐漸被定位成不同成癮程度的使用者所適合的替代藥物選擇（Chen，未出版稿件）。

（三）政策內容與爭議：關係運作下的部會協調

官方的組成不僅有許多看似應有而未有的成員，就算在既有的成員之間，彼此的關係與聯繫也是值得深究的問題。這個問題可以用政策推行早期的一個狀況來看。台灣長久以來對於藥物使用多半採取道德譴責、法律制裁的壓制性手段，因此，就算2005年推動減害政策前後，衛生署與所屬的疾病管制局發出很多說帖與宣傳，說明減害措施的必要性，當時的大眾媒體還是不免對於

這種介入方式提出懷疑,委婉者將替代療法稱之為「以毒養毒」,激進者更質疑:減害政策的作為是否算是鼓勵藥物使用(疾病管制局 2017b)。這些輿論反應或許可以視為藥物防治的新思維所必須面對的調適期反應,不過,在實際政策推動上,對於衛生單位來說,最大的問題還是在於不同政府單位之間的協調不足。

　　首要的問題在於政策措施是否會被視為觸犯法律,比較麻煩的是針具計畫。由於過去藥物使用者取得針具的管道,多半是經由地方上的藥局,因此在藥物問題浮現的時候,這些藥局就有可能成為警方監視的對象。如今要實施針具發放與回收,配合的基層藥局不免擔心會被視為協助藥物使用的從犯而惹上麻煩。另一方面,雖說美沙冬與丁基原啡因都是管制藥品,但使用上被清楚地定位為治療行為,因此比較不會被視為是散布管制藥品的非法行為。儘管如此,替代治療的藥物發放點不可避免地會有許多使用者出入,因而可能成為藥頭眼中的潛在市場與警察巡查或逮捕的重點區塊。這些人員的造訪,將使發放替代藥物成為沉重的負擔。這些擔憂的聲音使得疾病管制局,乃至於其上司衛生署都必須出動,與負責警務的警政署和司法偵查的法務部協調,希望他們能夠配合這項國家政策,不要因為執法需要而將基層人員入罪。

　　這個問題看似政府內部的部會協調即可解決,我的受訪者卻多半表示懷疑,覺得這個問題不太可能經由組織的管道來解決。相反地,解決之道反而是在那些人際之間的操作中促成。對於「官方」中的成員來說,關係的運用與操作,才是解決這個政策實施上的顧慮最主要的原因。

　　為什麼關係特別重要?就正常的組織協調方式來說,跨部會

協調需要經過行政院下的聯合委員會來進行，然而，這個委員會卻常常流於各說各話的情境。一位疾病管制局的人員就說：「這些事會互相打架的，反毒政策講得很漂亮，說從戒毒、反毒、緝毒，各部會大家都去努力做……每年的反毒大會大家都說得洋洋灑灑，但是就沒有人去討論說這個政策之間是互相會打架的。」

　　衛生署方面當然知道這個政策是概念上的大轉彎，長久以來對於藥物使用的壓制性意識形態，至少需要暫時性地被翻轉，因此，衛生署必須主動解決這個不協調的困境。當時擔任署長的侯勝茂因此不只一次地與當時的法務部長施茂林見面，並且發現兩人都是嘉義中學的校友。這層校友關係便成為他們彼此交流並進一步溝通理念的基礎，包括贈禮、用餐或者共同出席活動。一位受訪者解釋：

> 一個部長一個署長，而且剛好他們是同學，高中同學，這是一個很重要的轉向，影響政策的推展。那就是施茂林跟侯勝茂。他們就公開講說他們是好朋友，他們是高中同學，合作沒有問題，所以這件事情就推動了，那是 2004 年之後。2005 年這件事就開始動了。所以就覺得關係很重要，在全世界都很重要，但是在台灣特別重要。（底線是筆者所加的強調）

　　這些個人性的關係彌補了跨部會小組討論的不足，促使法務部與衛生署得以在減害政策的推行上相互配合。至於警政署也在這種關係的操作下，改變了原有的值勤態度。某位疾病管制局官員表示：

要我跟警政署的人說你要這樣配合，他會想說：我為啥要聽
衛生署的人講的？但是我今天如果找澳洲的警察，非常有經
驗的，在警界有知名度的，他們會聽得進去。法務部門對法
務部門，警察對警察……

我們也很成功地安排了一個tour，把警察跟檢察官，還有相
關部門的人一起帶到香港去，這樣就很容易產生一些友誼
啦。不然的話，本位主義會很屬害，因為大家不認識。所以
這樣之後，行政院支持，部會的合作這樣產生。

這些努力都產生了一個綿密的關係之網，對於所謂官方的運
作不可或缺。關係（*guanxi*）一詞常被用以描繪華語世界，如中
國、台灣、新加坡等地的社會運作。依照Yang（1994）的中國研
究，關係通常意味著經由禮物交換、相互幫忙與請客而建立起來
的社會連結。這種社會連結的特性在於其承諾與感情可能超越組
織的界限，甚至可能產生某種走後門的政治（Langenberg 2007）。
Yang指出這套建立與運用關係的技術，或者說「關係學」，有其
傳統根源，卻與中國現代化過程中產生的角色衝突相關。她指出
這種關係學所衍生的權力，並不同於國家或官場的權力，而是一
種行使於民間的假根式權力（rhizomic form of power），串連起
個人與社會組織，與行政權力的微型技術相抗衡。

儘管Yang的觀察是針對改革開放後的中國民間，而我的研
究對象則是當代的台灣官方，但是關係的操作卻是類似的。這讓
我試著把Yang的論點推得更遠些，也就是關係的操作並不只在
外於政府機構的空間，也就是所謂「民間」所代表的市民社會，
事實上，它也在政府空間內部活動，甚至使得政府體制在政策施

行上得以運作順利。侯署長與疾病管制局等行政人員的作為，提醒了一個事實：推動減害政策這種充滿爭議的措施，訴諸感情認同以取得部會協調順利是必要的。這也正是相關人員在訪談中不時提到的「搏感情」（台語發音）。某位大力推動減害政策的地方首長提到他當時如何說服行政院官員：

> 我就跟他說我是很想做，可是那你不做的話，我就沒法做。那預計以後會是這樣子，那你做這個很冒險，你即使行政院做這個計畫也不見得有縣市敢做，那我跟你說：我會做看看，你不訂這個計畫……做不成就關起來啊，那我跟他說我一定可以做成功。那他<u>大概也被我感動</u>，就跟行政院長講。（底線是筆者所加的強調）

關係與感情，連結起政府內各成員的同志情誼，促成官方這個群體的成型，其效應也包括日後緩起訴制度得以挪用於要求藥物使用者接受醫療介入措施的作為。同時，警政署也特別發出公文，要求警察同仁不宜針對清潔針具交換點或者替代療法指定醫院，漫無目的地守株待兔，以保障這些減害業務得以順利開展。

（四）政策內容與爭議：專家的角色與互動

官方的另一個重要的成員團體是專家。以這個政策內容來說，所謂的專家最常指涉的是愛滋病防治的專業研究／服務者與藥物成癮的研究／治療者。以下就先以這兩大群專家團體作為對象，說明他們在政策形成與推行過程中的角色與互動狀況。

首先需要說明的是，所謂專家，其實是個浮動且可爭議的概

念。對於減害政策來說，這還涉及一個關於知識的大問題。這個問題的雛型其實在我剛進入田野時很快就浮現了：「我要找哪個專家來談？」這麼發問有著一個素樸的假設，也就是預設有一群人具有與政策相關的複雜知識。換句話說，這些人比一般人「懂得多、懂得好」，而這個多與好的標準，應該是在政策圈裡面具有共識的。不過，當我實際訪談一位每個受訪者都建議我去訪談的專家時，他卻一開始就這麼說：

> 這個政策的制定其實是沒有章法的，然後呢，我們也沒有辦法去觀其全貌。然後都是很片段的東西……所以你如果覺得政府在制定政策的時候，它需要一群專家學者來 brainstorming 的時候，坦白跟你講，我根本沒有在權力核心啊。

說實在話，對他這番話我還真吃驚。雖然我之後慢慢知道他這個評語多少有點情緒成分，並不是真的表示他在整個政策圈裡面只占有邊緣地位，但是這個問題多少點出來一個議題：對於減害來說，哪些知識的擁有者才算是專家呢？有趣的是，當我實地訪查這些「專家」的時候，他們大多不會這麼稱呼自己。當然，他們會說自己之前聽過這些概念，但是沒有人認為自己就是「減害」專家。尤其是當我的受訪者反過來誠摯地對我說：「像你這樣到處問人了解減害政策的實況，或許你才是真正的專家呢。」我不禁開始想像：減害這個概念與愛滋病防治和成癮防治的連結，雖然看似言之成理、不證自明，但是或許也可以當成是問題化的起點，也就是為什麼減害政策就跟愛滋病或成癮防治比較近，認為這些專業是相關的，卻沒有同時結合其他主張或專業

（例如，用藥者人權）呢？（Chen 2011a）

　　由於疾病管制局的任務特性，當這個單位擔綱負責減害政策時，愛滋病防治的專業人員自然成為首批的內部諮詢人員，這一群人包括流行病學者、臨床研究者、感染科醫師，以及照護或協助愛滋病毒感染者的非政府組織工作人員。一位資深的研究人員回憶起如何感覺到用藥者的愛滋感染人數增加的情況，而這個經驗來自於她參與監獄戒護就醫的愛滋門診的實地發現：「我自己感覺很明顯是那年（筆者注：2003 年）的 9 月 10 月，我覺得康康族變多了。我都叫他們康康族，是因為他們的手鐐腳銬會康啷康啷響。人越來越多，聲音就越來越大。」這位人員後來在愛滋病的防疫會議上表示憂心，覺得靜脈注射的藥物使用者在愛滋傳染的影響下開始增加，需要提防。不過當時疾病管制局可能還忙於控制 SARS 疫情，並沒有注意這個警語。

　　前述那位抱怨沒有進入權力核心的公共衛生專家認為，問題出在疾病管制局並沒有自己的專家諮詢委員會，而現行的愛滋病防治小組又是個跨部會的組織，主要任務在於處理政策實施上需要的部會協調，而非政策設計內容的細節。他提到在疾病管制局應付減害政策的需要時說：

> 進入 injection drug users 這個族群了，他們就覺得他們要involve 的是精神科醫師，做戒癮的這群人，可是公共衛生的專家是，他們覺得我們什麼都懂了，所以不需要再教育、再去學習的。所以我們的 knowledge 是來自於什麼？自學。

　　除了疾病管制局對於不同專業的親近程度有所差異，這種差

異性的意見諮詢也使得某些政策實施的結果有所不同。這位專家當時建議仿照香港與澳洲，把美沙冬替代治療當成是公共衛生措施而可以推廣到一般科醫師都可以開立。然而，當時疾病管制局與成癮專業的精神科醫師卻達成共識，僅把美沙冬發放點放在精神科醫療單位。這個措施日後造成美沙冬發放點無法有效增加，導致服用者因選擇有限而減少配合度等問題。

　　另外，這位專家提到的自學，也是被諮詢的專家常見的反應。如果是在學校任教的專家，他們用的方法包括以開課的名義邀請其他領域的專家對談並相互學習，或者是憑藉個人社交網絡請具有減害經驗或者認識的國外友人提供資訊。這種非正式的自我學習管道，在他們看起來是缺乏政府組織的財力時，以個人資源可以動員的最佳途徑。

　　另一方面，被納入的成癮專業精神科醫師，則在減害措施的推廣中看到自己專業的發展契機，他們在國家衛生研究院的協助下，得以成立「台灣成癮科學學會」。學會一開始的目的包括培訓成癮專科醫師，後來經歷了一些轉折，也推廣到其他成癮相關人員的訓練作業。第一屆成癮專科醫師考試終於在2016年12月進行，一共通過了125位醫師，日後也期待仿照其他次專科醫師模式，讓專科醫師接受足夠時數的繼續教育後得以延展專科證照。處理成癮病人的愛滋感染問題一開始看似是雙重負擔的苦差事，事情的發展卻出乎意料地轉變成專業化的契機。

　　然而，這個不預期的契機，對於當事人來說，一開始甚至可能是不情願的。有些進入這個成癮專科的醫師，純粹是因為被上級交辦成癮防治業務後，才真正開始接觸那群原本臨床工作中也不常見的成癮者。對受訪的某醫師來說，由於本來的專長並不在

成癮治療，對於相關的制度設計也沒有太多理解，所以他在參加
疾病管制局辦理的國外參訪團後，確實有效地減少了承接此類業
務的焦慮感。以他參加的香港團來說，他看到的是：

> 大部分的人就是單純給美沙冬就好了。給藥的人也不用是醫
> 療人員，可以是那種領時薪的歐巴桑這樣子，看到他們歐巴
> 桑就可以發藥，其實最主要是降低我們的anxiety。好像也
> 沒有發生什麼事情，那我們跟他們要很多的表單、表格，其
> 實我們這些都是從那邊移植過來的。

　　這些被納入的專家們，無論是愛滋防治的公共衛生人員，或
者是成癮防治的精神醫療人員，對於自己在這個政策的形成過程
中，沒有任何具體的腳本或依據，感到非常焦慮。這種焦慮或者
源於自覺知識不足，或者出自擔憂風險過大，或者是因為無法清
楚確認自己在這個官方的政策制定組合當中的確切角色。他們在
這些焦慮下，憑藉著政府組織提供或者自己創造的機會與管道，
吸收了相關的知識，甚至移植實用需要的表單、表格。

　　他們用這些拼湊的努力，回應了自己被稱作專家所被認為應
該具備的知識與態度；也在這些過程中，得以進入官方的組成，
提供諮詢意見，貢獻觀察所見，或者協助推動政務。儘管他們不
見得覺得自己真正被納入這個政策核心，不過，他們在很多意義
上扮演了聯繫政策對象（愛滋感染者與藥物使用者）與政府官員
之間不可或缺的角色，甚至（在精神科醫師的例子中）也產生了
專科化的動力。

四、官方作為一種拼裝體

（一）官方當中少了誰？

　　由減害政策的規畫到實施，我們可以看到這個計畫背後的「官方」，其實很難化約成疾病管制局或者更大的衛生署這樣的機構，而是包含由這些機構內的技術官僚到行政人員，乃至於延伸出去的專家學者、外國顧問與國際連結等等。這個官方的組成除了人以外，也包括減害政策所立論的衛生統計、實施計畫、意識形態等等，這些有形或者無形的人、事、物在這個因政策而生的組合裡面，相互關聯與移動。隨著計畫的演進，有些成員逐漸脫離這個官方的範圍（例如，主張替代藥物應以丁基原啡因為主的管制藥品管理局），有些成員在官方的變化中轉變態度（例如，法務部與警政署），有些成員在參與這個官方的拼裝體過程中發展了自己的新規畫（例如，「台灣成癮科學學會」的成立，次專科醫師制度的發展），也有些成員雖然常常被諮詢，卻始終有種被邊緣化的感受（例如，某些愛滋病防治的專家學者）。當然一如前面提過的，這個政策針對的主要族群——藥物注射使用者，偏偏卻是這個政策形成過程中最常缺席的牽連作用者（implicated actors）。可以說，這個官方的成員不僅異質性高、穩定性低，相互關係也不斷在變動中。

（二）再論官方作為拼裝體

　　在此進一步說明前文把官方的組成形容成拼裝體（assemblage）的理由，以及這個概念對於了解官方組成與作用的幫助。Keane

（2003）把減害政策的技術與實作形容成拼裝體，而我在本文中則進一步把制定政策的官方看成拼裝體。Keane與我的拼裝體概念，都可以對應到Irwin與Michael（2003）提出的「在地知識拼裝體」（ethno-epistemic assemblages）的概念。這兩位學者說明ethno-與epistemic兩個概念：

> Epistemic一詞是訴諸真理的產生，或者更精確地說，是真理陳述的產生。因此，這個詞彙吸引我們注意我們所感興趣的拼裝體，基本上是導向何謂真實的這類陳述之生產與分布。
>
> ［E］thno這個詞彙則意味著許多主題的複雜集合。首先，ethno呼應著在地性的概念……其次，ethno也有意要喚起俗民方法學的社會學傳統，（這個傳統）強調索引性（indexicality），也就是說，認為所有社會學活動都只能在參考這些活動在哪裡、在何時發生之後，才能被了解；也強調反身性（reflexivity），也就是認為社會活動的意義基本上是與時俱變，不斷被重新定義的。（Irwin and Michael 2003: 119）

對於借用自Deleuze與Guattari（1987）的拼裝體（assemblages）概念，兩位學者則針對拼裝體的兩個面向，也就是成分（content）與表現（expression）來說明。他們分別將Deleuze與Guattari形容拼裝體組成的兩個形容詞「機械性的」（machinic）與「表明性的」（enunciative），指涉於成分與表現兩個面向：

「機械性的」指的是組成拼裝體的物件之間的關係；「表明

性的」指的是讓那些組成拼裝體的元素可以相互溝通的陳述與符號。這兩種情況中，這些理由與溝通都有助於拼裝體的疆界化，也就是這些元素的獨特配置形態的穩定化。（Irwin and Michael 2003: 120）

拼裝體描繪了一個具有多重且異質的元素群組合而成的整體，這個整體的疆界並非給定的，而是需要藉由元素間彼此溝通與連結而確定。因此，拼裝體的邊緣乃是持續地在疆界化（territorialization）與去疆界（deterritorialization）的雙重機制下不斷變化，同時也強調組成成分與其知識的假根性連結（rhizomic connections）。這些描述乃是相對於傳統上對社會與其知識的思考假設，也就是所謂的植物性（arborescent）概念所隱含的全面性原則，如樹木一般的階層化與知識上的二元化思維。這種對於某個社會本體的描述，具有反本質性與反整體性的特質（DeLanda 2006）。在我前面對於官方成員的組成與行動描繪裡，的確呈現了這種拼裝體的表現特徵。也就是說何謂「官方」這個問題，在不同時間與地點的情境下，就會有不同的答案；同時，既然官方的組成元素龐雜且異動頻繁，作為一個團體其邊界也模糊，因此難以描述其整體的性質。換言之，官方這個拼裝體，乃是在政策需要下而產生的暫時性組合，不屬於特定的職業、團體，或者單一的政府組織，也沒有明確的組合機制。在減害政策的例子中，官方這個組合本身雖然具有目的性，需要制定、規畫並執行政策，但這不表示組合當中的成員都必然只致力於這個政策目的，而可能各有盤算，各有發展軌跡。

（三）拼裝體的穩定性與一致性

　　儘管官方作為一種拼裝體，突顯組成分子的異質性與彼此連結的偶發性（contingency），然而，拼裝體這個偏重動態與隨機的分析概念，仍有一些問題需要解答，例如，拼裝體的穩定性從何而來？或者更具體地說，官方在不同政策上是否仍能呈現某種一致性？這個問題相當重要，因為它關係到本文的分析方式如何精緻化拼裝體這個概念，並使之可以移用到其他衛生（甚至無關衛生的公共）政策案例的分析。簡要地來說，所謂偶發性、異質性與動態性，並不是所有人、事、物都可以進入政策形成的官方裡，這樣子的絕對性概念。官方成員納入或者排除的標準雖然可能浮動不居，但部分取決於政策的目的，部分取決於成員之間固有或創造的社會連結（參見前文討論的關係操作）。然而，政策目的不能完全主導官方演變的走向，關係所產生的連結也可能並不穩定。如同前述某專家所說，當疾病管制局發現要應對藥物使用者族群時，便會刻意拉進執行戒癮業務的精神科醫師，但是這並不表示這些醫師全都會被納入，而且納入這些醫師後，他們如何在政策的動量下產生次專科化的自我組織，也不是官方可以預見的情形。

　　同樣地，儘管警政署理解減害政策的必要性，也出具公文要求基層員警配合，但是這個命令不見得必然被基層警力認識或接受。因此，衛生署還是需要在執行政策的診間，張貼印有該公文函照片的海報，提醒值勤警方不要在美沙冬發放點附近進行漫無目的的搜查，避免嚇阻藥物使用者前去，而影響公共衛生計畫的執行（Chen 2011b）。這些都說明了官方拼裝體的各個成分，需

要成員特別維持彼此之間的合作，否則連結就很容易鬆散斷裂。

另外，藥物使用者在官方組成的隱而不顯，也說明了：異質性的概念只是描述組成分子彼此的明顯差異，至於哪些政策的利益相關者能夠被納入，還要考慮許多其他因素，例如，是否有組織性的支持（台灣並沒有藥物使用者為主體的權益團體），或是政策主其事者的開放程度。但是，就算藥物使用者沒有在中央層級的官方被納入，地方層級的政策執行者還是可能諮詢他們，讓他們的意見間接呈現在政策產物，如針對藥物使用者的愛滋病衛生教育手冊（Chen 2015）。儘管整體來說，這還是相當邊緣性的出場方式，並不能取代政策制定的正式參與，但這些因素的構成，都可以由拼裝體的機械性與表明性向度來描述並分析，也就是前述引文中 Irwin 與 Michael（2003）所謂：「這些理由與溝通都有助於拼裝體的疆界化，也就是這些元素的獨特配置形態的穩定化。」我們可以預期拼裝體在這些元素某種特定的配置、連結與表現關係下，會具備一定的穩定性與一致性，儘管這個穩定性或一致性可能相當脆弱。

（四）拼裝體概念觸發了哪些問題？

這種描述官方為（在地知識）拼裝體的方式，如果仿照 Irwin 與 Michael（2003: 121）的論述，可以讓我們進一步追問：

- 組成一個在地知識拼裝體的元素的異質性程度如何？
- 一個在地知識拼裝體的成分（「機械性的」方面）與表現（「表明性的」方面）之間的關係又是如何？
- 不同的在地知識拼裝體之間的關係又是怎樣？

　　本文回答了前兩個問題，第三個問題則牽涉不同地區之間的互動，也就是說，台灣這個制定並推動愛滋減害的官方，如何與其他地區（或國家）類似目的的異質團體互動？我在另一篇文章裡面處理了減害政策的跨國性議題（Chen 2016），某個程度回應了第三個問題。不過，不同的在地知識拼裝體也可能指國境之內的不同組合，所以這個問題也不必然要以跨國性觀點來處理。例如，藥物使用者雖然大多時間都被排除於所謂的「官方」的拼裝體之外，但是他們也可能被視為另一個在地知識拼裝體，也就是「街頭」（the street）的主要組成分子，有著他們經驗累積與彼此交流的身體知識和實作：怎麼樣的針具最合用，如何確認是否要進入戒斷症狀（本地使用者所謂的「啼藥」〔台語發音〕），美沙冬或丁基原啡因的使用感受與效果如何等等。從這個角度來想，藥物使用者作為政策使用者，他們對於針具、藥物乃至於機構配置（如藥局或醫院）的反應，不論是接受、抗拒、虛與委蛇等等，都是街頭與官方兩個不同的拼裝體之間的互動。

五、結論：拼裝體作為啟發性概念

　　在分析上，把官方當成是個拼裝體來看，本身並不是台灣特有的情況。事實上，或許所有開啟政策制定黑箱的研究裡面，這個概念都可以適用。如果治理體制是個現代性的展現場域，那麼拼裝體概念就可以看成是一種理解現代性的方法，甚至也可以當成是理解社會本體的一種取徑（DeLanda 2006）。

（一）減害政策作為現代性的切片

　　本文討論的減害政策正是台灣現代性的局部切片，因而值得繼續追問與研究：為何這個政策細節是學習香港、澳洲，而不是美國？為何要借助人際關係來促使政策運作，而非經由組織機制？為何只選擇針頭交換與替代療法，而不接納更多減害措施（例如，設置安全注射室）？這樣子建構的藥物治理體制，會是怎樣的面貌？與其他先進或後進國家之間相比，有何同與異？另外，如前所述，拼裝體的生成與演化並非純然隨機的成分組合，也不是完全排斥規律的功能個體，多少還是能夠表現若干程度的一致性而反映出背後的治理理性，不然對拼裝體的描述與理論化就完全不可能。只是這個程度受到多重因素的決定，但這些多重因素有哪些？如何互動、連結又分開？呈現的一致性如何穩定下來？拼裝體的疆界如何浮動？這些問題都需要細膩的經驗研究來確認。本文無法一一回答上述這些問題，但是本文確實指向這種政策乃至於官僚體制拼裝體研究的分析潛能：也就是把政策過程當中的關係人、物質、知識、專業之間的互動與組成當成是分析的標的，將這些政策成分特定的組合條件（如充斥個人色彩的關係，而非官僚體制的理性）突顯出來，而非把這些成分抽象化成政策成形的有利或不利因素。這樣的分析因而可以更細緻地追問，台灣這個政策形成過程如何呈現並實踐了台灣的現代性。

　　現代性是個西方的計畫嗎？Giddens（1990）曾經這麼問，並且就制度變遷、全球化趨勢、反思性知識等面向回答這個問題。他定義下的現代性，是以十七世紀以降的歐洲所產生的社會生活與組織作為藍本，而且具有全球化的趨勢（參見 Giddens 1990: 1,

175）。這樣的推論多少暗示非西方各地的現代面貌必須以前述定義的現代性作為參考基準，例如，Giddens（1990: 174）列舉的現代性組織特性如民族國家與系統性的資本主義生產這些大概念，但是這樣的論點受到很多的挑戰。某些後殖民學者挑戰這種把現代性單一化的想像，質疑這種定義會帶來非西方既有的「傳統」與西方移入的「現代」之間的對立，並提出這種現代性在非歐美地區的另類展現，例如，Gyan Prakash（1999）以印度的例子說明建立不同現代性的歷程與作法。關於後殖民思想與現代性之間的關聯，我以科技研究為範圍寫過一篇文章（參見陳嘉新 2017a），分析後殖民科技研究複雜化現代性概念的幾種取徑。本文無意重複這些討論，但拼裝體的概念暗示一種多元現代化的可能，亦即：拼裝的形式、成分、方法與疆界變遷的差異，形塑了不同現代性的樣貌與表現，這些現代性之間難以簡易地區分邊陲與中央、根源與花果，因此難以用單一標準評價高低，必須發展更多元且複雜的批判基準與評估方式。雖然這種以拼裝體概念批判現代性的方法還有待繼續發展，但作為研究者的我們或許可以確定：單數形式的現代性概念應該要以複數形的現代性概念取代，而且每一個現代性都是不同的（Prakash 1999; Gaonkar 2001）。

（二）官方作為拼裝體概念的分析優勢

本文顯示了官方作為一種分析概念，特性在於點出人與非人的作用者，以及他們之間隨機且動態的關係。這個例子突顯出組成分子之間如何以關係連結，這樣的關係雖然有著工具性的目的，但又訴求於人際情感。雖然整體來說，這個政策也可以視為治理眾人的生命權力（biopower）的展現，但是把官方描繪成拼

裝體,更有效地促使我們向上研究,直到這個權力機構的混雜核心,而非訴諸抽象的權力概念。另外,這種向上研究的取向,與一般把政策制定當成階段性過程,或者把政策看成是具有間斷性平衡的措施(Sabatier 2007)等政策分析取向,都有所不同。

最主要的是,這個官方作為拼裝體的概念,分析視野並不限於國內因素,更可以討論跨國性條件。這個拼裝體的跨國性可以由很多面向看出,包括病原體(愛滋病毒的種類)是由中國傳入(Chen and Kuo 2007)。如前所述,就連應對這個疾病威脅的專業與政策知識很多都是跨過國界而來。減害措施作為一個公共衛生計畫,更具有跨國性的期望與視野。由於台灣是少數不被納入如世界衛生組織的政治實體,這個計畫的籌畫、推動與執行,都反映了期待取得國際認可的欲望。對於較晚才發展相關政策的技術官僚來說,這種跨國性格尤其重要。在缺乏本地的相關研究得以直接貢獻於政策規畫的情況下,如何揀選前例、挑出並引介專業、移植政策實務技巧,就成為這些技術官僚的當務之急。在時間受迫下,產生的政策無可避免地會沾染上其他地區或國家的元素。在這層意義上,本文的分析架構也可能移轉到其他全球衛生的議題上面。

(三)新的「官方」——以當前的「新世代反毒策略」為例

2017年5月,前行政院長林全針對藥物濫用問題,提出「新世代反毒策略」的工作方針,主軸包括防毒監控、拒毒預防、緝毒掃蕩、戒毒處遇與修法策略等(行政院 2017)。如同我在另一篇文章(陳嘉新 2017b)批評的,這個政策反映了近年來流行藥物類型由一級毒品(如海洛因),轉變為二、三級毒品(如甲

基安非他命與K他命等物質）的趨勢，但在施行方向上，這個政策缺乏新穎的減害思維與措施，只是呈現道德恐慌下回歸老路的強勢壓制。

　　這個藥物治理的新發展以及建立出來的新「官方」，已經與本文敘述的愛滋減害政策時期大不相同。例如，疾病管制如愛滋病毒感染，已經不是新世代反毒策略的防治重點，所以在這個因應政府施政方向而生的藥物濫用防制網絡裡面，管理愛滋防治的疾病管制署就不是主要作用者，反而是「台灣成癮科學學會」所培訓出來的成癮防治人員（包括醫師與其他醫療專業如社工與護理），會扮演更大的角色。另外，在減害政策當中被說服配合衛生單位作為的司法或警政單位，在新世代反毒策略中的主導性與重要性則大幅增加，相對地，衛生單位的重要性則削減不少。這種官方的去疆界化，與再疆界化可以想成是政策目的不同所產生的功能性重組。愛滋減害政策目的在於防治愛滋病毒在藥物使用者群體內外的傳播，所以由疾病管制局（已改制為署）為動力而籌組官方的拼裝體；目前的新世代反毒策略目的在於藥物濫用防制，所以成癮科學的醫療人員與機構就成為較有資源的成員，在新形成的「官方」中扮演更大的角色。我們甚至可以質疑，減害政策的「官方」與新世代反毒策略的「官方」並沒有連續的關係，而是兩個分離的個體。然而，與其說這是因為政策問題定義的不同（愛滋防治定義為衛生為主的問題，藥物濫用問題定義為司法、教育、醫療等領域都涉入的綜合性問題）而產生的不同政策成員組合，不如說這種拼裝體的構成方式與該目標問題的屬性可能是共同生成的（co-produced）。一如葡萄牙的藥物使用的去刑罰化範例所顯示（Hughes and Stevens 2010; Laqueur 2015; van het Loo et al. 2002），藥物濫用本身並沒有需要司法刑罰介入的必然性，事實上也可以藉由行政加上醫療衛生的手段進行治理，但是那就意味著所謂的官方有著不同的配套措施、不同的組成分子、不同的拼裝方式。

然而，不可否認的是，在減害政策形成時茁壯的成癮精神醫學專家們，在當前的新世代反毒策略當中被賦予更具體的「戒毒處遇」任務。這群借助減害政策得以更快體制化的精神科專業人員，在不同時期的不同官方拼裝體中，發展出自己的成長軌跡，也與不同的民間專業和政府官僚合作，例如，現在的衛生福利部心理與口腔司。過去減害政策中提供意見的愛滋防治專業人員，雖然在新世代反毒策略中相對邊緣，但是還是有許多新興的議題結合愛滋防治與藥物濫用，例如，所謂的藥物性愛（chemsex，意味著使用某些興奮劑作為性愛助興之用），使他們仍然與成癮防治的對應「官方」有所連結，只是就新成形的反毒官方拼裝體來說，愛滋防治專業與其他成分的連結，目前看來仍是相對不穩定且薄弱，這也使得愛滋防治並未進入新世代反毒策略的視野當中，因而並未在政策目標中出現。拼裝體的特性在於變動多樣，因此在行文此刻要論斷未來此官方拼裝體的形貌如何變化，為時尚早。

總結來說，本文希望未來這一套分析取徑與新分析焦點，能夠有助於研究者更全面性地檢視藥物與疾病相關議題，並且嘗試推廣到其他經驗性的案例。儘管這個概念還相對新穎，案例也不多，但我相信拼裝體可以當成一個有效的啟發性概念（heuristic），對於台灣當代的疾病與藥物治理形貌，乃至於政府組織與專業動員的形式，當能提供更深入的發現與理論創新。

文章說明：本文是大幅改寫本人的英文論文，並添加新的部分而成。該篇論文為 Studying Up Harm Reduction Policy: The Office as an Assemblage, *International Journal of Drug Policy* 22（6）: 471-477, Chen（2011b）。英文題目中的 the office 是本人創造的概念，原本設想這個概念是在英文的語境內，因此當本文將這個詞翻譯成「官方」時，曾有諸多考量，於本文中有所闡述，這部分是原著沒有的部分。另外，關於專家的介入與反思，拼裝體變異性與一致性的分析，新世代反毒策略的反思，乃至於本研究與現代性的關聯等，都是原論文沒有的部分，許多是原論文之後的延伸研究成果，特此說明。

參考文獻

疾病管制局，2005，毒品病患愛滋減害試辦計畫（行政院核定本）（http://www.cdc.gov.tw/professional/list.aspx?treeid=7B56E6F932B49B90&nowtreeid=634A47F65E2FC9FF，取用日期：2017年1月22日）。

＿＿＿＿2017a，73-103年底HIV感染人數危險因子統計（更新）（https://www.syndriver.com/portal/#/sharing/b11cf5b1364f427a87ad42138a9e87e3，取用日期：2017年2月24日）。

＿＿＿＿2017b，發行「藥癮愛滋感染者健康維護指南」（http://www.cdc.gov.tw/epaperinfo.aspx?epaperid=7437ED6A59323FDA&pid=F54EF1A3A21A6A80，取用日期：2017年2月24日）。

行政院，2017，新世代反毒策略（https://www.ey.gov.tw/hot_topic.aspx?n=8588FE6C93668D70，取用日期：2018年1月14日）。

陳嘉新，2017a，〈什麼是後殖民科技研究中的後殖民：淺論其主張與啟發〉。《科技、醫療與社會》25: 171-220。

＿＿＿＿2017b，〈處罰與治療：檢視台灣的藥物濫用防制政策〉。巷仔口社會學。（https://twstreetcorner.org/2017/12/12/chenjiashin/，取用日期：2018年1月14日）。

Charmaz, Kathy. 2006. *Constructing Grounded Theory: A Practical Guide Through Qualitative Analysis*（*1st ed.*）. Thousand Oaks, CA: Sage.

Chen, Jia-shin. 2009. *Assembling Harm Reduction Policy in Taiwan*. Unpublished doctoral dissertation, Department of Social and Behavioral Sciences, University of California, San Francisco, CA.

＿＿＿＿2011a. "Beyond Human Rights and Public Health: Citizenship Issues in Harm Reduction." *International Journal of Drug Policy* 22（3）: 184-188.

＿＿＿＿2011b." Studying Up Harm Reduction Policy: The Office as an Assemblage." *International Journal of Drug Policy* 22（6）: 471-477.

＿＿＿＿2015. "Education as Networking: Rethinking the Success of the Harm Reduction Policy of Taiwan." *Health: An Interdisciplinary Journal for the Social Studies of Health, Illness and Medicine* 19（3）: 280-293.

_____ 2016. "Harm Reduction Policy in Taiwan: Toward a Comprehensive Understanding of Its Making and Effects." *Harm Reduction Journal* 13: 11.

_____ 未出版稿件. "What Is the Architecture of Buprenorphine Diversion in Taiwan: A Qualitative Study."

Chen, Yi-Ming Arthur, and Hsu-Sung Steve Kuo. 2007. "HIV-1 in Taiwan." *The Lancet* 369(9562): 623-625.

Clarke, Adele E. 2005. *Situational Analysis: Grounded Theory After the Postmodern Turn (1st ed.)*. Thousand Oaks, CA: Sage.

DeLanda, Manuel. 2006. *A New Philosophy of Society: Assemblage Theory and Social Complexity*. London: Continuum.

Deleuze, Gilles, and Felix Guattari. 1987. *A Thousand Plateaus*. Minneapolis: University of Minnesota Press.

Freundl, Diana. 2005. "The Point of Needle Exchange." *Taipei Times*, July 31, http://www.taipeitimes.com/News/feat/archives/2005/07/31/ 2003265857 (Date visited: January 22, 2017).

Giddens, Anthony. 1990. *The Consequences of Modernity*. Palo Alto, CA: Stanford University Press.

Gaonkar, Dilip Parameshwar. 2001. *Alternative Modernities*. Durham, NC: Duke University Press.

Hughes, Caitlin Elizabeth, and Alex Stevens. 2010. "What Can We Learn from the Portuguese Decriminalization of Illicit Drugs?" *The British Journal of Criminology* 50(6): 999-1022.

Irwin, Alan, and Mike Michael. 2003. *Science, Social Theory and Public Knowledge (1st ed.)*. Maidenhead: Open University Press.

Keane, Helen. 2003. "Critiques of Harm Reduction, Morality and the Promise of Human Rights." *International Journal of Drug Policy* 14(3): 227-232.

Langenberg, Eike A. 2007. *Guanxi and Business Strategy: Theory and Implications for Multinational Companies in China*. London: Springer.

Laqueur, Hannah. 2015. "Uses and Abuses of Drug Decriminalization in Portugal." *Law and Social Inquiry* 40(3): 746-781.

Nader, Laura. 1972. "Up the Anthropologist: Perspectives Gained from Studying Up." pp. 284-311 in *Reinventing Anthropology,* edited by Dell Hymes. New York: Pantheon.

Page, J. Bryan, and Merrill Singer. 2010. *Comprehending Drug Use: Ethnographic Research at the Social Margins.* Piscataway, NJ: Rutgers University Press.

Prakash, Gyan. 1999. *Another Reason: Science and the Imagination of Modern India.* Princeton, NJ: Princeton University Press.

Sabatier, Paul A. 2007. *Theories of the Policy Process（2nd ed.）.* Boulder, CO: Westview Press.

Strauss, Anselm L. 1987. *Qualitative Analysis for Social Scientists（1st ed.）.* Cambridge: Cambridge University Press.

van het Loo, Mirjam, Ineke van Beusekom, and James Kahan. 2002. "Decriminalization of Drug Use in Portugal: The Development of a Policy." *The Annals of the American Academy of Political and Social Science* 582: 49-63.

Wedel, Janine, Cris Shore, Gregory Feldman, and Stacy Lathrop. 2005. "Toward an Anthropology of Public Policy." *The Annals of the American Academy of Political and Social Science* 600(1): 30-51.

Yang, Chin-Hui, Shih-Yan Yang, Ming-Hui Shen, and Hsu-Sung Kuo. 2008. "The Changing Epidemiology of Prevalent Diagnosed HIV Infections in Taiwan, 1984-2005." *International Journal of Drug Policy* 19(4): 317-323.

Yang, Mayfair Mei-Hui. 1994. *Gifts, Favors and Banquets: The Art of Social Relationships in China.* Ithaca, NY: Cornell University Press.

拼裝醫療化
台灣精神醫學的自殺防治論述與實作

林桂卉

一、前言

　　台灣在1997年到2010年間，自殺都位居十大死因之中（劉惠敏 2011），且由1997年起自殺粗死亡率突破每十萬人口十人（見圖1）。自殺現象因此成為政府關注的現象，並於2001年成立跨部會自殺防治專案小組，規畫建立自殺個案通報系統，以及研擬國家級自殺防治中心計畫（行政院衛生署 2004: 19）。2005年底，行政院衛生署委託「台灣憂鬱症防治協會」[1]辦理自殺防治工作，成立國家級自殺防治中心，並於次年開始執行「全國自殺防治中心計畫」（自殺防治中心 2007）。此時可謂自殺防治系統正式建制，並將心理衛生與精神醫療問題提升到全國性公衛議題的層次（李明濱等 2006）。

（一）1970年代前的自殺研究

　　儘管政府直到2005年才正式成立自殺防治專責部門，並不表示自殺問題在此之前沒有引起政府關心。根據考證，有關台灣的自殺問題研究可追溯到日治時代，當時總督府人口統計的項目中包括自殺人數，高砂族自殺死亡率高是行政治理上的重要關注點，但整體來說，醫學研究並不算多見，統計調查只是為了了解特定族群的精神心理狀態，藉以穩定殖民治理的理番政策（巫毓荃 2005: 86-97）。以《台灣醫學會雜誌》為例，在日治時期以自

---

1 「台灣憂鬱症防治協會」成立於2001年，是為了推動憂鬱症和相關疾患防治，以及促進心理衛生健康的工作及研究發展而成立。協會並與國內外相關團體合作，推動憂鬱症篩檢、提供相關諮詢、定期舉行相關研討會，以及發行研究出版品。協會成員以醫師、公衛學者及心理衛生相關從業人員為主。

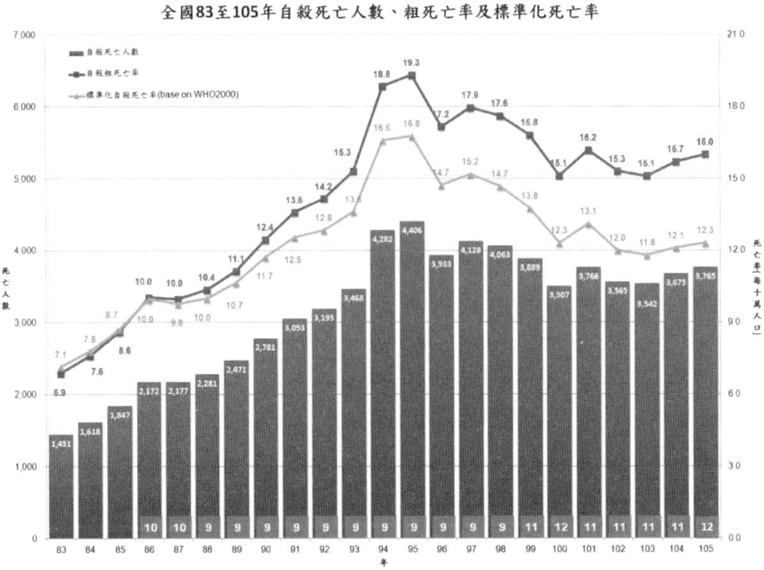

全國83至105年自殺死亡人數、粗死亡率及標準化死亡率

圖1　台灣自殺死亡率趨勢圖

資料來源：自殺防治中心（2016）。

殺為題名的研究發表共有四篇，關注的焦點是自殺行為相關的病理效應，或者是瘧疾病人的自殺行為。1950年代末期，自殺死亡率一度相當嚴重，自1959年自殺死亡率每十萬人15.1人，到1964年達到每十萬人18.7人的高峰。許多精神科醫師認為，當時的高自殺死亡率是戰後的高遷徙率導致，包括林憲、曾文星與徐靜、鄭泰安都曾在著作中提到此一原因（林憲　1986: i-iv；曾文星、徐靜　1981: 435；鄭泰安　2008）。但整體來說，自殺現象並未引起社會或精神醫學界的積極行動。

　　對於自殺議題的明確反應，要到1968年3月馬偕紀念醫院與台大醫院精神科合作，由精神科林憲、莊明哲醫師，以及心理學

家莊仲仁成立亞洲首創的「自殺防治中心」，才有實質機構性的服務提供。同年7月，「台北市生命線協會」引進在美國、澳洲等地行之有年的生命線電話輔導服務概念，將馬偕醫院的自殺防治中心擴充為「生命線」，由北區扶輪社捐贈兩部電話，供民眾撥打求助，從此開始電話輔導及自殺防治的服務工作（蔡幸蓉　2001: 5）。除了各地生命線組織透過電話提供相關諮商服務，1969年成立的救國團「張老師」，專門提供青少年情緒輔導等服務。[2] 從1960年代末期開始至今，民間團體以電話諮商方式提供輔導、協助，進而進行自殺防治的工作，已有相當長的時間。

　　儘管民間團體很早就提供自殺防治服務，但是這種服務內容尚難說是自殺問題被醫療模式所框架。事實上，1950年代以降，傳播媒體已有數量眾多的自殺報導，卻未援引醫學觀點，多以刑事案件或社會新聞作為報導分類。此外，媒體與大眾所重視的報導，多半強調個案離奇的故事性，或是肇因於生前的情感糾紛或課業壓力引起的自殺個案，與精神疾病或心理衛生少有關聯。換言之，若以新聞媒體的報導來看，大眾對於自殺是否屬於醫療問題，似乎在1950-1970年間尚無定論。

（二）1970-2000年代的精神醫學自殺研究

　　1970年以後，精神醫學對於自殺問題仍以院內病患的自殺防治為主。此時的精神醫學研究方式以院內病患進行個案討論為主，研究預設的閱讀者也多為醫學專業人員。對於社會上的自殺

2　「張老師」的輔導以青少年情緒問題為主，若遇有自殺動機的個案，則轉介到生命線尋求進一步協助。

問題討論，僅有醫普雜誌發表的少數文章，內容多有對自殺的觀念進行「勘誤」，可以看出精神醫學專業開始積極影響學界外部對於自殺者／自殺行為想像的企圖。

　　戰後精神醫學界致力於自殺預防的先鋒是台大精神科醫師林憲，他不僅於1969年協助馬偕醫院成立台灣第一個自殺防治中心，更撰寫兩本以自殺為主題的專書。他在書中分別由心理、精神病理學與社會文化三個方面探討自殺成因，並且相當倚重精神動力學派理論來解釋自殺成因，這種分析方式大異於2000年以後側重自殺的生物學因素的研究。林憲（1986）在《自殺及其預防》一書中並未就特定精神疾病與自殺行為的關係進一步論述，在1991年出版的《自殺個案研究》的自序中則提到：「自殺企圖者能確立精神科診斷的只有20%，其餘80%只能被放在『自殺行為』的分類中，其中多半達不到精神科病案的標準。」1990年代另一位關注自殺問題的研究者為鄭泰安博士，他所進行的著名「心理解剖」（psychological autopsy）研究，受到許多後進研究者引用。鄭泰安透過訪談自殺身亡者的生前親友，重建自殺者的生命史，並從訪談內容中得到符合精神醫學診斷的個人病理因素或症狀；其研究結論是自殺身亡者，有高達97%已符合精神疾病的診斷。林憲和鄭泰安研究的差異在於，分別以自殺企圖者和自殺身亡者作為論述對象，因此對於是否具有精神疾病，產生不同的研究結果。

（三）2000年以後的精神醫學自殺研究

　　歸納2000年以後以自殺為主題的精神醫學研究，可以發現兩個趨勢：研究對象由特殊群體（例如，前述的住院病人自殺研

究）拓廣到社會整體，研究方法上也由個案研究轉向群體為基礎的流行病學調查；精神醫學不僅研究自殺，更積極地介入自殺防治。若檢視 2005 年成立的全國自殺防治中心成員組成，可以發現領導人物大多是精神科醫師，可說是由精神醫療專業主導國家的自殺防治系統。政策的制定與計畫的委派有許多複雜的考量，然而，政府在眾多專業中選擇了精神醫學為主，可見精神醫學已得到政府，甚至社會的認同，成為負責自殺問題的首選專業。至此精神醫學可以說確實掌握了自殺防治的體制主導權，成為自殺議題的權威。然而，自殺防治系統的建制與政策實作，不僅只是政府將計畫委由精神科醫師執行，自殺相關的精神醫學研究也在此時大量被生產。與此同時，督導自殺防治進行的精神科醫師也在研究的基礎上進行政策建議，種種看似醫療權力的擴張現象，都暗示著自殺問題可能被「醫療化」。

（四）醫療化與自殺的精神醫學

　　醫療社會學許久之前便提出「醫療化」的概念，指出醫學的影響已經跨越學科疆界，進入社會之中影響大眾的看法，代表學者如 Irving Zola、Peter Conrad 等人。他們針對當時的美國醫療化現象進行批判，指出許多以往不是醫療領域的問題，透過醫學專業的診斷、重新詮釋與確立病源，被轉換成病理事實。易言之，原本可能是宗教或道德層次的問題，透過醫學專業重新被框架，進而消弭了這些問題以往的「道德」意涵，成為中立的醫療名詞（一種疾病），並且由醫療專家取得解釋／解決問題的權力（Zola 1972; Conrad 1979）。曾為精神科醫師的 Thomas Szasz 從 1970 年代起陸續撰文探討不同精神疾病產生的過程，以及精神

醫學體制與實作運行中的醫療語言，如何建構出疾病診斷，繼而提出精神疾病是受到文化影響，隨著社會需要而被製造出來的「迷思」（myth）（Szasz 2007: 17）。

　　台灣學界也有運用醫療化理論，試圖以本地個案的實證研究回應並補充醫療化論述。例如，曾凡慈對兒童發展與早期療育知識論述轉變的研究，便發現早療體制將過去視為正常的兒童發展納入醫療範疇，進而得以監控、管理兒童的身體與社會關係（曾凡慈 2008: 223-224），並指出量表使用在這個發現遲緩兒童上的重要性。洪晨碩則以失智症的醫療化經驗研究，提出失智症雖然擁有醫學語言與框架，然而，醫學對於失智經驗的了解與處置仍相當有限，許多失智診斷必須倚賴包含家屬等多人的合作才能完成，並非在診間內由醫師獨立判斷即可，因此挑戰了既有醫療化理論揭示的醫學宰制權力（洪晨碩 2013: 7-8）。林文源則以腎病治療為例，提出腎臟科醫師都接受慢性腎病公式，從而以沒有爭議的、「黑盒化」的慢性腎病計算公式作為論述策略進行醫療化，進而形塑與解決問題，並在計畫先行的政策背景下得到扭轉醫療團體地位的機會，再再說明醫療化的概念需要考量後進國處境，不宜直接不加思索地挪用（林文源 2012: 36-40）。上述三個研究都由台灣醫療與社會的微觀互動層次切入，豐富了既有醫療化理論。

　　本文基於這些對於醫療化概念的實證研究，進一步衍生思考，檢視由精神科醫師主導的全國性自殺防治計畫。更精確地說，本文試圖探討主導全國自殺防治計畫的精神科醫師，運用了哪些既有理論與資源，制定並推動自殺防治的政策？以下先由2005 年起的全國性自殺防治計畫開始談起。

二、全國性自殺防治計畫

　　2005 年底行政院衛生署委託「台灣憂鬱症防治協會」負責自殺防治工作，成立國家級自殺防治中心。次年即開始執行「全國自殺防治中心計畫」，由時任「台灣憂鬱症防治協會」理事長，也是台大精神科醫師李明濱擔任計畫主持人。當時的自殺防治策略分為指標性（indicative）、選擇性（selective）與全面性（universal）三種層面，是根據公共衛生三段五級的預防概念，並與心理衛生體系，甚至社會安全網絡進行功能性的連結，嘗試提供完整而持續的防治實作（李明濱等 2006）。自殺防治策略立基於公共衛生的疾病防治理論，旨在早期發現自殺企圖者，並進行自殺的預防。因此，自殺防治重視早期發現與早期預防，主要的工作項目是推行「簡式健康量表」（Brief Symptom Rating Scale，BSRS-5，俗稱「心情溫度計」），以及「守門人」（gatekeeper）教育。

　　考慮到資源與經費有限，[3] 直接而大規模的政策實難以立即推行，因此自殺防治中心選擇基隆市、桃園縣、彰化縣與高雄市作為優先辦理區域。這四個縣市正好代表四種不同層級與形態的行政區。根據設計者的說法，此一安排含括不同地區的特性，透過試行各種可能的防治模式得以發展出「因地制宜」的策略（自殺防治中心 2007: 1）。至於自殺防治策略的三層分級，範圍由狹

3　鄭泰安在《媒體與自殺》一書中提到自殺防治計畫經過政府審訂後，刪除了不少預算，待計畫正式招標時，計畫經費已經較提出時縮減許多，見鄭泰安（2008: 140）。

而寬，由高危險群到一般社會大眾都是防治的對象，包括：（1）指標性防治策略著重於自殺企圖者的追蹤，以及對身亡者家屬的關懷。（2）選擇性防治策略以自殺的高危險群篩檢，以及隨之而來的照護提供為主，主要實作是使用「簡式健康量表」BSRS-5，以及推廣「守門人」概念。（3）全面性策略則是以一般大眾為目標，進行社會整體的自殺防治。當代針對特殊自殺行為，以及所需要的自殺工具進行全面性管制，即為全面性防治策略的實作項目之一。

　　針對不同對象，設定不同的防治策略與目標，並逐年推行不同的防治項目，是目前全國性自殺防治計畫的具體實施情形。本文集中於討論「簡式健康量表」、「守門人理論」與「限制自殺工具取得」這三種策略。這三種策略是針對不同目標族群進行的防治實作，參考國外已知有用的防治方式，並配合台灣的自殺現況，「拼裝」而成的台灣自殺防治政策實作，簡單來說，可以歸納如下的重點。

　　（1）「簡式健康量表」為台灣精神科醫師改良並簡化既有的「精神症狀量表」（Symptom Check List 90-R，簡稱SCL-90-R），這個量表使用的信效度已經通過多項實證研究證實（Lung and Lee 2008）。

　　（2）「守門人理論」沿用美國既有的QPR（Question, Persuade, and Refer）訓練，[4]然而，訓練實作與目標都與美國QPR Institute

---

4　主要源於QPR Institute所發展，效仿耳熟能詳的CPR急救術。QPR（Question, Persuade, and Refer）意指透過簡單的三步驟（提問、勸說、轉介），覺察企圖自殺者發出的危險訊號，並及時給予適當幫助。

的訴求有所差異。

（3）「限制自殺工具取得」則參考香港的實證研究，並就台灣的自殺行為圖像，針對具有高自殺致死率的木炭這項工具進行管制。

筆者以下將分析這三種不同層面的策略推行，指出這些策略不僅受到既有自殺相關的科學理論與經驗研究的影響，背後尚考量台灣社會與自殺情況的特殊性，同時也受限於實作所花費的成本與成效考量。參與自殺防治的精神科醫師，由於接受的學術訓練背景不同，對於自殺防治策略也有不同的想像。這些「專家」如何協調出具有共識的政策內容，是本文關切的重點之一。

（一）「簡式健康量表」BSRS-5的推行

目前台灣自殺防治的關切重點，仍著重於常見的精神症狀。例如，「簡式症狀量表」（Brief Symptom Rating Scale, BSRS-50）是自殺防治計畫主持人李明濱參考Leonard R. Derogatis的精神症狀量表（Symptom Check List 90-R，簡稱SCL-90-R），以其為基礎修訂而成，共有五十道題目。Derogatis所發展的SCL-90-R有九十道題目，包括九個向度，目的是檢測受試者具有精神症狀的強度（吳齊殷、李珮禕 2001）。李明濱醫師據此修訂的簡式症狀量表，則包括感覺、情感、思想、行為等精神症狀學的測量。

除了「簡式症狀量表」外，另有將其再簡化為五道題目的「簡式健康量表」（BSRS-5），即「心情溫度計」，分別測量焦慮、憤怒、憂鬱、自卑、失眠等常見心理困擾，並因應自殺防治需求，在最後加入一道自殺意念的評估題目（自殺防治中心 2009）。這個量表讓各層級的自殺防治實作者，甚至非精神

醫學、心理輔導、諮商等專業人士都可以迅速進行施測或自我檢測，也能快速感知受試者的心理狀態，幫助有自殺企圖者尋求專業協助。

自殺防治計畫主持人李明濱等人在簡化再發明「簡式健康量表」時，曾進行大規模試驗，包括以電話進行一般社區民眾的測試，在醫療場域中由精神科醫師對病人施測，以及由病人實施自我實測。透過對調查結果進行迴歸分析，發現這三種群體中具自殺意念者的施測結果，與憂鬱、憤怒、自卑等指標顯著相關（Lung and Lee 2008）。因此，研究者認為「簡式健康量表」的確能於醫院及社區中進行篩檢。此外，專業人員也可藉由量表預測受試者的自殺意圖，用於判斷是否應在醫療實作中給予協助。這個量表的推行，不僅只限於對他人施測使用，也有意促成民眾對心理健康的自我監督，透過定時的自我檢測（建議是每週一次），了解自我的心理狀態。

然而，也有論者認為「簡式健康量表」的推行，實則代表計畫主持人對於自殺防治的想像：自殺的危險因子之一是精神疾病與症狀，所以必須透過量表將可能已罹患精神疾病的高危險群篩檢出來，並進一步對其進行治療。實際參與自殺防治研究與實作的某醫師即評論：

> 主事的李明濱教授他其實是，他就完全 pure 精神科醫師出身，就很明顯，他就是覺得把高危險群篩檢出來，防治自殺。所以他可能就覺得說，你就是用那個量表啊，去把高危險群篩出來就是了，他的想法就比較這樣子。有時候他會花比較多錢在那邊。可是○○醫師可能他就是，因為他有一些

公衛訓練，那可能概念就不見得會一樣，○○醫師應該是比較希望從多個層面去看的。（受訪王醫師）

精神科的訓練絕對是不夠的，因為自殺原因是多方面的，包括社會、經濟、文化等因素，實務上不是光用量表篩一篩高危險群就可以了。（受訪林醫師）

在臨床上如果碰到自殺企圖者，通常我就直接問了，不會再施以簡式健康量表。（筆者問：所以那是給非專業者施行的嗎？回答：對。）（受訪章醫師）

由上述受訪醫師的評論中可以看到，自殺防治從事者雖然都是精神科醫師，對於如何進行自殺防治的想像，仍抱持不同的觀點，甚至認為主導者受限於精神醫學的範疇。另外，也有臨床精神科醫師表示，「簡式健康量表」是給非精神醫學專業者操作的，一般精神科醫師在臨床上碰到企圖自殺者，會直接以精神醫學概念進行詢問與治療。同為實作者，接受過公共衛生訓練的精神科醫師，也許會從不同的層面去進行防治，並擬定配套措施。這意味著這種以精神症狀篩檢自殺高風險族群的方式，並不見得在精神科醫師當中具有共識，因為篩檢與臨床之間仍有許多差異。換句話說，篩檢量表依據的是一種醫療化式的想像：自殺高風險族群具有可以篩檢出來且可以作為治療標的的精神症狀。然而，驗諸林憲早先對於自殺嘗試者多不具有精神疾病的觀點，兩者顯有不同，且這種以篩檢為目的的量表，在臨床實務上似乎用處不大。

（二）守門人理論

　　由於量表施測的廣度與效果可能有限，因此自殺防治實作不僅針對單一層面的「高危險群」進行防治，同時也須配合全面性的守門人訓練，強調只要具有正確的觀念，人人都可以是自殺防治的守門人。自殺防治中心對非精神醫學專業的民眾，提供「守門人」的教育訓練，以及介紹使用「簡式健康量表」，使民眾得以在社會中進行實測與監管，並且早期發現更多「潛在」精神疾病患者或具有自殺意念者，進而達到早期介入或給予必要協助的目的。然而，筆者的訪談發現，精神科醫師對於守門人訓練施作的範圍與程度，以及預期達到的效果，仍有相當不同的想像。

　　國外許多自殺防治方案都會提到「守門人」（gatekeepers）對自殺防治的重要性，但不同方案對守門人會有不同的定義。1947年社會心理學者Kurt Lewin最早提出「守門人」的概念（Lewin 1947），意指能藉關卡的設置，在事件進行的過程中進行管控與過濾。此一概念隨後被學界廣泛援引，尤其是應用在自殺防治的實作上。負責台灣自殺防治計畫的精神科醫師，透過分析與回顧國外既有的自殺守門人研究，整理出廣義及狹義的兩種定義（李明濱、廖士程 2011）。廣義的自殺防治守門人是指：「當個人接受訓練後懂得如何辨認自殺行為，並對有自殺風險者做適當的回應或轉介者，即可稱為自殺防治守門人。」因此，廣義的定義認為只要透過適當的學習，每個人都可以成為「自殺防治守門人」。自殺防治策略的效用評估研究指出，到目前為止針對基層醫師進行憂鬱症的教育，以及對致命方法的管制，已有研究顯示能有效降低自殺率。對於大眾進行守門人教育（gatekeepers），是期待

在社會中培育更多扮演「關懷、支持」角色的守門人，透過主動關心與聆聽，並將每次的接觸視為最後一次可幫助當事人的機會，於其中試圖察覺當事人的自殺意念，進而評估自殺風險，以及提供或轉介適當的協助（李明濱、廖士程 2011）。

　　台灣的守門人訓練除了訂定「自殺防治守門人年」（即2007年），也針對校園、農藥販售商、生命線等單位進行教育訓練，試圖加強宣導守門人的概念。自殺防治中心的守門人訓練實作，其實是訓練非精神科醫師運用「簡式健康量表」篩檢出自殺的高危險群，換言之，仍是依循「簡式健康量表」當中預設的醫療化思維。此外，相較其他政策（量表推行與限制自殺工具取得等方式），台灣的自殺防治守門人訓練，顯得並沒有十分積極，也沒有實際的達成目標，與QPR Institute原先的構想——每一個家庭中至少有一人是守門人的目標相當不同。[5]也有受訪醫師直言，台灣並未正式取得這套方法的授權，對於方法的了解也不完整，反而是因為地方政府重視自殺防治，才使他們發展出較為有效的訓練方法：

> 自殺防治中心一開始使用的是我們追蹤門診病人的表格。由於並不是設計給社區調查用，所以成效不彰……後來新北市政府與我們合作，發展出「幸福捕手」方案，與社區、學校、宗教團體合作，通報率較守門人更高，也到其他縣市政府去推動……我們的目標是接觸過幸福捕手課程的民眾能占全體的2%，這樣的網才夠大。（受訪林醫師）

5　見QPR institute網頁：http://www.qprinstitute.com/about.html。

　　上述的「幸福捕手」可以看成是守門人計畫的在地修訂版，因為貼合地方實際組織，對於受訪醫師來說，效果比一致性的守門人計畫更好。但不管是哪種計畫，守門人的概念意味著提高自殺行為的監測機制，David Armstrong（2002）回顧現代公共衛生的發展，認為監測歷經了四種不同的轉變，這四種轉變同時改變了人們對於健康的認識。公共衛生由最初的隔離疾病，到當代注重人與人之間的界線，再擴張到社會心理層面。易言之，心理健康也成為公衛關注的焦點，並且將這樣的觀念內化到人心，使人人都能夠進行自我監控。Paulo Vaz 與 Fernanda Bruno（2003）也闡釋當代個人風險的自我監控方式，如何將不正常變成一種風險，並個體化為個人可能遭遇的問題。當代台灣各種的「守門人理論」實作，或許可視為公共衛生手段擴張到個人／社會心理層面的代表。人人必須時刻警覺他人的自殺風險與心理面的憂鬱和自殺意念，並適時地介入與協助，以拯救企圖自殺者。

　　儘管自殺防治計畫將守門人教育作為防治的主要手段之一，實際效果仍有待進一步確認。相較「簡式健康量表」已有在地的研究實證其信度，精神醫學界似乎並未針對守門人理論發表相關的研究。甚至，地方醫院與全國性自殺防治中心對於守門人理論與實作並不同步，也導致守門人的訓練程度，實際上仰賴地方政府的重視與願意投入的資源。

　　另一方面，精神醫學界已普遍認識到自殺的成因複雜多樣；當代的「自殺防治」已成為不同理論與學術相互整合的學問（許文耀 2010: 3），有些時候也可能有牴觸之處。例如，心理學者 Mark G. Williams（1997: xiii）在關於自殺的心理學研究中指出，自殺行為是對環境變化的一種反應，是個人放棄努力或改善的結

果，而非「求助的哭訴」。換言之，Williams 認為有些（不是全部）採取自殺行為者，可能具有堅定的求死意圖，不是守門人策略可以有效預防。然而，近年自殺防治實作者根據既有研究，發現有69%的人在自殺之前，會發出求救信號（李明濱、廖士程 2011）。這些企圖自殺者，本意並非尋死，因此守門人扮演的角色，是在對方最需要關心的時候，察覺對方所發出的求救訊息，適時地給予鼓勵並提供資源協助，發揮「早期發現、早期干預、早期協助」的角色功能。當然，這也意味著守門人的操作本身涉及個人知識背景與介入態度，並不是沒有爭議的。

另外，既有研究指出通報曾採取自殺行為者，往後一年自殺成功率為1%，是未曾採取自殺行為者的一百倍（林俊宏等人 2006: 1032）。然而，實際進入通報體系的自殺企圖族群，與自殺身亡者之間的重疊率並不高。有研究者認為這是由於自殺死亡的發生率太低，才會造成自殺身亡者難以被事前掌握，照這種說法來看，守門人很可能常常敲響的是假警報，反而造成應對資源無謂的浪費。另有研究者仍強調守門人教育的必要性，與其所蘊含的防治可能性。

由前面的敘述可以看出，台灣的自殺防治實作多以在國外行之有年，並經過實證研究證實效果的實作方式為主（張家銘等 2006）；引進的精神醫學實作者考量本地的自殺行為特色後，進行些許的調整，再由自殺防治中心進行政策的整合與推動。這樣的作為反映出的是醫療化傾向，不見得必然與民眾的一般認知相符。例如，張榮珍等人（2002）隨機抽樣民眾進行自殺與吸毒行為的認知調查，其中超過七成（72%）的受訪者認為「遭遇挫折」是親友家人出現自殺行為的唯一因素；認為「精神方面有異

常」的，在調查當時只占17.9%。筆者在近幾年的台灣自殺相關研究中，尚未發現類似的研究可以佐證民眾對自殺行為的認知是否有轉變，但是經由媒體報導的轉變，似乎可以觀察到近年來社會中已逐漸建立憂鬱症等精神疾病與自殺行為的連結。[6] 這說明了以醫療化假設為基礎的衛生策略，逐漸產生了影響民眾觀感與概念的作用。

（三）限制自殺方法／工具的取得

接下來則以台灣實際推行的「限制自殺方法之取得」政策為例，分析精神科醫師如何藉由科學研究擬定可能推行的自殺防治策略。實作者以經過科學實證後的有效性，作為政策推動的有力論述，並嘗試積極運用媒體論述改變社會對於防治政策的觀點。

透過國內外對於自殺方法別的分析，某些研究者認為自殺方法的易得性與高致死率是造成自殺死亡率上升的原因（Liu et al. 2007）。因此，台灣的實作者回顧既有自殺防治研究（例如，美國的槍枝管理與自殺死亡率之關係），得到「限制自殺方法取得」策略能有效降低自殺死亡率的結論，不僅在學術社群內進行資料的蒐集與發表，在學術社群之外也以社會大眾為主要對象，進行媒體投書論述，嘗試論述防治政策的正當性與有效性。有趣

6　近年幾件受矚目的自殺個案，例如，苗栗大埔的朱樹與張森文的自殺報導和相關論述，即反映了政府與媒體對於自殺問題，直接投射為個人的精神疾病導致，見湯雅雯、潘杏惠（2013），〈「眼睜睜看他走絕路」農陣、聲援學者痛心〉。另外，自殺防治中心在富士康員工連續跳樓事件之後的調查與聲明稿，屢屢將自殺原因與精神疾病連結，見今日新聞（2010），〈富士康12跳無關工作？台灣自殺防治學會：9成因精神病〉。

的是，雖然此一策略經過實證研究其效度，政策推展上也有充分科學證據支持，然而，經過專業內部同儕審核、達成高度共識的科學證據，卻與大眾直覺上對於自殺的概念不相符合，以致政策推行之初，遭到來自社會面不少的質疑與批評聲浪。[7] 遊說政府推動政策的研究者，援引具相似性的香港研究，說明木炭閉架販售的可能成效，既有精神醫學實作也發現許多自殺企圖者多為一時衝動。由此推論，增加危險工具的取得難度，可以有效拖延自殺行為的著手時間，而在這多出的準備時間中，或許自殺企圖者可以接觸到具有察覺自殺企圖能力的守門人，增加求助的可能性；或是因為衝動消退，中止自殺行為。上述情境是政策推動者所訴求的目標，由於政策成本不高，即使實作的防治的可能性未知，也希望能夠先行推動。

　　一如前述的守門人概念，這裡同樣有類似的爭論點：如果自殺者執意要死，不管是守門人或者限制自殺工具，都可能徒呼負負；如果自殺者仍會發出求救訊號，或者只是一時衝動，那麼，守門人通報與自殺方法限制就可能造成提早發現或者延遲自殺行為的機會。

　　Nikolas Rose（1996）指出，數據經常是人們用以認識世界的方式。數據不但使人成為可計算的對象，還能藉由這樣的計算，生產、製造出特定類型的規訓主體（disciplined subjectivity）；當

7　在媒體對木炭閉架販賣政策的批評中，可一窺社會對此一政策的觀感是「治標不治本」，例如，《中國時報》社論〈政府要有苦民所苦的同理心〉指出，「對想自殺的人來講，不燒炭，他總有其他選擇」，並認為真正造成自殺率上升的原因是「物價上漲」。見中國時報（2012），以及彭嘉芸、姜竹祥（2012）。

數據被等同於事實，更成為一種名義與干預的藉口。當代精神醫學的研究仰賴流行病學方法，強調實證研究上的顯著相關性，作為政策擬定的背景與標的，這或許也符合 Rose 提出的觀察。限制自殺方法取得策略的理論基礎，是源於比較各種自殺方法別的時空分析研究（也是一種流行病學方法），容易取得的高致死率工具（如木炭或農藥）自然成為首要管制的標的。[8]

　　然而，這個政策制定不只是因為具有實證研究的支持，政策推動的可行性（或所需資源）也是影響政策實作的重要因素，精神科醫師作為政策建議者可運用的資源限制，同樣形塑了政策樣態。面對來自社會的質疑，他們也有相應的解釋方式，例如，透過新北市自殺死亡率在政策推動後的統計數據變化，更實際地顯示限制工具取得的具體成效。然而，也有實際執行新北市自殺防治計畫的受訪醫師提出，儘管採取燒炭自殺方式的人數減少了，但整體自殺死亡率實際上並未下降：

> 去年新北市的統計還沒出來，但我們看到的是，採用燒炭方式的人的確減少了，但自殺死亡的人數並沒有降下來。（筆者問：意思是說，方法別而言燒炭的確有下降，但大家可能改用跳樓或上吊的方式，實際上死亡的人數並未減少嗎？受訪者：對。）（受訪郭醫師）

　　由此可見，承辦自殺防治的基層實作者的態度，相形之下較為保留，甚至與社會大眾對政策的批評一致，讓此一政策的成效

8　例如，陳映燁等（2006）；Liu et al.（2007）；Yip et al.（2012）。

顯得很有爭議。[9]

　　近年來，新北市與台南市都實施木炭以非開架方式販售的自殺防治策略。但自殺防治中心 2014 年度執行成果摘要顯示，台南市的自殺防治執行成效不如預期，初步分析是因為實施及管理程度極為不同的緣故（自殺防治中心 2015）。因應自殺死亡有「北燒炭，南農藥」的特色，衛生署自 2012 年起推動「農藥儲藏箱」政策，農藥商每生產一公升就要提撥一元，拿來製造可上鎖的農藥儲藏箱（陳惠惠 2012）。自殺防治中心則在 2014 年度首次分析「農藥儲藏箱」的防治成效，初步判斷有些許成效（自殺防治中心 2015）。在醫學界長久呼籲與衛福部要求之下，農委會於 2017 年宣布將於 7 月起全面禁用農藥巴拉刈。然而，巴拉刈的除草效果最好，替代農藥有成本較高、需要的時間較長等問題，因此造成農民強烈反彈，於是將全面禁用巴拉刈的期限延至 2019 年，讓農民有較長的緩衝與適應期（柯皓翔 2017）。

三、從臨床實作到擬定政策的精神醫學專業

　　當代的醫療實作場域及醫學教育中，精神醫學專業（專科）訓練重視臨床上面對個案的自殺風險評估，這種一對一方式的精神醫學日常實作，顯然與以社會群體為目標的自殺防治計畫相當

9　根據新北市政府統計，2012 年 5 月實施木炭「非開放式陳列」政策後，該年 1
　　至 5 月新北市燒炭自殺人數，仍比去年同期攀升。新北市衛生局解釋，可能
　　自殺者「本身還留有木炭，且反覆以同樣方式自殺」，且管制木炭的成效，
　　精神科醫師建議以一整年的自殺數據觀察。見黃旭昇（2012）〈木炭上鎖新
　　北燒炭數仍增〉。

不同。[10]當一批特定的精神醫學專家社群必須擬定並執行自殺防治計畫時，是否遭遇既有的專業知識及訓練無法處理的問題？甚至與精神科醫師接受的既有訓練有衝突？在這樣的情況下，作為政策擬定者的專家如何調適，並得以發展出有實際效益的政策實作，是筆者接下來要探討的問題。

（一）臨床實作與政策業務

自殺向來是包括社會學、心理學、宗教神學與倫理學等許多學科關注的焦點，精神醫學雖是政府認定的自殺防治專業，長期以來臨床實作上卻只涉及個人層次的治療。換言之，傳統精神醫學實作中，並未深刻提及社會整體層次上的自殺治理。筆者到目前為止所訪談的相關實作者，在醫學實作或研究生涯之初都不是以自殺問題為最主要的興趣；他們在2000年後，分別因為制度轉變、政策需要、網絡連結與自身需求等不同因素，先後參與了自殺防治計畫的研究與資料蒐集，進而試圖對政策制定提出參考建議。易言之，自殺防治的精神醫學實作者，並非都是主動且積極將原本被當作是社會問題的自殺行為納入醫療的管轄，而是在各種因素相互影響下，形成由精神醫學主導自殺防治政策的情形。[11]

---

10 多數受訪醫師在訪談時都提到醫學院訓練，甚至醫院實作，與自殺防治政策的目標和群體尺度的不同，見下文的引述。

11 然而，在現行制度下，精神醫學專業看似負責主要的國家防治計畫，實則必須多方考量資源、經費，以及官僚系統不可撼動性等政策執行實際面，亦即因應政治、社會需求擬定可行政策。因此，醫學與社會無法逕渭分明，在當代國家治理的需求下，醫學（科學）成為現代國家治理的工具之一。

　　台灣對自殺相關研究有興趣的精神科醫師不在少數。儘管臨床上必須負責個案的自殺防治，然而，當筆者詢問幾位受訪的實作者面對臨床實作與政策承攬的態度時，他們都坦承具有完全不同的想像，並且能夠將臨床實作與自殺防治當成兩個分開的議題看待：

> 我在醫院實習的年代，根本沒有人重視自殺這個議題，也不會特別教這個（指自殺防治）。（受訪鍾醫師）

> 在臨床實作上主要就是評估單一病人的自殺風險，以及若有風險的話應如何介入。（受訪方醫師）

> 精神（科）醫師的訓練就是主要是在於一些個人的自殺危險性評估。比較是一對一，就是說你看到一個病人你如何面對他，比較是這樣子……我覺得那是兩個大問題，我也是後來才學習到的。就是說臨床上的防治是一對一的，你可能可以對一個病人，然後治療他讓他比較減少自殺的想法。可是你要降低自殺率那又是另外一回事，降低自殺率我覺得那是比較政策面的。跟防治一個病人，我覺得那個完全是兩回事。（受訪王醫師）

　　雖然臨床精神科訓練並未提供社會整體的自殺防治相關理論，筆者也發現幾乎所有受訪醫師進入自殺防治的原因，都與自身的臨床經驗相關。多數的受訪醫師也認知到，要更進一步解決自殺問題，需要了解甚至援引其他學科的知識。因此，這些致力

於自殺防治的實作者，在接受精神科訓練之後紛紛投入其他學門的進修，包括公共衛生或流行病學研究，甚至取得不屬於傳統自然科學的「生死學」等領域的學位，同時也不斷在臨床工作之餘自我充實相關的知識。對他們而言，這些不同學科之間的差異並不會造成處理自殺問題上無所適從，反而提供更為全面性的思考方式。多數實作者也認為不同學科訓練使他們在面對自殺個案與防治政策時，有不同於一般精神科醫師的想法：

（精神醫學）不會教你一些整個自殺率的趨勢，那是要怎麼去看、怎麼去想，這個是後來工作必須，你就必須要看書然後去思考，然後甚至去跟其他學者討論，然後就慢慢就會有一些自己的想法這樣子。（受訪王醫師）

我因為對於自殺問題有興趣，所以後來在進行臨床工作同時進修生死學，嘗試去找不同面向的（自殺成因）解釋，希望能更了解自殺問題……直到現在我們都還會一直與國外自殺學的專家保持互動，醫院每年也會提供經費，讓我們能申請出國進修、接受訓練。（受訪林醫師）

精神醫學與公共衛生的訓練並不會有所衝突，相反地，反而是相輔相成。受過不同訓練的醫師，可以看到自殺問題的更多面向。（受訪章醫師）

雖然透過訪談，得以一探部分實作者進入防治實務的原因，然而，精神科醫師進入自殺防治的原因難以一概而論，有些實作

者可能因為個人關切或臨床經驗投入自殺防治研究；也有些實作者單純因為工作業務上的需求，開始充實相關知識，而非主動承接自殺防治研究實務。實作者投入的原因各異，對於自殺防治的想像，也因其所在體系位階與接受的學科訓練而有所不同。身在自殺防治系統中的精神科醫師對這種異質性的組成也有相當的體認，並認為如何整合很重要。從事自殺防治的醫師清楚知道，精神醫學仍有處置的極限：

> （精神科醫師）在處理精神疾病患者自殺這一塊是比較不能被替代的，但若是中年男性的失業者憂鬱轉給我們，治療好了仍需要轉介工作，這就需要很多方面的配合。（受訪章醫師）

Foucault（1976: 139）的「生命政治」概念中，強調對於生命的治理有兩極開展：對於身體／生命的解剖政治學，以及人口的生命政治學。因為生命治理的需要，致使關於人的科學得到發展的空間。台灣自殺防治發展的脈絡之中，或許有些部分與Foucault討論十八世紀以降的國家治理和精神醫學發展之間關係相互呼應之處。在政策實作時，自殺防治實際上援引了公衛模式的應用與研究，但如前所述，使用的工具（如心情溫度計）與守門人理念，乃至於限制自殺工具取得等策略，都還是糾結在對於自殺的精神醫療觀點，儘管這些觀點有時候也是相互衝突而有爭議。這也印證了前文引用的實作者觀點，既有的精神醫學理論（甚至實作）在社會整體的防治層次上有不足之處，凸顯自殺防治的精神醫療理論與實作中都有許多缺漏和跳脫，甚至連從事的精神科醫師都不見得具有一致看法。

（二）政策先行造成的影響

　　為何由精神科醫師主導的自殺防治計畫會演變成如今的樣貌呢？以下提出一個可能的原因。全國性自殺防治計畫是政策先行的計畫，實作之初其實並沒有完整而全面的規畫。筆者研究發現，全國自殺防治中心成立之初，乃是到各個不同醫院的精神科學習自殺防治與追蹤機制，並將之運用到全國性的自殺防治。然而，由於各醫院的自殺企圖個案追蹤實作設計以小規模的到院病患為主，並不適合在社區推廣，更遑論全國性的自殺防治運用。因此，全國性自殺防治計畫期初，經歷一段摸索期後並沒有實際的防治成效。這反映了政策先行計畫的一個特徵：計畫的實作細節與擬定，實際上是在計畫進行時一邊摸索而形成的。

　　另外，在政策先行的情況下，比較可行的辦法便是與既有的專業或組織合作，而非重新打造一套系統。可以關注／處理自殺的專業相當多，Minois 的自殺史也討論了自殺這個議題在歷史中可能被不同概念所理解，因此被不同專業的人所協助處理。換言之，自殺並非必然由精神醫學所獨占（Minois 1999: 241-247）。在台灣，精神醫學儘管獲得主持國家型計畫的地位，卻無法避免與其他專業的合作，例如，各縣市的自殺防治專線，仍必須委託當地生命線協助。另外，雖然精神科醫師因為政策先行的計畫得到發展機會，臨床上他們仍以精神疾病患者的防治為主要目標；行政上，由於自殺問題牽涉層面過多，精神醫學必須與其他專業協調。換言之，負責全國性自殺防治業務的精神科醫師，不僅需要處理臨床上的個案，同時必須負擔行政上的協調與整合工作。與日本情況相比，精神科醫師同樣只能處理精神疾病的部分（以

憂鬱症為主），自殺的社會文化面向則需仰賴其他部門（社工、教育等）的協助。

　　同時，在政策先行的情況下，主導計畫的精神科醫師試圖引進的科學工具，如前文提及的全國性自殺防治計畫中的「守門人理論」，就難以完整且充足地說服基層精神科醫師，以至於他們批評使用的版本可能較舊，甚至這個版本要如何推廣、推廣到怎樣的程度也受到質疑。另外，如前所述，「限制自殺工具方法」的成效也受到挑戰。這些質疑與不同意見，造成臨床實作者，甚至社會大眾，對於自殺防治的不信任，因此每當新的自殺防治方法問世，民眾態度並非欣然接受，而是質疑與批評。幾年前基隆市政府有感於自殺率為全國行政區之首，欲在高於四層樓的建物電梯及頂樓張貼「不要自殺」的貼紙，遭致市民褒貶不一，有受訪民眾直言根本沒用，顯示社會大眾對於自殺防治措施仍有懷疑（曾百村 2013）。

　　最後，國家級自殺防治中心未能給予基層精神科醫師具體的協助。由全國性防治中心所舉辦的再訓練課程，則流於每年幾次的大型研討會形式，對臨床實作並無深刻幫助。行政上，地方型醫院直接負責的對象是地方政府，國家級防治中心則隸屬於中央行政單位。基層醫師甚至只能以自己再進修的知識，與既有臨床經驗結合，以進行防治工作，這又造成個人知識與實作拼裝上路的情況，恰與政策的拼裝現象相互呼應。

四、結論：因地制宜的拼裝醫療化

　　台灣目前的自殺防治實作，從某個角度觀之，似乎可說是自

殺防治實作政策被「醫療化」，成為個人心理衛生，甚至是與精神疾病相關的問題：醫療團體掌握了資源，得以介入社會操作自殺防治的實務，同時在介入的工具上也有醫療知識的基礎，排除了其他非醫療性的理解可能。綜觀當代台灣防治政策所呈現的實際樣貌，加上本研究的發現，自殺問題的醫療化並非不可撼動，也沒有全面性的社會控制。探究自殺防治政策與實作的細節，可以看到其中充滿斷裂與不確定性，同時留下爭議與妥協的痕跡。

　　首先，筆者發現自殺防治當中的醫療權力團體，並非具有高度的同質性，團體內部中存在的爭議不斷，尚未形塑出具體的共識。藉由筆者前文中所列舉的三項實作，不僅專家之間針對施測工具及防治實作有不同的見解，許多防治方法於社會上施行時，也招致一般常民較為負面的評論，認為那些政策實作並非問題根本的解決之道。換言之，台灣的精神醫學專業對於自殺問題的醫療化，並未如Conrad等人的推論來得成功。透過對自殺防治實作者的訪談，也可理解許多實作者並非主動地擴張權力；他們進入自殺防治系統的原因可能是研究旨趣，甚至是醫院業務交辦使然。多數精神科醫師在實作中都理解到自殺的原因並非精神醫學理論可全然解釋，防治實作或治療上仍有極限。至於基層醫院中第一線接觸自殺防治業務的精神科醫師，負責政策擬定、主導國家型計畫的精神科醫師，對於自殺防治的看法也不盡相同。因此，本研究呈現出的自殺醫療化現象，可以說是不完全且斷裂處頗多。這和台灣的慢性腎病概念擴張的現象相比較，顯現出相當不同的「醫療化」情況，也揭示台灣醫療專業社群間可能的異質性。在林文源（2012）研究腎臟病治療的例子中，腎臟科醫師接受慢性腎病（CKD）的公式，「台灣腎臟醫學會」相當強勢。反

之，台灣精神醫學雖然獲得主持國家型計畫的地位，主導計畫的精神醫學實作者也試圖引進各項科學工具，但不如「台灣腎臟醫學會」引用CKD制度那樣，獲得多數專業領域醫師的支持。

值得一提的是，精神科醫師所自行改進的「簡式健康量表」，並未施用於臨床個案，而是在社會中推行，是針對一般大眾的篩檢工具，因而得到「可能引起過度醫療介入」的評論（曾凡慈 2013），可以說是醫療化的推手。若由曾凡慈的研究來推論，透過篩檢精神疾病為基礎的量表在不同的場域（通常是學校與宗教團體）施作，量表制定者對於自殺者的想像，即「潛在精神疾病者為自殺高危險群」的假設，藉由實作而得以進入社會之中，進而改變民眾對於自殺原因的想像。推行量表的技術，是對個人與群體、精神疾病與自殺風險的監測，進而達到精神醫學得以對潛在精神疾病患者進行監測、辨識的情況。

然而，在本文論述中可以看到，這些來自不同地區，用以進行防治實作的知識或技術，並未成功地被「黑盒化」而停止爭議；專家們反而在實作中持續挑戰、爭論這些工具的成效。那些受到國外研究證實有信效度的防治方法，在台灣仍處於實驗與再製的階段，在筆者的訪談中，給予政策建議的專家也承認，政策實作的形塑具有資源與成本考量。換言之，知識工具並非毫無更動地挪用，必須隨著在地環境與社會條件進行修正，多數實作者也抱持樂見其成的觀察態度，期待在一種或多種實作並行之下，得以降低自殺死亡率。

透過對自殺防治的探討，筆者同意林文源文中對於西方全稱式的批評，但是台灣精神科的例子，並沒有成功「黑盒化」的知識技術，後進國的醫療化策略因此也不限於工具的「黑盒化」。

往往在知識理論、技術尚未定型，專家之間也尚未形成共識之際，已有必須進行實作的需求與政策執行的考量，繼而在沒有共識，也就是爭議結束前就進行合作，導致中央與地方的精神科醫師因應資源、經費不同，推動各種成本不高但可能有效的自殺防治措施，而非有一以貫之的全面性（全國性）策略規畫，充分顯示自殺防治政策呈現的「拼裝」特質。

　　觀察全國性自殺防治政策之中的三項實作，這些知識技術實際上來自不同的國家，也奠基於不同的自殺研究認識論。台灣承攬防治計畫的專家挑選了對自殺有不同想像、不同基礎的理論，拼湊出一套全國性的防治政策實作，在實際操作後確實產生初步的成效。政策委任者因此具有將這種操作模式，轉往日本、韓國等自殺死亡更嚴重的國家推展的野心。因此，筆者受到林崇熙（2001）對台灣拼裝車技術研究的啟發，沒有正式牌照且具有負面意象的「拼裝車」之所以在鄉間或農村中仍有重要地位，在於實際上提供了彈性的設計與製造，不僅可以因應需求量身打造，相較於合法公司車又有便宜的價格優勢。雖然不合法規，但拼裝車通常車速不快，對交通安全影響不大，執法單位為了避免引發民怨也很少取締。重新審視「拼裝」一詞，拼裝可說是挑戰傳統或正統的前兆（林崇熙　2001）。精神醫學界所主導的自殺防治政策，也是一種不同於傳統醫療化論述，或者自我後進化策略的「拼裝式」醫療化：以實證上有效、成本較低，或是容易推展的防治措施方式為優先推動政策，中央的政策制定與地方上的實作者雖有不同的想法，各行政區強調的自殺防治策略也「因地制宜」有著些微差異，透過各地方政府、醫院的配合與實作，自殺防治政策仍能推動與執行。

　　因應不同的行政位階或不同的施作尺度，精神醫學實作者得以採取相當不同的防治策略與工具，整合這些來源各不相同的自殺防治知識與工具，拼湊出一套運用於整體國家社會的政策實作。這種拼裝式的整體政策仍可運作，甚至若單從數據來看，自2005年成立國家級自殺防治中心後，確實顯示自殺死亡率下降的成果。

　　總地來說，雖然防治政策拼裝、改編或者挪用措施，實際執行的醫師也需要拼裝自己的知識系統，在政策先行的情況下，無法詳細促進各個成員的共識。然而，政策的實作確實形成了自殺議題在社會上的具體改造，不僅讓一般民眾將自殺傾向以醫療問題視之，也時時注意周遭人（乃至於自己）是否有自殺風險，即時予以關心。換言之，自殺防治已成為當代人的「道德」責任。因此，儘管自殺防治政策充其量只能稱之為拼裝且不一致的醫療化，而非完整成熟的醫療化成果，最終的結果仍造成社會控制的現象。綜觀目前的一般論述，包括媒體對於自殺的報導與評論，都常見到和個人精神疾病相關的討論。以醫學方式看待自殺問題的原因，則傾向認為自殺原因是個人的病態，將自殺行為歸因於精神疾病，進而使得背後可能的社會、環境因素等在媒體報導中被輕輕帶過。

　　自殺死亡在2010年後不再是十大死因之一，可見此種知識與工具的拼裝使用，或許的確產生了某些效果。在此，筆者無意對自殺防治策略成效妄下評斷，目前的研究發現也尚無法預期未來的自殺問題是否會成為成功「醫療化」的案例。然而，這種變動中的「拼裝式策略」，或許也是兩面刃：得以因應在地條件進行彈性調整的同時，可能只是一種表面的合作，實則容易因為某

一時空條件的改變而無法繼續維持其實作。如果回到林崇熙的拼裝車案例的教訓來看，這樣的拼裝醫療化政策要能夠奏效，未來可能還是需要掌握靈活特性，回應在地需求，結合多方成員，才能形成拼裝但持續的機制。

參考文獻

中國時報，2012，社論〈政府要有苦民所苦的同理心〉。A17版，4月22日。

今日新聞（2010），〈富士康12跳無關工作？台灣自殺防治學會：9成因精神病〉。6月7日。

自殺防治中心，2007，〈95年度成果報告摘要〉，（台北，2007），頁1-9。（http://tspc.tw/tspc/portal/news/content.jsp?sno=849&type=news，取用日期：2013年12月27日。）

＿＿＿＿ 2009，〈自殺防治系列12：心情溫度計〉（http://tspc.tw/tspc/portal/public/press_content.jsp?type=B&tbcode=60，取用日期：2013年10月1日）。

＿＿＿＿ 2014，〈103年度成果報告摘要〉（http://tspc.tw/tspc/uploadfiles/File/103year-abstract.pdf，取用日期：2017年9月30日）。

＿＿＿＿ 2017，〈民國83年至105年全國自殺死亡趨勢〉（http://tspc.tw/tspc/portal/know/know_content.jsp?type=2&sno=65，取用日期：2017年12月5日）。

行政院衛生署，2004，《中華民國九十三年版公共衛生年報》。台北：行政院衛生署。

吳齊殷、李珮禕，2001，〈友誼網絡對青少年心理健康之影響〉。論文發表於「青少年生命歷程與生活調適研討會」，台北中央研究院社會學研究所主辦，2001年6月28日。

巫毓荃，2005，〈「病態」的民族：日治晚期台灣的民族性精神疾病史〉。新竹：國立清華大學歷史研究所碩士論文。

李明濱、廖士程，2011，〈珍愛生命守門人與自殺防治〉。《藥學雜誌》27（3）: 6-11。

李明濱、戴傳文、廖士程、江弘基，2006，〈自殺防治策略推動現況與展望〉。《護理雜誌》53（6）: 5-13。

林文源，2012，〈醫療化理論的後進國批判：以台灣慢性腎病治理的知識、專業與體制轉變為例〉。《台灣社會學》24: 1-53。

林俊宏、邱震寰、陳映燁、郭千哲、陳喬琪、黃蒂、林純綺，2006，〈台北市自殺企圖者之特徵〉。《北市醫學雜誌》3(10): 1008-1016。

林俊宏、邱震寰、陳喬琪、黃蒂、林純綺，2006，〈自殺企圖後之電話諮商〉。《北市醫學雜誌》3(10): 1030-1034。

林崇熙，2001，〈沈默的技術：嘉南平原上的拼裝車〉。《科技、醫療與社會》1: 1-42。

林憲，1986，《自殺及其預防》。台北：水牛。

＿＿＿ 1991，自殺個案研究。台北：橘井文化。

柯皓翔，2017，〈解析「巴拉刈」禁用爭議〉。《農傳媒》，5月12日。（https://www.agriharvest.tw/theme_data.php?theme=theme&id=16&artid=595，取用日期2017年10月10日）。

洪晨碩，2013，〈協商失智經驗：診斷裝配、生活秩序與身份認同〉。台北：國立台灣大學社會學研究所碩士論文。

張家銘、賴德仁、周明智、李孟智，2006，〈基層醫師對自殺防治的經驗、知識、態度與信心〉。《台灣精神醫學》20(2): 134-144。

張榮珍、李朝雄、鄭泰安，2002，〈台灣民眾對自殺與吸毒行為的認知〉。論文發表於「台灣社會問題研究學術研討會」，台北中央研究院社會學研究所主辦，2002年9月27日。

許文耀，2010，〈自殺的心理學現象〉。頁1-14，收入陳喬琪等人著《自殺防治：理論與實務》。台北：合記。

陳映燁、呂宗學、李馨如、郭千哲、邱震寰、陳喬琪，2006，〈台灣與南韓方法別自殺率之比較〉。《北市醫學雜誌》3(10): 982-991。

陳清芳，2012，〈衛署：自殺樣態北燒炭南農藥〉。《中央社新聞》，4月12日。（http://www.cna.com.tw/News/aHEL/201204170107-1.aspx，取用日期：2013年07月21日）。

陳惠惠，2012，〈預防自殺衛生署推賣場木炭上鎖〉。《聯合報》，4月17日。

彭佳芸、姜竹祥，2012，〈賣炭上鎖防輕生？衛署美意不治本〉。《華視新聞》，4月17日。（http://news.cts.com.tw/cts/society/201204/201204170982132.html，取用日期：2013年12月20日）。

曾凡慈，2008，〈發現「遲緩兒童」：科學認知、權力技術與社會秩序〉。《台灣社會學》15: 165-215。

———— 2013，〈你是過動兒嗎？看你住在哪個國家而定〉。巷仔口社會學，9月30日。（http://twstreetcorner.org/2013/09/30/tsengfanci/，取用日期：2013年10月02日）。

曾文星、徐靜，1981，《最新精神醫學》。台北：水牛。

曾百村，2013，〈自殺率冠全台基市出奇招大樓貼不要跳樓貼紙〉。《中國時報》，A1版，6月6日。

湯雅雯、潘杏惠（2013），〈「眼睜睜看他走絕路」農陣、聲援學者痛心〉。《中時電子報》，9月19日。

黃旭升，2012，〈木炭上鎖新北燒炭數仍增〉。《中央社新聞》，05月29日。（http://www.cna.com.tw/news/aloc/201205290299-1.aspx，取用日期：2013年12月20日）。

劉惠敏，2011，〈十大死因自殺落榜男人短命依然〉。《聯合報》，A1版，6月16日。

蔡幸蓉，2001，〈生命線協會專線推廣策略規劃：一個社會行銷觀點的個案研究〉。台北：國立台灣師範大學大眾傳播研究所碩士論文。

鄭泰安，2008，《媒體與自殺：自殺可以預防嗎？》。台北：台灣商務印書館。

Armstrong, David. 2002. *A New History of Identity: A Sociology of Medical Knowledge.* New York: Palgrave.

Chen, Ying-Yeh, Paul S. F. Yip, Carmen Lee, Hsiang-Fang Fan, and King-Wa Fu. 2010. "Economic Fluctuations and Suicide: A Comparison of Taiwan and Hong Kong." *Social Science & Medicine* 71(12): 2083-2090.

Chen, Ying-Yeh, and Paul S. F. Yip. 2011. "Suicide Sex Ratios after the Inception of Charcoal-Burning Suicide in Taiwan and Hong Kong." *Journal of Clinical Psychiatry* 72(4): 566-567.

Conrad, Peter. 1979. "Types of Medical Social Control." *Sociology of Health & Illness* 1(1): 1-11.

Foucault, Michel. 1976. *The History of Sexuality, Volume 1: An Introduction.*

New York: Vintage Books.

Lewin, Kurt. 1947. "Frontiers in Group Dynamics II: Channels of Group Life; Social Planning and Action Research." *Human Relations* 1(2): 143-153.

Liu, Ka Y., Annette Beautrais, Eric Caine, Kathy Chan, Anne Chao, Yeates Conwell, Chikin Law, Dominic Lee, Pichiang Li, and Paul Yip. 2007. "Charcoal Burning Suicides in Hong Kong and Urban Taiwan: An Illustration of the Impact of a Novel Suicide Method on Overall Regional Rates." *Journal of Epidemiology & Community Health* 61(3): 248-253.

Lung, For-Wey, and Ming-Been Lee. 2008. "The Five-Item Brief-Symptom Rating Scale as a Suicide Ideation Screening Instrument for Psychiatric Inpatients and Community Residents." *BMC Psychiatry* 8(1): 53-60.

Mann, J. John, Alan Apter, Jose Bertolote, Annette Beautrais, Dianne Currier, Ann Haas, Ulrich Hegerl, Jouko Lonnqvist, Kevin Malone, Andrej Marusic, Lars Mehlum, George Patton, Michael Phillips, Wolfgang Rutz, Zoltan Rihmer, Armin Schmidtke, David Shaffer, Morton Silverman, Yoshitomo Takahashi, Airi Varnik, Danuta Wasserman, Paul Yip, and Herbert Hendin. 2005. "Suicide Prevention Strategies: A Systematic Review." *JAMA* 294(16): 2064- 2074.

Minois, Georges. 1999. *History of Suicide: Voluntary Death in Western Culture.* Baltimore, MD: Johns Hopkins University Press.

QPR Institute. 2013. *Gatekeeper Training For Suicide Prevention.* (https:// www.qprinstitute.com/about.html，取用日期：2013年9月30日。)

Rose, Nikolas. 1996. "Power and Subjectivity: Critical History and Psychology." pp. 103-124 in *Historical Dimensions of Psychological Discourse*, edited by Carl F. Graumann and Kenneth J. Gergen. Cambridge: Cambridge University Press.

Szasz, Thomas. 2007. *The Medicalization of Everyday Life.* New York: Syracuse University Press.

Vaz, Paulo, and Fernanda Bruno. 2003. "Types of Self-Surveillance: From Abnormality to Individuals 'at Risk'." *Surveillance & Society* 1(3): 272-291.

Williams, Mark G. 1997. *Cry of Pain: Understanding Suicidal and Self-harm.* London: Penguin Books.

Yip, Paul S. F., Eric Caine, Saman Yousuf, Shu-Sen Chang, Kevin Chien-Chang Wu, and Ying-Yeh Chen. 2012. "Means Restriction for Suicide Prevention." *The Lancet* 379(9843): 2393-2399.

Zola, Irving Kenneth. 1972. "Medicine as an Institution of Social Control." *The Sociological Review* 20(4): 487-504.

精神醫學、法律與治理

精神鑑定、治療介入與
國家犯罪治理

楊添圍

一、前言

　　一般認為，精神科醫師進入法庭，總是展現了某種知識與權力的關係，並且運用這種專門知識，逐漸確立精神醫學成為一門專業。正如 Michel Foucault 及其後追隨者的觀點，認為法庭精神醫學與後續發展出來的精神鑑定程序，建構了某種醫學與法律間的對話機制，提出對於人類特定犯罪行為的精神醫學觀點（Harris 1989），同時也以專業術語取代精神疾病患者的發言（Goldstein 1987）。然而，如果試著以其他觀點加以檢視，我們也可以說，精神科醫師進入法庭，以法庭精神醫學的專業分析犯罪者的言說與行為舉動，並向法官、陪審員或民眾，解釋該人雖然犯罪卻不應受到處罰的理由。這麼做不僅確立精神醫學作為專業的自我認同，不也是站在精神病人立場，以精神醫學知識向國家社會刑法體制提出異議的一種努力？以美國為例，1954 年的達倫判決（Durham Rule）期望以精神醫學觀點取代法律定義，重新對「精神異常而無罪」（not guilty by the reason of insanity）提出論述，目標在於讓更多嚴重精神疾病患者得到醫療，而非加以刑罰。然而，在社會反應層面，這個案例卻遭致法律人士與民眾認為精神異常抗辯（insanity defense）的使用過於浮濫，「*造成精神醫學的專制，以及法庭程序的無政府狀態*」（楊添圍 2015: Ch.3）。又如，1981 年刺殺美國總統雷根的青年辛克利（John Warnock Hinckley Jr.），也因為較有利於被告的精神醫學觀點，以及當時被認為過於寬容的法律規範，而遭致法界與大眾，甚至於專業團體（例如，「美國醫師協會」與「美國精神醫學會」）議論與抨擊，導致聯邦政府及多州法律變更，以期阻止精神醫學這股逆流

（楊添圍 2015: Ch.6）。精神醫學透過精神鑑定，促使法院對於某些因精神障礙而犯罪者，以精神異常之名而判決無罪，其立場卻往往遭受民眾、社會及法律界的嚴厲撻伐。這個現象，若要化約成精神醫學為國家或社會控制服務，應該是無法成立的。

　　實際上，精神鑑定不是瞬間建立的法庭程序。從1825年法國昂希妲‧葛尼耶（Henriette Cornier）殺女童案（楊添圍 2015: 137-141），1840年英國奧斯福（Oxford）槍殺維多利亞女王案（楊添圍 2015: 34-36），以及1843年馬克諾頓（McNaughten）刺殺首相案（楊添圍 2015: 36-42），法庭精神醫學的精神鑑定程序還要經過半世紀，也就是直到十九世紀，才逐漸確立（Maeder 1985: 36-51）。然而，精神鑑定的初始，也早於所謂「大禁閉」的機構化時代。換言之，即使後來的精神醫學有社會控制的國家任務，收容或約束具有社會危險性的精神疾病患者，但是精神鑑定的初衷，或者說精神醫學的早期任務，是基於相當人道與專業的考量，讓涉及犯罪行為的精神疾病患者免於國家處罰，而替代以妥適的精神醫療。同時，在聲稱涉案人不是犯人或壞人，而是病人之際，還必須面對各界的抨擊。

　　換言之，歐美各國大規模地收容精神疾病患者，實質發生於十九世紀後半到二十世紀初（Porter 2002: 92-100），這時精神鑑定的程序已然確立。台灣雖然有不同的時空背景，但精神鑑定先於精神病人收容救治的順序，卻相當類似：精神鑑定草創於二戰後，此後大規模精神病床才逐漸設立。換句話說，在不同時空環境之下，台灣與歐美各國精神醫學的早期任務——精神鑑定，都是以人道與專業的起手勢，逐步建立起自我認同與專業角色。

二、精神鑑定與精神疾病犯罪者的犯罪治理

（一）晚近的精神鑑定

　　台灣西方醫學的精神醫療，始於1916年中村讓醫師在基隆醫院擔任院長時開始傳入（宋維村 2012: 4-6）。中村讓醫師之後擔任台灣總督府醫學校醫學專門部教授，他利用精神鑑定的案例作為精神病理學教學教案，並且在《台灣醫學會雜誌》上發表多篇鑑定案例報告，基隆醫院也成為台灣首先提供精神鑑定服務的機構（林吉崇 1996: 48-62）。二次大戰後，台大醫院精神部於1950年接受第一例精神鑑定個案，其後逐漸發展，直到1980年代，精神鑑定已成為精神醫療院所與法院間的常態業務（林憲 1998）。

　　精神鑑定最早是以涉及刑案者的精神狀態，是否應負擔刑事責任為主，也就是《刑法》所稱刑事責任能力的精神鑑定。隨著社會發展，刑事鑑定逐漸拓展到許多其他法律狀況，例如，對於已判刑者的精神狀態鑑定，判斷是否適合入監或執刑，接受刑罰（自由刑或有期徒刑、死刑）；或是對於審判期間，當事人是否具有受審能力等的鑑定。前述兩者，分別稱之為受刑能力或受審能力的鑑定，可能由於大陸法系的程序與法理特性，在我國實務上都極為少見。除了前述情形外，司法精神鑑定還包括刑案相關鑑定，以及被害人的鑑定，例如，兒童青少年受性侵害時證詞的鑑定；性侵害被害人是否有創傷後壓力症候群，以為犯罪佐證的鑑定；還有少數狀態下，被害人是否處於身心障礙，或是遭遇加害人施以藥物等的鑑定。晚近，甚至對於使用非法藥物者是否有繼

續施用的傾向，司法鑑定專家也必須接受司法機關委託進行鑑定評估。家庭暴力與性侵害加害人，也必須依法令接受鑑定評估，以了解其社會危險性是否降低，因此也會成為司法精神鑑定的對象。至於民事相關鑑定，實際上也有相當多元的發展，由於不涉及犯罪治理，本文略而不論。

　　簡言之，所謂精神鑑定，與國家犯罪治理或刑事司法最有直接關聯的，就是對於責任能力的精神醫學鑑定。早在1976年，台大林憲教授就分析他所進行的精神鑑定個案，討論其刑責能力（林憲 1976）。其後的更多文獻討論相關鑑定案例的刑責能力為何。另外，也有許多研究專注於精神鑑定報告為法院接受的比例。在這個部分，研究發現雖然在早期鑑定案例中，法院接納比例只有67.9%，但是隨著鑑定日益例行化，近年各種精神醫療院所鑑定結論受法院接納的比例逐漸升高，已經接近95%以上（游正名等 2005）。

　　關於鑑定結論與法院判決的一致性與否，向來是刑事精神鑑定的主要議題，在2005年《刑法》對於責任能力條文修正前已有多篇研究，如林憲（1998: 126）、郭壽宏（Kuo 1983: 457-72）、游正名等人（2005）。前述研究都指出，鑑定醫師通常對被鑑定人責任能力的認定較為寬容，法院的認定則較為嚴格。例如，1998年1月，一名罹患妄想的女子，認為遭他人迫害，因此於北一女中放學之際，在門口以預藏的硫酸向學生潑灑，造成多人顏面和身體受傷。台北地方法院檢察署委託鑑定，鑑定結論認為女子是心神喪失，但檢察官不採信而後起訴。審理法院另行委託鑑定，鑑定結論仍然認定心神喪失，法院採信兩份鑑定意見而判無罪，諭知監護（即治療處分），惟檢察官不服而上訴。此案

後來經過多次上訴與更審改判，法院時而採納鑑定意見，時而不採納，成為專家意見與法院認定不一致的指標型個案（張麗卿2004）。

　　早先精神鑑定的相關研究與討論，對於專家意見與法庭見解不一致的檢討，多歸納為2005年《刑法》修正前第19條規範不明所造成的問題。該法條延用類似日本《刑法》第39條「心神喪失者之行為，不罰。心神耗弱者之行為，減輕其刑」之用語，我國則為「心神喪失，不罰，精神耗弱，得減輕其刑」。許多精神醫學研究都指稱，由於「心神喪失」、「精神耗弱」並非醫學用語，也缺乏法學與醫學的共通性，加上相關判例的嚴格限制，是造成鑑定結論未受法院採納的主因（游正名等 2005: 233）。另外，爭議緣由還來自於我國最高法院在1937年渝上字第237號判例稱：

> 刑法上之心神喪失與精神耗弱，應依行為時精神障礙程度之強弱而定，如行為時之精神，對於外界事務全然缺乏知覺理會及判斷作用，而無自由決定意思之能力者，為心神喪失，如此項能力並非完全喪失，僅較普通人之平均程度顯然減退者，則為精神耗弱。

　　精神鑑定專家以為，「心神喪失」與「精神耗弱」用語，語意不明，判斷標準難有共識，不符現代精神醫學知識，而最高法院判例對於「心神喪失」過於嚴苛、全有全無的界定，更是造成不一致的主因，而法界亦同意此說法（張麗卿 2005: 47-49）。除了法律學者的意見外，在1980年左右，精神鑑定的專業醫師也

提出修法意見，經過多年努力，直到 2005 年完成相關《刑法》修法。這次修法，在精神醫學與法界人士的共識下，拋棄多年來爭議不休、語意不明的「心神喪失」與「精神耗弱」用語，對於刑事責任認定，轉換成與各國同步的用語，採用「辨識能力」（《刑法》第 19 條文字為：辨識其行為違法）、「控制能力」（《刑法》第 19 條文字為：依其辨識而行為）兩者比較容易操作的概念，將使得彼此認知不一致的情形，顯著減低。[1]

　　2005 年修法，部分解決了二十世紀台灣精神鑑定的主要問題：專家與法庭的不一致。然而，精神疾病犯罪者的其他問題，卻未得到適當的討論，例如，如何處理危險性所造成的社會安全威脅？精神醫療對於國家犯罪治理，如何在面對危險性的處遇時謀求權益保障的平衡？

（二）缺席的國家治理：監護處分？

　　就精神醫學而論，對於具有社會危險性的精神疾病患者，至少有兩種處遇模式，一種是涉及犯罪行為時，或經司法官（檢察官或法官）直接決定，或經精神鑑定後由司法官裁量判斷，認定因精神障礙或心智缺陷而判決無罪或減輕其刑，然後法官可依情狀宣告應接受適當治療，這種司法宣告在《刑法》中稱為「監護

1　《刑法》第 19 條修正前為：「心神喪失人之行為，不罰。精神耗弱人之行為，得減輕其刑。」修正後為：「行為時因精神障礙或其他心智缺陷，致不能辨識其行為違法或欠缺依其辨識而行為之能力者，不罰。行為時因前項之原因，致其辨識行為違法或依其辨識而行為之能力，顯著減低者，得減輕其刑。」立法理由中說明，辨識其行為違法，即是辨識能力；依其辨識而行為，即為控制能力。參見張麗卿（2005: 53-56）。

處分」（2005年修法前最高三年，目前最高五年），是國家犯罪
治理最基本機制之一。另一種則是針對尚未涉及犯罪，但是可能
具有危險性的精神疾病患者，經由司法程序（法院事前審查）或
行政程序（授權行政人員、醫師或委員會判斷），強制接受治
療。1990年前，強制住院程序只要經過病人家屬同意，即可執
行，1990年《精神衛生法》制定後，才改為經授權的專科醫師
認定後，才得以強制住院治療（宋維村 2012: 6）。目前某些亞
洲國家，如日本與中國，仍是由家屬或醫師即可發動強制治療的
法律樣態。

在監護處分的實際執行方面，1998年7月以前，因心神喪失
或精神耗弱而受監護處分宣告者，除了由檢察官依《保安處分執
行法》第46條的規定，交由親屬監護之外，其他精神疾病病情
較為嚴重且無家屬或家屬不願領回者，大部分都交由可收治精神
疾病收容人的病監執行。[2]自1998年7月以後，各地方法院檢察署
才開始以簽約模式委託醫療機構代為執行（謝瑤偉 2002）。實
際上自1998年後，每年接受監護處分的人數都不到200人（法務
部統計處 2015: 170，表3-12）。筆者推估每年全國接受精神鑑
定的個案接近千人，其中被法院判定無罪或減刑者，至少有四到
五成，也就是約莫四五百人。因此，被裁決必須受監護處分執行
的人數比例算是相當低。

2013年，根據2011年修正的《全民健康保險法》（又稱二代
健保法）第10條第4類被保險人，將在矯正機關接受刑期執行，

2　收治精神疾病收容人的場所，目前有台北監獄桃園分監及台中監獄醫療專
　　區。根據《監獄行刑法》，此類分監統稱「病監」。

或接受保安處分、管訓處分執行，且應執行期間逾兩個月的收容人，自 2013 年 1 月 1 日起正式納入健保體系。自此，受監護處分之人，治療單位完全改由公立或特約的精神醫療院所執行，所需費用亦使用全民健康保險費用。健保若有不足（例如，膳食、生活雜支與健保不給付項目），才由法務部各地方法院檢察署的預算支應。

簡言之，1998 年前，所謂監護處分，以非正式的程序進行；1998 年後，以有限的規模委託醫療院所執行；2013 年後，納入健康保險體系，成為司法行政委託的醫療行為。

換言之，時至今日，司法單位除了完成刑事精神鑑定的程序建置，以及 2005 年對於刑事責任部分《刑法》條文修正外，對於每年被判定應受監護處分，給予治療的被告，多半是提供後續的處遇。此外，透過健保法規的修正，受刑人、受保安處分人與一般被保險人，「公平地」納入健保，成為精神醫療常規的一部分。台灣並未像其他國家一樣，以特別預算與行政監督轉介，針對精神疾病犯罪者進行處遇，這種缺乏專責處理，甚至後來醫療化的方式，可稱為「疏忽」，甚至於「缺席」。

三、二十世紀晚期的精神醫療

如果單純地認為，國家統治在監護處分上幾近缺席，那就會失去全貌。實際上，台灣精神醫療在 1984 年開始系統性地規畫後，逐漸成為機構式精神醫療，而且是有計畫性地建構公共精神醫療。

（一）邁向機構化的精神醫療體系

在精神醫療體系的建立上，過去三十年間已有逐步發展成熟的體制。1984年衛生署研擬「精神疾病防治五年計畫」，1985年納入全國醫療網計畫成為「精神醫療網」（宋維村 2012: 5）。全台精神醫療網建立數個責任區，以公立精神科醫院為核心，協助規畫與建制各地的精神醫療服務、人員訓練與政策規畫執行。除了精神醫療人員加速成長外，設施設備、流程作業也逐漸成熟。1985年全民健康保險實施，精神疾病也納入給付，1990年底《精神衛生法》公布施行，讓行政執行更依法有據。

關於精神醫療機構、人力與床位的建置，也有對應的增長。1945年日本殖民政府撤退前，台灣共有9家精神科醫院，病床387床，精神科醫師10餘人。2000年時，已有精神科醫師828人，精神護理2,787人，精神社工276人，臨床心理296人，精神職能治療312人；精神科急性病床4,815床，慢性12,963床，日間病床3,520床，而住宿型與日間復健機構達2,000床以上。2011年時，醫師1,435人，護理4,836人，社工481人，臨床心理474人，職能治療603人；急性病床7,015床，慢性13,770床，日間近7,000床，復健機構7,633床，護理之家7,000床（宋維村 2012: 5）。最近的資料則顯示，2014年全國有精神醫療機構440家，開放床數合計2萬1,236床（精神急性一般病床7,442床，精神慢性一般病床1萬3,794床），每萬人口約9.06床；日間型精神復健機構69家（3,433人），住宿型精神復健機構122家（5,118床），精神科日間留院6,376床，護理之家35家（3,295床）。無論是學者研究或官方意見，都認為除了部分地區分布不

均，以及急性精神病床略有不足外，都已符合需求（衛生福利部 2015: 45；The Economist Intelligence Unit 2016: 26）。

實際上，在2007年《精神衛生法》部分修正後，精神科急性病床即維持7,400床左右，未再增加；只有其他如慢性床、復健機構與護理機構持續增加。整體而言，精神醫療還是以機構式服務（住院留置、住宿、非社區化）為主。然而，修法後揭櫫的「支持並協助病人於社區生活」（《精神衛生法》第1條），尚待實現（The Economist Intelligence Unit 2016: 27）。

至於為何認為台灣的精神醫療具有高度公共化色彩？首先，政策上明顯由國家計畫主導。其次，從全民健保制度開辦以來，精神醫療就納入給付，以給付控管整體醫療行為。最後，相較於日本、韓國私人精神病床比例分別為83%及90%（The Economist Intelligence Unit 2016: 26），台灣精神病床在私立醫療院所的比例只有50%。因此，進入二十一世紀的台灣精神醫療，主要的議題之一應該是以急性、慢性住院為主的精神病床服務，也就是思考西方稱為機構化（institutionalization）的治療模式，是否要轉變成社區或其他的長期照護模式。

（二）精神衛生法：病患人權與國家親權的擺盪

早在1980年左右，林憲（1998）與郭壽宏（1998）就已提出，精神疾病犯罪者的監護處分，與未犯罪而具危險性的精神疾病患者的行政處遇（亦即《精神衛生法》），兩者的運作之間缺乏整合。換言之，精神疾病犯罪者和危險性精神疾病患者，在衛政與刑事司法間，並沒有足夠的協調機制。但在當時，這樣的觀點並沒有獲得重視。

　　1984年3月30日，螢橋國小遭疑似精神病人侵入潑灑硫酸事件，被認為是促動精神疾病防治計畫、精神醫療網與《精神衛生法》的主要事件（宋維村 2012: 5）。《精神衛生法》於1990年12月7日首度公告施行，第1條：「為預防及治療精神疾病，保障病人權益，促進病人福利，以增進國民心理健康，維護社會和諧安寧，特制定本法；本法未規定者，適用其他法律之規定。」就實際條文來看，絕大多數條文在於「維護社會和諧安寧」，也就是如何進行強制治療等行政程序，對於權益保障或行政司法救濟條款，則多為口頭宣示，甚至付之闕如。修法前，精神疾病患者住院，僅需家屬同意即可，修法後則需要有兩位專科醫師認定有自傷傷人之虞，或無法自我照顧的嚴重病人，方可強制住院治療。雖然如此，這樣的規定仍屢被法律人或權益倡導團體抨擊，認為合憲性不足，同時也缺乏救濟管道。

　　因此，《精神衛生法》在2007年7月4日經歷大幅修正，隔年生效。主要的變革在於引入各類專家與代表組成的審查會，對於兩位專科醫師認定需要住院治療的意見（稱為嚴重病人之鑑定），進行非精神科專科醫師逕自認定的「外部審查」制度。此外，當次修法也首度引進強制社區治療，以期在保障病人權益之外，提供較少限制的替代方案；同時，修正案也首度規範司法救濟程序，以期保障病患權益。

　　著重病患的權益，體現於現行《精神衛生法》的條文，例如，第1條：「為促進國民心理健康，預防及治療精神疾病，保障病人權益，支持並協助病人於社區生活，特制定本法。」就宗旨而言，已不復見「維護社會和諧安寧」字句，也確實增加促進病人權益，支持病人於社區生活的條文。然而，病人權益與國家

親權行使，或者是社會安寧，多年來都是英美精神衛生法規最核心的價值衝突（參見 Lafond and Durham 1992；Applebaum 1994）。這樣的衝突，台灣似乎也無法倖免，在 2016 年 3 月與 4 月間發生的小燈泡與搖搖哥事件（詳見後述），更是極端或對立價值的代表。

早在《精神衛生法》兩度立法修法時，兩個議題就曾被多次重複討論：(1)可強制治療的病人，需要有哪些臨床診斷或行為要件？(2)是否需要法院審查？

在第一個問題上，1990 年與 2006 年的《精神衛生法》，都以嚴重病人為可被強制治療的臨床要件（舊法第 5 條第 2 項，新法第 3 條第 1 項第 4 款）。所謂嚴重病人，是指「病人呈現出與現實脫節之怪異思想及奇特行為，經專科醫師診斷認定者」。其後，還有行為要件，如自傷傷人行為或可能性，方得以強制住院治療（強制住院治療所需的經費由中央編列預算）。雖然「呈現出與現實脫節之怪異思想及奇特行為」的文句涵義並不明確，實務上多指所謂嚴重精神疾病或其他類似嚴重狀態的罹患者。因此，人格違常或是單純藥酒癮問題的人，雖有精神科診斷或疾病，通常不被認定屬於嚴重精神疾病；此類病人即使出現傷人或自傷行為，具有明顯的社會危險性，也不符合強制住院要件。這在原本的法律設計上，應該相當明確。簡言之，精神醫療無法處理治安或犯罪問題，這個立場，在修法前後都明確排除「反社會人格違常」此一臨床診斷，亦為例證。

關於精神疾病與診斷的嚴重性和強制治療的關係，有必要在此簡要說明。任何人具有精神科診斷，當然可稱為「精神疾病患者」，但是，由於精神科診斷或疾病眾多，許多疾病罹患者仍然

具有自主與判斷能力，與一般人並無差異；再者，幾乎任何人都可能有一過性或持續性且非嚴重的精神醫學困擾或症狀，例如，失眠、短期焦慮、適應障礙等等，如果任何曾有、現有精神疾病診斷或症狀的個人，都可以施以強制治療，這絕非各國精神衛生法的立法意旨，因為這麼做會使個人可能因精神疾病或症狀而喪失人身自由與醫療自主權。

傳統上，精神醫學慣常將容易在罹病後，失去判斷力、產生認知缺損與能力退化的疾病，稱為「精神病」（psychoses），其他較不易發生前述情形的疾病，則稱為「精神官能症」（neuroses）。隨著診斷系統與病名的更迭，前者現多稱為「嚴重精神疾病」（severe mental disorders），後者有時稱為「輕型精神疾病」（minor mental disorders）。簡言之，各國法令對於強制住院的臨床條件，都同意嚴重精神疾病是臨床要件，至於輕型精神疾病，或者是酒癮、藥癮或人格違常，是否可以施以強制治療則差異甚大。此外，在刑事責任上，多數國家認定唯有嚴重精神疾病狀態或是其他類似情形，才得以減輕刑責或免責。

2016年3月28日，內湖一名四歲女童（父母暱稱為「小燈泡」），和母親外出時在街上遭王性男子隨機殺害。由於王男有吸食安非他命前案，案發一年多前曾於台北某精神科專科醫院急診就醫，但當時因為疑似家暴且臨床診斷不明確，不符強制住院要件，因此未住院就返家。事件發生後，輿論一度出現強制住院門檻過高，而且藥癮人口無法強制治療的議論，甚至於研擬修法（鄧桂芬等 2016）。就在當週，民眾對於社會安全疑慮增高之際（Kenzo 2016a），一位長期在政大校園遊蕩的精神障礙人士（政大師生與附近住民稱為「搖搖哥」），3月31日遭警政衛生人員

強制送到精神科醫院，經醫師勸說後自願住院治療。送醫過程遭旁觀民眾以手機拍攝，並且在網路發布，就影片所見，搖搖哥似乎沒有明確的自傷或傷人疑慮（Kenzo 2016b），因此「台灣人權協會」向台北地方法院家事庭發動提審，4月1日下午在家事庭法官確認當事人無住院意願後，諭令醫院協助出院。

《精神衛生法》實施近三十年，人權保障的議題也逐漸浮上檯面。2004年修正通過的《提審法》，也適用於被國家強制力施行強制治療的精神疾病患者。當前的精神病床需求已經不再急迫，社會安全的考量也不再是有需要的病人是否能夠獲得精神醫療服務，而是對於社會具有危險性的部分精神疾病患者，如何在強制治療與精神疾病患者人權中取得平衡。

四、特殊群體的醫療或治療介入：家庭暴力、性侵害與藥癮防治

如果將視角從傳統的嚴重精神疾病患者移開，檢視家庭暴力中處遇計畫提供的精神治療、《性侵害犯罪防治法》與《刑法》所規範的身心治療，以及毒品危害政策「除刑不除罪」後所提供的戒癮治療，似乎可以得到對照與比較，進而對於犯罪人與病人的區分多一些討論與想像。

（一）家庭暴力、性侵害與毒品防治立法

1998年6月24日，政府公布《家庭暴力防治法》，並於一年後施行，使我國成為亞洲第一個施行家庭暴力防治的國家（陳秀峰 2010）。法條中規定，加害人得受法院命令，「鑑定」是否應

受加害人處遇計畫，接受身心治療或輔導教育。加害人處遇計畫包括認知教育輔導、親職教育輔導、心理輔導、精神治療、戒癮治療及其他輔導治療（參見衛生福利部 2016）。鑑定評估由各縣市主管單位組成小組，成員包括精神科專科醫師，心理、社會工作，以及少年調查官、保護官等等。對於未能完成計畫的輔導與治療者，則報請警察與檢察單位，處以違反保護令罪。實際執行時，處遇計畫大多由醫療機構內的精神醫療人員執行（林世棋等 2007）。

《性侵害犯罪防治法》，首先於 1997 年 1 月 22 日公告，除了婦女團體長期努力之外，也是立法機關與社會輿論對當時民主進步黨婦女部主任彭婉如命案的關切與應對（許福生 2014: 218，註 1）。有別於其他罪犯的處遇形態，建立起相當特殊的「刑前鑑定治療」（而後廢除）、「獄中治療輔導」及「刑後社區治療輔導」制度。此外，後續修訂了相關法規，建立加害人的全面強制治療輔導制度（包含刑中、刑後及社區強制治療），社區監控制度及登記（性侵害加害人回歸社區後，五或七年不等期間，必須定期向警察機關登記工作、學籍與車輛等個人資料），以及查閱制度（特定事業主管機關依法查閱欲僱用人員，是否有性侵害紀錄）。經過多次的法律修訂，不僅填補《刑法》第 91 條之 1 刑後強制治療的空窗期漏洞，也將刑後強制治療溯及擴大到 2006 年 6 月 30 日以前的性侵害犯罪加害人，充分表現出朝向「管理」、「監控」、「隔離」的趨勢發展。其中，無論刑中、刑後及社區強制治療，對於性侵害犯罪加害人所施行的機構式強制治療處分，具有剝奪人身自由及強制的性質，並透過每年的鑑定評估，讓處分期間能達到「再犯危險顯著降低為止」（換言之，若危險性無

法顯著降低，處分期間將可重複，無限次數延長）。縱使學者認為這種作為有合憲性的疑慮（可能違反罪刑法定，法律明確正當等憲法原則），卻足以達到類似終身監禁，永久隔離的效果（許福生 2014: 216-217）。

台灣對於毒品的治療介入，源自 1998 年 5 月 20 日，將原本的「肅清煙毒條例」修正為「毒品危害防制條例」公布施行。在「除刑不除罪」的共識下，對於施用毒品犯罪者施以觀察勒戒、強制戒治等機構內戒治處遇（陳祖輝 2003），使得受司法起訴與判決有罪人數有明顯下降的趨勢。除了前述矯治機構內戒癮治療外，自 2008 年開始，以緩起訴方式在社區中委由醫療院所進行戒癮治療（紀致光 2014）。被告需於一定期間內，完成戒癮治療、精神治療、心理輔導或其他適當的處遇措施，無法完成者則需面對緩起訴撤銷、入監服刑等刑罰。

綜合而言，對於性侵害加害人、家庭暴力加害人與毒品犯罪人，都有社區式的治療介入方式（醫院或民間治療處所提供的各種醫療、輔導與治療）。性侵害加害人與毒品犯罪人，有矯治機構內的矯治與醫療處遇，例如，毒品犯罪人可以透過緩起訴制度，繼續進入社區治療體系，若無法完成才必須完成定期的刑期。至於性侵害加害人，如果治療成效不佳，危險性無法降低，即使完成刑期後，仍然必須進入治療處所，繼續進行機構內治療，直到危險性降低為止，或者是因為社區輔導與身心治療效果不佳，必須進入治療處所進行機構內治療，直到危險性降低為止。再者，對於性侵害加害人另有長期的社區監控制度，包括個資、住所等登記及事業機關依法查閱的控管。

（二）醫療或治療化的犯罪治理

　　比較性侵害加害人、家庭暴力加害人、毒品犯罪人的犯罪治療，可以發現三者各有異同。三類防治體系都成功地建立精神醫療、心理衛生與司法行政體系統整而成的鑑定評估程序。對於這三類的防治或防制研究都指出，這類犯罪者未必是「病人」，所需要的未必是精神科治療藥物、酒精與藥物戒癮治療，而是認知輔導、認知行為治療、行為改變、社會心理治療或介入等等廣義的治療。再者，無論稱之為鑑定或評估，所謂風險評估（risk assessment）的統計精算概念，都施用在這三類犯罪者身上，而不是過往刑案精神鑑定中「責任能力」的有無，也不是《精神衛生法》中「嚴重（精神疾病）病人」與否，由精神科專科醫師以臨床經驗逕行論斷（吳建昌 2008: 83）。刑案精神鑑定是將可能是犯人的人認定為病人，藉以減輕或去除刑罰使其回歸治療；特定犯罪人，如家庭暴力加害人、性侵害加害人、毒品犯罪人的醫療或治療介入，則是將犯人經過精神醫學或心理專家的評估，認定為「應受治療之人」，亦即某種意義上廣義的「病人」。從評估或鑑定，直到服務提供，可以說是一種醫療或治療化的社會控制或犯罪治理。

　　然而，對於介入或治療失敗的對象，目前只有性侵害加害人若是犯罪危險性未顯著降低，必須再度隔離於治療處所（除了法務部自行設立的治療機構外，又可委託精神醫療機構執行），直到危險性降低為止，因此期限可無限次數延長，加上社區監控制度、登記及查閱制度的設計，對於性侵害加害人的介入與處遇最為嚴密。至於毒品犯罪人與家庭暴力加害人，則必須面對有限制

的刑罰。雖然有論者認為，性侵害加害人社區處遇的不定期性有合憲性的問題，但是在目前的法律結構下，由於犯罪人的處遇是依法官判決或檢察官裁量的依法行政，因此《提審法》或相關的權益立法缺乏節制或介入機制，家庭暴力加害人與毒品犯罪人的情況也是如此。

　　不同於精神疾病患者可以回歸全民健康保險體系，加害人處遇須使用額外的經費，因此經濟與人力一向是核心議題。毒品防治中的醫療介入，在政策初始就強調司法系統的龐大負荷，例如，監獄與看守所的收容人數（紀致光 2014: 195），以及施行戒治後戒治處所收容人數逐漸減少的行政與經濟效益。針對非收容或監禁為主的家庭暴力加害人處遇計畫，已有研究者指出，處遇計畫所需經費與專業人員嚴重短缺（高鳳仙 2014）。另一方面，中央衛生福利部可以透過各種行政措施，例如，「藥癮者替代治療補助計畫」，指定藥癮戒治機構（2014 年共計 158 家），以及精神醫療網核心醫院，辦理繼續教育訓練。「補助民間擴大團體參與藥癮戒治計畫」及「酒癮戒治處遇服務方案」，則針對家庭暴力加害人，高風險家庭成員中酒癮個案及社區內自願求助的酒癮個案，提供各種醫療與輔導等等（衛生福利部 2015: 46-47）。另外還有縣市衛政主管機關，對醫療院所進行行政督導（衛生局處督導考核），藉以確保實施成效與品質。換言之，在針對特殊危險性的犯罪者施行醫療或治療介入時，從中央到地方其實有諸多行政手段和經費支援，對於提供服務的醫療機構與心理衛生機構加以鼓勵、管理、規畫和監督執行。

　　筆者認為，財政經濟考量與行政管理，一直是這些處遇計畫的核心議題，也反映了在資源有限的情形下，國家治理的優先

性。這可以看成刑事司法犯罪防治體系對於特殊危險性的犯罪者，各類的設計與經營，也可以視為國家治理對於政策危險性與管理效率的風險管理。不過，這個論點還有待更多實證與論述加以驗證。

五、結論：彈性與選擇性的犯罪治理

　　對於美國性侵害防治立法的演變，已有學者指出，此類法律有其生命週期；肇因於民眾恐懼、憤怒的重大犯罪事件，接著是事件引發政治壓力下的特別立法運動，最後來自法學上的批評與財政壓力，使這些法律進行修正或逐漸消失（吳建昌 2008: 103-104）。[3] 本文的討論，並未深入涉及此一論點。雖然性侵害相關法律，從台灣《精神衛生法》、《家庭暴力防治法》，甚至於《毒品危害防制條例》立法歷程裡，片段的觀察似乎可以見到一些雷同。然而，公共化醫療或者是具有高度政策規畫的精神醫療服務，可能因為財政壓力無法產生，因此未能形成修法的外部因素。

　　筆者所關切的是，擺盪於危險性、風險管控與隔離監禁的國家犯罪治理，其依據與策略為何？具有精神疾病的犯罪者，在刑案精神鑑定後若經法院宣告必須執行監護處分，在過往是國家政策缺席的區塊（特別在1998年前），之後則是忽略或隱而不見的存在。2013年經由健康保險制度的改變，幾乎隱身於例行性的精神醫療服務，這時，國家治理只存在於執行單位、檢察署與受

3　該文作者引用犯罪學者Sutherland的觀點。

委託醫療機構。

　　造成此種現象的可能原因之一，或許是台灣擁有差強人意、尚堪負荷的精神醫療體系。刑事司法單位在對精神疾病犯罪提供醫療介入時，無需重新建構特異的處遇機構及處遇系統。行政上已經成熟的精神醫療系統，以及立法完成的《精神衛生法》，足堪處理精神疾病犯罪者。治理的過程僅在於立法建構與行政協調。

　　那麼，或許也同樣可以理解，為何在家庭暴力防治、性侵害加害人處遇與毒品防治的犯罪人治理上，刑事司法系統所啟動的醫療與治療介入，可以利用現有的精神醫療與心理衛生體系，而相關政務自然也成為衛生福利部與各地方衛生主管單位的主要業務。或許也因為如此，學者對於美國立法歷程所描述的，出於財政壓力而進行的法律修正，並未在台灣出現。問題反而成為：台灣的精神醫療系統可以支撐到何時？

　　另一個值得思考的問題是，向來充滿政策主導與公共醫療色彩的精神醫療體系，部分地解釋了為何精神醫療服務可以很快地與刑事司法系統結合，卻無法說明，精神醫學的專業角色與自主性在面對這個問題時，是否曾有不同意見？這個問題還有待日後研究指明。

（一）管理、監控與隔離的社區處遇

　　傳統犯人與病人的區隔，在台灣似乎有不同的意義。精神醫療體系的接受者，自然被當成「病人」。但是，經過二十世紀精神醫療機構化，雖然透過行政與司法系統確立若干權益保障，然而，對於社會危險性的精神疾病患者，即使《精神衛生法》如此

修訂，民眾還是無法接受病患在社區生活。無論如何，「病人」的角色，確實在醫療行為與權益法規（例如，《精神衛生法》強調在社區生活及權益保障，與《提審法》對於人身自由的即時司法救濟），得到部分支持與保護。身為犯罪者的處遇，前述的保障即使在合憲性上有所爭議，在依法行政而未觸犯現行法律的前提下，則無法取得因為病人身分所能有的權益與相對保障。

如果將依《精神衛生法》而受強制治療的精神科嚴重病人納入國家犯罪治理或社會控制體系來討論，就可以看到程度不同、強烈各異的治理模式。家庭暴力加害人、性侵害加害人及毒品犯罪人，當然不是傳統《精神衛生法》所需強制治療的病人，卻是國家認定需施以強制治療的非典型、非傳統精神疾病患者。

（二）社會危險性是治療處遇的主要考量？

非典型、非傳統精神疾病患者，有幾層涵義。首先，這類群體造成犯罪行為的原因，多半是精神醫學上所稱的性格違常或人格違常（personality disorders），也有部分是酒癮或相關疾患（alcohol use disorder/alcohol dependence or abuse）、藥癮或相關疾患（substance use disorder/substance dependence or abuse）、性偏好疾患（paraphilic disorder），或者是混合前述各種臨床診斷。由於沒有明顯的認知判斷缺損，也沒有明顯的現實感障礙，自主能力與一般人無異，自然並非《精神衛生法》所稱的「嚴重病人」，也不符合臨床上所稱嚴重精神疾病的診斷。就目前的精神醫學知識與技術而言，精神科治療與嚴重精神疾病治療不同，一則治療嚴重精神疾病患者具常規、有效的藥物治療模式，二則涉及性格、習性與自我改變的要求等因素，《精神衛生法》無法因

為認定自主性缺損，而逕行強制就醫，或者即使短暫就醫，離開醫療系統後也常常在短期內再度發生問題。換言之，若非這類群體自行求助，即使強制治療，缺乏自我矯正的動機與配合度，那麼，精神醫療的可治療性，或者是治療效果，都相當悲觀。

在殺人犯罪的本土研究中也發現，判刑確定的殺人犯罪者，有一半以上在行為時使用酒精。另外，犯罪者本身具有精神科診斷比例的也不少，例如，86 名個案中，有 52.3%（45 名）具有酒精使用疾患，其中 18.6%（16 名）達酒精依賴，37.2%（32 名）具人格疾患。以個別人格疾患來看，最多為反社會人格 18.6%（16 名）、虐待狂型人格 10.5%（9 名），而 16 個酒精依賴個案中有 5 名（5.8%）同時罹患人格疾患（楊添圍等　2003）。

換言之，殺人犯罪者，社會危險性高、精神疾病的診斷比例亦不低，卻未見國家對於此類犯罪者，提出特殊預防，或者是醫療或治療介入的意見。反過來看，為何會對性侵害、家庭暴力及毒品犯罪提出醫療或治療介入的方案？顯然這些方案不是基於疾病診斷比例，以及從社會危險性防治的論點出發。

其中最極端的全控式國家治理，出現在性侵害加害人身上，充分展現「管理」、「監控」、「隔離」的社區處遇，社區監督與登記查閱制度，治療輔導無效更可加以永久隔離監禁的設計。接著是同樣需要經過精神醫療、心理衛生與司法體系共同評估計算風險，施以強制治療的家庭暴力加害人與毒品犯罪人，屬於司法與精神醫療混合的處遇。最後則是潛在社會危險性的精神科嚴重病人，仍然停留在完整的精神醫療體系之中。我們一時間或許無法理解，如此強度不等的區隔，在犯罪防治上其合理性為何？究竟是監獄人口無法容納，還是基於基本犯罪人口的多寡，而有不

同的處遇政策？還是由於性侵害犯罪者最容易成為政治菁英、利
益團體或草根運動者「道德恐慌」，以及犯罪問題政治化、民粹
化的目標（許福生 2015: 3, 10）？無論如何，整體而言，「管
理」、「監控」與「隔離」的社區處遇，配合醫療化或治療化的
介入，正是特殊危險性犯罪人的國家治理模式。或許在不久的未
來，我們會在酒駕被告的處遇計畫可能模式上，再次演練這種國
家治理模式，正如從2016年開始，類似於毒品犯罪、酒後駕駛犯
案者也以緩起訴制度，在台北市試辦醫療介入（賴佩璇 2017）。

（三）雙重身分，雙重束縛

　　嚴重精神疾病患者犯罪時，可經由刑事精神鑑定，免除或減
輕其刑，進而以精神醫療介入取代刑罰。當時的精神醫療任務，
是希望病人不要受到刑罰而是接受治療，筆者要再次強調，這仍
舊有精神醫學對於國家治理提出異議與抗爭的意義。現在的國家
犯罪治理，則是將精神醫療、治療介入，結合成為刑事司法犯罪
防治的一部分。由於經濟、人力與現代國家人權法益的理由，無
法全面性地施行禁閉與隔離，因此社區的管理和監控，成為台灣
國家治理特定犯罪群體的主流。

　　家庭暴力加害人、性侵害加害人及毒品犯罪人，是國家認定
需要施以強制治療的非典型、非傳統精神疾病患者。但是，無論
如何稱呼，這些非典型、非傳統精神疾病的病人身分，未必讓他
們得到更多的寬容。他們透過分類（鑑定或評估），被分成「應
強制治療」和無需強制治療，然後有不同的機制分類治療與管理
風險。接著，性侵害與毒品犯罪的「病人」在接受治療、成效仍
不彰時，治理的態度就會一百八十度轉變，將治療失敗的犯罪者

視為理性而自由選擇的犯罪人，而予以刑罰（吳建昌 2008:
103）。或許在病人與犯人的雙重身分上有了雙重的限制，因
此，國家治理得到更多處遇制度上的選擇。

　　無論事情的起始點是由於指標性重大案件所激起的社會反
應，或是源自於監獄人口無法容納，還是由於特定群體犯罪者最
容易成為「道德恐慌」的目標，又或者是犯罪問題政治化、民粹
化所導致，使得非典型、非傳統精神疾病患者，例如，家庭暴力
加害人、性侵害加害人及毒品犯罪人，都因為治療介入模式合併
刑事司法處遇，而提供了行政執行上高度彈性的犯罪治理模式。
非典型、非傳統精神疾病患者，不是病人也不是犯人，而是具有
病人和犯人雙重性的特殊人口。病人身分使其人身自由受限制之
外，可經由類似醫療或治療模式，予以治療或矯正；犯人身分使
其無法獲得醫療權益與病人人權保障，接受治療具有強制性而非
自主性的特色，對於治療效果不佳或者無法配合的人，「病人」
身分隨即喪失而成為「犯人」，必須面對國家實施於犯人的規訓
與處罰。國家治理的高度彈性與選擇性，於此充分展現。

　　大禁閉的時代，或許已經不再，或者在台灣的歷史裡也未曾
發生，然而，社區監控的時代才正在開始。

參考文獻

Kenzo，2016a，〈社區貼公告「防精神障礙進來殺人」，社工嘆：污名很快，去污名卻很漫長〉。關鍵評論網，4月8日。（https://www.thenewslens.com/article/27080，取用日期：2017年1月31日）。

———— 2016b，〈政大精神病友「搖搖哥」莫名遭強制送醫，政大教授：沒有更安心、反而更害怕〉。關鍵評論網，3月31日。（https://www.thenewslens.com/article/39333，取用日期：2017年1月30日）。

吳建昌，2008，〈人性的呼喚：治理理性與台灣性侵害防治政策〉。《科技、醫療與社會》6: 69-110。

宋維村，2012，〈台灣精神醫療照護之演進〉。《醫療品質雜誌》6(3): 4-6。

林世棋、陳筱萍、孫鳳卿、周煌智，2007，〈家庭暴力加害人處遇計畫執行現況〉。《台灣精神醫學》21(3): 208-217。

林吉崇，1996，〈日據時代精神病學史〉。頁48-62，收入台灣大學醫學院精神部編，《五十載浮沉：台大醫院精神部五十年紀要》。台北：台灣大學醫學院精神部。

林憲，1976，〈精神疾病患者刑事責任之精神病理學研究〉。《台灣醫誌》75: 175-182。

———— 1998，〈司法精神醫學的展望〉。《台灣醫學》2(2): 123-132。

法務部統計處，2015，《中華民國法務統計年報104年》。台北：法務部。

紀致光，2014，〈緩起訴處分戒癮治療之回顧與展望〉。《犯罪學期刊》17(2): 193-212。

高鳳仙，2014，〈論家庭暴力之加害人處遇〉。《萬國法律》195: 77-92。

張麗卿，2004，〈精神鑑定的問題與挑戰〉。《東海大學法學研究》20: 153-183。

———— 2005，〈刑事責任相關之最新立法修正評估〉。《東海大學法學研究》23: 33-83。

許福生，2014，〈我國性侵害犯刑後強制治療之檢討〉。頁215-256，收入法務部司法官學院編，《刑事政策與犯罪研究論文集（17）》。台北：法務部司法官學院。

_____ 2015，《風險社會與犯罪治理》。台北：元照。

郭壽宏，1998，〈從精神醫學之論點談行為能力與責任能力〉。《醫事法學》1(1): 163-170。

陳秀峰，2010，〈台灣家庭暴力防治之現狀與未來：從被害人保護及加害人處遇角度觀察〉。《亞洲家庭暴力與性侵害期刊》6(1): 187-210。

陳祖輝，2003，〈毒品犯罪戒治處遇成效概況之介紹〉。《犯罪學期刊》6(1): 229-254。

游正名、楊添圍、周仁宇、許欣偉、盧慧華、陳喬琪、胡維恆，2005，〈精神鑑定結論與法院裁判認定間不一致現象之分析（第一報）：犯行時之精神狀態〉。《台灣精神醫學》19(3): 225-236。

楊添圍，2015，《以瘋狂之名：英美精神異常抗辯史》。台北，心靈工坊。

楊添圍、郭千哲、黃智佳、吳文正、蔡盧浚、陳喬琪、許文耀、蔡墩銘，2003，〈殺人罪受刑人之精神障礙〉。《台灣精神醫學》17(4): 283-292。

衛生福利部，2015，《中華民國104年版衛生福利年報》。台北：衛生福利部。

_____ 2016，〈家庭暴力加害人處遇計畫規範〉，105年5月9日公告。

賴佩璇，2017，〈酒駕受緩起訴者，需受戒酒治療〉。聯合新聞網，1月5日。（https://video.udn.com/news/623082，取用日期：2017年9月20日）。

鄧桂芬、陳金松、林河名，2016，〈強制就醫擬擴大／納入毒癮、酒癮、想自殺者〉。聯合新聞網，3月30日。（https://health.udn.com/health/story/5999/1596694，取用日期2017年9月15日）。

謝瑤偉，2002，〈精神障礙犯罪者之診療現況評析〉。法務部網站。（https://www.moj.gov.tw/ct.asp?xItem=29734&ctNode=28261&mp=001，取用日期：2016年1月30日）。

Applebaum, Paul S. 1994. *Almost a Revolution: Mental Health Law and the Limits of Change.* New York: Oxford University Press.

Goldstein, Jan. 1987. *Console and Classify: The French Psychiatric Profession in the Nineteenth Century.* Cambridge: Cambridge University Press.

Harris, Ruth. 1989. *Murder and Madness: Medicine, Law, and Society in the fin de siècle.* New York: Oxford University Press.

Kuo, Sou-Hong. 1983. "Forensic Psychiatry in Taiwan." *International Journal of Law and Psychiatry* 6(3-4): 457-472.

Lafond, John Q., and Mary L. Durham. 1992. *Back to the Asylum: The Future of Mental Health Law and Policy in the United States.* New York: Oxford University Press.

Maeder, Thomas. 1985. *Crime and Madness: The Origins and Evolution of the Insanity Defense.* New York: Harper & Row Publishers.

Porter, Roy. 2002. *Madness: A Brief History.* New York: Oxford University Press.

The Economist Intelligence Unit. 2016. *Mental Health and Integration. Provision for Supporting People with Mental Illness: A Comparison of 15 Asia Pacific Countries.* (http://www.eiuperspectives.economist.com/healthcare/mental-health-and-integration-1/white-paper/mental-health-and-integration?redirect=TRUE (Date visited: Nov. 30, 2017).

神經精神醫學、民事能力與治理

以失智症患者為例

吳建昌

一、前言

　　隨著世界人口逐漸老化，失智症已經成為世界性的公共衛生問題，失智者處理個人或財務的民事事務能力可能減損，也是法律經濟政策的重點項目（Wimo et al. 2013; World Health Organization 2012）。台灣與國際趨勢類似，也逐漸步入高齡化社會。與失智症盛行率增加平行發展，世界各國自1990年代開始，陸續修訂成年監護制度，以因應高齡化社會的來臨。自從美國總統小布希稱1990年代為 the decade of the brain 開始，對於腦部的神經精神醫學研究即蓬勃發展（Jones and Mendell 1999），其中包括失智症的研究；台灣科技部於2017年的兩大神經科學研究主題即包含失智症與疼痛。然而，上述三個平行現象少有整合的研究，因此，本文結合神經精神醫學、失智與民事能力法律制度演進，進行科技與社會研究（STS）的觀察，運用 Michel Foucault 所提出的規訓（discipline）與治理理性（governmentality）分析架構，重新理解上述三種平行現象之間可能的關係，並建議採取公民認識論的態度，以補充 Foucault 理論的不足，繼續關注台灣在三種現象的共構關係。在台灣，神經科與精神科都是提供失智症者醫療照顧的主要科別，關於失智症的腦部研究，亦難以區分孰為神經醫學、孰為精神醫學，因此，以下將統稱治療失智症的醫學理論與實踐為神經精神醫學（neuropsychiatry）。

　　本文第二節探討民事能力制度的沿革，描述從強調社會地位之有無能力的二分操作，逐步進展到更細緻、更機動的等級能力或事務內容，以標定當事人需受支持的程度。第三節探討判斷精

神醫學及心理學針對民事能力的論述與操作逐漸強調科學化證據，同時簡述大腦研究的科學進展，探討神經精神醫學的新科技（例如，神經影像學）如何與能力的判斷產生關聯。第四節探索Foucault所提出的規訓與治理理性的分析架構，試著以之來理解神經精神醫學與民事能力制度的關係，同時檢視實證資料對於此種開展可能性的批判。最後在結論中，提出以公民認識論來理解神經精神醫學、失智與民事能力制度之間的共構關係，對於規訓與治理理性的運作效果保持開放的態度。

二、民事能力制度：行為能力與意思能力

　　從古至今，只要有法律制度或近似規範的社會，都會有一些規定或制度來確認哪些社會成員可以有效地參與或從事社會中的事務。Herbet L. A. Hart認為，法律對於社會生活的一大貢獻是賦予個人力量，經由契約、婚姻或遺囑來形塑個人與他人的法律關係；然而，要行使這些力量，個人必須具備某些能力（capacity）或最低的個人資格（minimal personal qualification）（Hart 1994）。因此，能力（competence, capacity）是法律規範中的重要概念，涉及法律是否容許個人具有某種資格（qualification）、地位（status）或法律上的力（power），來形成或變更法律關係（黃茂榮 1993；Spaak 1994）。在這些關於資格或地位的民事法制中，有一項民事法律制度為「行為能力」，根據洪遜欣大法官的定義，行為能力是「以自己之行為，取得法律上效果之能力」（洪遜欣 1990）。簡單來說，只要符合法定要件，就可以具備法律上的地位，有此法律地位時，就可以使民事行為發生法律上的

效力。相應於個人生命過程長期穩定性的行為能力制度，另有較具短期變動性的意思能力的制度，洪遜欣認為意思能力是「對於自己之行為及其效果，能正常判斷、識別及預期之精神能力」（洪遜欣 1990）。此定義強調，行為人在行為時的心智功能狀態，若無法高於法律所設定的最低能力門檻，則會被視為無意思能力，無意思能力時的法律行為無效。在世界各國，行為能力的判斷標準通常是年齡（達到法定年齡）、婚姻（已結婚）或成年監護（在許多法制中是受監護宣告者無行為能力），台灣也是如此。由於本研究的重點在於成年監護，底下僅簡單帶過年齡及婚姻兩個要件。

　　《民法》第12條第1項：「未滿七歲之未成年人，無行為能力。」同法條第2項：「滿七歲以上之未成年人，有限制行為能力。」同時，第11條規定：「滿二十歲為成年。」因此，在台灣七歲及二十歲成為年齡的兩個分界點，根據年齡將行為能力分成無行為能力、限制行為能力與有行為能力三級。然而，若締結婚姻契約，可視為配偶兩人從各自的原生家庭獨立出來，共同經營社會生活，《民法》第12條第3項中：「未成年人已結婚者，有行為能力。」第980條：「男未滿十八歲者，女未滿十六歲者，不得結婚。」第981條：「未成年人結婚，應得法定代理人之同意。」亦即，國家仍然根據年齡（一種個人成熟度的判斷標準），再加上法定代理人（通常為父母）的同意，確認未成年的結婚者已經具備獨立與配偶共營生活的能力，同意其結婚時，國家也可肯定符合最低結婚年齡者，具備法律上的地位來處理並參與社會事務。另外，根據院字第1282號解釋，未達法定年齡而結婚者，在婚姻被撤銷前，已結婚的未成年人仍有行為能力。

　　然而，當人民成年後，可能因為身心方面的疾病，處理或參與事務的能力產生變化，需要他人對之進行監護，代為處理人身及／或財產方面的事務，此種《民法》方面的規定，稱之為成年監護。在許多國家，接受成年監護者在法律規定上視為無行為能力。《民法》第15條規定：「受監護宣告之人，無行為能力。」第14條亦規定，法院在有聲請權人進行聲請時，對於「因精神障礙或其他心智缺陷，致不能為意思表示或受意思表示，或不能辨識其意思表示之效果者」，可以為監護的宣告。過去《民法》修訂條文公布施行（2009年11月23日）前，舊的《民法》規定為：「對於心神喪失或精神耗弱致不能處理自己事務者，法院得因……聲請，宣告禁治產。」宣告條件為「心神喪失或精神耗弱致不能處理自己事務者」，然而，「心神喪失」或「精神耗弱」這兩個名詞定義模糊，容易有爭議，加上「不能處理自己事務」的內容，從「禁治產」的詞義觀之，比較強調被宣告人處理財產權利受到的限制，而非如「監護」著重在尊重受宣告人的尊嚴、確保其權益（《民法》第14條修訂理由），並提供所需要照顧的情況。《民法》第15-1條，更特別引入輔助宣告的規定，輔助宣告的條件為「因精神障礙或其他心智缺陷，致其為意思表示或受意思表示，或辨識其意思表示效果之能力，顯有不足者」，然而，受輔助宣告人的行為能力並未受到剝奪，僅規定受輔助宣告人從事《民法》第15-2條各款的特殊行為類型（責任或利益比較重大、事項比較困難等）時，須經輔助人同意，這些特殊法律行為始生效力。

　　參考世界各國成年監護的法制沿革，台灣目前的成年監護法制，從強調個人自主的法制基礎上觀之，仍有進一步改善的空

間。在歐洲中古時期以前，受到監護的對象非常廣泛，包括瘋狂者、浪蕩者、弱智者、聾啞者、慢性病者或七十歲以上者。早期法律可能沒有「行為能力」制度的概念，但已經有此制度的實際運作，只是，此時的監護出發點，大多是從維護家產的觀點出發，比較是針對擔任家長者無法承擔家長責任時為之，至於非家長者若有無法承擔責任的情況時，則由家長直接進行管理，並不需要特別進行監護（田山輝明 2015）。然而，隨著市民社會的出現，家長的權力不再強大，整個成年監護制度因此轉至個人身上，例如，十九世紀的法國《民法》，將生活態度浪費者納入成年監護的範疇；1900年，德國《民法典》，除了將精神病患、精神耗弱者納入，也包括浪費者、酗酒或吸毒者在內（焦富民 2015）。我國早期《民法》學者，如洪遜欣及史尚寬都認為，過去德國、法國、瑞士、日本及俄國等，成人監護制度的社會目的性非常明顯，所以包括「行為不檢」、「酗酒」及「浪費成癖」等，都可以成為剝奪個人自我決定的理由。史尚寬認為，浪費成癖者常有精神異常現象，如果行為已達到影響家族生活的程度，仍可以達到精神耗弱的程度，宣告禁治產（史尚寬 1980）。洪遜欣則以社會法及民族健全發展為政策目標，主張「現代法為實現或確保個人、社會及國家三位一體之協同的融合的生活秩序……調節個人之個別的存在與其共同的存在性格為其指導原則」，期待個人財產的處理，不得「阻礙其個性之合理的發展及損害其財產之社會的機能」，因此他主張，如有精神耗弱、酗酒、毒癮或浪費成癖時，可以將之宣告禁治產，但可使其有限制行為能力（洪遜欣 1990）。

　　然而，在二十世紀中期的成年監護制度往尊重個人自主尊嚴

的方向調整，強調個人行為與社會連帶的想法，逐漸被尊重個人
自主與尊嚴的想法所取代，因此，有些國家限縮認定他人無行為
能力範疇，例如，日本將行為能力減低者分成後見（也就是監
護）、保佐、輔助等三種情況，僅有接受監護者被認定為基本上
欠缺行為能力（李孟雪　2016；劉得寬　1999）。德國則是在1992
年正式廢除禁治產制度，改為對於受宣告人的法律輔助（或稱照
管），尊重受輔助（照管）人的自主與尊嚴，以必要性及補充性
為原則，由法院依照受輔助（照管）人需要協助的事務情況，決
定由誰輔助某事務到何種程度（劉得寬　2003；戴瑀如　2014）。
英國2005年施行的《意思能力法》（*Mental Capacity Act*）也規
定，必須窮盡適當的協助讓一個人的能力最佳化，倘若其能力仍
然未達意思能力門檻時，才能認定欠缺意思能力（Nicholson et
al. 2008）。即使在保留監護制度的國家，如日本或韓國，也在
日常生活交易的可能範圍內，保留受監護宣告人的行為能力，但
規定其日常生活的交易行為可得撤銷，以降低受監護宣告人的自
主性受限的情況（李孟雪　2016）。換句話說，不僅在生活領域
上盡量特定需要輔助或照管的領域，即使在監護的制度中，也保
留某些行為能力的範疇，再以法律行為是否無效或可得撤銷，轉
由意思能力制度來進行動態性的調整。當年台灣《民法》修訂
時，第15條的立法理由認為：「禁治產人，係屬無行為能力，其
所為行為無效。此一制度業已施行多年，且為一般民眾普遍接
受，為避免修正後變動過大，社會無法適應，爰仍規定受監護宣
告之人，無行為能力。」因此，台灣在這一段朝向擴大個人自主
尊嚴的民事能力制度風潮中，修法幅度相對保守。

　　另一種個人自主掌控未來的法律技術，稱之為意定代理，亦

即由行為人在自己還有行為能力時，先立下類似委任契約書，委託信賴的某自然人、法人或其他組織團體，在行為人喪失意思能力時，代理行為人在法律上處理社會相關事務。這種制度，從1950年代開始在美國各州及聯邦逐漸風行，稱為持續性代理權（durable power of attorney）；英國則在1986年施行《持續代理授與法》（Enduring Power of Attorney Act），以至於2005年的《意思能力法》（*Mental Capacity Act*），都允許人民可以事先為自己將來喪失能力的情況預做計畫，指定信賴的人或組織團體為其做決定（李沃實 2007）。日本在1999年通過《任意監護法》，也是承襲此一制度概念，而且為了避免任意監護人規避監督，沒有良好執行監護職責，亦規定任意監護合約在任意監護人向法院聲請指定選任任意監護監督人時，發生效力（李孟雪 2016）。美國因為意思能力或行為能力的判斷制度受到批判，在2000年之前的十餘年間，共有數百個與監護相關的制度修訂法案通過，也有許多僅限制行為人局部性法律行為的成年監護制度（Melton et al. 2007）。因此，隨著意定代理或意定監護制度的發展，行為人法律行為無法生效的條件，明顯地逐漸轉向以行為人動態的行為當下的意思能力為準，而非逕自以僵固的行為能力制度為準。

　　日本在1999年修正成人監護制度，配套措施包括於2000年，由法律實務界與精神醫學界等相關領域專家，共同研擬《新成年監護制度鑑定書製作參考手冊》及《新成年監護制度診斷書製作參考手冊》，其中列舉評估財務能力時，必須記載日常生活的活動，包括日常生活的動作（更衣、沐浴、飲食、排泄等），經濟活動（購買、金錢管理、存款帳簿管理、貴重物的管理、大額財產的處置、面對強力勸誘的反應能力等），社會性（與鄰里

往來及交友情形等）（高一書 2007）。這種與標準化操作類似的運用方式，乃是追求避免評估意思能力者將自己的價值信念帶入評估過程中，以之評斷個案的價值信念（一種實質的考量）。英國《意思能力法》或者美國的MacArthur Foundation所發展出來的同意治療能力的評估量表（MacCAT-T），都揭櫫一種針對個案認知判斷程序的評估過程，只要符合程序及標準就可以在較為「客觀中立」的狀況下，判斷個案的意思能力。雖然也有學者認為，對於有疑問、複雜或在判斷餘地邊緣的個案，這種規避實質價值考量的理想實難以維持（Banner and Szmukler 2013）。

　　總之，隨著世界各國逐漸從個人的社會客觀條件（例如，年齡、性別、社會地位、種族等等），轉向強調心智功能作為判斷成年監護（長期）或欠缺意思能力（短期）的要件，同時強調避免以專家的價值判斷取代個案的價值判斷，傳統在精神疾病或心智功能判斷上具有社會權威角色的精神科醫師，在成年監護或意思能力判斷上，仍然繼續保持專家角色，鑑定意見也成為法院在判斷時不能忽視的證據。在神經科學對於行為的研究逐漸豐富之後，越來越多的法學論述強調，運用結合泛稱神經精神醫學（廣義上包含心理學）的技術，可以協助法院判斷處理與人的心智功能相關的法律事務（Jones et al. 2013），因此，有助於提升法院判斷行為人是否需要接受監護、輔助或照管的專業證據項目。這種更細緻地以神經精神醫學論述為基礎的行為能力與意思能力的分類管制，除了符合啟蒙時期以來尊重人權的現代性國家社會治理潮流，從科學知識與權力的關係觀之，其實隱藏另外一種解讀的可能性。

三、失智症、民事能力與神經精神醫學

　　2012年，WHO正式發表報告，指出失智症是公共衛生的首要問題，估計大約每20年全球失智症人數將倍數成長，在2050年將有1億1,540萬人罹病（World Health Organization 2012）；根據另一項估計，到2040年最多可能有9,000萬人罹患阿茲海默症（Minati et al. 2009）。經濟分析顯示，失智症造成很大的醫療及社會成本（包括政府正式的社會服務成本，以及非正式的社會成本，例如，家庭照顧等等）負擔，估計在2010年約為6,040億美元（Wimo et al. 2013）。根據「美國阿茲海默症學會」2013年的估計，美國阿茲海默症病人的親友每年約有175億小時（沒有領薪水）用在照顧阿茲海默症及其他失智症病人，經濟成本大約是2,160億美元（Alzheimer's Association 2013）。根據台灣政府的統計，隨著人口老化，老年人口在2009年11月為總人口10.36%，而2008年領有失智症的身心障礙手冊者有27,018人之多；根據學者估計，台灣老年人的失智症盛行率約1.7%至4.4%（傅中玲 2008），除了上述的醫療與社會成本之外，失智帶來的民事行為意思能力、刑事責任等倫理法律與社會影響的問題，其重要性亦不遑多讓。包括台灣及日本在內的許多國家，之所以調整成年監護制度，主要也是因應高齡化社會來臨，希望在老年人口可能因為疾病導致心智功能減損或欠缺時，能夠藉由新的成年監護制度來處理與法律有關的社會事務。

　　一般而言，意思能力的判斷標準，通常可以分成兩個成分（component）：第一個是「原因成分」（causal component），第二個則牽涉到認知與行為的功能，稱為「功能成分」（functional component）（Moye 2003）。所謂「原因成分」，是指造成意思能力受影響的精神醫學的臨床生理及心理因素，例如，精神疾病；「功能成分」是指因為上述臨床生理或心理因素，以至於參與社會生活功能下降的情形。美國學者 Thomas Grisso 與 Paul Appelbaum 在回顧美國法院的裁判後認為，意思能力的功能成分包括四種重要的能力項目：表達決定的能力，了解資訊的能力，評價資訊對己身重要性的能力，以及使用相關資訊論理並進行邏輯分析的能力。兩位學者強調，不能以精神疾病的診斷直接推估能力之有無，能力所需的內容必須針對個別行為樣態進行判斷，這四種能力之間可以沒有關聯，法院也通常僅以幾種能力種類之一進行判斷（Grisso and Appelbaum 1998）。台灣《民法》第 14 條所規定的成人監護原因成分為「精神障礙或其他心智缺陷」（精神疾病診斷），其功能成分則為「為意思表示」、「受意思表示」或「辨識其意思表示之效果」等心智功能。而且，除了沒有強調邏輯分析能力之外，基本上都和 Grisso 與 Appelbaum 意思能力模型的表達決定、了解資訊與評價資訊等能力若合符節。

　　學者 Jennifer Moye（2003）認為，進行成年監護評估時必須注意四個社會生活的功能領域：財務、個人健康照顧、獨立生活與交通。特別地，評估財產事務的心智功能，可以區分成：財務事實的知識（對於金錢、資產、銀行帳戶、投資等的記憶與了解），財務管理程序的知識（實際執行財務管理的動作，例如，算錢、提存款項、實際進行交易等），以及財務判斷（在複雜且模糊的社會與財務情境下，如何進行有利於己的財務判斷）等三大項（Kershaw and Webber 2004）。在關於個人健康的照顧上，則可將 Grisso 與 Appelbaum 發展出來的意思能力概念模型（四種

功能類型）直接運用到醫療事務決策上（Grisso 2003）。至於獨立生活、交通能力，都強調行為人在一般合理的協助下，是否能夠執行與年齡相應的獨立照顧家庭與個人的安全福祉，並可具備交通知識與實際執行交通活動（Moye 2003）。此外，法院也必須考量行為人的社會情境是否缺乏刺激，無法獲得合理的協助，或者有其他的限制（視力、聽力或語言等等），在綜合判斷監護是否能夠對將受監護宣告者更有利後，再做出監護相關的決定（Moye 2003）。

　　然而，在進行鑑定時，即使有這樣比較明確的意思能力模型，在台灣法院仍然非常尊重精神科醫師對於心智能力判斷意見的情況下（何海等 1997；吳建昌 2014b），操作上仍有許多需要精神科醫師運用臨床智慧進行彈性判斷之處，使得這些能力模型相對上仍顯粗糙；例如，這些不同的心智功能類型，到底要檢視哪些更細緻的心理或精神狀態，才能夠判斷其高低變化的情形，並沒有一定的標準。因此，當美國遭遇到類似的問題之際，加州在1996年制定了《意思能力決定正當程序法》（*Due Process in Competency Determinations Act*），訂出更細緻的意思能力判斷的證據項目，並列出四種司法審查時必須檢視的精神功能：(1)警醒與注意力，包括意識清醒度、注意力及定向感等；(2)資訊的處理，包括記憶、了解、溝通、辨識人與物、了解並評價品質、抽象思考、計畫與組織等；(3)思考流程，包括有無幻覺、妄想及強迫性思考等；(4)情緒的控制。根據該法規定，任一種功能受損，以至於行為人「了解或評價其行為結果之能力明顯受損」，要根據受損的「頻率、嚴重度及持續性」做綜合考量，始可以做出監護宣告的決定（Moye 2003；吳建昌 2014a）。台灣

目前的司法精神鑑定程序中，許多個案可能都未按照上述的學術模式運作，然而，學術性較高的機構，基本上都會考慮到上述學理的內容進行實踐；尤其，2017年11月5日，「台灣司法精神醫學會」正式成立後，司法精神鑑定的學術性極可能因學會的活動而繼續強化。

　　上述的細緻規定其實也與精神醫學對於認知障礙相關的疾病診斷準則有所呼應。例如，「美國精神醫學會」所出版的《精神疾病診斷與統計手冊第五版》（*Diagnostic and Statistical Manual of Mental Disorders 5th Edition, DSM-5*），關於認知障礙症的描述為：「一項或多項認知範疇（複雜注意力、執行功能、學習和記憶、語言、知覺─動作或社交認知）顯著比先前的認知表現降低。」所根據的證據則為：「個案、了解病情的資訊提供者或是臨床專家，知悉認知功能顯著降低」，以及「標準化神經認知檢測，或缺乏上述檢測時，另一量化之臨床評估確信個案之認知表現顯著減低」。此種障礙產生的效果則為：「認知缺損影響到日常活動的獨立進行（至少指日常生活複雜的工具性活動）」（American Psychiatric Association 2014）。對於阿茲海默症的診斷準則，則為「符合認知障礙症或輕型認知障礙症」，而且有「一項或一項以上的認知範疇減損，在不知不覺中發病，並逐漸進展有至少兩種認知缺損」，例如，記憶障礙（amnesia）、語言障礙（aphasia）、操作障礙（apraxia）、辨認障礙（agnosia）、規畫障礙（planning impairment）等（American Psychiatric Association 2014）。這些疾病，傳統上都以個案的精神症狀變化的歷史，結合精神科醫師對於個案的精神病理學檢查，佐以神經心理學測驗等資料，最後做出診斷。然而，隨著神經科學的發

展，精神醫學與神經醫學專家都逐漸運用神經科學的技術（例如，腦影像、電子生理活動等），探察精神疾病心理狀態與行為的神經訊號（包括結構或功能）關聯性，企盼能夠將精神疾病的心理狀態或行為，還原（reduced）為神經結構或機制的病理現象，離開人「主觀的」心靈層次，而進到腦「客觀的」結構或機制層次。底下，將稍微介紹以神經科學解讀行為的歷史，以及相關的神經精神醫學與失智症個案意思能力判斷的相關論述。

　　早在十八、十九世紀時，西方便有顱相學（phrenology）學者，使用人類顱骨的形狀與特徵預測人類腦部的功能和特性，雖然這項學門後來被視為「偽科學」，卻啟發了其他神經科學學者，藉由腦部受傷的病人進行腦部功能定位的研究（Finger 2001），例如，Broca與Wernicke各自發現了腦部的語言中樞。這樣的研究取向也促進了使用神經科學（包含神經醫學）及精神醫學知識，來了解並處遇犯罪人的研究。

　　二十世紀初，X光的發明使得科學家可以不需解剖而得以肉眼見到顱骨的影像，到了1960年代，使用放射性同位素注入人體的血流中，就可以使用影像的技術如SPECT（single photon emission computed tomography）來觀察腦部的血流狀況，PET（position emission tomography）可用於觀察腦部的醣類代謝的狀況，因為腦部活動的增加需要血流的灌注或醣類代謝，因此SPECT及PET都可以用於推估腦部功能變化的狀況（Khoshbin and Khoshbin 2007）。

　　除了影像技術的發展之外，科學家在二十世紀初期開始記錄頭部皮膚上的電位變化，發展成為目前的腦波ＥＥＧ（electroencephalography），可以了解腦部活動時反映在各個部位

的電位變化，甚至可以發現癲癇等異常放電現象；而藉由電子訊號的轉換機制，經由事件誘發的電位變化（evoked potential）可與背景雜訊進行區分，可以了解腦部功能處理特殊事件時的功能變化（Khoshbin and Khoshbin 2007）。在1970年代，Hounsfield與Cormack兩人利用X光穿透腦部所有部位，並以電腦計算穿透後產生的不同訊號，訂出各個部位的密度，再將之整合以影像輸出，成為目前的電腦斷層（Khoshbin and Khoshbin 2007）。早在1930年代，科學家已知使用磁波來測量氫原子核的旋轉動量，後來其他學者進一步利用這個原理，在磁場中以磁波來測量人體組織的成分，Lauterbur與Mansfield進而發展出磁振造影技術（magnetic resonance imaging），可以更精細地呈現腦部軟組織的生理及病理變化。電腦斷層及磁振攝影的發明者，都以其偉大的貢獻獲得諾貝爾醫學獎。其後，學者了解神經細胞活動時會使用氧氣，將含氧的血紅素轉換成不含氧的血紅素，因此開發出利用血液含氧量差異做出影像，即BOLD（blood oxygen level-dependent）造影技術，後來發展成了解腦部功能的功能性磁振造影技術fMRI（functional MRI）（Khoshbin and Khoshbin 2007）。根據MRI所發展出來的新型腦部影像技術日新月異，甚至有結合事件誘發電位、磁性腦造影術及功能性磁振造影術等，希望能夠了解腦部對於特殊事件的即時性功能展現，作為了解人類行為的腦部生理功能基礎。

　　上述這些神經科學新技術的發展及運用，不僅拓展到道德心理學（moral psychology）的實證研究，也促成所謂的神經倫理學（neuroethics）及神經哲學（neurophilosophy）研究，並逐漸在法學的論述上展露潛能（Tovino 2007），甚至有學者宣稱目前

已經有所謂神經法學（neurolaw）這種學門（Wolf 2008），預測未來如何將神經科學的技術運用到法學學門，將是法學必須面對的一大挑戰。了解了神經科學技術的發展後，底下先簡略描述神經科學、精神醫學與法學的歷史淵源，並帶出現代神經精神醫學與法律的幾種可能關係。

　　隨著醫學的發展史中，總會出現受到腦傷的個案做出背離道德或法律的行為，這些個案成為契機，有助於探討頭部外傷、神經學、精神醫學與法律的關係。例如，英國人Hadfield在英法戰爭中頭部受到穿刺傷後，產生了必須犧牲自己以拯救世界的妄想，因此他藉由刺殺英國國王喬治三世希望被判死刑。在英國1800年關於該案的審判中，Hadfield的律師Erskine成功地主張，一個人只要因妄想而有部分的瘋狂，即可以免責（Reznek 1997）。另外一個個案是約150年前，美國鐵路工人Phineas Gage因爆炸意外大腦額葉遭到鋼片破壞，從此個性大變，成為衝動而不遵守道德規律的人。隨著「天然實驗」（natural experiment）[1]的個案觀察與動物實驗，在精神醫學外科治療學中發展出曾風行一時的腦前額葉白質切除手術，以特製的手術器材破壞病人的大腦前額葉白質區域（可以經由眼窩部位進到腦前額葉），以治療精

1　所謂「天然實驗」指的是，當某些因子的變化並非人為介入所導致，卻剛好使得學者可以觀察到某因子變化所帶來的差異結果。可能的例子包括：在個人層次，個人腦部受損後出現的心智功能差異，可以推測該部位與何種心智功能有關；或者在群體層次，原本法律政策類似的兩個國家（或地區），其中一個國家（或地區）的法律政策改變，那麼從兩個國家（或地區）在該法律政策管制事項上結果的差異，可以推測該法律政策的管制效果。天然實驗的運用範圍很廣，經常用於不能刻意以實驗手段達成的研究題材上。

神科疾病；但是這種具有風險的外科手術，在安全且有療效的精神科治療藥物出現之後，逐漸式微（Ford and Henderson 2006）。然而，雖然不再進行這類手術，但是在手術中累積的知識，包括大腦哪些部位可能與哪些行為或判斷有關，成為探討道德與決策的神經科學的初始知識形態。隨著神經科學的進展，傳統法學論述得到新的刺激，例如，在英國皇家科學院的官方期刊中，2004年第359期的主題即是 law and the brain，其中不少知名學者（包括神經科學者、心理學者及法學者等）探討法律的神經學基礎，討論法律如何可能受到神經學的影響而改變，法律如何運用神經學工具來達成目的等。此外，神經科學的技術工具也逐漸受到法學者及法院重視，神經科學的論述也開始出現在法院殿堂中。例如，美國在2007年有一個著名的性侵害案件，被告 Peter Braunstein 的辯護律師首開先例，不是以常見的心神喪失（insanity）進行抗辯，而是請科學家以神經影像技術證據證明 Braunstein 無法形成犯意（mens rea）（Appelbaum 2009）。

　　世界各國對於責任能力與意思能力的科學探討，向來集中於如何以精神醫學的語彙來詮釋，最常見的研究方式，集中於將精神醫學當作所謂的「架橋」（bridging）或「翻譯」的角色，亦即精神醫學專家將被鑑定人的心理與行為的理解，翻譯成法學上可以運用的詞彙，協助法官進行判斷。或者以精神病理學的理論與法學所採用的俗民心理學（強調故意、過失、預見、責任、能力等概念）進行比較，挑戰或深化人們對俗民心理學的理解（Wu 2006）。然而，上述神經科學技術的發展，可以提供法學者直接「觀看」法學概念（如責任能力及意思能力）生理運作基礎的機會，法學者應該如何因應，誠然是未來法學發展上重要的問

題，如何將之與各國現行的法律進行結合，也是各國法學者必須深思的。法學者對於神經科學滲透到法學論述中的態度，可能有三種樣態：（1）採取批判的態度，認為法律關注行為層次的現象，過去曾有許多學門（包括精神醫學在內）號稱可以帶來法學的變革，但法學論述終究還是依照其架構運作，因此主張神經科學不可能影響到法學論述（Morse 2004）；甚至有學者主張，神經科學學者在批判笛卡兒（Descartes）的身心二元論時，雖然主張身心一元論，但是卻落入了還原論（reductionism）的窠臼，忽略心智並非局限於大腦，因為大腦是心智的必要條件，並非心智的充分條件，神經科學學者主張心智即腦（Mind is brain）乃犯了局部謬誤（mereological fallacy），因為是人在思考控制行為，不是腦在思考控制行為，而且神經科學證據並不能證成或構成心智現象，只能是推測心智現象存在的歸納性證據，過度強調神經科學的證據力，乃是一種有害的情況（Pardo and Patterson 2010）。（2）採取擁抱科技的態度，認為神經科學繼續發展下去，終究會對法學的基礎假設產生重大衝擊，必然造成法學的大變革（Greene and Cohen 2004）；甚至有學者主張應該以神經科學的發現來規畫倫理法律系統，使法律倫理合乎某種普遍的，以神經生理為自然基礎的倫理原則（Gazzaniga 2005）。（3）採取小心謹慎的態度，逐步觀察分析神經科學與法律的互動，進行微調，而不願意做出任何大膽的預測（Zeki and Goodenough 2004）；例如，有學者主張神經科學對於故意（intention）與責任能力（insanity）的判斷，具有參考價值，另一方面也承認目前神經科學仍不能完全回答法學關於責任能力或意思能力的所有問題，因此在現階段必須小心神經科學被法學界濫用。

　　隨著神經精神醫學的開展，神經科學技術對失智症意思能力的探討越來越多，然而，研究上述警醒與注意力、資訊處理、思考及情緒控制的神經科學論文質量之大，並非本文所能夠涵蓋，因此，本文僅集中檢視關於失智症與心智能力的倫理法律或政策文獻。首先，在民事意思能力的判斷上，意思表示的先決條件是承擔「意思表示或其效果」的自我概念。目前神經心理學的研究認為，自我概念應該包含底下數個功能成分：對於日常生活的事件記憶，對於自己個性的呈現，自己過去的歷史事實，對於自己的能動者經驗及其在時間流中的持續性，反思自己的想法及經驗的能力（Klein et al. 2003）。某些腹內側大腦前額葉（ventromedial prefrontal cortex）受損的病人，雖然記憶力尚佳，但是情緒判斷出了障礙，因此幾乎無法在乎事物，或者形成良好的人際與社會互動，欠缺價值判斷的能力（Damasio 1994），可說比單純記憶力不佳的失智症患者情況更嚴重。學者從事神經影像學的研究發現，大腦額葉及顳葉退化的失智症患者，隨著額葉萎縮程度的惡化，度量或揣摩自己或他人心理現象的能力也跟著變差（Adenzato et al. 2010）；這類人容易出現衝動行為、反社會行為（道德判斷力低落），無法適切地判斷道德衝突的情境，欠缺責任感或辨識意思表示效果的心智能力，其 ventromedial frontal cortex, orbitofrontal cortex 及 amygdalae 等區域，都可能出現功能障礙現象（Mendez 2006）。

　　尤有甚者，有些初期的腦額顳葉失智症行為亞型（behavioral variant frontotemporal dementia）的患者，雖然可以正確回答與道德判斷或決策相關的問題，或者在心理學測驗中沒有異常的表現，神經影像學檢查卻顯示個性改變或產生衝動，乃是額葉病理

現象的結果（Manes et al. 2010）。學者認為，這類失智症患者的理由反應性（reasons-responsiveness）能力受損，無法根據情境產生適當的動機或情緒反應，若有違反規範的情況，應該要減免應負的道德或刑事責任（Darby et al. 2016）。至於財務能力是民事意思能力及成人監護的重要項目之一，學者透過神經科學的研究發現，心算能力、程序回憶、複雜的數字操作、注意力、執行功能等，都與大腦某些區域或這些區域間的連結現象，具有統計上的關聯（Knight and Marson 2012）。另有研究顯示，內側額葉萎縮的話，財務能力有下降的現象（Stoeckel et al. 2013）。

　　針對失智症患者同意能力的研究發現，輕度至中度的失智症患者，依據上述 Grisso 與 Appelbaum 的分類，其了解能力及邏輯分析能力在經過九個月後，就產生了統計上有意義的惡化現象，學者因此建議對這一類病人必須定期評估，並且積極提供協助，支持他們的命名、記憶方面的能力，或者執行事務的彈性，以最大化他們自主決定的可能性（Moye et al. 2006）。這樣的研究結論，與上述英國《意思能力法》所提供的判斷原則若合符節，亦即在能夠藉由協助而提升自主時，盡量避免判定這類病人為無意思能力，因此台灣的輔助宣告成為最適合這類病人的民事意思能力制度的選項之一。事實上，許多神經哲學者及神經倫理學者都強調以生物─心理─社會（bio-psycho-social）等三個面向的結合，了解失智症者的自主，上述的美國成人監護制度文獻強調要評估可能需要受監護者的社會情境，其實也與這一主張相互呼應，因此學者提倡關聯性神經科學（relational neuroscience）的態度，認為雖然神經科學能發現失智症患者的某些腦部功能異常，卻不能單獨決定失智症患者的自主欠缺的程度（Sabat 2009）。

類似的想法也可見於，學者主張失智症患者的能力不應單以神經或精神功能的個別變化來進行判斷，應該以其整合性的生活技能（skill）展現來進行觀察（Klein 2009），如此更能將神經精神醫學的運用與民事意思能力的判斷結合。

最後，在進行失智症患者意思能力或能動評估時，重要的爭論點之一在於是否要以失智症患者過去的整體重要價值（critical interests）系統作為參考點。著名的法哲學者Ronald Dworkin認為應該考量整體的重要價值，因此特別強調必須以失智前個人的意願或決定，作為拘束失智後決定的依據。但是，法學者Rebecca Dresser則認為應該以失智後的經驗價值作為主要依歸，不需考慮歷史上的整體（Dresser 1995）。亦即，如果失智症患者具有形成價值判斷能力時，則仍應視為具有意思能力，而促成自主決定的最大化（Jaworska 2006）。因為雖然失智症患者的腦部記憶區海馬迴（hippocampus）逐漸受損，造成無法記得昨天發生過的事情，使得與他人進行較為長期的法律互動時出現障礙，但是，失智症患者尚具有某種程度的論理及決策能力，因此仍具有價值判斷能力，亦即具備意思能力的基礎功能。據學者研究，在實際的刑事案例中，神經精神醫學證據出現的機率逐漸增加，而神經科學在民事案例中也有許多應用的可能性；例如，在某個90歲老人結婚的案例中，子女舉出老人有輕微失智及神經影像顯示的大腦病變，法官卻認為那些檢查都是幾年前的結果，並非為了評估締結婚約的能力而為，因此直接參考行為層面心智狀態的老人醫學評估證據，認為老人有能力（de Kogel et al. 2014）。在台灣高等法院101年度上字第811號民事判決中，高等法院論述某一93歲失智症患者口頭囑書的效力，認為：「張〇〇係7年11

月30日出生……然而囑書誤繕字為7年11月3日，張○○竟未發現此一重大瑕疵，已與常情不合。」「張○○於書立當時已93歲高齡，甫於100年12月13日因肺炎、發燒、呼吸不順入院治療，入院時有感染情況意識較差，經抗生素治療後追蹤意識情況改善，安排失智智力檢查研判其有輕度失智，腦斷層有腦部萎縮等情，亦有○○綜合醫院……函文所附病情說明摘要在卷可證……亦難認張○○於100年12月10日神智清楚。參以張○○於100年12月29日出院，旋於101年1月1日過世；則張○○於重病入院前，於100年12月10日能否清楚意識出具前揭囑書及簽章，實屬可疑。」雖然法院在本案提及腦斷層（腦部影像檢查）發現腦部萎縮，然而，法院對於張○○「生前」能力顯著減低的逆溯判斷，更重視其外顯行為徵候、實際操作的品質與病程變化，影像檢查反而只是順帶提及的一項參考而已。

　　目前神經精神醫學證據在法院中的運用仍在逐漸增加。雖然有學者警告神經影像學可能對於人民或法院產生太大的說服力或誘惑（Weisberg et al. 2008），也有學者認為神經影像學的說服力被過度誇大（Farah and Hook 2013），對於神經精神醫學與法學合作採取審慎樂觀的態度（Jones et al. 2013）。筆者認為神經精神醫學新技術未來對於心智的理論或法院證據的影響，不容忽視，值得以STS的理論檢視神經精神醫學在法學運用新發展的可能意涵。

四、神經精神醫學、失智、民事能力與國家社會治理

　　神經精神醫學屬於健康治理（governance）專業知識與力量

的論述操作模式之一。Foucault在《規訓與懲罰》（*Discipline and Punish*）一書中，強調規訓的技術如何超越傳統主權法律對於肉體的處罰，成為更細緻的管制技術一環，除了監獄之外，舉凡學校、醫院、軍營等，都是規訓論述與技術滲入拓展而發達之處（Foucault 1977）；學者在探討Foucault針對法律與治理的論述時，也經常集中在對犯罪者的控制技術（Garland 1997），少有著眼於民事能力法律制度。因此，本文擴展Foucault關於規訓與治理理性（governmentality）理論的應用範疇，嘗試將神經精神醫學、失智與民事能力法律政策，理解為社會治理的共構（co-production）。相異於傳統法學以自由主義觀點來了解民事能力制度的演進，本文認為，從Foucault較為晚期的觀點來看，法律乃是治理設置的一環，在法律的規畫下，國家社會可以同時進行規訓與治理理性的操作，法律與其他的治理設置可以相容而非互斥。本文之所以不區分國家治理與社會治理，主因在於許多臨床或科學的凝視，作用點經常落在法律規範所未及之處，因此具有某種的社會治理特質，國家治理與社會治理兩者相互交融，必須將兩者綜合觀察始為周全。

　　Foucault對於規訓或治理理性，從未提出簡短統一的定義。根據Foucault的論述，相較於強調法律的疆界中著重君主主權與強制力的操作方式，規訓主要作用在法律強制力所未及的領域，在各個機構或地域中，經常默默而不可見地針對個人進行觀察，運用各種蒐集細節的技術，累積對於某一形態個人的知識後，創造出一種正常（normal）現象的規範（norm）標準，並以此度量，甚至建構個人的主體性，以達到創造並維持秩序的效果（Foucault 1977; Tadros 1998; Turkel 1990）。傳統法律以Mills的

禁止他傷（harm to others）作為個人行為舉止的許可界線，規訓則是在法律規範之外的領域中進行操作，藉由知識（經常與專業結合）形成規範，進行一種微觀物理（micro-physics）力量的措施，形塑受規訓者的身心與行為（Foucault 1977; Turkel 1990）。規訓的運作，可以發生在監獄、軍隊、學校、醫院或其他機構，也可以在某場域對於某種可以標定的對象，例如婦女、兒童、種族，以至於本文所討論的老人及失智者，進行規訓（Rose and Valverde 1998）。

治理理性則是針對一個群體，乃指某種制度、程序、分析、反省、計算及技術的結合體，以人口族群（population）作為標的，以政治經濟（political economy）作為主要知識形式，以安全機制（apparatuses of security）作為主要技術方式，遂行特殊而複雜的權力；一方面建立特殊的治理理性機制（governmental apparatuses），另一方面則發展複雜的知識（savoir）（Foucault 1991）。法社會學學者 Niklas Luhmann 所描述，以二元符碼（binary code）操作為特徵的傳統法律司法形式（juridical form），逐漸在治理（government）中扮演較為次要的角色（Tadros 1998），反而是科學知識所相應的計算理性（Dean 2010），可為國家社會層次的制度調整時所運用，例如，針對經濟制度的法律政策更易。此外，此種知識也使群體中的個人能藉由「自由選擇」來形塑主體性（subjectivity），進而達到治理的目的。當對於個人的規訓廣泛實施之後，規訓就成為治理理性的一環。

Foucault 曾使用生命政治（biopolitics）一詞來描述國家對於生命的政治力量操作，認為在西方十七世紀，生命力量（bio-power）紀元的伊始時期，治理力量操作可以分成一個向度的兩

端，其中一端以人群生命政治（bio-politics of the population）作為管制，另一端則是以人體的解剖政治（anatomo-politics of the human body）作為規訓。在此種理解下，生命政治與治理理性乃同屬於管制群體治理的概念。然而，學者Mitchell Dean認為，Foucault並未對生命政治此語提出明確的定義，他1978-1979年在法蘭西學院（the Collège de France）以生命政治的誕生（The Birth of Biopolitics）為主題，但是全文中生命政治一詞只出現三次，並未針對這個詞語進行細緻的檢視，主張Foucault並未完整地發展生命政治的概念，只是在生命政治的誕生系列演講後，從文本檢視生命政治可能是治理理性的一部分，或者更極端而言，Foucault從處理生命政治轉而處理治理理性的概念，放棄了對於生命政治的關注（Dean 2013）。與此類似，學者Thomas Lemke在闡述Foucault的The Birth of Biopolitics的文章中，主要討論的是國家的新自由主義治理理性的現象，整篇文章無一字針對生命政治進行討論（Lemke 2001）。因此，筆者認為作為治理理性的前身概念，生命政治乃是廣義治理理性的一部分。

另從法律多元論（legal pluralism）者的觀點，法律的現象與運作不再受限於憲政主義、基本主義的定型法律格式，其主張「法律」包含實定法律與其他規範秩序的策略在內（Walby 2007）。雖然本文不需要針對此種法律多元論觀點的「法律」定義進行定奪，然而，其強調多元的可能治理力量的操作模式，與Foucault規訓與政府治理理性的概念可以相容，也是我們可據以觀照老人失智與民事能力制度法律政策的一種方式。

Foucault曾在論文中明白表示，他之所以研究知識與力量，乃在於想了解從歷史觀點來看，社會文化中的個人「被主體」

（subjection）或「主體化」（subjectification）可以有多種的方式（Foucault 1982）。從這樣的切入點重新詮釋理解，凸顯隨著老年化社會來臨，失智症患者的數量大增，成為國家社會必須治理的「新興群體」，上述關於失智的神經精神醫學研究在治理上的意義，正展現了國家社會對於老人生命歷程更細緻的觀察，更細緻地區分老人失智樣態（例如，DSM-5 區分輕度認知障礙症、認知障礙症及各種認知障礙症的成因），而隨著知識的獲得（質性與統計的資料），期待能夠藉由人與事務的安排，輔助支持或治療介入模式的提出，對個人（針對個人的身心評估照護活動）或對群體（例如，長期照護制度），可能在各個老人照顧的機構中，或者在許多老人居住的家庭與社區中，同時進行「正常化」老人與規訓老人並使之正常的活動，同時展現國家社會對於老人的治理理性，細緻地區分正常老人與各種失智者，期待達到治理這一群數量越來越龐大的失智症患者，並維持社會秩序的目的。

　　在此種規訓與治理理性發展的同時，世界各國在監護宣告的法律制度變革中，已經從過去的嚴格區分老人有無能力處理事務的法律地位二分模式（Glen 2012），轉為在法律制度上做更細緻的能力分級，甚至如德國完全放棄監護字眼，不再有全面性地欠缺行為能力的分類，改以區分每一個案在不同類型的事務上細緻的能力變化，以決定需受照護或支持的程度。此種法律對於更細緻分級的要求，以及先進科學證據的期待，亦促成了新發展的神經精神醫學證據在民事能力判斷上的運用。在這樣的觀察角度上，民事能力制度的法律政策，其實能夠協助規訓與治理理性運作得更順利。民事能力制度底下所蘊含的法律上權利平等的操作與論述，例如，盡量不剝奪行為能力，保障失智者也能夠享有行

為能力或意思能力，必須藉著觀察與操作所獲得的知識來順遂進行，在法律上的形式平等之下，蘊含著許多微觀物理學的不平等力量，顯現在凝視、分類與操作的差異運作上（Turkel 1990）。

　　從外於法律限制的觀點來看，家庭成員照護老人時，在沒有特殊的「不得已原因」存在下，家庭成員可以運用既有規範的支持資源，來幫助需要協助的老人，根本不需要訴諸民事法律的監護、輔助或照管等法律宣告的治理制度。不過，在必須藉由法院宣告老人的法律地位時，其他規範的力量會與法律力量共同運作，達到規訓與治理所有程序參與者和社會大眾的效果。因此，知識、力量、規訓、治理理性與法律權利（包括能力），彼此具有密切關聯，一起共同運作，神經精神醫學的知識與操作，以及民事能力制度的知識與操作，彼此互相嵌鑲與交錯，同時產生了國家社會的秩序（個人自我照顧或財務處理）。因此，參考著名的 STS 學者 Sheila Jasanoff 的論點，筆者認為，跟傳統的《刑法》負面制裁力量的論述不同，根據這種對於老人與失智的民事治理的理解，神經精神醫學、民事能力法律政策制度與社會經濟治理乃是共構的（co-produced）論述操作（Jasanoff 2004），三者必須同時檢視，才能夠對於民事能力制度作為治理技術有更全面的理解。

　　從另一方面而言，與 Foucault 有深交的法國學者 Ewald 在1990 年一篇關於治理理性的文章中提及「正常化的過程經常伴隨著法律的增生」，而非以規範取代法律（Ewald 1990; Rose and Valverde 1998）。相應於此，學者的確觀察到與老人照護相關的各種制度，經歷法律複雜結構的發展（Rose and Valverde 1998），而本文所論述的老化與失智治理策略的國家主權─規訓─治理理

性力量的展現，包括：家庭與經濟制度的演進，老人監護法律與法理實質內容的變化，法院裁判程序的調整，神經精神醫學的科學事實論述構成，神經精神醫學／心理學專家對於老人與失智者的臨床凝視（gaze）、評估與介入，以及社會福利政策措施的興革等等；因此，本文所專注的神經精神醫學對於大腦與心智的探討，以及可能對於老人民事能力制度的影響，只是上述的巨幅治理圖像中的一部分而已。

　　運用 David Garland 的隱喻，犯罪學研究中的日常生活行動理論指出，日常生活的空間中存在著各種導致犯罪的情境因素。類似地，國家社會以統計學及數字來代表群體或世界的特性，以數字創造另一種層次的秩序，進而開展了群體介入的可能（Garland 1997）。神經精神醫學的研究途徑開闢了在大腦中的各種失能可能性的關聯變化，藉由統計方式呈現出來，進而衍生其他關於大腦的保護或介入措施的可能性，開創了治理的新空間，也促成了新的主體化操作。例如，在監督各國法律制度對於權利的保障上，歐洲聯盟對各國人權保障相關統計數據所建構的規範，可以督促各國政府保障人權，也可以藉由人權治理各國的施政（Sokhi-Bulley 2011）。然而，神經精神醫學新技術（例如，神經影像學對於人類大腦的凝視），並非透過肉眼，亦非透過照片的顯像技術，而是藉由程式統計整理神經影像檢查所得的電子訊號，結合規範化的腦部參考模版（template），將電子訊號轉換成肉眼可見的色彩大腦圖片。此種將人「內在」的腦，甚至心智活動，轉為「外在」的技術，展現出對於大腦治理性的統計操作空間，但是在個人心智行為層次則是規訓的參考資料。

　　許多學者認為，神經科學的強大論述，將來可能成為人們自

我理解的概念架構，例如，人們會以神經化學的理論來理解自己，成就一種神經化學的自我（neurochemical self）（Rose 2007），或者認為人們在了解神經精神醫學之後，可以理解大腦的可塑性，以及相應的自我可塑性（plasticity），以自主的方式依照神經精神醫學的知識進行自我管理，遂行利用人們的自由進行治理的新自由主義（neoliberalism）的治理架構，都是治理理性的展現（Pitts-Taylor 2010）。然而，此種強調自我治理的神經精神醫學論述，有可能導致我們忽略對於社會文化層次現象的治理，在治理的過程中忽略了社會文化亦是個人問題產生的重要原因（Wu 2011）。

　　如上所述，學者對於腦部影像與心智活動的「推理距離」（inference distance）到底有多遠，亦即以腦部影像的發現理解心智活動的內容，當中必須經過多少道詮釋階段與障礙，以及這些階段與障礙是否能夠跨越，各有不同的信心，對於神經影像學證據在法律政策的影響，亦有不同的見解。甚至有神經影像學者針對某些統計整理電子訊號的研究方法提出質疑，認為神經影像與某些心智功能的高連結率，乃是分析選擇方式的人工結果，並非可靠的發現（Vul et al. 2009），這裡呈現的是，大腦與心智的「同一性」或「距離」仍有許多爭議之處。若從Foucault對於現在的歷史（history of the present）的方法學而言，上述關於神經精神醫學作為既有規訓及／或治理理性有力設置的可能性，仍是現在進行式，未來在規訓或治理理性上的作用如何，仍在未定之天。亦有學者根據實證研究指出，雖然有不少比例的精神疾病患者願意接受神經影像學檢查，或使用神經傳導物質理論來解釋其情緒疾患，並進而了解他們的精神疾病，然而，這些思維經常具

有社會目的性，例如，避免污名化，或者取得疾病的客觀性或某種合法性（Buchman et al. 2013; Dumit 2003），而且對於大腦的理解，經常來自於既有社會文化的想像（Gergen 2010）（科學家與病人皆然），神經科學既未開創嶄新的自我建構思維模式，也經常僅是強化社會中既有的自我建構思維而已（Vidal 2009）；也就是說，神經精神醫學頂多是作為既有規訓或治理理性技術的輔助者，並非主導者。若將觀察角度轉到一般民眾的自我了解與自我規範上，有實證研究發現，一般民眾多數並未使用生物學或神經精神醫學的概念架構，來論述個人的位格性（personhood）或自我理解，預測神經精神醫學將對規訓或治理理性的操作造成不可忽視的影響，可能言過其實（O'Connor and Joffe 2013）。

學者Pickersgill整合神經科學的社會學論述，指出神經科學知識的接受者並非被動，而是可能帶著既有社會文化的世界觀、假設或目標，在不同的場域中，基於不同的影響因素，可能對神經科學做不同的詮釋與作用，因此，他認為對於神經科學的社會意涵的研究，必須脫離已開發西方社會的場域進行觀察（Pickersgill 2013）。

筆者曾經蒐集台灣各級法院的裁判文，在2005-2011年期間，共蒐集13,959件涉及民事能力的裁判文（不限於失智症的當事人），其中只有18%使用神經科學的影像證據；而在同時期的4,250件涉及刑事責任能力的裁判文（不限於失智症的被告），則僅有1%使用神經科學的影像證據。對照於臨床精神醫學操作的失智症診斷中，已經大量運用神經科學的概念與技術，上述對於神經科學影像證據的有限使用，顯示目前大部分涉及能力評估的精神鑑定及法院裁判，仍未廣泛地轉譯神經科學影像資料成為法

院的證據，也沒有將神經科學影像證據視為決定民事能力的必要證據。此外，在2001年1月1日到2017年4月30日期間，民事訴訟中失智症或認知障礙患者為原告者，共988件，其中以原告請求損害賠償為大宗（75%）；失智症或認知障礙患者為被告者，共187件，被告的行為導致財務糾紛120件（64%）為大宗；涉及失智症或認知障礙患者為訴外關係人的民事訴訟案件共492件，仍以財務糾紛239件（49%）為大宗。在2012-2016年期間，每年涉及失智或認知障礙診斷的監護或輔助宣告家事事件的數目，則介於1,307件（2012年）與1,627件（2016年）之間。

另外，筆者於2013年11月18日到11月22日，針對居住在台閩地區（含澎湖、金門、馬祖等離島），年齡在18-70歲的一般民眾進行電話訪問，了解對於將神經科學運用於民事案件的看法，共計完成1,036份有效的代表性樣本。研究分析後的主要發現如下：雖然僅有20%受訪者認為自己了解神經科學，但有90.3%受訪者同意「腦是決定思考及情緒的器官」，83.0%受訪者同意「腦就是自我（self）」，77.1%受訪者同意「人的大腦就是人的靈魂所在」。這種對於大腦的認知與理解模式，結合了神經科學與關於靈魂的信念，反映出之前學者的觀察──一般民眾以自己身處的社會文化背景的假設，理解神經科學的意義。然而，進一步詢問以神經影像學技術來「判斷意思能力之有無時」，有57.4%受訪者表示同意，在「神經影像學技術不能取代人對意思能力的判斷」問題上，更有89.6%受訪者表示同意。最後，有73.6%受訪者同意「神經影像學技術尚未成熟，不應該在法院的審判過程中運用這些檢查技術，以免造成誤解」。上述結果顯示，雖然神經精神醫學的影像證據對於大眾具有一定程度（大於50%）的吸

引力，然而，大多數民眾仍然認為個人俗民心理學層次的判斷，才具有決定性的關鍵，並且認為在法院審判過程中保守使用神經影像學證據較為恰當。因此，神經精神醫學的論述與操作，目前在台灣僅處於發展初期，未來是否確實能夠在法學運作上產生強大的規訓與治理理性效果，對一般民眾而言，仍是未定之天。

五、結論：神經精神醫學、失智與民事能力——從公民認識論出發

　　隨著人口老化，不管在民事能力法律政策上，或者神經精神醫學研究上，都必須慎重面對認知障礙與失智群體擴大的狀況。從上述討論中，我們觀察到世界各國都朝向避免剝奪人民的行為能力的制度，例如，德國完全廢除監護宣告制度，東亞國家如日本及韓國，在日常交易所需活動中，也保留受監護宣告人的行為能力。採用機動的意定代理制度，更是彰顯從動態的意思能力觀點進行社會交易的制度，並給予當事人以此種時間工具（以現在掌控未來）的制度主導其未來個人事務的機會；台灣也已進展到分成監護、輔助或未受宣告等三種等級。因此，能力的評估要求益發細緻，以科學證據顯示當事人的心智現象符合各種等級標準的期待也更高。與此同時，神經精神醫學對於認知障礙或失智的研究方興未艾，各種認知障礙或失智的分類越來越細緻，各種腦部檢查的工具種類越來越複雜與動態性，嘗試將「內部」心智活動轉換成「外部」影像。許多人文社會科學的旁支搭上神經科學列車，開發出神經倫理學、神經法律學、神經經濟學、神經哲學等等跨科際學門，創造出許多結合神經精神醫學與人文的論述和

操作，強化既有的大腦位格（brainhood）的論述（Vidal 2009），同時擴展人們以神經精神醫學理解自我的新空間與視野（不管是在大腦裡或社會裡），產生所謂的神經文化現象，也展現了老化歷程新的「正常化」（normalization）的可能性，從記憶及認知能力（民事能力的判斷重點）重構老人形象，同時促使發展更多的生物、心理與社會的設置和措施來延長「正常老化」，避免認知障礙或失智，以達到「積極老化」（active ageing），並且避免失能老化程度（Williams et al. 2012）。若這種論述與操作能夠實現，則我們正在動態地創造「現在」的歷史，目睹Foucault理論中規訓與治理理性的運作。

　　然而，實證研究顯示，若神經精神科學相關的規訓與治理理性確實在進行，仍比較局限在臨床凝視的活動中，在一般民眾的論述操作裡，神經精神醫學的影響仍不明顯，或者被吸納入既有心理行為論述操作中；在筆者先前進行的台灣民眾調查中，也顯現類似的情況。因此，神經文化現象的發展雖然呈現複雜、動態、多層次、多地域特質，以微觀物理論述操作力量介入人們的生活，以統計學分析遂行治理理性，是否能夠壯大鮮明，仍然無法有明確定論；或許在不同的國家社會文化環境中，可能產生不同的認識論操作與制度變革，沒有一定的進程。STS學者Jasanoff（2005）在 *Designs of Nature* 一書中，提出公民認識論（civic epistemology）理論架構，主張「這是某個社會中的成員測試與運用知識宣稱的一種制度化的操作，可用於做出集體之選擇」，因此公民認識論的操作，乃是本體論與價值系統所在的社會與文化的共構現象。由此來看，即使科學知識與所產出的符號圖表具有某種可傳播交換的客觀性或不變性（Latour 1986），

其內容在世界各地也大抵類似，然而，世界各地的人們在不同的社會經濟文化背景與操作下，對於科學知識可能有不同的檢視流程，在不同的社會活動場域產生了不同的科學知識在地化的結果。例如，新的科學知識可能在整合過程中，受到拒斥、接受或修正；或者可能改變人們對於自然或本質、社會秩序或責任的看法與操作（Ezrahi 2008; Jasanoff 2005）。筆者根據此一理論，以神經倫理學為例，認為在台灣神經倫理學的初步發展時期，或可開展一種具有東亞文化特色的儒家神經倫理的可能性（Wu and Fukushi 2012）。同樣的論點，其實也可以運用在民眾對於神經精神醫學、失智與民事能力制度進行共構的公民認識論操作中。舉例而言，考量「美國精神醫學會」DSM-5的修訂引進新近失智症的神經精神醫學資料，並進而精緻化失智症的診斷，成為台灣的臨床訓練、溝通或操作的新標準（例如，精神科專科醫師考試需要運用DSM-5進行診斷），在筆者從事精神醫療的臨床經驗中發現，比起其他無法獲得生理檢查結果的精神疾病，結合神經精神醫學生理檢查（神經影像學、腦波、神經心理學測驗等）的失智症臨床凝視和操作（可以廣泛地同時在神經科、精神科、家醫科或其他科別進行），其實更能夠獲得病人或家屬的支持。學者研究發現，若是精神科的情緒障礙症能夠以神經影像學的發現進行解釋，病人對於情緒障礙症的接受度也比較高（Buchman et al. 2013）。然而，相較於神經精神臨床操作的領域，民眾對於使用神經影像學技術來進行意思能力的判斷，仍採取保守的態度。民眾在不同場域的神經精神醫學公民認識論的操作差異，對於治理政策的發展具有重要的意涵。

　　本文主張，在運用Foucault的規訓與治理理性的理論，來

理解神經精神醫學知識的運作時，理解其如何建構或形塑「正常的人」（符合規訓的依據或治理的常模，例如，診斷或統計準則）、「不正常的人」（有神經精神醫學診斷，例如，失智症），並了解在此過程中，如 Foucault 所言任何權力的運作都會有的阻抗（resistance）現象，有助於理解神經精神醫學的國家社會治理作用，以及國家社會可能依據此發現對治理政策進行何種調整。然而，考量政治文化、民主程序與科學的互動，以及人們如何理解科學並進一步接受、修正或阻抗科學的凝視或操作，則 Jasanoff 所提出的公民認識論，恰好可以彌補 Foucault 的論述在此的不足之處。

　　過去許多學者在運用 Foucault 理論來理解精神醫學的操作時，經常傾向將被規訓的個人或被治理的大眾，描述為「受壓迫的接受者」，此種「反壓迫」、「爭自主」的論述，確實有時代的重要性。審視台灣過去在沒有法律授權下，可以直接對病人進行強制性醫療，在《精神衛生法》幾經修訂後，精神醫學直接赤裸裸的強制力操作，逐漸由國家機關（審查會或法院）的決定所取代，甚至 2006 年聯合國「身心障礙者權利公約」第 14 條亦規定，身心障礙本身不得作為剝奪自由的理由，認為強制住院是對精神障礙者的歧視，希望藉由排除強制住院而達到保障人權的效果（吳建昌 2017）。然而，即使我國完成「不可能的任務」，依據「身心障礙者權利公約」的規定，廢除《精神衛生法》強制住院的規定，精神醫學的規訓與治理理性運作仍然持續存在；其中一例，即展現在本文所聚焦的神經精神醫學與民事能力制度交錯作用的場域中。

　　本文的主要貢獻，在於結合神經科學與精神醫學的發展，民

事能力制度的發展，Foucault的規訓與治理理性的理論，以及台
灣實證調查資料，彰顯出晚近神經科學論述在民事能力制度中規
訓與治理理性的進程，與其在臨床操作中規訓與治理理性的進程
有所不同。這些研究發現，印證了Jasanoff的公民認識論恰可補
充Foucault理論上的不足，即使在臨床活動中人們可能比較願意
以神經影像證據理解精神疾病的狀況，然而，在民事能力判斷場
域中，人們則傾向運用俗民心理學判斷民事能力。因此，將神經
精神醫學運用在規訓與治理理性的操作上，仍會遭遇到人們自我
照顧（包括自我理解）技術的調整，導致規訓與治理理性操作並
非全面的，而人們也不是純然脆弱的接受者。換句話說，在台灣
晚近治理制度的發展進程中，從民事能力制度中可以觀察到晚期
現代性特徵：在法律規範的網絡與縫隙中幽微地以規訓後的個人
化自主進行管制，同時以群體為對象進行風險治理。然而，在神
經精神醫學的論述日漸豐富的趨勢下，結合Foucault晚期觀察到
的個人自我照顧技術（technology of self care）的發展，規訓與
治理理性的運作並非全然地導引出Foucault所描述的溫馴的身
體，或被政治經濟操縱的群體（Dean 2010; Rose et al. 2006），
而是在台灣的民事能力制度法律政策上，呈現出強烈的公民認識
論軌跡。

誌謝：筆者感謝腦科學研究計畫的資助，計畫名稱「整合型總計
畫：阿茲海默症及相關神經退化症之早期與預後診斷研究子計畫
五：阿茲海默症與相關神經退化症患者之診斷、治療與照顧——
倫理法律與社會的跨文化關照」。

參考文獻

史尚寬，1980，《民法總論》。台北：正大書局。

田山輝明，2015，〈日本成年監護制度：少子、老齡社會的法律制度〉。上海交通大學《交大法學》3: 112-124。

何海、莊明敏、林信男、林憲，1997，〈司法精神鑑定結果與法庭判決的比較〉。《台灣精神醫學》11（3）: 262-267。

吳建昌，2014a，〈意思能力與成人監護〉。頁277-328，收入周煌智編，《司法精神醫學手冊》。台北：台灣精神醫學會。

——2014b，《神經科學與法律》。台北：科技部補助三年計畫報告。

——2017，〈台灣精神衛生法強制住院規定的修法方向：從聯合國身心障礙者權利公約的爭議談起〉。《月旦醫事法報告》10: 157-184。

李沃實，2007，〈英國二〇〇五年意思能力法的概述〉。《警大法學論叢》13: 253-299。

李孟雪，2016，〈現代成年監護制度及其對我國的啟示〉。《西安建築科技大學學報》（社會科學版）2: 38-44。

洪遜欣，1990，《中國民法總則》。台北：洪林翠鳳發行。

高一書，2007，〈成年監護的意思能力判定〉。《警大法學論叢》13: 187-251。

傅中玲，2008，〈台灣失智症現況〉。《台灣老年醫學暨老年學雜誌》3（3）: 169-181。

焦富民，2015，〈民法總則編纂視野中的成年監護制度〉。《政法論叢》6: 21-29。

黃茂榮，1993，《法學方法與現代民法》。台北：黃茂榮發行。

劉得寬，1999，〈成年「監護」法的檢討與改革〉。《政大法學評論》62: 229-241。

——2003，〈成年「監護」制度的比較研究：以日、台、德為中心〉。《月旦法學雜誌》101: 115-126。

戴瑀如，2014，〈論德國成年監護制度的人身管理：兼論程序法上的相關規定〉。《台北大學法學論叢》90: 159-209。

Adenzato, Mauro, Marco Cavallo, and Ivan Enrici. 2010. "Theory of Mind Ability in the Behavioural Variant of Frontotemporal Dementia: An Analysis of the Neural, Cognitive, and Social Levels." *Neuropsychologia* 48(1): 2-12.

Alzheimer's Association. 2013. "2013 Alzheimer's Disease Facts and Figures." *Alzheimer's & Dementia* 9(2): 208-245.

American Psychiatric Association. 2014.《DSM-5精神疾病診斷與統計手冊》。台北：合記經銷。(American Psychiatric Association, 2013, *Desk Reference to the Diagnostic Criteria from DSM-5*, Washington, DC: American Psychiatric Publishing.)

Appelbaum, Paul S. 2009. "Through a Glass Darkly: Functional Neuroimaging Evidence Enters the Courtroom." *Psychiatric Services* 60(1): 21-23.

Banner, Natalie F., and George Szmukler. 2013. "'Radical Interpretation' and the Assessment of Decision-Making Capacity." *Journal of Applied Philosophy* 30(4): 379-394.

Buchman, Daniel Z., Emily L. Borgelt, Louise Whiteley, and Judy Illes. 2013. "Neurobiological Narratives: Experiences of Mood Disorder through the Lens of Neuroimaging." *Sociology of Health & Illness* 35(1): 66-81.

Damasio, Antonio. 1994. *Descartes' Error: Emotion, Reason, and the Human Brain.* New York: Putnam.

Darby, R. Ryan, Judith Edersheim, and Bruce H. Price. 2016. "What Patients with Behavioral-Variant Frontotemporal Dementia Can Teach Us about Moral Responsibility." *AJOB Neuroscience* 7(4): 193-201.

de Kogel, C. H., W. M. Schrama, and M. Smit. 2014. "Civil Law and Neuroscience." *Psychiatry, Psychology and Law* 21(2): 272-285.

Dean, Mitchell. 2010. *Governmentality: Power and Rule in Modern Society.* Los Angeles: Sage.

＿＿＿＿＿ 2013. *The Signature of Power: Sovereignty, Governmentality and Biopolitics.* Thousand Oaks, CA: Sage.

Dresser, Rebecca. 1995. "Dworkin on Dementia: Elegant Theory, Questionable

Policy." *The Hastings Center Report* 25(6): 32-38.

Dumit, Joseph. 2003. "Is It Me or My Brain? Depression and Neuroscientific Facts." *Journal of Medical Humanities* 24(1-2): 35-47.

Ewald, François. 1990. "Norms, Discipline, and the Law." *Representations* 30: 138-161.

Ezrahi, Yaron. 2008. "Controlling Biotechnology: Science, Democracy and 'Civic Epistemology'." *Metascience* 17(2): 177-198.

Farah, Martha J., and Cayce J. Hook. 2013. "The Seductive Allure of 'Seductive Allure'." *Perspectives on Psychological Science* 8(1): 88-90.

Finger, Stanley. 2001. *Origins of Neuroscience: A History of Explorations into Brain Function*. New York: Oxford University Press.

Ford, Paul J., and Jaimie M. Henderson. 2006. "Functional Neurosurgical Intervention: Neuroethics in the Operating Room." pp. 213-228 in *Neuroethics: Defining the Issues in Theory, Practice, and Policy*, edited by Judy Illes. Oxford: Oxford University Press.

Foucault, Michel. 1977. *Discipline and Punish*, trans. by A. Sheridan. New York: Pantheon.

────── 1982. "The Subject and Power." *Critical inquiry* 8(4): 777-795.

────── 1991. "Governmentality." pp. 87-104 in *The Foucault Effect: Studies in Governmentality*, edited by G. Burchell, C. Gordon and P. Miller. Chicago: University of Chicage Press.

Garland, David. 1997. "'Governmentality'and the Problem of Crime: Foucault, Criminology, Sociology." *Theoretical Criminology* 1(2): 173-214.

Gazzaniga, Michael S. 2005. *The Ethical Brain: The Science of Our Moral Dilemmas*. Washington, DC: Dana Press.

Gergen, Kenneth J. 2010. "The Acculturated Brain." *Theory & Psychology* 20(6): 795-816.

Glen, Kristin Booth. 2012. "Changing Paradigms: Mental Capacity, Legal Capacity Guardianship, and Beyond." *Columbia Human Rights Law Review* 44: 93-169.

Greene, Joshua, and Jonathan Cohen. 2004. "For the Law, Neuroscience Changes Nothing and Everything." *Philosophical Transactions of the Royal Society B: Biological Sciences* 359(1451): 1775-1785.

Grisso, Thomas, and Paul S. Appelbaum. 1998. *Assessing Competence to Consent to Treatment: A Guide for Physicians and Other Health Professionals*. New York: Oxford University Press.

Grisso, Thomas. 2003. "Competence to Consent to Treatment." pp. 391-460 in *Evaluating Competencies: Forensic Assessments and Instruments*, edited by Thomas Grisso. New Yok: Kluwer Academic.

Hart, Herbert L. A. 1994. *The Concept of Law*. Oxford: Oxford University Press.

Jasanoff, Sheila. 2004. "The Idiom of Co-Production." pp. 1-12 in *States of Knowledge: The Co-Production of Science and Social Order*, edited by Sheila Jasanoff. London: Routledge.

_____ 2005. *Designs on Nature: Science and Democracy in Europe and the United States*. Princeton, NJ: Princeton University Press.

Jaworska, Agnieszka. 2006. "Ethical Dilemmas in Neurodegenerative Disease: Respecting Patients at the Twilight of Agency." pp. 87-101 in *Neuroethics: Defining the Issues in Theory, Practice, and Policy*, edited by Judy Illes. Oxford: Oxford University Press.

Jones, Edward G., and Lorne M. Mendell. 1999. "Assessing the Decade of the Brain." *Science* 284(5415): 739-739.

Jones, Owen D., René Marois, Martha J. Farah, and Henry T. Greely. 2013. "Law and Neuroscience." *Journal of Neuroscience* 33(45): 17624-17630.

Kershaw, Mavis M., and Lynne S. Webber. 2004. "Dimensions of Financial Competence." *Psychiatry, Psychology and Law* 11(2): 338-349.

Khoshbin, Laura Stephens, and Shahram Khoshbin. 2007. "Imaging the Mind, Minding the Image: An Historical Introduction to Brain Imaging and the Law." *American Journal of Law & Medicine* 33(2-3): 171-192.

Klein, Eran P. 2009. "Skills, Dementia, and Bridging Divides in Neuroscience." *The American Journal of Bioethics* 9(9): 20-21.

Klein, Stanley B., Leda Cosmides, and Kristi A. Costabile. 2003. "Preserved Knowledge of Self in a Case of Alzheimer's Dementia." *Social Cognition* 21(2): 157-165.

Knight, Amy, and Daniel Marson. 2012. "The Emerging Neuroscience of Financial Capacity." *Generations* 36(2): 46-52.

Latour, Bruno. 1986. "Visualization and Cognition: Drawing Things Together." *Knowledge and Society Studies in the Sociology of Culture Past and Present*, Jai Press 6: 1-40.

Lemke, Thomas. 2001. "'The Birth of Bio-Politics': Michel Foucault's Lecture at the Collège de France on Neo-Liberal Governmentality." *Economy and Society* 30(2): 190-207.

Manes, Facundo F., Teresa Torralva, María Roca, Ezequiel Gleichgerrcht, Tristan A. Bekinschtein, and John R. Hodges. 2010. "Frontotemporal Dementia Presenting as Pathological Gambling." *Nature Reviews Neurology* 6(6): 347-352.

Melton, Gary B., John Petrila, Norman G. Poythress, and Christopher Slobogin. 2007. *Psychological Evaluations for the Courts: A Handbook for Mental Health Professionals and Lawyers*. New York: The Guilford Press.

Mendez, Mario F. 2006. "What Frontotemporal Dementia Reveals about the Neurobiological Basis of Morality." *Medical Hypotheses* 67: 411-418.

Minati, Ludovico, Trudi Edginton, Maria Grazia Bruzzone, and Giorgio Giaccone. 2009. "Reviews: Current Concepts in Alzheimer's Disease: A Multidisciplinary Review." *American journal of Alzheimer's Disease & other Dementias* 24(2): 95-121.

Morse, Stephen J. 2004. "New Neuroscience, Old Problems." pp. 157-98 in *Neuroscience and the Law: Brain, Mind, and the Scales of Justice*, edited by B. Garland. New York: Dana Press.

Moye, Jennifer. 2003. "Guardianship and Conservatorship." pp. 309-90 in *Evaluating Competencies: Forensic Assessments and Instruments*, edited by Thomas Grisso. New York: Kluwer Academic.

Moye, Jennifer, Michele J. Karel, Ronald J. Gurrera, and Armin R. Azar. 2006. "Neuropsychological Predictors of Decision-Making Capacity over 9 Months in Mild-to-Moderate Dementia." *Journal of General Internal Medicine* 21(1): 78-83.

Nicholson, Timothy R. J., William Cutter, and Matthew Hotopf. 2008. "Assessing Mental Capacity: The Mental Capacity Act." *BMJ: British Medical Journal* 336(7639): 322-325.

O'Connor, Cliodhna, and Helene Joffe. 2013. "How Has Neuroscience Affected Lay Understandings of Personhood? A Review of the Evidence." *Public Understanding of Science* 22(3): 254-368.

Pardo, Michael S., and Dennis Patterson. 2010. "Philosophical Foundations of Law and Neuroscience." *University of Illinois Law Review*: 1211-1150.

Pickersgill, Martyn. 2013. "The Social Life of the Brain: Neuroscience in Society." *Current Sociology* 61(3): 322-340.

Pitts-Taylor, Victoria. 2010. "The Plastic Brain: Neoliberalism and the Neuronal Self." *Health* 14(6): 635-652.

Reznek, Lawrie. 1997. *Evil or Ill? Justifying the Insanity Defence*. London: Routledge.

Rose, Nikolas, and Mariana Valverde. 1998. "Governed by Law?." *Social & Legal Studies* 7(4): 541-551.

Rose, Nikolas, Pat O'Malley, and Mariana Valverde. 2006. "Governmentality." *Annual Review of Law and Social Science* 2: 83-104.

Rose, Nikolas. 2007. *The Politics of Life Itself: Biomedicine, Power, and Subjectivity in the Twenty-First Century*. Princeton, NJ: Princeton University Press.

Sabat, Steven R. 2009. "Subjectivity, the Brain, Life Narratives and the Ethical Treatment of Persons with Alzheimer's Disease." *The American Journal of Bioethics* 9(9): 23-24.

Sokhi-Bulley, Bal. 2011. "Governing (through) Rights: Statistics as Technologies of Governmentality." *Social & Legal Studies* 20(2): 139-155.

Spaak, Torben. 1994. *The Concept of Legal Competence*, trans. by R. Carroll. Brookfield, VT: Dartmouth Pub.

Stoeckel, Luke E., Christopher C. Stewart, H. Randall Griffith, Kristen Triebel, Ozioma C. Okonkwo, Jan A. Den Hollander, Roy C. Martin, Katherine Belue, Jacquelynn N. Copeland, and Lindy E. Harrell. 2013. "MRI Volume of the Medial Frontal Cortex Predicts Financial Capacity in Patients with Mild Alzheimer's Disease." *Brain Imaging and Behavior* 7(3): 282-292.

Tadros, Victor. 1998. "Between Governance and Discipline: The Law and Michel Foucault." *Oxford Journal of Legal Studies* 18(1): 75-103.

Tovino, Stacey A. 2007. "Imaging Body Structure and Mapping Brain Function: A Historical Approach." *American Journal of Law & Medicine* 33(2-3): 193-228.

Turkel, Gerald. 1990. "Michel Foucault: Law, Power, and Knowledge." *Journal of Law and Society* 17(2): 170-193.

Vidal, Fernando. 2009. "Brainhood, Anthropological Figure of Modernity." *History of the Human Sciences* 22(1): 5-36.

Vul, Edward, Christine Harris, Piotr Winkielman, and Harold Pashler. 2009. "Puzzlingly High Correlations in fMRI Studies of Emotion, Personality, and Social Cognition." *Perspectives on Psychological Science* 4(3): 274-290.

Walby, Kevin. 2007. "Contributions to a Post-Sovereigntist Understanding of Law: Foucault, Law as Governance, and Legal Pluralism." *Social & Legal Studies* 16(4): 551-571.

Weisberg, Deena Skolnick, Frank C. Keil, Joshua Goodstein, Elizabeth Rawson, and Jeremy R. Gray. 2008. "The Seductive Allure of Neuroscience Explanations." *Journal of Cognitive Neuroscience* 20(3): 470-477.

Williams, Simon J., Paul Higgs, and Stephen Katz. 2012. "Neuroculture, Active Ageing and the 'Older Brain': Problems, Promises and Prospects." *Sociology of Health & Illness* 34(1): 64-78.

Wimo, Anders, Linus Jönsson, John Bond, Martin Prince, Bengt Winblad, and Alzheimer Disease International. 2013. "The Worldwide Economic Impact of Dementia 2010." *Alzheimer's & Dementia* 9(1): 1-11. e3.

Wolf, Susan M. 2008. "Neurolaw: The Big Question." *The American Journal of Bioethics* 8(1): 21-22.

World Health Organization. 2012. *Dementia: A Public Health Priority*. Geneva: World Health Organization.

Wu, Chien-Chang. 2006. "Moral Responsibility: Implication of Psychiatry and Behavioral Genetics." 科技法學評論（*Technology Law Review*）3(2): 107-168.

Wu, Kevin Chien-Chang. 2011. "Governing Drug Use through Neurobiological Subject Construction: The Sad Loss of the Sociocultural." *Behavioral and Brain Sciences* 34(6): 327-328.

Wu, Kevin Chien-Chang, and Tamami Fukushi. 2012. "Neuroethics in Taiwan: Could There Be a Confucian Solution?." *East Asian Science, Technology and Society* 6(3): 321-334.

Zeki, Semir, and Oliver R. Goodenough. 2004. "Law and the Brain: Introduction." *Philosophical Transactions of the Royal Society B: Biological Sciences* 359: 1661-1665.

全控機構與治療性社區

龍發堂與台灣現代精神醫療，
1980-1990

湯家碩

一、前言

　　關於台灣精神醫療相關制度的發展，許多研究都曾經提及位於高雄市的「龍發堂」，並指出該堂在1980至1990年精神醫療照護建制化過程所扮演的關鍵角色（何健民　2008；陳小慈　1993；林曉卿　2006）。這間以創堂主持釋開豐為信仰核心的廟宇，一度是台灣最為著名的精神病患收容機構之一，1980年代收容的院民人數達兩百餘人。[1]當時的龍發堂，承諾終生收容送入堂中的病人，標榜不使用現代精神藥物，而是讓院民誦經禮佛，透過宗教活動改善病情，並且讓病人進行成衣製作與養雞等生產勞動，甚至組成樂隊或陣頭四處演出。然而，龍發堂也因為拒絕現代精神醫學的介入，引發社會輿論與衛生部門對於龍發堂機構的合法性和療法適當性等關切。

　　有些精神醫療專業人員認為，龍發堂的收治模式缺乏現代醫學知識與專業人員照護，因此該機構的收容機能形同「笑話」，也嚴重侵害病人的基本健康權。[2]然而，也有許多同情或支持的論述指出，相對於精神藥物治療，龍發堂以耐心、愛心來感化「人人避之唯恐不及」的難治精神病人，正是這樣的道德色彩才能吸引家屬將病人送入堂中長居。[3]這兩種不同的聲音，使龍發堂長期

1　1980年代龍發堂院民人數主要參考文榮光（1984）的研究記載。

2　語出筆者訪問的精神科醫師陳一行（2014年5月13日）。

3　例如，聯合報（1984）在〈龍發堂已屬於社會的龍發堂各界人士均認為有存在必要〉報導中寫道：「與會的專家學者、病患家屬、法界人士、社會工作者等人，均認為龍發堂有存在的必要，而且比一般私人的精神病醫院對待病人更人道。」

處於爭議之中，也讓龍發堂更加「聲名遠播」，成為台灣精神病院的代名詞。[4]

　　龍發堂雖然普遍被認為是促成台灣精神衛生法治化的重要因素之一，但到目前為止，直接以龍發堂作為研究對象的報告並不多見。除了本文作為史料引用的文榮光、張苙雲（1984）國科會研究報告之外，僅有曾仁杰（1998）探討龍發堂家屬的求醫模式，以及鄧君豪（2011）、丁允恭（2012）以龍發堂為例，探討《精神衛生法》作為國家權力運作的體現，對於龍發堂的機構運轉，以及精神病患的主體性所造成的影響。然而，除了文榮光、張苙雲的報告之外，前述研究都過度仰賴特定報導人或媒體資料，或者僅從制度詮釋的面向切入，沒有深入探討龍發堂、台灣精神醫療現代化，以及其他精神疾病治理議題之間彼此交織的多重社會文化脈絡。

　　本文考量既有研究的不足，試圖以精神療養機構的社會史為主要框架，探討1980年代龍發堂在精神病人治療與照護上的實踐，如何被不同社會背景的行動者（例如，精神科醫師、家屬、信徒等）置入不同的議題脈絡中？龍發堂院民所經歷的機構生活樣態，又如何呼應這些行動者對於精神疾病治理的各種想像？

　　本文第二小節以1980年代台灣精神醫療現代化為背景，回顧當時現代醫學專業建置的擴張，以及其對於各種不符合「現代

4　例如，ETtoday新聞網，〈老師譏自閉症學生「龍發堂出來的」法院判國賠6千6〉報導中提到：「法官審理認為，『龍發堂』是頗具盛名及規模的收容精神病患者機構，因此指某人是『龍發堂出來的』，已有暗示或影射其精神狀態異於常人的含意。」

精神醫療典範」的治療機構所進行的整頓與管理。呼應這樣的時代背景，第三小節中以精神科醫師文榮光針對龍發堂進行的調查研究作為主軸，討論科學活動中研究者與研究對象之間所存在的社會交換關係。接著在第四小節從精神疾病「社會問題化」的角度出發，分析大眾媒體對於龍發堂機構的窺視，如何影響機構中收治活動的安排與空間政治。除此之外，為了深入探討龍發堂機構內部的生活樣態，第五節分別從信徒、家屬、病人三個不同的角度，討論龍發堂的收容活動如何在實踐形式上呼應信徒的宗教信仰、家屬的照護需求，並且造成堂中病人兩極化的道德生涯（moral career）。

　　本文的研究資料主要來自筆者所取得的文榮光1984年研究的原始材料，包括攝影照片、家屬訪談的原始個案紀錄，以及研究的原始手稿。[5]除此之外，筆者也訪問曾經接觸龍發堂的精神醫療人員、龍發堂信徒與師父等相關人士，藉由他們所提供的個人經驗，試圖完備對於機構生活現場的描述。這些精神醫療專業人員的名單，主要由筆者蒐集各種龍發堂研究資料與報導文獻匯整而來，或由其他受訪醫療人員介紹得知。龍發堂相關人士的訪談，包括信徒和師父等，則是筆者在2012年9月、12月及2013年2月、5月、7月、11月間，短暫於龍發堂進行參與觀察時一併進行，每次都停留3-5天左右。基於研究倫理的考量，本文中

5　本研究所引述的歷史材料，有部分取自文榮光1984年於龍發堂所進行的國科會研究。筆者在此特別感謝文榮光醫師願意在筆者接觸訪問時，與筆者慷慨分享當年進行研究的原始材料，包括照片、病患家屬家訪紀錄、手稿與信件等。這些史料由文榮光醫師妥善保存至今，成為幫助我們理解龍發堂當年機構生活與家屬心路歷程的重要基礎。

除了龍發堂的機構原名、已經逝世的釋開豐老師父、精神科醫師文榮光之外，其餘在研究中提及或訪問的龍發堂出家師父、龍發堂信徒及精神科醫師，均採用化名，並非當事人真實姓名。

二、現代精神醫療體系的擴張與療養機構的管理

自1970年代以降，台灣的醫療體系逐漸從「自由放任」邁入「建制管理」的階段（江東亮 1999）。至於精神醫療體系，則要到1980年代才逐漸開始受到國家重視，使精神病人的治理從原本強調「救助收容」的社會問題，轉為視為疾病處理的醫療問題（陳永興 2003）。因應精神疾病問題的醫療化轉向，精神醫療系統的建置規模在1980至1990年間快速擴大。不僅衛生署在精神醫療的預算支出上有著近千倍的成長（行政院衛生署 1995），許多大規模的公立精神療養機構也陸續成立。精神醫療病床的總數，在十年間從六千多床增加到一萬三千多床以上（行政院研究發展考核委員會 1995）。精神醫療體系在1980年代快速發展，反映了當時的現代精神醫學專業社群逐漸克服規模不足，積極樹立專業影響力的過程。

台灣缺乏精神病床與精神專科醫師的相關論述，自1970年代末即出現在精神醫學的專業刊物中（林憲 1979）；病患的收治、救助與醫療的相關政府業務，在1986年行政院衛生署設立「精神衛生科」統合處理之前，也處於高度分散且缺乏整合的狀態（行政院研究發展考核委員會 1995）；至於精神醫療體系的規畫建置，以及病患相關權利規範的法制化，則要到1990年《精神衛生法》通過後才正式確立。因此，在精神醫療體系規模有限

的情形下，許多的精神病人在1980年代並沒有機會接觸現代精神醫療。甚至有精神科醫師在單一個鄉鎮內，就發現上百餘病人在社區遊蕩，或者長期受到家人監禁。[6]

　　除了精神病床與醫師的缺乏，1980年代精神醫療專業的影響規模不足，也可以從當時缺乏精神科醫師執業管制看出端倪。由於台灣從日本殖民體制終結到國民政府遷台後產生的制度混亂，各種非經醫學院訓練養成的醫師，直到1978年仍占發給的醫師執照近半數之多（林瑤棋 2012）。除此之外，在1988年《醫師法》通過之前，並沒有由國家所認證的專科制度，任何領有執照的醫師都能執行精神醫療相關業務。[7]根據精神科醫師陳永興在1980年對全台精神醫療院所進行的調查，當時兩百多名開業的精神科醫師中，有13.7%沒有接受過精神醫療的臨床專科訓練，另外還有高達27.4%的醫師完全沒有受過任何精神醫學相關教育（陳永興 1981）。這些缺乏正規精神醫學訓練的醫師，大多由退役軍醫、乙種醫師轉任，或者是曾經在精神療養院所任職的護理人員轉任（林憲 1979）。

　　由於政府長期放任私人院所自由發展，精神醫療機構內的收容與治療生態有著高度的異質性（江東亮 1999）。尤其在私人院所中，不同的醫院為了市場競爭而發展出不同的醫療特色，甚至還出現許多特約私人醫院，專門承接社會救濟單位補助的貧民病患，卻因補助經費有限，導致少有治療實作、收容環境也十分

6　參考筆者對精神科醫師陳一行的訪談紀錄（2014年5月13日）

7　在1980年葉英堃所主持的精神醫療人力概況調查中，對於精神科醫師的數量，也只能以「有在從事精神科醫療且領有醫師執照者」作為區辨精神科醫師的參考指標，詳見葉英堃（1981）。

惡劣（楊素端等 2005）。對於那些受過專科訓練、在公立醫院
中執業的精神科醫師來說，這些照護品質不佳的私人醫院，由於
缺乏現代化的醫療與管理，往往等同於治療無效的代名詞。

　　面對這樣規模不足且具有高度內部異質性的精神醫療環境，
當時的精神專科醫師以調查與評鑑作為介入工具，一方面企圖與
衛生部門結盟、影響精神醫療政策的發展，另一方面也希望藉此
排除那些不符合「現代」標準的精神醫療機構，並樹立自身的專
業權威。這些專科醫師大多具有台大醫院神經精神科的訓練背
景，從1970年末開始發表一系列涉及台灣精神醫療與收容現況
的研究（林憲等 1976a, 1976b；葉英堃 1981, 1983；鄭泰
安 1985）。其中又以葉英堃1981年發表的全國性精神疾病及精
神醫療資源調查報告《我國人民心理衛生問題與醫療保健工作現
況之檢討及政策分析》最為重要，在這個由行政院研究發展考核
委員會委託台北市立療養院院長葉英堃執行的研究中，不僅實地
訪查統計精神醫療病床、病患、醫師數量，並調查所有登記在案
的精神醫院的環境設施。

　　葉英堃在調查結果中指出，當時台灣僅有80所公私立精神
醫院、168名精神科醫師，平均每萬人口只有3.52張病床，大部
分私人醫院與診所治療設備和品質都很差，病人長期滯留機構並
導致病情慢性惡化（葉英堃 1981）。當時的行政院衛生署幾乎
完全接受這樣的說法，進而促成1981年在國民衛生諮詢委員會
下設立「心理衛生小組」，以及1984年提出「加強精神疾病防治
五年計劃草案」（劉蓉台 2007）。1986年，葉英堃受醫政處委託
提出「精神疾病防治網」的建置計畫，並且成為行政院核定的
「籌建醫療網」計畫的主要項目之一（葉英堃 1984）。到了這個

階段，精神醫療無論在人員或預算上都進入高速成長的時期。

　　除了精神疾病治理的規模擴大之外，與龍發堂這種非典型機構更加息息相關的，則是現代精神醫學在建立專業權威時，對於不屬於現代精神醫療典範的異質性機構所進行的考評與排除。例如，衛生署在1980-1990年間，總共執行三次全國性精神醫療院所評鑑，依據院所的環境與醫療服務品質，給出不同等第的優劣評價。雖然根據相關的政府檔案紀錄，評鑑結果不良的院所機構會受到一定程度的「輔導」，藉此「改善」經營情況，但這些以私人精神醫院為主、被專科醫師批評為缺乏現代醫療措施的院所，實際上往往因為補助被削減，導致經營條件惡化，甚至被迫接受「道德勸說」而結束營業，將病患轉送其他機構（楊素端等　2005）。評鑑制度在當時作為執行者的精神專科醫師眼中，無異於排除品質不良私人機構、強迫結束經營的管理工具（吳佳璇　2005）。經過三次全國性評鑑後，精神醫療機構的生態發生巨變，除了公立精神醫療機構大幅增加之外，提供住院服務的小型私人診所也顯著減少。

　　在這段排除異質性機構的過程中，精神專科醫師從美國引入許多精神醫療體系發展的理論，藉此作為支持此一「現代化」工程的論述基礎。然而，這樣的理論移植最終還是需要因應精神醫療專業擴張的在地需求，因此有著一定程度的轉譯。以「去機構化」（deinstitutionalization）的概念為例，1980年間許多的精神專科醫師認為，精神醫療體系所面臨的嚴重問題之一，在於良莠不齊的精神醫療院所，加上合格病床與醫師數量不足，造成治療上的延誤，或者因為長期住院導致疾病的慢性化，因此應該參考美國精神醫療「去機構化」的社區發展趨勢，例如，建立日間留

院制度、門診治療模式等，避免病患長期滯留機構，並協助重返社會（劉運康等 1984；陳正宗等 1984；陳金鈴等 1985）。然而，綜觀1984年醫療網絡體系的建置實作，最符合社區精神醫學觀念的社會恢復措施（例如，庇護工場或康復之家等），獲得的資源其實相當有限，大量的預算主要被投入設立地區醫院的精神科與公立療養院。除了精神病床的數量由6,032床劇增至13,486床，其中慢性病床的比例甚至從70%增加到86%。相對地，較符合社區復健理念的日間留院病床，直到1991年依然只有431床，康復之家更僅提供90張病床（行政院研究發展考核委員會 1995）。

面對此種理論和實作之間的矛盾，有些精神專科醫師提出一種看似在價值觀念上依循美國，實踐模式上卻不盡相同的「台灣版去機構化理論」作為解套：一方面稱頌去機構化的進步與人權色彩，另一方面強調去機構化運動在美國面臨對於病患的社會歸復情況過度樂觀，衍生出再機構化問題（Grob 1991），藉以證明台灣增設療養機構與精神病床的正當性：

當然，歐美模式有其發展形成的特殊社會歷史背景，若將此模式移植到台灣地區一定會受到許多限制。台灣模式的發展顯然是必要配合本土環境的需要才能成功。唯現代化的取向是不可逆轉的潮流……因此，在現階段中，療養院的角色與功能應實事求是，宜扮演一個過渡性的角色，發揮一種承先啟後、繼往開來的功能。換句話說，一方面承擔起「機構化」的治療與養護任務，一方面推動「免機構化」的復健工作。（陳珠璋等 1986）

　　就如Gyan Prakash（1999）研究中身為後進國的印度，以科學與現代化作為象徵國家進步／強盛想像的符碼，藉以構築各種科技政策實作的正當性；在台灣精神醫療現代化的歷程中，百般拼貼的「去機構化」論述，一方面因為來自歐美國家所具有的高度象徵資本，能作為現代化與進步的表徵，成為值得追求的目標，另一方面又藉由反思美國經驗中諸種缺失，加上提倡本土脈絡的特殊性，使去機構化的觀念成為能與專業社群自身的興趣（interests）結合，具有操作彈性的概念框架。這樣的論述操作，賦予了精神醫學專業社群界定何謂「正確精神醫療典範」的權威性。經過挪用的「去機構化」概念，不只提供台灣現代精神醫療機構規模擴張的正當性基礎，也被用於建立一套排除異質機構的評鑑標準，而作為一間非現代機構的龍發堂，也就此被捲入台灣精神醫療現代化的歷程之中。

三、文榮光醫師的龍發堂研究：科學活動與社會債

　　1980年代中期，龍發堂的存在開始被大眾媒體所披露。這間不使用抗精神病藥物，卻能收容眾多精神病人的奇特佛堂，隨著媒體的傳播逐漸成為眾所周知的神祕存在：

> 清晨四點，這是許多人好夢正酣的時候，這裡卻已經開始了他們一天規律的生活。隨著三聲鐘響，他們一列列整齊地起身梳洗，乍看之下這裡似乎只是一個擁有眾多出家人的寺廟。但從這些人臉上不時露出的怪異表情和眾多舉止來看，這裡似乎又不只是一個一般的寺廟。這裡就是位於高雄縣路

竹鄉的龍發堂，一個充滿傳奇性的南台灣精神病患收容所。在這裡，二十幾位出家人收容了兩百位精神病患。在既沒有醫生也沒有收費的情形下，以一套他們自己也說不出所以然的方法，照顧幫助一群不幸的精神病人。只要有醫師診斷書和家屬同意書，任何人都可以到這裡申請收容……（佟孝贏 1984）

　　當時大眾媒體關於龍發堂的熱烈討論中，時常援引文榮光醫師的意見。這不僅是因為文榮光身為高雄醫學院精神部主任的專業身分，同時也因為他是唯一曾在龍發堂實地進行醫學研究的精神專科醫師。然而，此一研究合作最後卻引發龍發堂與文榮光之間的嫌隙，文榮光醫師被龍發堂拒於門外，直到2000年後，龍發堂逐漸接受輔導轉型，雙方的關係才逐漸和緩下來。在本小節中，筆者將會討論文榮光與龍發堂在1980年初期曇花一現的研究關係，以及其走向決裂的可能原因。

　　文榮光素來對於精神疾病中存在的社會與文化因素有著濃厚興趣，這樣的興趣可由他過往從事的研究中窺知一二。例如，他在台大醫學院任職時，曾經將中醫的「腎虧」概念作為精神官能症加以研究（Wen and Wang 1981）；甚至在1977至1978年間加入著名醫療人類學者Arthur Kleinman在台灣的研究團隊。

　　文榮光以民俗信仰與文化作為主軸的精神醫學研究興趣（文榮光 1982），在當時的歷史脈絡中，可以視為面對現代精神醫療規模不足的務實性回應。「為什麼會有這麼多人選擇龍發堂，而不是選擇我們這些正規醫療體系的人」？[8]對於文榮光來說，龍發

8　參考筆者對精神科醫師文榮光的訪談紀錄（2012年9月16日）。

堂表徵了一套需要被理解與收編的在地精神醫療系統。因此，在文榮光1983年提出的國科會研究計畫中，第一年的研究主題正是環繞著龍發堂展開，希望能藉此了解龍發堂所代表的民俗醫療模式，並且發展出一套以西方現代精神醫學作為學科典範，又能與台灣的特殊文化脈絡彼此相互契合的精神醫療模式。

雖然文榮光有如此的野心，但要在龍發堂中進行研究並非易事。就實際運作情況來看，當時龍發堂已收治兩百多人，既沒有現成的病歷資料，也沒有病人身分的紙本紀錄。龍發堂的收治模式與機構日常事務的運作，也沒有標準流程或成文書寫的準則規章，完全仰賴管理者的日常經驗累積。要在連院民身分都難以掌握辨識的情況下，生產合乎臨床醫學實證與量化標準的「科學資料」，可以說是文榮光當時面臨的最大挑戰。

根據文榮光所保留的原始研究材料，他的研究團隊共有十多人，在大堂的東側設立了一間臨時的研究室，讓堂中被稱為「班長」或「師父」的管理人員，集合所有院民依次問診與採集檢體，藉此獲得院民的健康資料。除此之外，關於堂中的收治模式與成果，則設計了數種社會功能量表，並且讓研究人員進駐龍發堂與院民共同生活起居，從無到有建立堂中的管理者與院民名單，並且根據研究員與院民互動的經驗，慢慢透過實地觀察填寫完畢各種量表，最後再轉化為可供統計操作的量化資料。

從上述研究過程可以發現，文榮光在龍發堂進行的調查，其實具有相當程度的民族誌色彩。所謂的「研究」，在這樣的方法中並不意味醫學權力可以恣意凝視被研究的對象，而是必須以雙邊協商與合意的社會關係作為前提。如果龍發堂不願意讓研究團隊進入機構，授意研究人員在堂中自由觀察甚至攝影，則調查工

作絕對無法成功進行。文榮光在國科會研究報告中，也描述了當初花費相當力氣，取得龍發堂中核心人物釋開豐的信任及友好關係，才使龍發堂願意支持他們的研究（圖1）。[9]

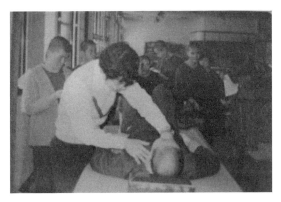

圖1　文榮光的研究團隊在龍發堂中對院民進行身體檢查

資料來源：文榮光1984年研究原始資料，版權所有／文榮光。

　　然而，文榮光與龍發堂之間的社會關係，卻隨著研究結果公布而轉趨惡化。雖然文榮光在研究報告中肯定龍發堂的團體生活，出家師父的無私奉獻，以及讓院民投入成衣廠等勞動生產所帶來的復健效果，但結論的基調仍然強調龍發堂是「現代社會中自動發長出來的一個特異實體……是廣大社會支持系統的邊緣系統」（文榮光、張苙雲　1984），並且認為堂中的病人缺乏適當的現代精神醫療介入，因此在精神病情惡化的情況下導致自我照顧能力與體質雙雙惡化，甚至死於非命，這不是現代文明社會所能

9　參考筆者對精神科醫師王志方的訪談紀錄（2013年3月29日）。

容忍的結果（文榮光、張苙雲 1984）。[10] 雙方合作的破局，不僅
讓文榮光建立一套兼具民俗醫療與現代精神醫學治療模式的理想
破滅，同時也令龍發堂關閉與精神科醫師交流的大門，直到2000
年初，龍發堂才再次開放、讓嘉南療養院有限度地進入看診。[11]

　　文榮光與龍發堂為何能擁有短暫的合作關係？又因為何種原
因而斷絕往來？ Anderson（2000）在研究中提出「科學交換的道
德經濟」（moral-economy of scientific exchange）概念，認為在殖
民科學的脈絡下，科學研究在地方社會進行調查、取得研究物
（例如，血液與身體組織）的過程中，往往將這些研究物從地方
的交換系統中異化，並且將之轉移到科學知識生產的交換系統
中，使研究物成為具有學術價值的研究資本。但對於地方社會而
言，那些被取走的研究物，並非能以交換價值衡量的一般物品，
因此地方社會提供科學家研究物的舉動，往往帶有濃厚的互惠色
彩，因此無法與贈與／被贈與的社會關係徹底切離，同時也讓研
究者因為此種互惠關係欠下了難以償還的社會債（social debt），
並且被捲入地方的道德經濟中。

　　若以這樣的觀點檢視龍發堂與文榮光的互動歷程，對於龍發
堂而言，同意敞開大門並開放機構，組織動員院民成為研究樣本

---

10 對於文榮光的研究結果是否符合當時龍發堂的實況，筆者認為龍發堂當時確
　　實如文榮光所言，存在著傳染病及部分院民體質不佳的問題。但這些問題是
　　肇因於機構管理，或者是缺乏現代精神醫療藥物介入的結果，仍有商榷的空
　　間。限於本文的篇幅限制，無法在此進行討論，有興趣的讀者可參考湯家碩
　　（2014）論文第三章第四小節。

11 參考筆者對精神科醫師李偉強（2013年3月14日）、王志方（2013年3月29
　　日）、林冠宏（2013年3月20日）的訪談紀錄。

的勞動，各種被採集的醫學檢體與觀察紀錄，這些難以用市場價值或經濟邏輯衡量的研究物，讓文榮光與龍發堂共同進入一個複雜的社會交換鍊。龍發堂希望獨特的療法獲得來自「科學家」的研究支持，進而增加機構經營的正當性；[12] 文榮光則獲得實踐「現代精神醫學在地化」的實驗機會，甚至進一步帶領高雄醫學院的學生定期參訪機構，並邀請諸多國內外重要的精神醫學界人士到堂中考察。[13] 然而，互惠的社會關係在人類學的典型意義中，不僅是不求回報的贈與，其中也蘊含必須回禮的道德義務（Dalton 1968）。因此，文榮光在龍發堂進行研究的特權，以及蒐集的醫學資料，形同鑲嵌於社會關係與道德經濟之中的禮物，被龍發堂「贈與」給文榮光，而一份支持龍發堂的科學研究成果，正是龍發堂所希望的回饋。

　　然而，文榮光在研究中對於龍發堂模式的批評，終究讓他在交換鍊中欠下無法償還的社會債，並且進一步導致雙方之間交惡。文榮光希望龍發堂受到精神科醫師介入、接受抗精神藥物，這樣的要求更深化了雙方在研究關係中潛在的矛盾。即使文榮光肯定龍發堂的收治具有一定效果，並且在1983年龍發堂引發違法爭議時，提出〈龍發堂醫療輔導計畫建議書〉，[14] 認為龍發堂不需由衛生部門強力介入，只要在醫師協助下自主改善醫療衛生即

---

12 根據筆者訪問其他精神科醫師的結果，龍發堂當時會願意讓文榮光進行研究，有部分的原因是因為釋開豐與法師釋心怡認為自己「還做得不錯」。此段參考筆者對精神科醫師李偉強的訪談紀錄（2013年3月14日）。

13 參考高雄醫學院精神科社工部張博翰的訪談紀錄（2014年5月8日），以及文榮光（1984）龍發堂原始研究資料中林憲等精神科醫師參訪龍發堂的攝影紀錄。

14 此建議書同樣收入文榮光提供的國科會研究原始資料中。

可，甚至建議政府補助龍發堂內病人的醫療經費，希望藉此說服龍發堂嘗試現代精神藥物。然而，這個輔導計畫因為雙方關係破裂而未能實現。

四、龍發堂機構形象的塑造與管理化

　　除了文榮光研究對於龍發堂的負面評價，在1980年代，因為螢橋國小遭疑似精神病人侵入潑灑硫酸等事件，廣泛引發社會對精神疾病的關注與恐慌，龍發堂的存在也暴露於媒體版面所形成的社會爭議之中。[15] 龍發堂非典型的治療模式，以及不受國家介入管理的特徵，使其公眾形象在「慈善事業」及「非法經營」之間來回擺盪。無論是機構的合法性，收容環境的優劣，勞動生產對精神疾病的治療效果，甚至出家人照顧病患的動機和收費是否合理，這些議題都開始受到來自各界的支持或質疑。衛生、警察、司法部門也紛紛就其職權範圍表達對於龍發堂的立場：

> 龍發堂對精神病患實施的民俗療法，並沒有密醫行為，已由台南高分院判決確定，判決書中認定拜佛唸經並飲用拜佛茶水等療法，並不是醫療行為，「化茶」、「淨茶」中也沒有摻雜鎮靜藥品。儘管沒有刑責，但在高雄縣政府眼中，龍發堂並不是立案廟宇，也不是立案的救濟機關（經龍發堂聲請，都不准），因此依法並不能收容精神病患，更不能治療。（黃永傑　1984）

---

15 關於台灣精神疾病的社會問題化，可參考湯家碩（2014）論文第四章。

　　龍發堂的公共身分，因為這樣的爭議陷入了弔詭的處境。在精神醫療規模嚴重不足的歷史脈絡下，一間非典型的醫療機構能照護數百名慢性精神病人——其存在既是「如何面對精神病患治理」的問題本身，同時又是這個問題的（臨時）解決方案。龍發堂在經濟運作上不仰賴國家機構支持，照護模式也有別於現代精神醫學典範，其存在的原因正是國家照護體系失能的產物；作為解決社會問題的機構，理當受到讚揚與鼓勵。然而，當國家對於精神疾病的積極治理被視為理所當然時，不在其治理藍圖中的龍發堂因為非典型的治療實作，與精神醫療體系的建制化相互衝突，便成為「製造社會問題」的機構，需要被管理與改造：

> 心理學家（要求政府正視精神疾病問題）的呼籲，絲毫沒有得到迴響。到李焜泰（釋開豐）開創他的「康樂治療」來和民俗治療相結合時，政府和民間又受到了很大刺激……龍發堂對待病患的方式，是正統的精神病醫師所不承認的方式，但最具諷刺意味的是，龍發堂的病患，絕大多數是曾接受公立醫院治療，無法獲致令人滿意成果，才轉往龍發堂求助的。這一事實，說明了衛生當局對於精神病患的治療，絲毫未加重視，所以才有高比率的精神病患者走投無路……龍發堂的民俗醫療方式並不是理想的、現代化的方式，但在長程的大量精神病科醫師培育完成、以及足夠的精神病院建立起來之前，龍發堂復健模式應使其納入正軌……（聯合報 1986/2/15）

同時為精神疾病治理問題的「表徵」與「解方」所造成的矛

盾，使龍發堂在1980至1990年間長期處於媒體關注之下，而公眾議題化的過程，對於龍發堂機構中的收治生態，也造成「展演化」與「封閉化」的影響。[16] 1986年2月13日，龍發堂180多位院民與信徒展開為期四天的環島旅遊，成為台灣史上首次大量精神病人向社會群眾「出櫃現身」的集體行動。在環島的過程中，堂方不僅安排院民前往各地知名宮廟參訪，與各方民眾或公眾人物見面，甚至邀請記者全程隨行採訪製作專題節目。就如堂中法師在接受筆者訪談時說：「別人說我們越不好，我們就越要做給別人看」。[17]這種藉由公開展演與積極安排機構生態景觀來管理公共形象的策略，隨著大眾媒體對於環島旅程的正面報導而獲得巨大的成功，也造就往後龍發堂以院民的現身作為工具，積極展演機構收治成效或表達機構立場訴求的開端。[18]在第一次的環島旅遊之後，龍發堂開始嘗試聘請師傅教導部分院民吹奏樂器、跳宋江陣等民俗技藝，並且四處參與各種婚喪節慶、民俗或公益活動。這些公開演出，不僅成為機構收治成效的「活招牌」，也讓機構的正面評價在社會上廣為流傳。

　　除了積極向外展演收治成果之外，對於機構內部生態的呈現，龍發堂也開始逐步進行較複雜的規畫，包含隔離那些相對不光彩的機構生活面向。在1980年代初期，龍發堂還願意讓民眾

直接隔著鐵窗觀看被禁閉的院民，或者在家屬前去探望時，讓家
屬在院民的床邊自由進行互動。院民的照料活動，如身體清潔等
等，也都在開放的戶外進行。[19]

　　不劃分內外界限的空間安排，呈現了龍發堂早期在空間政治
上的開放性。對於當時龍發堂的管理者來說，精神病患在堂中的
收容與活動情形，並不是需要被刻意隔絕於公眾視野之外的禁
忌。然而，但到了1980年代後期，龍發堂的機構地景逐漸轉變，
例如，收容院民的場所由佛堂旁臨時搭建的矮房，轉變為病患專
屬的生活大樓，外來者與院民共處同一空間的情形已不復見，取
而代之的是積極管理訪客在堂中的活動範圍，「不要亂跑、不要亂
拍（照）、不要亂問」成為龍發堂對於訪客的全新規範（圖2）。[20]

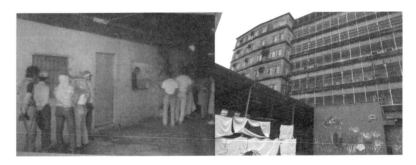

圖2　1980年與2013年的龍發堂

圖片說明：（左）1980年代龍發堂觀察室中的院民與圍觀民眾，取自文榮光1984
年研究原始資料，版權所有／文榮光。（右）2013年龍發堂相對隔離的院民生活
大樓，筆者於2013年田野調查過程中拍攝，版權所有／湯家碩。

19　參考文榮光1984年研究原始資料所留下的影像紀錄。
20　參考筆者對龍發堂信徒阿強的訪談紀錄（2014年6月1日）。

機構生活的管理與隔離化，不僅肇因於龍發堂與精神醫療專業之間的決裂，同時也是龍發堂公眾議題化之後所導致的後果。龍發堂反覆躍上媒體版面並招致公部門的關注，讓堂中的師父開始積極管理自身的公共形象，企圖揀選、展演機構中良好的收治成果。以當時高雄醫學院與龍發堂的互動為例，在與文榮光醫師交惡之後，龍發堂依然允許高雄醫學院社工部帶學生到龍發堂參觀，然而，相對於之前自由開放的態度，作法已經有很大的不同：

> 他就只給你看那些好的、比較OK的、有能力可以工作的，像是雞舍、成衣廠……後來因為我們有幾次去的時候，有比較深入過兩次，後來他就不讓我們看了，就是比較深入裡面的，那個病患是脫光衣服的，用鎖鏈鎖起來的……我們那幾次走到後面是不小心的，他沒有要讓我們看到，他會和你解釋說那些人是有暴力，所以要把他們鎖起來。我那時候看到的四五個在那個地方、暗暗的，空間不好。[21]

五、走進機構：信徒、家屬與院民的生活世界

（一）龍發堂信仰與宗教奇蹟的建構

雖然筆者在前文中不斷強調龍發堂是在面對社會爭議之後，才開始積極管理機構內的空間政治，但龍發堂對於治療活動的展演，並非全然因應外界獵奇眼光而生。事實上，各種機構中的實

---

21 參考筆者對高雄醫學院精神科社工部張博翰的訪談紀錄（2014年5月8日）。

踐活動所形成的景觀，一直在龍發堂的機構經營中扮演相當重要的角色，特別是在龍發堂的宗教活動層面更是如此。在精神醫學的觀點中，由於龍發堂主要被視為精神病人收治機構，因此會將宗教信仰與慈悲為懷、耐心愛心等信念畫上等號，認為這些道德情操促成龍發堂獨立收容病患與照護病患的能力，[22] 卻因此忽略龍發堂收治活動的形式與其宗教特徵之間彼此鑲嵌的關係。[23]

　　龍發堂的信仰形式在1980年代以佛教為主，由於堂內對於住持釋開豐個人神蹟的強烈崇拜，文榮光在研究中將龍發堂形容為新興宗教。不過就筆者的觀察，龍發堂信徒所呈現的信仰觀念，其實與大部分民間信仰的實踐態度十分接近：行善、勸善、做功德，這種對於助人與慈善活動的提倡，幾乎就是龍發堂信仰中最主要的核心內容。至於釋開豐被特別崇拜的原因，除了高超的德性之外，也是因為他在救治病患過程中所展現的治癒神蹟。這樣的神蹟在敘事上最為典型的範例，即是精神病人的照護與康復。在筆者的田野觀察中，無論是信徒或是龍發堂的師父，都津津樂道於釋開豐如何親自接受家屬百般請託，將無人敢靠近、時常會作亂傷人的「瘋子」，從長期禁錮的鐵籠或土角厝中解救出來，帶回龍發堂與其他師父一齊悉心照料。那些被釋開豐善待的病患，也奇蹟似地安靜下來，不僅適應機構中的團體生活，也逐漸能進行勞動或吹奏樂器等活動。這樣的成效不僅讓龍發堂的名聲廣為流傳，也吸引更多外地的家屬帶著無法治癒的精神病人前

22　參考筆者對精神科醫師李偉強（2013年3月14日）、文榮光（2012年9月16日）的訪談紀錄。

23　本節中關於龍發堂信仰內容與活動的描述，為筆者2013年在龍發堂進行田野調查的過程中，訪問資歷超過30年的資深信徒或出家師父所彙整得到的結果。

去投靠。[24]

　　除了超自然的奇蹟本身之外，這些奇蹟也往往以十分戲劇化的方式被反覆傳頌，而傳頌的動機則與釋開豐老師父的崇高德性有密切的關聯。在筆者所經歷的一次龍發堂資深信徒「起駕」的過程中，就有信徒以「神靈附身」形式，傳達釋開豐老師父的訓示：

> （夾雜不知名的語言與某個無形的人對話，不時回頭對車內眾人以台語宣講）……龍發堂是為了要「救人」，這個救人是入世救人、救世界上的人。有人有困難，就要給他救。師父是高人，有能力，我們就要幫他忙、幫他出力。師父現在就在我們旁邊和我說笑。為什麼要救人？因為看到眾生痛苦不忍心。很多家庭遇到困難、難關，快過不下去了。師父就說：「沒關係我來救你。」而病人感覺到有人要來救他，就乖乖好起來了。我不敢說這些，（剛剛的話）是開基原祖元光神佛（釋開豐）在說，不是我……

　　以龍發堂的宗教觀念來說，救治不癒病人的能力，證明了釋開豐在超驗的神佛世界所具有的靈驗力量，也是釋開豐慈悲為懷的道德價值的體現。龍發堂的信仰中超驗力量的發生邏輯，因此乃是奠基於「無私奉獻的崇高德性」與「靈驗的奇蹟事件」之間

---

24 在此筆者對於釋開豐是否真有佛力／神力，暫且採取存而不論的態度，畢竟以社會科學的立場來說，筆者更傾向探尋各種言說、論述背後所反映的社會與文化意涵，所涉及的行動者之間的互動關係，以及在特定社會建置中所扮演的角色，而不是追問論述或言說的絕對真偽。

的相互證成關係，而信徒對於釋開豐神力的信仰與投入慈善行動
的動機，則是一種同時提倡無私助人，也期待獲得宗教領袖神蹟
庇佑的「功德福報」價值觀（圖3）。這種在信仰目的上同時具
有利己與利他特質的雙重性，在丁仁傑（1999）對慈濟功德會成
員的研究中也有類似的發現。

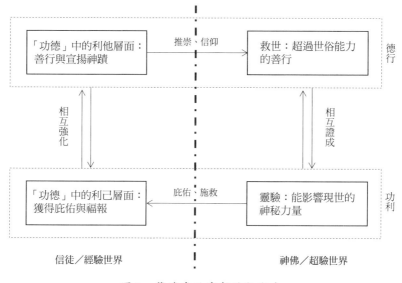

圖3　龍發堂的宗教信仰觀念

　　雖然釋開豐的神蹟看似靈驗無比，但治癒精神疾病的傳言，
究竟透過何種機制被民眾認為可信，進而成為龍發堂的信徒？借
引科學知識社會學與科學史家Steven Shapin（1994）的觀點來
看，「真理」（truth）、「知識」（knowledge）、「事實」（fact）等
觀念，其實反映的都是一系列關於信念與陳述是否為真的判斷結
果，而這樣的判斷中往往存在集體性的本質（collective nature），

因此也與集體的道德秩序有關。這也就是為何 Shapin（1994）要特別提出「社會信任」在知識／事實／真理被普遍接受的過程中，所扮演的重要角色。在 Shapin 的觀點中，人的知識（people knowledge）是接受物的知識（thing knowledge）的必要條件，在這樣的意義之下，關於自然世界的知識如何能被認定為真實，其實和知識的傳播與接受者所身處的社會文化脈絡有相當程度的關聯。

發生在龍發堂中的奇蹟，如何因為社會信任而成為被信徒接受的事實？筆者在田野觀察的過程中，曾訪問一位資深信徒「阿蔡」，她會與龍發堂「結緣」，一開始是因為母親有無以名狀的病痛，四處求醫求神無果，在公公做生意認識的朋友介紹下，最終才求助於龍發堂。另一位筆者在田野中遇到的信徒「阿華」，同樣因為兒子得了不明重病求醫無果，經由在同一市場賣菜的阿蔡引介，接觸龍發堂並成為信徒。從這兩個案例中，可以發現龍發堂的奇蹟事實，傳播的過程十分仰賴親屬或者地緣關係所構成的社會網絡。面臨無解難題、亟待某種救治機遇的「受苦者」，因為社會關係而偶然地接觸龍發堂奇蹟故事。[25] 人際網絡的連帶不只使龍發堂的奇蹟得以擴散，也讓關於奇蹟的敘事有了親近的社會關係人為之代言。這些代言人不僅負責傳遞事實，同時更進一步扮演積極鼓吹、策動其他行動者進入龍發堂的角色。[26]

---

25 無論如何，一套釋開豐神蹟治癒的世界觀的傳播，以及某種科學所建立的自然世界觀，同樣都與「誰是值得信任的真理述說者」之間存在共生關係，並且要符合某些既有的社會文化脈絡。因此，筆者認為科學知識的傳布和宗教奇蹟的傳播，在模式上其實並沒有本質上的差別。

26 有趣的是，相對於 Shapin（1994）討論現代早期英格蘭科學文化的建立研究

　　然而，值得注意的是，即使信徒接受龍發堂的奇蹟作為一種
「事實」，這樣的事實仍然可能因為社會當時對於精神疾病的污
名化，以及家屬對於口傳奇蹟缺乏信心，而處於「半信半疑」的
不穩固狀態：

> 一開始當然會驚！那些宋江陣拿那個刀子，拿那些槍啊劍啊
> 的，那些人都是會殺父母殺鄰居的欸！……我自己第一次來
> 龍發堂的時候也是很怕，怕病患突然的刺激會攻擊他，成衣
> 廠裡面一堆剪刀呀什麼地拿在手上，抓狂起來要怎麼辦？[27]

　　一間充滿「瘋子」的廟宇要在信眾與病患親屬之間成為可被
接受的事實，必然要跨越精神病患的社會污名所形成的障礙，而
其成功關鍵奠基於一套環繞著「眼見為憑」作為事實，打破污名
的機構實作特徵。此一眼見為憑的實作，讓傳聞從不穩固、去脈
絡的知識，轉化為被親自驗證的事實，是除了社會關係之外，另
一個使龍發堂的治癒奇蹟成為可信的重要因素：

> 我的老公本來不信，但後來親自帶去，他親眼看到師父在那
> 裡都親手餵學生吃飯、幫學生洗澡，十分感動，整個人心服
> 口服。後來他都說，誰敢說龍發堂不好，他就要和他拚
> 命……那時候常常傍晚在龍發堂裡面，一群信徒就坐在那裡

　　中所描繪的，因為作為公共賢達的聲望，而獲得公正不偏代言者身分的紳
　　士，龍發堂中的代言人反而更因為與神蹟密切的利益、社會連帶關係的親暱
　　性而受到信任。

27　參考筆者對龍發堂信徒阿蔡的訪談紀錄（2013年4月4日）。

> 和師父一起聊天，有電話來說要師父去帶那些病患回來，師
> 父就會問：欸～要不要一起去？一開始我都不敢去，都是我
> 的老公去，然後回來就說有多神奇多神奇，後來我也會跟著
> 師父去……[28]

　　精神疾病與精神病人在社會上的污名，既是使外人不敢接近
龍發堂的阻力，也是龍發堂可以穩固釋開豐奇蹟治療神話、吸收
信徒的關鍵。當外人懷著對精神疾病的恐懼心理踏進龍發堂的時
候，院民列隊念經、出家人悉心照料就映入眼簾。親眼看見的
「秩序」、「乖乖的」、「可以做工養雞」，正好與典型瘋狂者
「亂」、「抓狂」、「不受控制」的刻板印象產生強烈的對比。精神
病人社會污名的嚴重程度，正好反襯出龍發堂的善行與慈悲是如
何高明，能使這些原本讓人避之唯恐不及的「瘋子」被徹底收服
成溫順的修行人。

　　因應宗教信仰的結構中既利他也利己的「做功德」觀念，龍
發堂中的精神病患收治療效，構成了龍發堂中信仰靈驗的展現，
也讓龍發堂信仰中的各種宗教奇蹟能被「眼見為憑」的事實所鞏
固，使神蹟不再只是虛無縹緲的口傳言說，而能在親身見證的歷
程中被穩固下來。透過社會連帶關係者作為奇蹟事實的中介代言
人，再加上（受到污名的）機構中收治活動景觀作為直接見證的
機制，讓龍發堂能串聯起在地機構和機構外的行動者，形成跨越
地理空間的信仰網絡，將外在的行動者從機構外逐漸往機構內移
動，形成信仰中社會網絡的「再地域化」（丁仁傑 2005）。

---

28 來源同上。

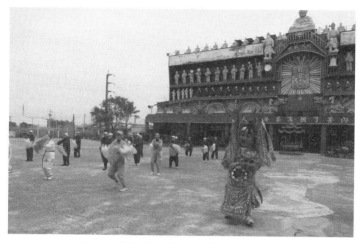

圖4　龍發堂中院民演練電音三太子

圖片說明：筆者於2013年田野調查過程中拍攝，版權所有／湯家碩。

（二）龍發堂院民的家屬與務實主義的妥協

　　龍發堂以宗教奇蹟與慈善照料，提供精神病人終生庇護場所的論述，除了被信徒視為可信的事實之外，是否亦為院民的家屬所採納？他們是否也相信釋開豐具有治癒精神疾病的靈驗力量？筆者在本小節中將藉由文榮光1984年研究原始材料中對於114位龍發堂院民家屬的訪問資料，試圖釐清家屬將病人送往龍發堂的動機，以及對於龍發堂的奇蹟傳說所抱持的態度。這些問題將有助於了解當時病人家屬的社會處境，這些家屬在不同精神醫療手段之間的選擇邏輯，以及龍發堂的照護模式被家屬接受的原因。

　　在文榮光的資料中，對比於龍發堂的信徒對於治癒神蹟深信不疑，114個家屬個案雖然大多數肯定釋開豐的德性與慈悲，感謝他願意照料家庭無法負擔的精神病患，但其中僅有少數家屬相

信釋開豐具有法力，或者能以神蹟治療精神疾病。[29] 大部分家屬對於龍發堂的療效宣稱，其實採取務實的折衷態度：有的家屬不信鬼神，因此並不認為是佛法治病，但相信有社交活動的龍發堂比獨自關在家中好，或者認為誦經並無靈驗力量，但能達到鎮靜效果。

　　關於家屬選擇龍發堂的動機，文榮光、張芷雲（1984, 1985）研究中指出，龍發堂家屬四處求醫的歷程往往長達數年，直到無法負荷家庭經濟或生活照護等壓力後，才放棄治癒病人的可能性，將病患「放生」到機構內，讓病患接受長期收容。因此，龍發堂的存在標誌著病患求醫途徑和治癒希望的雙重終點。然而，就如許多關於十九世紀歐美精神療養機構的歷史研究所顯示，家屬與機構之間並非全然對立或斷絕關係的兩個世界，療養機構也可能是暫時緩解照護負擔的場所（Tomes 1988）。在文榮光的個案報告中，也有家屬明確表示，如果家人病情好轉，希望能將人帶回家，並且透露對於將病患「棄置」在龍發堂的舉動感到相當自責；也有家屬維持定時去龍發堂探望病患的習慣。因此，筆者認為「治療」與「收容」在家屬世界中往往並非全然二分，「長期收容」也不一定是在「放棄治療」後才有的選擇。

　　除此之外，從精神病人的家屬多年的求醫歷程來看，他們並非一開始就不信任精神醫學，也不是直接選擇龍發堂作為收治場所。相反地，精神醫學在家屬的觀念中，依然是最普遍的醫療途徑，其中有不少家庭為了籌措西醫治療的費用，不得不抵押房

---

29 這個小節的家屬個案，取自文榮光1984年研究原始資料中對於病患家屬的家庭訪談紀錄大綱。

產、出賣土地、讓售謀生用的市場攤位、變賣嫁妝或借貸。除了在住院治療上幾乎傾家蕩產之外，許多家屬更反覆周旋於不同精神醫療機構之間，往往在一間醫院治療無效後，再轉至其他醫院求助：

> 病人大哥本來以為是情感問題帶到生命線，後來又轉介到○○療養院，治療無效，再送到嘉義○○醫院。第一次病情幾乎完全改善，出院後還工作了一年，不幸再次發病，再入○○，但是情況不能完全改善……最後有攻擊行為常常徹夜不歸，再送到○○，不能控制症狀，病人大哥曾在報章雜誌看到 L.F.T.（龍發堂）消息，覺得到那裡靜養比較好，故將其妹（病人）送至龍發堂……

　　除此之外，個案紀錄當中也有家屬認為西醫治療有助於讓病情好轉。但從「有吃藥時比較好，沒吃藥時就比較不好」、「住院治療期間病情改善，回家後又惡化」等說法來看，無法穩定使用西醫療法，或許是家屬最終轉向龍發堂求助的主因。由於住院費用驚人，家屬往往只能斷斷續續地讓病患接受西醫治療，或是因為無法負擔支出而被醫療機構要求出院；藥物使用方面也有家屬反映有發抖、流口水等副作用等問題，或者家屬可能根本不熟悉藥物的使用方式，因此導致治療難以獲得效果。

　　經濟困境與無法穩定使用抗精神藥物，一方面呼應1980年代精神醫療資源不足，以及機構異質性高等困境，也反映並非所有精神疾病都能康復的現實，亦即西方醫療的有限性。這樣的情況同時也是筆者所訪問的精神科醫師，對於當時台灣精神醫療生

態的共同回憶。雖然他們泰半不認可龍發堂拒絕藥物治療的模式，對於龍發堂的存在，以及家屬的選擇，卻抱持包容的立場。有醫師對於龍發堂模式的評價僅有「笑話」兩字，但也承認並非所有精神病人都會康復；加上當時的精神病床缺乏，導致病患有可能被要求提前出院，都促成家屬轉而選擇龍發堂的收治服務。[30] 另外也有醫師表示，在1980年代走訪鄉野，所看到的病人收容環境實際上往往並不比龍發堂好上多少，更為悲慘的也所在多有，「至少龍發堂還算是個可以遮風避雨的違章建築」。[31] 甚至有醫師更進一步反思台灣精神醫療系統缺乏對於慢性病患家屬需求的理解，而龍發堂可說是讓精神醫學思考「自己能為病患做些什麼、做到什麼程度」的契機。[32]

　　在王文基（2017）對十九世紀末至二十世紀中期中國精神療養院的研究中，強調當時由於相關機構數量極少，由家庭與社會負擔主要的病人照顧責任，精神病人的處理乃是家庭問題的一環，因此家屬的能力與社會關係決定了病人如何被安置的行動軌跡。類似的現象，也同樣反映於1980年代台灣精神病患家屬的求醫軌跡之中。或許就如一位家屬所言：「在此度日，不得不來。」龍發堂關於精神醫學無效、不使用抗精神藥物的宣言，以及終生收容的承諾，或許是少數能呼應家屬處理精神疾病的挫敗

---

30 參考筆者對精神科醫師林冠宏的訪談紀錄（2013年3月20日）。林冠宏除了正文所述的觀點之外，也提及自己在2000年後到龍發堂進行巡迴醫療時，在堂中看到自己曾在醫院精神病房照顧過的病患，因此感嘆當時精神醫療資源之有限。

31 參考筆者對王志方的訪談紀錄（2013年3月29日）。

32 參考筆者對陳一行的訪談紀錄（2014年5月13日）。

經驗的醫療論述，顧及了家庭經濟能力與解決家庭照護負擔等需求。不論是否認同其收治模式，在選擇有限的情形下，這些家屬只能暫且在龍發堂繼續棲身。如此有限的能動性反映出1980年代精神醫療選擇和安置機構缺乏的時代背景脈絡，同時也是家庭經濟資源匱乏後無法尋覓更理想機構的結果。大環境與個人處境共同構成的泥淖，讓這些家屬深陷其中，最終使龍發堂成為唯一一條可走的路。

（三）命運迴異的龍發堂院民

　　被送入龍發堂中的院民，他們的命運又如何呢？在大眾媒體上，曾經有從機構中脫離的院民，描述自己遭到毆打或強迫勞動的遭遇。[33] 從文榮光進行的家屬訪談等資料中，也可以看到關於使用暴力手段制服失序院民的相關紀錄。然而，這些紀錄所揭示的權威管理，與前述信徒眼中所見，堂中師父事必躬親、慈悲照護等形象，形成強烈的矛盾。筆者在本小節中將以「機構生活的適應差異」、「管理人員照護模式的個別化」兩項因素，試圖解釋龍發堂院民在機構中出現處境差異的成因。

　　依據文榮光的原始研究資料，以及筆者對堂中資深信徒、工作者等進行訪談的結果，1980年代的龍發堂為了讓兩百多位院民能在機構中共同生活，除了宗教感化之外，自有一套十分務實的管理方式：所有的院民依照不同生理性別，在龍發堂中以大通鋪的方式集體居住，並且有專門用來監禁新進或失控院民的觀察室。其次，在確定病患沒有攻擊或暴力行為之後，會使用「感情

---

33 可參考郭錦萍（1989），〈虐待病人，有圖為證，飛越杜鵑窩，指控龍發堂〉。

鍊」將院民兩兩相繫（或者與堂中師父相繫），藉此讓病患學習堂中的生活秩序，以及梳洗等簡單的自我照顧能力。至於龍發堂中的生活秩序，在時間行程上有明確的規範，誦經禮佛與生產勞動，幾乎占據機構生活的絕大部分（表1）。為了進行規律的集

表1　1980年代龍發堂院民一日生活作息表

作息時間	項目
4:00-4:30	漱洗
4:30-5:40	早課（誦經禮佛、敲法器、收拾拜殿）
5:50-6:50	升旗（唱國歌、升旗歌、三寶歌、做早操、拔河比賽）
7:00-7:30	早餐（排隊、吃飯禮佛、排隊盛飯、排隊離開）
7:30-10:00	工作（分成衣、廚房、雞屎、撿蛋、餵豬等組）
10:00-12:00	娛樂（工作做完分兩組教唱）
12:00-13:00	午餐（排隊、吃飯禮佛、排隊盛飯、排隊離開）
13:00-16:00	工作（分成衣、廚房、雞屎、撿蛋、餵豬等組）
16:00-17:00	洗澡（由每班班長帶入浴間完成）
17:00-18:10	晚課（誦經禮佛、敲法器、收拾拜墊）
18:10-18:30	降旗（唱國歌、降旗歌、三寶歌）
18:30-19:00	晚餐（排隊、吃飯禮佛、排隊盛飯、排隊離開）
19:00-21:00	娛樂（病情較重者唱歌跳舞、看電視、康樂活動）
19:00-21:00	工作（成衣組繼續工作）
21:00-4:00	休息（由班長帶到臥室就寢）
21:00-4:00	巡邏（每隔一小時由一位出家人四處巡視）

資料來源：文榮光1984年研究原始資料。

體生活，維持數百名精神病人的生活起居與生產勞動，龍發堂發展出對於堂中事務的分工體系，除了成衣與畜牧生產活動外，設有伙房班、洗衣班、雜工班等等，並且讓有能力工作的病患，以8-12人為一班，投入各種生產勞動，宛如一個小型的集體農場。

　　值得注意的是，堂中病人的管理者，除了出家師父之外，也包含在龍發堂中症狀逐漸康復的病人；這些康復病人會被任命為「班長」，接受師父的指揮，支援堂中庶務、管理其他院民按表操課進行生產勞動，也協助院民的各種生活起居，例如，洗澡、分配藥物、帶隊進行堂中禮佛活動等等。[34] 根據筆者訪問的精神科醫師提出的觀點，部分特定院民之所以能康復並且成為班長，主要是因為他們原先的失序行為肇因於藥癮、酒癮等後天的物質濫用，因此認知功能並沒有受到太多損傷，也就有可能在堂中康復到具有較佳自主能力的程度。[35] 在筆者2013年進行的田野觀察中，這些班長除了負擔堂中工作之外，也有比較高的自由度在堂中任意活動。根據堂中的師父表示，這樣的制度在龍發堂中存在已久，擔任班長會讓病患產生認同感與成就感，會更積極投入堂中工作。能力優良的班長甚至會被允許穿著出家師父的綠色僧服，與其他師父一齊活動。由上述情況可知，管理者與院民之間的階層關係在龍發堂中並非涇渭分明。[36]

　　然而，並不是所有病患都能在龍發堂中找到新生。基於不同

34　根據筆者於龍發堂短期田野調查中，詢問堂中法師得到的結果。

35　參考筆者對精神科醫師李偉強（2013年3月14日）、林冠宏（2013年3月20日）的訪談紀錄，以及文榮光1984年研究原始資料。

36　參考筆者對龍發堂中法師釋心怡的訪談紀錄（2012年12月10日）。

的精神疾病背景，進入龍發堂的「病人」在康復情況與適應程度
上也有相當程度的差異。有些精神病患對機構生活適應良好，能
參與勞動、甚至擔任「班長」等職務；相對地，另外一類社會功
能不佳、無法對龍發堂的生產活動做出貢獻的院民，處境就可能
邊緣化。這兩類適應情形不同的病患，便形成機構中十分兩極化
的景況：

> 基本上有很大的一部分就笨笨坐在那邊⋯⋯（這些人）不能
> 隨便走，就關在某一個地方。他就是一個空房間，下面就是
> 洗石子的地，也沒有床，就關在那裡，將近百個。男生、女
> 生分開都各百個。那些人幾乎都是關在某一個地方。[37]

　　除了由於院民本身社會功能的差異而產生的迥異處境之外，
管理人員的照護模式亦存在分歧。住持釋開豐對於馴化精神病患
的操作典範，除了感情鍊、情感感化，以及強調團體秩序之外，
並沒有給予詳細的指引，而是讓出家師父與班長自由發揮。這種
個別化發展的管理技術，造成不同管理人之間的實踐方式存在相
當程度的差異。以正面成效來說，龍發堂照護院民的出家師父不
僅是全天、全職投身照護工作，與院民生活在同一空間，並且因
為宗教道德上的信念，對於院民的脫序行為有較高的寬容與協商
空間，也願意以個別化的方式耐心帶領院民學習機構生活的秩
序：

37　參考筆者對龍發堂信徒阿強的訪談紀錄（2014年6月1日）。

以前送來一個人，不會控制大小便，就隨便想拉就拉，一開
始來堂裡面也是到處拉，後來師兄們想說不行，就決定開始
「帶領」他，所以我就和那個人鍊在一起，想說每一個小時
就固定帶他去廁所，示範怎麼上給他看……後來當他終於學
會的時候，我心裡面真的非常非常的歡喜、快樂。[38]

然而，並非所有的師父或班長都能如此寬容，當中也不乏直
接以權威高壓方式管理的手段，甚至存在以暴力懲罰或脅迫失序
院民的情形。除此之外，也有院民無法忍受堂中的各種生產勞
動，因此選擇逃離機構。不同院民對於龍發堂中的生活情形，因
此有著截然不同的體驗：

老師父提出來的就是感情鍊。但實際上下去帶的方式，還是
每個人的經驗。他們沒有 SOP（標準程序）這種東西……
（病患不聽指令的時候）有的師伯真的比較好，就摸著他的
頭安撫他，有的真的是給他打下去，所以每個人的方式都是
不同的。[39]

在社會學者 Erving Goffman（高夫曼　2012）的經典研究中，
將精神病院、修道院、軍營等機構，內部封閉、住民與外部長期
存在社會斷裂，並且具有正式管理的生活形式的機構定義為「全
控機構」（total institution）。在全控機構中，機構透過管理上的權

38　參考筆者對龍發堂法師釋心怡的訪談紀錄（2013年2月5日）。
39　參考筆者對龍發堂信徒阿強的訪談紀錄（2014年6月1日）。

威，劃分出嚴明的「管理者／住民」的身分分界，並且試圖徹底
控制內部的空間秩序及生活規則。在全控機構的強力介入之下，
個人原有的社會身分與私有領域受到剝奪，並且經歷由機構規訓
力量所主導的身分重構與再社會化的歷程。這也就是Goffman
（2012）所指出、住民在全控機構中所經歷的道德生涯。

　　雖然在全控機構中，管理階層的控制對於住民的道德生涯有
決定性的影響，但Goffman於1950年間對美國精神病院進行的
參與觀察中，注意到住民作為行動者的主體性與機構規訓力量之
間的拉扯關係。社會身分在機構中的重塑，一方面仰賴住民本身
對於各種機構規則的積極服從，以及對機構賦予的身分符碼的詮
釋與內化（Scott 2011）；另一方面住民也在熟稔機構規則的過程
中，逐漸具有遊走於權力夾縫之間的能動性。透過策略性的展演
行為，住民能在機構所加諸的生活秩序中找到抵抗的可能性，並
且發展出有別於機構期待的自我身分（Scott 2010）。換言之，全
控機構中住民的道德生涯並非全然由管理階層所決定，而是取決
於全體機構成員所共同建構與維繫的社會現實（social reality）。
這樣的現實既是機構秩序的展現，同時也因為院民的有限能動性
而有了被鬆動的可能。

　　對於Goffman而言，住民主體與全控機構之間的張力，共同
形塑精神療養院院民在院中的身分認同，以及所經歷的道德生
涯，那麼，龍發堂中也存在這樣的張力嗎？以龍發堂的視角來
看，無論是出家眾的師父，或者在此被終生託付的精神病患，其
機構生活的目的不在於重返外部社會，而是指向「終結於機構自
身」（end in itself）的生涯終點（Davis 1989），龍發堂中的機構
生活秩序，目的上也因此不在於積極打造能重返社會的「康復病

人」，而是塑造能長期適應機構生活的「順服病人」。[40] 從龍發堂中院民晉升班長的現象來看，部分的院民確實在適應機構規則後，被賦予更多以維繫機構生活秩序作為前提的自主性。然而，精神疾病的康復，終究並非長期適應龍發堂「終結於自身」的機構生活的必要條件。因此，面對認知行為能力不佳、僅能被放任呆坐於空房間中的院民，龍發堂的管理也存在許多消極的層面。那些重度精神病人由於缺乏社會功能，其道德生涯既很難說被全控機構的規訓管理所支配，也很難觀察到病人在機構夾縫中追尋自我身分的行動。

　　在龍發堂中，有人獲得嶄新的身分，也有人在機構暗處沉默終老。作為一項關注特定時間斷代的歷史性研究，筆者在此並不打算討論龍發堂與現代精神醫院的機構何者能帶給病人更多的自主空間，而是想強調：病人的主體性是由精神病症、機構生活與病人身處的周遭社會環境，所共同糾纏構築而成。參考本文前面所描述的家屬及精神科醫師觀點，那些久病不癒的精神病患，就算在機構之外也很難看出從周遭的社會世界獲得完整實踐自我身分的可能性。醫療機構的選擇，治療手段的嘗試，永久收容或暫時安置之間的兩難，這些環繞著精神症狀開展的行動與選擇，占據病人與周遭社會之間構築關係的所有可能性。若在機構與外部社會，所能獲得的都只是作為病人殘缺而有限的道德生涯，那麼，在1980年代的台灣，龍發堂的內與外，對於健全自我的建

---

40 儘管在某些龍發堂機構生活的面向中，精神症狀的康復與機構生活的適應有重疊之處，例如，勞動生產、宋江陣與樂隊，具有向外部社會宣傳其治療精神疾病的效果。

構而言，似乎也不再是一個有意義的分界。

六、結論：非典型／非現代精神疾病治療模式的社會意義

「龍發堂」與「台灣精神醫療體系的現代化」這兩條看似平行的發展軸線，在1980年代各自擴張對於精神疾病治理的影響力，並且在一位精神科醫師的研究興趣下偶然產生交會，甚至埋下1990年間精神衛生法制化的遠因。純粹從現代精神醫學的觀點來看，龍發堂的誕生泰半會被視為是精神醫療體系尚未發展完全，在醫師與病床不足的空窗期所導致的結果。然而，失序的精神狀態，所表徵的不只是某種由生物醫學所界定的生理症狀，同時也反映個體所面臨的社會處境（蔡友月 2007）。精神病人收容照護模式的選擇，因此不僅是個人健康或公共衛生問題，同時也是一系列歷史變遷與道德部署（moral apparatuses）的複雜總成（Biehl et al. 2007）。本文以一間非典型的精神疾病療養機構作為研究對象，試圖解釋其看似獨特的照護模式，如何被不同社會背景的行動者（例如，精神科醫師、家屬、信徒等）置入不同的議題脈絡之中（例如，精神醫療體系現代化、家庭功能的存續、宗教奇蹟的驗證等），並且在爭議中獲得特定社會群體的支持，或者被特定的社會群體否定。

在本文接近完稿的時刻，龍發堂因為傳出痢疾與結核病疫情，再度引起衛生單位，甚至檢調機構的強勢介入，形成民間社會的非典型照護機構與現代國家的衛生治理系統之間，又一次的緊張關係（高雄市衛生局疾病管制處 2017）。在衛生單位強調

龍發堂非法、落後、照護不當，並將病人陸續轉送到合乎現代醫療標準的收治機構的同時（高雄市衛生局疾病管制處 2018a），龍發堂工作人員也指責衛生部門誇大收容環境的惡劣程度，以粗糙（甚至充滿錯誤）的診斷分類強迫院民離院（馮緯瀚 2018）。部分家屬也出面抗議，強調院民都是醫療無效的精神病人，在醫療機構不願長期收容的狀況下只能在龍發堂度過餘生（周昭平 2018）。最終，在警政單位的公權力介入之下，龍發堂緊閉的大門被迫敞開，生活大樓中最後的數十名住民被淨空，大樓亦被貼上封條禁止人員出入。這間收容精神病人數十年的神祕廟宇，似乎就此在爭議中暫時畫下句點（高雄市衛生局疾病管制處 2018b）。

　　作為一篇研究精神療養機構社會史的文章，筆者並不意欲為今日龍發堂衛生條件不佳，造成院民群聚感染的事實進行翻案，加上研究時間斷代的限制，本研究也無法觸及龍發堂在1990年代之後收治活動的發展與變遷。以筆者的觀點來看，龍發堂的案例所能提供的，是一個重新反思當代精神疾病治理模式的契機。若單從精神醫療收治容量的觀點來看，龍發堂的消失似乎是現代精神醫療體系規模擴張的必然結果。然而，現代精神醫學、龍發堂與家屬三方長期角力的現象，不僅表徵了精神疾病問題所具有的多重社會面向，更是台灣精神醫療現代化的歷程中被長期忽視的歷史縮影。就算「生理—心理—社會」的精神疾病發生學典範，早已是現代精神醫療的主流觀點，在精神醫療體系建置的歷史進程中，對於精神疾病所具有的社會性特徵，依然沒有足夠的重視與探討。這樣的輕忽，造成一群長期無法被整合入現代精神醫學診斷或照護體系的病人與家屬，以及一間呼應這些「格格不

入者」的需要，而得以存續的非典型機構。

　　筆者認為，要實踐一種不僅考量病人個人的生理症狀，也將病人與周遭關係人所構築的社會文化網絡納入考量的「全人」精神醫療照護模式，深入探討非典型／非現代精神疾病治療模式中所蘊含的社會意義，確實有其必要性。「為什麼會有這麼多人選擇龍發堂，而不是選擇我們這些正規醫療體系的人」？文榮光醫師三十年前的提問，直到今日仍然是一個值得從「醫療資源不足」以外的角度深究的議題。

參考文獻

ETtoday新聞網，2014年，〈老師護自閉症學生「龍發堂出來的」法院判
　　國賠6千6〉，6月2日（http://www.ettoday.net/news/20140627/372308.
　　htm?t=，取用日期：2017年9月1日）。

丁仁傑，1999，《社會脈絡中的助人行為：台灣佛教慈濟功德會個案研
　　究》。台北：聯經。

───2005，〈會靈山現象的社會學考察：去地域化情境中民間信仰的轉
　　化與再連結〉。《台灣宗教研究》4(2): 57-111。

丁允恭，2012，《暗影地帶下的龍發堂：體制外精神病院作為生活社區的
　　法社會學考察》。台北：國立台灣大學科際整合法律學研究所碩士論
　　文。

文榮光，1982，〈要神也要人：精神疾病與民俗醫療〉。頁102-115，收入
　　臺灣省政府民政廳、東海大學編，《民間信仰與社會研討會論文集》。

文榮光、張苙雲，1984，〈慢性精神疾病患者求助行為及其復健模式的比
　　較研究I、龍發堂的故事〉。國科會專題研究報告。研究標號NSC73-
　　0301-H307-01。

───1985，〈慢性精神疾病患者求助行為及其復健模式的比較研究II、
　　龍發堂與仁愛之家的比較〉。國科會專題研究報告。研究標號NSC74-
　　0301-H307-01。

王文基，2017，〈瘋狂、機構與民國社會〉。頁77-100，收入劉士勇、王文
　　基編，《東亞醫療史：殖民、性別與現代性》。台北：聯經。

江東亮，1999，《醫療保健政策：台灣經驗》。台北：巨流。

行政院研究發展考核委員會，1995，《精神病患醫療服務體系之檢討》。台
　　北：行政院研究發展考核委員會。

行政院衛生署，1995，《臺灣公共衛生發展史》。台北：行政院衛生署。

何健民，2008，《台灣精神衛生法制之研究》。台北：國立台灣師範大學政
　　治學研究所在職進修碩士班碩士論文。

佟孝贏，1984，〈龍發堂的啟示〉（電視節目）。中華電視公司製作，4月
　　18日。

吳佳璇，2005，《台灣精神醫療的開拓者：葉英堃傳記》。台北：心靈工坊。

周昭平，2018，〈憂精障家屬傷人傷己　龍發堂家屬首衝市府陳情。蘋果日報，1月16日〉。（https://tw.appledaily.com/new/realtime/20180116/1279815/，取用日期：2018年1月23日）。

林瑤棋，2012，《庶民醫療史：台灣醫壇演義》。台北：大康。

林憲，1979，《精神醫學史》。台北：水牛。

林憲等，1976a，〈貧民精神科病人之分析：(1)路倒措置住院及貧民施醫住院病人之監護狀況〉。《中華民國神經精神醫學會會刊》2(2): 37-44。

＿＿＿＿ 1976b，〈貧民精神科病人之分析：(2)在臺北市二大精神醫療中心接受治療之病人〉。《中華民國神經精神醫學會會刊》2(2): 45-51。

林曉卿，2006，《無心插柳：我國精神衛生法之制定及其對心理衛生工作之影響》。嘉義：國立中正大學社會福利研究所碩士論文。

高夫曼（Erving Goffman）著、群學翻譯工作室譯，2012，《精神病院：論精神病患與其他被收容者的社會處境》。台北：群學。

高雄市衛生局疾病管制處，2017，〈衛生局已介入龍發堂住民醫療安置人道服務！〉。高雄市衛生局新聞稿12月25日。（http://khd.kcg.gov.tw/Main.aspx?sn=410&mt=14&gs=21243。取用日期：2018年1月23日）。

＿＿＿＿ 2018a，〈多位住民積極表達離堂意願，為尊重自由意志衛生局協助評估安置意願〉。高雄市衛生局新聞稿，1月15。（http://khd.kcg.gov.tw/Main.aspx?sn=410&mt=14&gs=21365。取用日期：2018年1月23日）。

＿＿＿＿ 2018b，〈衛警政合力防疫清空龍發堂生活大樓移出住民協助代安置〉。高雄市衛生局新聞稿，2月27日。（http://khd.kcg.gov.tw/Main.aspx?sn=410&mt=14&gs=21243，取用日期：2018年2月28日）。

郭錦萍，1989，〈虐待病人，有圖為證，飛越杜鵑窩，指控龍發堂〉。聯合報，10月21日。

陳小慈，1993，《台灣地區精神醫療政策之分析：以精神衛生法為例》。台北：國立台灣大學社會學研究所碩士論文。

陳正宗、吳婉莉、文榮光，1984，〈仙人掌的故事：慢性精神病人復健的一種新途徑〉。《中華心理衛生學刊》1: 67-74。

陳永興，1981，《飛入杜鵑窩：台灣地區精神醫療實況報導》。高雄：海王
　　印刷。

——— 2003，《台灣醫療發展史》。台北：新自然主義。

陳金鈴、劉蓉台、葉英堃，1985，〈慢性精神病患之社會復健：復旦之家
　　模式的評估〉。《中華心理衛生學刊》2(1): 59-68。

陳珠璋等，1986，〈台灣地區精神療養院之發展〉。《中華民國神經精神醫
　　學會會刊》12(1)。

曾仁杰，1998，《慢性精神病患安置於龍發堂的問題及相關因素之探討》。
　　台中：東海大學社會工作研究所碩士論文。

湯家碩，2013，《重訪龍發堂：精神衛生治理與一個機構的道德生涯，
　　1980-1990》。台北：國立陽明大學科技與社會研究所碩士論文。

馮緯瀚，2018，〈【迫遷龍發堂】堂內比丘尼控訴：才面談5分鐘就被當精
　　障。鏡週刊，2018年1月17日〉。（https://www.mirrormedia.mg/
　　story/20180116soc003/，取用日期：2018年1月23日）。

黃永傑，1984，〈龍發堂的功德誰來接續釋開豐的罪行引起爭議〉。聯合
　　報，4月28日。

楊素端、詹玉蓉、許芝綺、黃逢明，2005，〈社政衛政攜手合作實例：轉
　　安置桃園縣某醫院收容精神病患〉。《社區發展季刊》109: 368-376。

葉英堃，1981，《我國人民心理衛生問題與醫療保健工作現況之檢討及政
　　策分析》。台北：行政院研究發展考核委員會。

——— 1983，〈慢性精神病患：最被忽略的一群——問題的分析及建議〉。
　　《中華民國神經精神醫學會會刊》9(1): 1-16。

——— 1984，〈台灣地區精神疾病醫療與心理衛生保健工作網之建立〉。
　　《中華心理衛生學刊》1: 1-10。

劉運康、張世靜、李文瑄、葉英堃、劉蓉台，1984，〈慢性精神病患出院
　　後社會適應的評估〉。《中華心理衛生學刊》1: 41-47。

劉蓉台，2007，〈精障個案社區整合照護模式〉。《護理雜誌》54(5): 11-
　　17。

蔡友月，2007，〈遷移、挫折與現代性：蘭嶼達悟人精神失序受苦的社會
　　根源〉，《台灣社會學》13: 1-69。

鄧君豪，2011，《強制社區治療制度之社會治理機能》。台北：國立台灣大
　　學科際整合法律學研究所碩士論文。

鄭泰安，1985，〈台灣地區精神病患者之社會文化特徵及療養結果研究〉。
　　《中華心理衛生學刊》2(1): 117-133。

聯合報，1984，〈龍發堂已屬於社會的龍發堂各界人士均認為有存在必
　　要〉。5月1日。

──── 1986，社論〈正視龍發堂旅遊團引出的問題〉。2月15日。

Anderson, Warwick. 2000. "The Possession of Kuru: Medical Science and
　　Biocolonial Exchange." *Comparative Studies in Society and History* 42(4):
　　713-744.

Biehl, João, Byron Good, and Arthur Kleinman. 2007. "Introduction: Rethinking
　　Subjectivity." pp. 1-24 in *Subjectivity: Ethnographic Investigations*, edited
　　by João Biehl, Byron Good and Arthur Kleinman. Oakland: University of
　　California Press.

Dalton, George. 1968. *Primitive, Archaic, and Modern Economies: Essays of
　　Karl Polanyi*. New York: Anchor Books.

Davies, Christie. 1989. "Goffman's Concept of the Total Institution: Criticisms
　　and Revisions." *Human Studies* 12(1-2): 77-95.

Grob, Gerald N. 1991. "From Asylum to Community: Mental Health Policy in
　　Modern America." pp. 271-313 in *Classics of Community Psychiatry: Fifty
　　Years of Public Mental Health Outside the Hospital*, edited by Michael
　　Rowe, Martha Lawless, Kenneth Thompson and Larry Davidson. London:
　　Oxford University Press.

Prakash, Gyan. 1999. *Another Reason: Science and the Imagination of Modern
　　India*. Princeton: Princeton University Press.

Scott, Susie. 2010. "Revisiting the Total Institution: Performative Regulation in
　　the Reinventive Institution." *Sociology* 44(2): 213-231.

──── 2011. *Total Institutions and Reinvented Identities*. Basingstoke, England:
　　Palgrave Macmillan.

Shapin, Steven. 1994. *A Social History of Truth: Civility and Science in*

Seventeenth-Century England. Chicago: Chicago University Press.

Tomes, Nancy. 1988. "The Anglo-American Asylum in Historical Perspective." pp. 3-20 in *Location and Stigma: Contemporary Perspectives on Mental Health and Mental Health Care*, edited by Christopher J. Smith and John A. Giggs. Boston: Unwin Hyman.

Wen, Jung-kwang, and Ching-lun Wang. 1981. *"Shen-K'uei* Syndrome: A Culture-Specific Sexual Neurosis in Taiwan." pp. 357-370 in *Normal and Abnormal Behavior in Chinese Culture*, edited by Arthur Kleinman and Tsung-yi Lin. Dordrecht: D. Reidel.

治療性社區玉里模式的在地實踐

黃嬡齡

一、為什麼選在玉里照顧精神病患

　　以精神醫療的發展史來看，1960年是精神醫療去機構化開始的年代，世界各國紛紛關閉大型療養機構，將精神病患放回到社區生活。為什麼台灣卻在1957年做出違反時代潮流的重大決策，在玉里這個全台灣最偏遠的地方籌設大型療養機構？

　　關於玉里榮民醫院成立的背景，是二次大戰後有六十萬軍人隨國民政府來台，為了安置陸續退伍的軍人（政府賦予榮譽國民稱號，簡稱榮民），成立輔導會作為協助榮民就醫、就養、就學與就業的行政機構。在榮民就醫方面，除了一般內科、外科醫療需求，尚有精神疾病患者需要照顧。這些精神疾病患者最初安置於苗栗竹南的陸軍第十四中隊，但因為當地民眾抗議，因此將病患遷移到人口較為稀疏的東部地區，即剛成立的玉里榮民醫院。前分院主任曹汝智回憶說，玉里榮民醫院是利用日據時代廢棄的新兵訓練營區改建，1958年7月1日醫院成立時，從竹南等地遷移過來的榮民精神病患有900多人，次年5月他到玉里報到時，已經增加到1,100多位病患；以後陸續從各軍總醫院後送病患，沒幾年時間，輔導會核定玉里榮民醫院的4,058個編制床位已經全部住滿。1985年精神醫療網成立初期，全台灣有1萬2千床的慢性精神病床，有6,000床在玉里鎮，其中玉里榮民醫院占4,058床，餘為玉里養護所的床位。[1] 隨著大陸來台的榮民年紀漸長、住院人數遞減，榮民眷屬入院人數卻遞增至654人，1986年全院住院人數約在3,752人左右，[2] 1990年玉里榮民醫院奉衛生署核減為

1　行政院衛生署，加強精神疾病防治五年計畫（草案），1985年。

2　劉飛馳，玉里榮民醫院簡報資料，1986年。

3,750床。[3]

　　這些安置精神疾病榮民的措施，在戰後初期的精神醫療狀態下的確有特殊之處。二戰結束後，台灣初期只有387張精神病床（行政院衛生署　1995），對於戰後需要安置的榮民精神病患顯有不足。1990年林宗義醫師在精神醫療網會議致詞時提到：

> 我跟玉里的關係，要從1960年代說起，我在台大當精神科主任時候，有一位代表榮民、輔導會的官員來問我，要在玉里蓋一個相當大規模的精神病患養護的地方，問我有何意見。他說，榮民有這種需要。我向他說對不起，我不清楚榮民的情形，所以我不能答覆，但他非要我答覆不可。但那時候我還年輕，就發表了一下意見，說據我看世界各國的精神醫療，要蓋一個大規模、幾千人的養護所，是反時代潮流。我說了之後，這位官員嚇了一跳，他說這些人是無家可歸，沒有人養他，怎麼辦？輔導會要來養護照顧這些榮民是對的，但四五千這數字是不是太大了？這我的第一個問題。第二個問題，精神病患究竟是哪一種精神病人，有些病人是早期，有些病人是相當長期的，有些是可以治好的，有些病人不會治好的，對這些不同的病人的處理應該不一樣，不能把所有病人幾千個人混在一起治療。[4]

3　劉忠武，玉里榮民醫院簡報資料，1991年。玉里榮民醫院，《三十五週年院慶特刊》，1993年。

4　八十一年度台灣地區精神醫療網工作研討會（彙編），6-7頁，行政院衛生署主辦、花蓮縣衛生局協辦、玉里榮民醫院承辦，中華民國八十年十一月十三、十四日。

　　1997年1月我訪問葉英堃醫師時，他坦言不知道為什麼選在玉里？但是他提到1956年左右，剛上任的退輔會主委蔣經國曾當面徵詢他的意見，蔣主委明白地提到預備成立四千床的榮民精神專科醫院，他認為將大量病患集中到偏遠地區照顧，是違反去機構化時代潮流的作法。亦即，葉英堃及林宗義分別表達不宜將精神病患集中到偏遠地區照顧的想法，但玉里榮民醫院還是在1958年成立了。

　　玉里榮民醫院照顧的對象原本以大陸來台的榮民為主，國民政府退守台灣以後，為了準備反攻大陸而嚴格限制軍人結婚。1957年有關當局意識到反攻計畫不是短時間可以達成的目標，因此在1957到1959年間數度修訂軍人結婚條例，開始逐步放寬軍人結婚條件。[5]許多退伍軍人在面對短期內無法返鄉的情況下，急於在台灣結婚落地生根，卻因為離鄉背井生活條件差，只能與身心障礙者、原住民等弱勢人口結婚。大約從1972年開始有榮民向輔導會申請，將罹患精神疾病的眷屬送到玉里照顧。當時台灣尚未開辦全民健康保險（以下簡稱全民健保），輔導會以專案逐一審查申請，核可罹患精神疾病的榮民眷屬入住玉里榮民醫院。至1986年，榮民眷屬入院人數為654人，玉里榮民醫院照顧的對象，逐漸從榮民擴及榮民配偶及第二代的榮眷病患。1994年台灣實施全民健保（衛生機關主管），1995年精神疾病納進《殘障福利法》（社政機關主管），為了整合精神疾病的衛生及福利兩部分的問題，1998年衛生與社政主管機關共同擬定「精神病患照顧體系權責劃分表」，將慢性精神病患者的治療與照顧分

5　參考「維基文庫」〈戡亂時期陸海空軍軍人婚姻條例（民國46年）〉。

為一到六類，前四類的治療與復健由衛生單位負責，第五、六類養護部分則歸屬於社政單位負責（黃嬡齡 2014: 68-126）。

　　玉里榮民醫院在配合國家衛生與福利制度分工轉型之下，原本輔導會以編列公務預算照顧榮民與榮眷精神病患的方式，逐年漸進轉型為醫療衛生與福利照顧權責劃分的分工。1997年第一批由台北市衛生局協助安置的慢性精神病患轉入玉里榮民醫院，1998年「精神病患照顧體系權責劃分」確認之後，需要長期養護的慢性精神病患，陸續由各縣市社政單位委託至玉里照顧，玉里榮民醫院照顧的對象，即不再限於輔導會公務預算的榮民及榮眷病患。

　　行政院組織在2013年改造，玉里榮民醫院改組為「台北榮民總院玉里分院」，玉里分院包含玉里、鳳林與台東三個院區。隨著來台年長榮民病患的老成凋零，至2017年8月筆者撰文之日，依住院病患身分別區分，尚有年長榮民218位，榮民眷屬672位，一般健保676位，各縣市政府委託照顧個案529位。亦即，玉里榮民醫院照顧的病患人數，已逐年下降到2,100人左右。比起醫院成立之初的4,058床，足足減少了一半的病患人數。

　　與玉里榮民醫院密切相關的省立玉里養護所，則是在1965年8月由當時的台灣省衛生處委託玉里榮民醫院代為成立，照顧的對象為貧苦無依的遊民與精神病患。省立玉里養護所床位從成立之初的600床，至1990年間增至1,750床，所長由玉里榮民醫院院長兼任，並訂有兩院醫療業務支援合約。[6]養護所成立初期的房舍就蓋在玉里榮民醫院的土地上，直到1989年終止與玉里榮

6　劉飛馳，玉里榮民醫院簡報資料，1986年。

民醫院的委任合約，1990年省立玉里養護所副所長到任，並於
1994年在祥和建立新院區，規畫設置總病床數2,300床。1988年
7月1日改隸屬行政院衛生署，改名「行政院衛生署玉里醫院」，
並通過評鑑升格為精神專科醫院。2013年因應行政院組織改
造，再改名為「衛生福利部玉里醫院」，床位提升至2,600床，[7]至
2014年占床率仍在96.37%。[8]

在行政院組織未改組以前，外界對於玉里兩家性質近似的精
神專科醫院即經常混淆，在組織分別改組及易名之後更不容易了
解。為了說明精神病患在玉里定居的過程與特殊性，本文仍沿用
2013年以前的玉里榮民醫院一詞，以區分論述的主體及連貫性。

二、「三個層次治療性社區」的提出

玉里榮民醫院位居花東縱谷的玉里鎮，地理環境上介於花蓮
市與台東市之間的中點，原本是一個閩籍、客籍、外省籍、原住
民各占四分之一，多元族群融洽的小鎮。玉里鎮距離都會區的花
蓮市與台東市，各約90至95公里。1986年精神醫療實施初期，
玉里鎮人口40,428人，玉里榮民醫院與玉里養護所住院精神病患
6,000床，[9]精神病患占鎮上人口的14.84%。至2017年7月，玉里
鎮人口24,526人，玉里榮民醫院與部立玉里醫院精神病患人數合

7　衛生福利部（2013）。
8　審計部103年度中央政府總決算審核報告，第2頁（https://www.cy.gov.tw/
　　CYBSBoxSSL/edoc/download/19721）。
9　行政院衛生署，加強精神疾病防治五年計畫（草案），1985年。

計約4,500人，約占玉里鎮人口的18.34%。[10]在這個特殊歷史時空背景下，精神病患成為玉里鎮多元族群中的特殊群體。

從玉里榮民醫院的歷史來看，榮民病患組成的工作隊，共計開發了519.8公頃的河川地，[11]他們以共同參與東部土地開發的歷史，獲得社區民眾的接納；此外，從許多社區活動的參與，可以證實精神病患在玉里並非完全被隔離在建築物的空間裡。由於第一代的榮民病患原生家庭在大陸，玉里形同他們的第二故鄉，他們在此參與土地開發，年長也在此終老，身後是由醫院及榮民服務處協助善終。

本文以玉里榮民醫院為「治療性社區」（Therapeutic community）的實踐方式（黃嬡齡　1998, 2006: 23-51）。首先是「社區」，實務上常用的社區觀念，大多以行政上的地理疆域為區分，但對於社會工作者而言，1977年出版的《社會工作》一書中，社區發展所強調的「社區」，是指社區居民在觀念上和情感上成為一個結合體。社會工作者強調的，不只是社區動態的功能，還包含社區靜態的結構。因此，「社區」可以概指地域、體系與行動三個層次的概念。

（1）地域的概念，又稱地理與結構概念的社區，著重社區的地理因素，意指社區作為地理界線的人口集團，例如，村里、鄉鎮和省市等，以此作為一般地區居民的通稱。舉例來說，醫

10　鄉鎮市區歷史人口，人口統計新聞台（http://mypaper.pchome.com.tw/fr123/post/1320102754）。玉里鎮公所人口統計2017年7月（http://www.hlyl.gov.tw/content_edit.php?menu=27&typeid=1219）。

11　玉里榮民醫院，《慶祝三十五週年特刊》，頁16，1993年7月1日。

院所在的「泰昌里」、「玉里鎮」、「花蓮縣」等都可以是地域的
社區概念。地域的社區概念側重地理的、結構的與空間的社區概
念。

（2）體系的概念，又稱心理與互動概念的社區，著重社區居
民的心理互動、價值判斷與文化背景，指出社區為互相連結的社
會體系，例如，阿美族人、客家人、外省榮民等，在主觀心理上
自認為是一個互相連結的社會體系。體系的社區概念側重心理
的、過程的與互動的社區。

（3）行動的概念，又稱組織與行動概念的社區，著重社區變
遷與社會行動；在此所指的社區是基層自治的行動單位，社區居
民可以作為集體行為的共同體，例如，鄰近幾個村里共同推動一
個方案計畫。行動概念的社區側重社會的、組織的、行動的與發
展的內涵（徐震 1988）。

簡單來說，從社會工作觀點來看，「社區」是包含居民、疆
域、共同的文化、社會組織與社區意識等的一個整體，「社區」
會隨著社會的變遷而持續地發展與改變。

1990年精神醫療網玉里榮民醫院海報上，首次歸納出以醫
院、玉里鎮，乃至台灣這「三個層次的觀念性社區」，作為營造
精神病患治療性社區的行動實踐場域，並且開啟醫療工作團隊的
社區復健行動試辦方案計畫（黃嬡齡 1997）。1995至1997年我
在東華大學族群關係與文化研究所進修時，所上正好與花蓮縣光
復鄉合作推動原住民部落的「社區總體營造」[12]計畫。我學習到
社區營造的觀念，並不意謂著重新打造全新的社區，社區營造乃

---

12 文化部「社區總體營造」，http://nrch.culture.tw/twpedia.aspx?id=3972。

是在舊有的社區中，思考如何透過方案計畫，賦予老社區新的生命，這個理念與我多年來思考如何在玉里榮民醫院推動治療性社區的想法不謀而合。

治療性社區是指一種特別的原則與方法，用於協助一群特殊問題或疾病患者。1946年，英格蘭的Maxwell Jones最早將治療性社區觀念用於Henderson Hospital，那是一所以收治罹患精神疾病的退伍軍人為主的醫院，他所面對的是一些功能不錯，卻無法回歸社區的患者。Jones以民主的方式讓患者參與病房管理並分擔部分事務，強調責任分擔與決策的社會學習，因此創造了以醫院為基礎的治療性社區（Vandevelde 1999: 20, 41-50）。

玉里榮民醫院成立初期與Jones提倡治療性社區理念的Henderson Hospital，有相似的成立背景，都是安置罹患精神疾病的退伍軍人為主的醫院，面對的都是一些功能不錯，卻無法回歸社區的患者。不同的是，Jones提倡治療性社區所在的地方是醫院一層樓的病房或者獨棟的建築。在服務對象方面，Jones 1940至1945年在Mill Hill是針對慢性疲勞症候群（Effort Symptom，即精神官能症患者）；1946年到Dartford Hospital是針對戰後釋放的戰俘，協助其回歸社區生活；1947至1959年到Belmont Hospital（後來更名為Henderson Hospital）是在醫院的一棟樓，以服務精神官能症患者為主的單位（The Industrial Neurosis Unit），其治療性社區理念運用的對象，多為精神官能症與社會適應困難的人格疾患個案為主，這個診斷類別的患者功能較好，大多數在短期住院後即能出院（Vandevelde 1999）。

受國家經濟影響，新自由主義社會福利制度所能提供的資

源，與治療性社區的發展密切相關（Johnson 1987）。[13] Jones提倡治療性社區的病房，在階段任務結束後，即關閉或轉型為不同的功能，這與去機構化的時代背景，以及英國社會福利制度所能提供的資源有關（Manning 1989: 99-134）。1960年後英國與各國潮流一樣，紛紛關閉大型精神療養機構，許多需要治療的精神病患沒有病床可使用（Fuller et al. 2016, 2017）；英國運用治療性社區模式持續最久的，是位於東南部的Grendon監獄（Shuker et al. 2010）。英國之外的其他國家，治療性社區理念也逐漸被運用在監獄裡的精神病患及藥物濫用的受刑人（Rawlings 1998）。Jones直到1990年因心臟病驟逝以前，經常接受邀請到世界各國，提供諮詢以協助監獄如何運用治療性社區理念（Briggs 1970: 97, 118-153）。

　　1986年當我提出以玉里榮民醫院為治療性社區時，在時間上是長期持續性的，在空間上是以整個院區為單位，我構想在一個穩定的時空環境下，提供病患開放性、社會性流動的機會。玉里榮民醫院的院本部有16公頃，長良分院約38公頃，[14] 住院病患人數4,058床，病患長期居住以院為家。在治療性社區理念運用對象方面，1986年玉里榮民醫院照顧服務的對象，已延伸到照顧榮民配偶與第二代眷屬，診斷以精神分裂症（2014年更名為「思覺失調症」）及精神或智能合併多重障礙為主。患者大多因為發病較早，社會功能較弱，為了長期安置而轉介到玉里榮民醫院。

13　詹火生演講，「一甲子以來台灣社會福利政策的演變：從理念政策到制度實踐」。http://www.cares.org.tw/files/4200/80/%E4%B8%BB%E9%A1%8C%E6%BC%94%E8%AC%9B--%E8%A9%B9%E7%81%AB%E7%94%9F.pdf

14　玉里榮民醫院，《三十五週年院慶特刊》，頁13、16，1993年7月1日。

　　1960年初是英國治療性社區理念最活躍的時期，當時試圖以精神分析理念，以及提供民主的治療環境，作為取代或補充傳統精神醫療的治療模式。由於精神分析的治療方法並不適用於思覺失調症患者，過度強調精神分析及去除機構的規律性，也使一些以治療性社區理念為方法的機構陷入混亂，甚至導致關閉的命運（Bridger 1990; Spandler 2006: 116-134）。我雖然參考Jones所提出的治療性社區的一些原則，但由於病患特質不同，居住在醫院的時間有短期與長期的差別，在復健目標與日常生活的規畫上也有明顯的差異，因此，玉里榮民醫院提倡的治療性社區，主要是針對思覺失調症病患，以社會工作者較為熟悉的「社區營造」與「社區發展」概念，強調治療性社區的支持性環境、職能復健，以及日常生活次文化的營造。

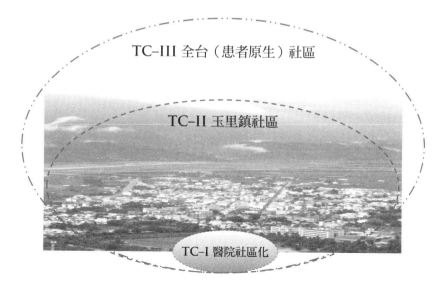

圖1　「三個層次治療性社區」

　　就地理空間而言，玉里榮民醫院幾乎等同於一個里；在集體行為的共同體上，玉里榮民醫院的精神病患在日常生活的連結中，參與了玉里社區的歷史；在心理與互動方面，長期居住在這塊土地上的院民，因為精神疾病治療的特殊需要，形成一套與治療結合的生活方式和文化。本文結合地理空間、心理互動與居民行動的共同體三個層次概念，在玉里榮民醫院內的病患與工作人員的關係，在玉里鎮上的居民與玉里榮民醫院住民的關係，以及病患家鄉所在的家人與玉里鎮的互動關係，形成了我所詮釋的觀念上「三個層次的治療性社區」概念（黃嫚齡 2006: 23-51）。

　　對於慢性精神病患的精神醫療政策，衛生署於1989年開始試辦「精神病患社區復健計畫」，計畫中的精神復健設施，包括康復之家、社區復健中心及庇護性工作場。目前國內的社區精神醫療，可分為以醫院和社區為基礎的醫療服務模式，以系統性、整體性、連續性的治療及復健計畫為宗旨。康復之家（Halfway House）的設立，旨在提供慢性精神病患連續性、完整性的照護，以加強病患的社區復健治療，提高病床的使用率，並減少精神病患長期住院所造成的機構化現象及醫療資源的浪費。

　　玉里榮民醫院為了配合精神醫療政策，從以醫院為基礎的病床，朝向以社區為基礎的康復之家、社區復健中心及護理之家，由醫院所提供的系統性、整體性、連續性的治療及復健計畫，都是「三個層次的治療性社區」概念的延伸。這種治療性社區的概念，因前述特殊的歷程而具有玉里在地特色的治療模式。

　　玉里榮民醫院反映了早期精神病患以收容為主的醫療照顧特性，從台灣的精神醫療照顧體系的發展而言，玉里榮民醫院所在的位置與所照顧的對象都是最邊緣的。來到玉里的精神病患，病

情上以嚴重病患居多，許多患者社會功能明顯退化，家庭與社會支持系統薄弱。這些患者與原生家庭及社會環境脫節，因此精神復健玉里模式所要追尋的，便是如何協助他們重新看待與建構新的生活。

　　進入玉里榮民醫院從事精神醫療社會工作，是我大學畢業後所從事的第一份工作。1988年我與當時的心理師，好不容易在700多位榮眷病患中，找到一位不到30歲、病情已經穩定、社會功能也不錯的患者，經過一段時間的努力與準備，才成功說服家屬接納病患回家，但這位患者回到社區不到一個月即自殺身亡。家屬傳來患者自殺的訊息，令我與心理師非常錯愕，有家可以回的個案尚且發生如此令人不勝唏噓的意外，更何況當時絕大部分患者都已經失去家庭的支持。為了協助玉里的精神病患有尊嚴地活著，我因此思考，與其把復健目標放在回不去的故鄉，不如以醫院為第二個家，以玉里鎮為第二故鄉，或許是一個可行的方向。在參考國外治療性社區的經驗之後，我對治療性社區有了新的理解及詮釋，因此將玉里榮民醫院與玉里鎮視為一個治療性社區，進而延伸到患者原生家庭所在的社區，在1990年提出三個層次治療性社區的初步想法。三個層次治療性社區的想法，是一起考量病患功能分類與醫院病區分化，分別是將醫院視為第一個層次的治療性社區，玉里鎮為第二個層次的治療性社區，病患原生家庭所在的社區則為第三個層次的治療性社區（參考圖1）。

　　「以醫院為基礎」和「以社區為基礎」的復健與安置，是兩種不同思考進路的復健模式。[15]在「以醫院為基礎的復健與安置模

───────────────

15　璞石閣會訊，花蓮縣康復之友協會，1999年。

式」方面，我們提出「病患分類與病區分化」的觀念；病患的功能分類，需配合患者的原生家庭是否能夠提供支持功能，以作為患者日常生活與職能復健的目標。在「以醫院為基礎的復健與安置模式」中，以社區營造的概念將醫院功能社區化，作為觀念上第一個層次的治療性社區基礎。我觀察「慢性精神病患滯留醫院」與「過度使用家庭能力」的關係之後，便開始構想以玉里鎮為觀念上第二個層次的治療性社區，作為「以社區為基礎的復健與安置模式」。不同層次之間的治療性社區經常具有互相延伸與支援的功能，例如，在以醫院為基礎的治療性社區中，病患的生活透過工作與生活，延伸到第二個層次的玉里鎮社區，而部分患者重新獲得家屬支持之後，得以自行往返醫院與原生家庭，則是第三個層次的治療性社區。

　　三個層次的治療性社區所要克服的，是病患生活中所面臨的三個層次各自相應的問題。在以醫院為第一個層次的治療性社區，所要面對跟處理的是穩定病患精神症狀，以及日常生活的自我照顧與管理問題。由於許多患者在治療後仍帶有殘餘精神症狀，在與殘餘精神症狀共存的狀況下，運用殘餘功能從事職能復健與支持性就業。因此，治療與復健安置是一體的兩面，患者越能區分並且不受精神症狀影響，就越能保有自主管理能力及工作潛力。許多患者在病情不穩定的時候，對於自己與幻覺之間的人我界限是模糊不清的，因此，參與精神復健患者在日常生活的行動中，不僅活動的地理空間從院內向院外延伸，同時在患者個人的內在心理世界，需要能夠區分自己主體性的意見與幻覺的意見，以及自己與雇主或其他人之間的心理界限（boundary）（黃嬡齡 2000b）。因此，從協助患者回歸社區生活觀點而言，以醫

院為基礎的第一層治療性社區，對於患者人我界限的模糊與怪異
行為有較高的容忍度；由於玉里榮民醫院與玉里鎮民的地緣關
係，玉里鎮社區居民普遍較能包容患者在逛街、購物時偶爾出現
的遲鈍、怪異行為，但工作時對其行為規範要求相對較高。患者
的日常生活跨越向第二個層次的玉里鎮社區，甚至更為開放的病
患原生家庭所在的全台社區時，社區對於患者人我界限的模糊容
忍度就隨之降低。三個層次的治療性在面對患者人我界限上的要
求，以及自主管理的程度，有核心與邊緣程度上的差別。治療性
社區的每一個層次各有需要克服的議題，例如，第一個層次希望
克服精神症狀對於病患回歸社區生活適應上的限制；第二個層次
希望病患以合於常規社會的行為舉止，克服民眾對精神病患的污
名，建立社區自然的支持者；第三個層次希望在患者重新獲得獨
立生活的基本能力之後，可以避免過度使用家庭能力，進而重建
家人關係並獲得家庭支持（黃嬡齡 2008：95-110）。本文將透過
Wei 與 Ching 的疾病敘事，說明他們穿梭在三個層次治療性社區
中的生活經驗。

三、研究方法與材料

　　本文以玉里榮民醫院為田野，運用敘事認同口述歷史方法，
藉由兩位病友的敘事，說明患者如何經驗治療性社區理念在玉里
的實踐。

　　敘事認同取向的方法認為，人們有能力認知人我之間的差
異，每個人都會根據自我獨特的生命經驗來建立一套具內在一致
性的認同與道德敘事邏輯。口述歷史的工作就在於協助受訪者集

合情感、意義和事件，完整地陳述這套邏輯。敘事認同取向口述歷史方法的特徵在於，透過同感、同理、同意等三層次的作用整理敘說，歷經由個人到不同層次團體感的比喻象徵意向連結，以呈現全面的社區風貌（蔡篤堅等 2001）。運用這種敘事分析方法，對比玉里模式治療性社區的概念，可以映襯出治療性社區對於居民主體經驗的影響。

　　限於篇幅，本文只能從 2005-2006 年間研究訪談玉里榮民醫院的 53 位病患中，選取兩位作為案例說明。這兩位病友的敘事邏輯相對完整，能夠透過回憶表達自己生病前後的感覺與想法，因此較適合作為分析對象。本文透過病患獨特的生活經驗敘事，由他們參與精神復健的過程，闡述治療性社區如何回應患者帶病生活的內在需要，表達他們與家人之間的情感連結，以及他們在玉里的生活概況。本文藉由他們的敘述，呈現我所論述的三個層次治療性社區的部分樣貌。兩位男性病友 Wei 與 Ching，醫療的診斷都是精神分裂症（思覺失調症），是玉里最普遍的診斷別。兩人都在 1998 年入院，正是治療性社區玉里模式粗具規模的時期。

　　玉里榮民醫院從 1986 年開始病患社區工作隊的試辦計畫，建構治療性社區的兩大行動策略──支持性就業方案與居住方案。第一個院外工作場在 1989 年開發成功，經過十年摸索與開展，1998 是治療性社區玉里模式最成熟的時候，當時在院外的玉里鎮上有 12 個工作場，有 50 多位學員在院外工作，院內的康復之家也正在籌建中。因此，1998 年來到玉里榮民醫院的病患，可以很順利地進入復健流程，同時，病友間的氛圍也足以互相學習，看得到走入玉里鎮社區的希望（黃嫚齡 2006）

　　Wei 與 Ching 都經歷過治療性社區玉里模式所規畫的系列復健階段。有別於失去家庭支持的大部分病友，他們都有良好的家庭支持，家人也願意他們穩定後回到原生家庭。然而，他們選擇以玉里榮民醫院為家，玉里為第二故鄉，顯示玉里模式不僅適用在無家可歸的病友，同時可能成為病友主動選擇的生活模式。

　　這兩位病友入院後，在急性病房病情穩定後轉到復健病房，再從復健病房開始參加結構化團體活動訓練，同時參與院內庇護性工作訓練。在工作訓練上，Wei 曾經進展到院外支持性就業，Ching 則擔任庇護性商店的店長多年，2016 年受僱於外包廠商擔任警衛。

四、兩位病友的生命敘事

（一）Wei 的故事

　　據 Wei 家人的敘述，他在國小升國中的階段開始變得有點奇怪。原本的個性活潑好動，國中開始不像原先般活潑開朗，剛開始家人以為是搬家轉換學區的關係。後來家人發現他會在房間裡自言自語，對於家人的詢問經常答非所問，有時候連家人也不太懂他想說什麼。他在國三下學期首次就醫，醫師診斷為青春型思覺失調症。

　　Wei 生長在一個單純的小康家庭，是家中獨子，小時候偶爾頑皮，但也像一般家庭的孩子一樣順利成長。國小期間學業成績維持在中上程度，個性活潑好動，在班上人際關係不錯。國中以後課業開始跟不上，父母在和學校老師討論後，察覺到他有學業

適應問題，因此，父母盡量鼓勵他、不給他壓力，希望那只是暫時性的適應不良。然而，到了國中三年級，眼見其他同學都努力準備升學，Wei也期許自己可以繼續升學，隨著聯考日期越接近，他的行為舉止卻越來越怪異，淨說一些不著邊際、家人聽不懂的話。

訪談時，Wei回憶他那段期間的感覺是：

> 聯考那兩三個禮拜就是心情不是很穩定，怕聯考會失利啊，然後讀的又是放牛班啊，高中的成績怕不是很好，就是心驚膽跳，聯考一放榜，我是沒去拿錄取通知書，我怕考不上。

儘管家人與學校老師都給予Wei肯定和鼓勵，希望他不要給自己太大壓力。但是，正如許多青春期發病的思覺失調症患者，他從一個活潑開朗的青少年，漸漸地變得沉悶，行為舉止也越來越怪異。他的言行讓家人無法理解，不知道他在想什麼？不知道他為什麼會在晚上突然跑出去？問他去哪裡？做什麼？他也答非所問。

> 我被分到放牛班是心情不好，可是一考試就有前三名的機會，我就以為很自傲，就開始高興起來，畢業典禮發了一張市長獎，我就是開始會幻想，我考上建中了，還是我爸拿到錄取通知單沒有告訴我，我還有考上陸軍技術學院也沒去讀……我就迷迷糊糊先報名讀那個私立工商……然後就迷迷糊糊待了三年，那三年學的是電子工程系，還是電子維修科，就是一直考，一直讀，分數跟國小的時候一樣都很爛，

又是掉到榜尾就對了……國中已經開始壓力很大了，然後一直耗到高中畢業就撐不下去了，那個壓力實在太重，繼續讀的話，我可能未來生活會破產。

Wei不斷幻想自己分別考上建中及陸軍官校，他合理化的解釋，認為是因為父親收到成績單沒告訴他，所以沒去讀建中。父親是榮民，他希望自己至少可以像父親一樣當個職業軍人，穿上帥氣的軍服。實際上，因為他開始進出醫院的關係，考試狀況並不理想，後來就選擇讀私立工商學校。他常常陷入幻想的世界裡，忽視周遭環境的狀況，在街上也經常錯認其他人。

Wei能回憶起生病那段時間許多經驗的片段，但是一直以迷迷糊糊來形容自己的感覺。在家人方面，剛開始父母只是心裡著急，不知道他怎麼了？為了照顧生病的他，家人做出重大決定，父親提早辦理退休陪他，改由母親外出工作維持家計。

高中畢業就是在家裡休息，然後……我會住在精神病院是因為那個讀書壓力很重，因為自己太注重明星學校的升學壓力，所以我被我爸爸帶到精神病院來……交友方面也是很單純，就是說……自己的孤單吧，沒注重到旁人的那個人際關係，只注意到升學關係。

就讀高職期間，家人覺得Wei經常處在恍神的狀態。他多次進出醫院，都是父親陪著他。父母細心呵護著深怕給他壓力，但是他的腦海中想很多事情，始終未曾停歇。媽媽試著想安慰他，要他不要想太多，告訴他人生就是要放得開，走一步算一步。

Wei雖然聽到媽媽說的話，卻無法理解媽媽的意思，就開始聯想媽媽說這些話到底有什麼用意？

> 不知道我媽媽管我是什麼用意，到現在還是猜不出來，很難猜。她跟我說人生走一步算一步，然後到最後還是能走出來，她是這樣跟我講，但是我怕我沒有考上明星學校，不爭氣啊，我就很害怕啊，我爸媽沒說一定要我怎樣，一定要⋯⋯他才會高興。

Wei內心裡能夠感受到父母的關愛，只是他無法克制自己，無法控制自己內在莫名的壓力。後來媽媽不敢再跟他說道理，只能把談話局限在關心他日常生活的溫飽與舒適。

> 媽媽跟我很少談，都是講那個家常便飯的事，那時候我爸爸就是跟蹤我很多次，然後看我壓力很大，就把我帶回家裡不要再讀書了，然後開始給我掛門診。

Wei常漫無目的在西門町遊蕩，父親擔心他發生意外，經常跟在後面照看他。直到他的行為舉止越來越脫離常軌而不自覺，父親在朋友的勸說及引介下，帶著他到身心科門診，醫師初步診斷罹患青春期思覺失調症。父親雖然心裡知道孩子可能生病了，但一時仍無法面對這個診斷，又帶著他看遍台北市幾家大醫院，最後才不得不接受兒子罹患精神病的事實。

> 在○○醫院掛門診，也在總○○院掛了差不多四次左右，就

是說，一口氣就調到○○總院，那初期……不知道幾個月，就是住了○○總醫院，好像住了兩個多月就回到家裡，在家休養差不多有四年。

Wei出院後固定在一醫學中心的身心科門診，他沒有特別明顯的精神症狀，但是日子一直過得迷迷糊糊。他每天都會出去晃晃，直到有一天帶著明顯的傷回家。原來他總是忍不住跑到人多的地方去摸人，想感受那種真實的感覺。那天他伸手摸了一個陌生的女孩，被旁邊的群眾圍毆。為了避免發生意外，家人在萬般不捨的情況下，不得不將他送到玉里。

（二）Ching的故事

Ching對於醫師給他思覺失調症這個診斷相當不以為然，也有點無奈。他說他是自願跟弟弟來玉里的，因為他想換個環境、換個醫師，也許可以減輕他的藥物，也可以避開那些惱人的放送聲音。

Ching出生在南部鄉下的一個農家，有七個兄弟姊妹，因為家裡的經濟狀況不足以讓每個孩子都上學讀書，身為長子的他小學畢業就隻身到台北當學徒。

國小就到台北去學做那個皮革，做學徒就是要掃地啊，幫人家洗碗、端菜啦，要吃飯啊，很小的心靈都是想家會哭，每天都是這樣。學習也是，我們要學他那個做鞋子的技巧，然後薪水很低，吃得也不好。有時候會偷偷跑回去，父母親又把我帶回來……慢慢的，我可能比較聰明一點，學習比較

快，很快就幫忙那個老闆賺錢，做到當兵。

Ching服兵役時交往中的女友「兵變」，退伍後他換過幾個工作，後來還是回到最熟悉與最擅長的製鞋工作。他努力工作賺錢，常常思考如何才能像那些大老闆一樣。

> 本錢就是靠自己，設計出來那個鞋子是不是很時髦、很流行，這樣大致上就會賺錢，會賺很多錢。我是滿聰明的，設計出來的也是很有看頭，不是普通，就是很好的，生意做得很好，也賺了很多錢。只是比較沒時間，去談比較成熟一點那種愛情。

辛苦多年後，Ching如願開了一間製鞋廠，規模雖然不大但是營收不錯，賺了不少錢。他自己當學徒的過程很辛苦，於是告訴自己要照顧好員工。因此身為老闆的他，自己也跟著員工一起工作，甚至常常員工下班了他還在工廠工作。

> 我知道要賺錢，才能生存，才能享受，那我為什麼會做失敗？這個過程不能講，一定有人要脅我還是跟我拿錢，拿很多的錢。憑著我走這條路，我曾說過的那個鞋店老闆娘，叫我跟她一起睡覺，然後拍照起來。這個社會可能不是你想像中那麼單純，有些話不能講，因為我們現在是精神病患，現在是精神病患，你說一些比較特殊的，人家會把你當成精神病患。

　　Ching 覺得有股特殊的力量持續干擾他，並且試圖控制他的生活。他百思不解那些力量從何而來？到底是誰在幕後操縱那股力量？為什麼一直糾纏他？他猜想可能是那些生意上跟他有競爭的人，對於他接那麼多訂單、生意那麼好而眼紅。也有可能那些暗中干擾他的人，是為了威脅他，要他拿錢出來。他想起有一天經過一家鞋店，老闆娘跟他打招呼，他推測會不會是這個老闆娘想要設計仙人跳，目的是為了他的錢？他內心有太多太多的疑惑和推測，當他試圖告訴別人時，大家都不相信他說的話。Ching 承認他無法清楚交代事情的緣由，也不知道幕後那些人是什麼來歷？漸漸地他學會不要輕易把內心的想法說出來，因為大家都把他說的話當成胡言亂語。

　　對於那些外來的干擾，Ching 原本打算採取容忍、不理會的態度。然而，向來認真工作、聰明、充滿自信且個性溫和的他，有一天還是忍無可忍，跟鄰居起了嚴重的衝突。他總覺得不斷聽到用擴音器放送叫賣東西的聲音，吵得他無法忍受。他認為有人眼紅他的訂單多、生意好，所以想盡辦法威脅他，要讓他做不下去。

　　　那一定有不得已的苦衷讓我停下來，或許有人去威脅我，就是不讓我做下去。跟你強調一點，這個社會不是像我們想像中的那麼單純，我這麼聰明的人當然會想賺很多錢，越多錢越好，幾億都沒有問題，那為什麼會停下來？這個可能是我沒辦法交代的一個問題。

　　在連續幾次與鄰居發生嚴重衝突之後，Ching 被迫中止工

作，並且住院治療。提起住院過程，他覺得既無辜又無奈。

> 先是到○○療養院，其實這個過程都不是我的錯。我一直出
> 去管他們，叫他們那個擴音器不要放那麼大聲，會吵到人，
> 我很需要休息，不喜歡聽到那種聲音，然後就跟他們打架，
> 有起衝突這樣子……○○療養院那個醫生很好，他說，我只
> 有觀察你而已。然後在那邊住大概有四個月吧，我弟弟帶出
> 院，說我沒病。我回去還是照樣，有時候有七八台在那裡放
> 送。我不願意講這些事……因為很吵，我覺得很無奈，最好
> 的方式就是選擇到別的地方，我想要離開那個是非之地，然
> 後去流浪，去找工作。

在反覆幾次住院、出院的過程中，弟弟也受到很大的壓力，
Ching 覺得弟弟沒有跟他住在一起，不了解真實狀況。有一天他
決定離開那個是非之地，在外面流浪了三年多，最後才被家人找
到，送入南部一家精神療養院。他說：「我希望能夠轉院，看是
不是有轉機，到別家醫院吃少一點藥，我弟他說要給我送到玉
里，我就跟他來了。」於是他在41歲那一年轉到玉里榮民醫院。

五、治療性社區與生命敘事的交織

（一）醫院治療性社區化

醫院治療性社區化，目的是試圖打破「醫院」與「社區」的
二分，將社區的生活元素帶進醫院的範圍，同時也讓院內患者的

日常生活可以向院外延伸。因此，以醫院為治療性社區的思考，是在醫院的空間範圍內，結合病患治療與生活的需要，創造更貼近一般社會情境的生活方式。

誠如 Wei 所言，他自己迷迷糊糊的，很多事情都弄不明白、猜不透，可能自己生病了不知道，但是父親都看得出來。Ching 覺得弟弟不了解他，他很確信有人或者有某種力量迫使他不得不停止他的事業，但是卻沒辦法說明白。中文裡有「經驗」和「體驗」的區別，經驗需要有外在客觀的事實為依據，體驗則是個人主觀的感受。對精神病患者而言，他們主觀的體驗未必有外在客觀的依據，但感覺都是真實的，促使他們根據感覺採取行動，卻很難對別人說清楚，或是說了別人也不會相信。對其他人而言，患者主觀經驗到的世界是幻覺、是虛擬情境，但是對患者而言，那些體驗卻是真實的感受。我用「擬象真實」這個詞，來形容精神病患者所體驗到的情境與感受（黃嬡齡 2000b）。有些患者在經過治療穩定下來之後，能夠區分生病時所感覺到的是幻覺，是虛擬不真實的情境，有些人則無法區分這些精神症狀。許多到玉里的患者仍帶有殘餘精神症狀，許多人終身需要學習與殘餘精神症狀共處，他們體驗的真實對於家人及社區居民而言是虛擬的，因此經常給予脫離現實的言語及行為印象。

對患者而言，醫院社區化所提供的治療，需要兼顧日常生活的機能。兼具治療與照顧功能的治療性社區概念，能提供慢性精神病患自我跟社區的人我界限之間一個守門的機制。如前述對於以醫院為基礎的治療性社區的說明，治療性社區需要呼應患者內在虛擬情境，提供穩定的支持環境，以協助患者穩定精神內在狀況。很多患者在病情復發初期，都能感知到自己不太對勁。我曾

多次在患者精神疾病復發時，說服他們並且陪同去住院，最好的說詞是讓患者願意暫時把自己隔離在病房裡，無法自我控制的不好狀況只有醫護人員看到，等調整好了再出來，讓家人和老闆看到好的模樣，而不是生病的樣子，這樣才有面子。

對許多患者而言，病情真正嚴重的時候，他們無法控制自我的行為與思考，在個人主觀的體驗上，他們對於自我與幻覺之間的差異和界限無法清楚區分，甚至覺得那「不是我」，只是都記得那些感覺，因此，生病的感覺只有在回憶中可以重新被經歷。

在長期與精神病患共事的過程中，我促使患者從生病的經驗中學習自我覺察與自助，在感覺自己有發病前兆時，在安全感的陪伴下，許多患者能主動尋求治療，並且很快回復生活的常態。慢性精神病患能夠真正地參與社區生活，甚至長時間維持有工作的生活並不容易。有工作不僅能感覺自己是有用的人，與工作相關的人際關係網絡，更是社會參與的一部分。絕大多數精神病患者都有工作的意願，但無法維持穩定的工作，不論維持部分工時或者全時工作，對於他們來說都很困難。究其原因與患者內在的不穩定和日常生活失序，以致無法維持工作所需要的專注力及生活作息有關。然而，在玉里有很多病患做到了，很多患者到玉里之前未曾就業，或者從未擁有過穩定的工作，到玉里後不只有工作、有老闆、還有同伴；他們離鄉背井到玉里，找到穩定的社會關係與角色（黃嬡齡 1999）。

為了因應擬象真實情境對患者日常生活的影響，協助患者自我控制，以及區辨生病的感覺，在醫院的治療環境中，急性病房以穩定精神症狀為主，到了復健病房，除了持續藥物治療，更提供規律生活作息的結構性治療環境。許多患者在生病的過程中日

常生活失序而不自覺，例如，晨昏顛倒、外貌髒亂、不洗澡、行
為舉止怪異等，本人不自覺卻造成共同生活的家人極大的生活壓
力。因此，我們在復健病房會運用半結構化的團體活動，協助患
者重建生活結構，讓他們不要脫離生活的常軌太遠。例如，Wei
說：

> 剛進來對這個醫院不是很了解，我剛住到這邊來，好像住玉
> 二病房吧，住了一陣子就把我調到那個榮三，那時候我就在
> 榮三參加團體，參加團體之後，後來老師把那個職場擴大到
> 院外，然後一直到後面新建康復之家，然後才慢慢的不一
> 樣，我們在這邊不是稱病人，我們都是學員。

通常患者來到玉里榮民醫院，會先在急性病房調整藥物到病
情穩定之後，才轉到慢性復健病房。病患日常生活習慣的養成、
體能的訓練，是從復健病房開始，延伸到復健中心。治療性社區
的團體是從病房開始，病房內的團體以生活討論為主，也為參與
職能復健做準備。病患參與工作復健之後，所參加的團體是以同
一工作場，或者性質接近的幾個工作場的成員為主所組成的團
體。工作團體討論的內容，以協助工作適應為主。

如前所述，治療性社區行動策略的兩大支柱，分別是職業復
健所延伸的支持性就業計畫，以及協助生活獨立的居住方案兩大
部分。如同本文的兩位患者，在復健病房經過初步的生活自主管
理訓練之後，只要能夠進步到參與工作訓練、院內庇護性工廠、
院外支持性就業的，就符合進住康復之家，持續接受庇護性工作
訓練。

　　日常生活結構的重建，是工作訓練的基礎。很多人非常羨慕玉里榮民醫院的庇護性麵包廠及蛋糕坊，鼎盛時期每天生產三千多個麵包及蛋糕，供應院內住院病患的夜點。我在講授社區精神復健課程時，經常提問：如果學員早上起床不刷牙、不洗臉、上廁所不洗手，他捏的麵團你敢吃嗎？再者，如果你是雇主，你聘用的員工經常性的無法按時起床、經常性的遲到早退，你會繼續聘用他嗎？許多精神病友晨昏顛倒、早上起不來，很多人都曾有過的經驗是，老闆會直接說明天不用來上班了。

　　因此，在以醫院為治療性社區的復健過程中，作為工作訓練基礎的日常生活結構的重建，是從日常基本的生活習慣養成開始。Wei回想他在病房的生活時說：

> 在這邊的生活啊，早上起來去洗臉，刷牙洗臉，七點半以前走去餐廳吃飯，吃完飯以後，看有沒有值日生。康復之家跟榮三差很多喔，這邊吃藥都是自己要吃藥、自己排藥，還要有工作，每天還要去上班，我現在在實習商店上班嘛。而且這邊還有一些雜七雜八的事情，像什麼做值日生啊，餐廳每個禮拜要做一次值日生，室內的值日生每個禮拜也要做一次，禮拜五還要檢查內務，還有什麼打掃個人公共區域，禮拜五、禮拜六也要打掃，這是比較麻煩一點的，在維護環境，清潔衛生這方面的工作上比較麻煩一點。

　　Wei剛開始是參與預備性的團體，從院內的清潔維護做起，之後漸進地參與園區內的庇護性工作訓練，到復健中心做塑膠花、剪線頭等代工的工作。

下午下班之後，禮拜一要做團康啦，我也喜歡那個酷哥隊，然後掃那個汽車停車場樹葉啊，那時候酷哥隊去掃。然後我們復健中心樓上有 OT 室，在那邊剪線頭，做那個塑膠花。然後在實習商店，差不多做了四年多。

在 Jones 醫師所提倡的治療性社區中，團體討論是治療性社區運作的重要工作方法。1986 年玉里榮民醫院工作隊成立之初，台北榮總來支援的一位醫師曾經帶領玉里的工作人員閱讀 *Inpatient Group Psychotherapy*（Yalom 1983）一書，並且實際帶領病患團體討論。然而，當時病患參與團體討論，除了提出出院回家的要求，其他的議題都引不起他們的興趣，曾轉換過幾個形式的團體設計，都因為進行不下去讓團體草草結束。因此，1987 年復健工作團隊開始改以帶病患外出活動的方式取代團體討論。玉里榮民醫院病患工作隊，是在帶病患外出活動的過程中，開始的試辦計畫（黃嬡齡 1997）。我們改變策略後，先定期帶病患外出散步、參與鎮公所舉辦的運動會等，由於參與的病患人數越來越多，1988-1989 年開始帶年輕患者外出打零工，1989 年底第一個在茶園小團體就業的工作場開發成功之後，接著又開發了羊羹工廠及成衣廠兩個院外工作場的工作機會。由於大多數患者功能太弱，很多人連基本日常生活的自我照顧都有困難，必須藉由組織與訓練，才能符合工作訓練的需求。當時另有一位台北榮總來支援的醫師介紹 *Action Speaks Louder: A Handbook of Structured Group Techniques*（Remocker and Sherwood 1998）這本操作手冊，手冊所提供的活動跟進行方式，不像一般精神科常用的團體治療那麼嚴肅，也沒有限定只有治療師才能操作，活動又兼具訓

練與康樂效果，1997年我們開始運用這個團體操作技巧，在復健病房成立團體，作為篩選及活化病患的團體工作方式。

　　病房內成立的團體，是作為到復健中心參與職能訓練的預備團體，相較於先前施行的談話性團體，以活動為主的團體似乎更能吸引病患的參與。隨著參與病患人數的擴增，院外持續有雇主口耳相傳主動提供工作機會，因此院內也開發更多的庇護性工作場，作為銜接院外支持就業的職前準備。此外，因應不同階段的團體持續增加，每個團體都由學員自己投票，決定團體隊名。在工作方面，至2009年1月，共計24個院外職場，91位病友參與有雇主的支持性就業；27個院內工作場，308位病友參與工作訓練；病患團體也增加到16個。[16]

　　Wei所說的酷哥隊，是學員票選出自己結構化團體的名稱。由於預備性團體的活動兼具娛樂性質，很多病患參與團體時會說是去做團康。1997年元月成立第一個團體，當時許多男病友最崇拜歌唱團體小虎隊，第一隊的名稱因此就命名為小虎隊。我們以團體方式訓練，把患者從慢性病房的角落找出來，先經過初步的注意力、活動力、個人衛生、溝通、禮貌與合作等日常生活訓練之後，才開始到復健中心工作接受進一步的職能訓練。那段時間，幾乎每個慢性病房都有一至兩個團體在進行，由該病房醫療團隊搭配照顧的班長或阿姨一起，以結構化團體活動手冊為藍本，其後又有酷哥隊、姊妹隊、陽光隊、海豚隊等等團體陸續展開。

---

16 本段的數據來源是高美雲，她是玉里榮民醫院支持性就業與院內工作訓練的主要推動者，在2009年3月退休，這是她退休時移交的最後統計資料。

在一段時間的觀察評估之後，由於 Wei 很認真、守規矩，隨即被帶隊的老師推薦參與小團體支持性就業，與其他學員一起到院外的成衣工廠工作。這是 Wei 第一次從事有雇主的工作，由於發病得早未曾有過正式的工作，因此雖然每天只有四個小時的工作時間，他仍非常開心，也非常賣力工作。

> 在實習商店還可以，那個時候OT老師把我介紹去支持性就業，我們這附近在外面有一個叫什麼○○紡織公司，在紡織工廠做了一年，就是剪線頭啊，揹那個布袋啊，差不多就做了一年，又被我們復健科老師調回來，調回來我們自己醫院，在實習商店當那個店員、補貨，然後在那邊算帳。

由於 Wei 在院外工作場經常迷迷糊糊的，有時候還會忍不住去摸其他女員工，經過復健團隊討論之後，把他調整回院內的庇護性工作場。

> 在實習商店補貨、擦地，還要算帳，什麼都要做就對了，另外還有兩個學員，三個人一起要做。因為我不知道他們那個生活狀況是屬於……還是不太了解，心中是會有點害怕，實際上是很害怕。有時候學員會吵架，吵完還是各走各的，還是很高興，他們沒有記仇恨，就是吵一吵，都是學員嘛，就是相處還不錯，因為有管理員在那邊管理啊。沒錯，想想跟他們相處也沒什麼，也沒事會發生嘛，還滿合理的，還滿適應的。

Wei對人我的界限不太能夠分得清楚，雖然他自己的工作時間與內容沒有太多變化，但他仍需要適應其他學員的調動。

> 我們那個學員，我們那個實習商店哦？也換了很多人，每次都換一換，就是我們三個人在負責。已經換了很多批了，有的是調到別的地方去，有些是調到醫療大樓啊，有些是調到那個外面的菜市場那邊去做。

在以醫院為治療性社區內的庇護性工作場，大部分是作為工作訓練與等待就業的過渡性質。因此學員完成階段性訓練，只要其他工作場有合適的工作機會，就會將學員轉介出去從事有雇主的支持性就業。Wei在院外適應不良，從院外支持性就業調整回院內工作場，他雖然看起來很樂觀，其實心理也有所感觸。

> 想得滿多的，一定會胡思亂想嘛，很喜歡想東想西的，從興趣、交友，然後生活上，我就是喜歡想，只是要想到我自己的一個平衡點，想到一個滿足感，我才能快樂。不想的話，我就把這些話……我心裡也是不高興，我還是認為，在心中我還是要想，如果我把他處理完的話，我心裡面就會很快樂，我覺得自己的效率有點平衡……我就這樣去想。

相較於Wei的單純與天真，Ching服過兵役，經營管理過自己的工廠，他在41歲經歷過較多的生活歷練後才到玉里榮民醫院。但是，剛來時也免不了經過一番的調適過程。

剛來的時候不習慣，看很多人，不曉得、不知所措。然後我們也有當過兵，也在社會上有一些經驗，然後就慢慢進入，慢慢克服困難，配合這邊的生活狀況……剛到玉二，吃那個藥會流口水，白天也會流。然後就跟醫師建議，是不是能夠給我改藥？我說我想要工作，我就跟醫生講。然後改過之後，這藥是重了一點，體力沒那麼好，但是沒有流口水，重一點的話還是勉強撐過。

患者來到醫院，很難避免需要藥物治療與副作用的調適，很不錯的是Ching懂得跟醫師討論，調整到最適合自己狀況的劑量。Ching個性溫和、很有責任感，同時對自己非常有自信。他在復健中心的庇護性工作場，很快地就從麵包場提升到冰店擔任店長。

在冰店賣東西啊，我們每天都要做紅茶、冬瓜茶，還有做過冰棒、冰淇淋，還有做一些漢堡啊，現在賣地瓜，很多，很多不同的食品，然後推到病房去賣，生意好的話，就很有成就感。

Ching成了冰店裡製作冰棒與冰淇淋的好手，也很懂得如何管理並照顧在冰店做工作訓練的學員。他每天會在固定時間帶著學員背著冰箱、提著籃子，到病房販售。他樂在其中，覺得很有成就感。雖然對於曾經開過工廠，當過老闆的他，這些小生意太簡單了，但許多學員紛紛升級到院外工作場工作，他仍然樂於擔任冰店店長和廠長的工作，他充滿自信又非常勝任。每每有外賓

或實習學生參訪介紹店長時，大家幾乎都分不出來他是員工還是病友，他擔任店長充分受到工作人員與學員的尊重。

此外，伴隨著院內康復之家完工，Ching 也從人數較多的復健病房，轉到四人一個房間的康復之家居住。康復之家的生活較為自主，假日可以自由外出逛街、上市場，或者在週五晚上去逛夜市。許多學員獲得家人同意，會自己搭車回家，收假再搭車回來。

（二）玉里鎮為治療性社區

以玉里鎮為第二個層次的治療性社區，目的是使病患的日常生活與活動範圍，可以從醫院內向外延伸到外部。對於許多來到玉里榮民醫院的患者來說，過去由於疾病治療的需要，他們必須在院區內居住。在以醫院作為治療性社區的層次，可以看到患者透過日常生活及工作訓練，在園區內有空間的流動與人際的交流。進一步的第二個層次，患者透過日常生活的活動或者外出工作，生活空間從醫院園區延伸到玉里鎮。在以玉里鎮為治療性社區的理念中，患者與玉里鎮居民的互動是互相參與的，能夠一起工作並分享生活經驗。

舉例來說，玉里鎮上有間 1990 年 3 月開發的院外工作場，是一間家族共同經營的羊羹工廠，除了老老闆及老闆娘，三個兒子及兒媳各有不同的分工，學員以他們兄弟的排序，分別稱呼少老闆為大哥、三哥、四哥（二哥在外地工作）。其中，大哥、大嫂負責店面經營；三哥負責配送貨品，因此常帶著學員當助手；四哥、三嫂和四嫂負責工廠的生產與包裝，與學員的互動最為密切，學員細微的狀況，他們都看在眼裡。

本研究訪問7位玉里鎮上雇用病患工作的雇主，本文僅舉一例，這是在羊羹工廠負責生產與包裝的三嫂的訪談。

其實同學來這邊工作，就跟一般人一樣，稍微有一點不對勁的話，我們也都看得出來。我們在接觸，一點點怪怪的，我們就知道他可能要病發了，我們就會先跟醫院帶他們的老師溝通。比如像說有些人剛好換藥，情緒很不穩；有的人眼睛會稍微有一點往上吊；有幾個嘴巴會一直念，有的就是坐在那邊臉色就不一樣；那有的話就是會跟旁邊的人就會有口角。他都會有一些肢體語言，看眼神的話，我們看了稍微都知道。

這個工作場的開發，是有一天三哥送貨到舞鶴山上的一家茶園（玉里榮民醫院社區支持性實驗計畫第一個開發的工作場），三哥問茶園的老闆去哪裡找這麼多同學來工作？包羊羹比挑茶枝容易，要不要也帶一些同學去我家試試？

三哥這番話，提供學員千載難逢的工作機會，從1990年3月至2017年，這個工作場已經維持二十七年，是第二個開發、也是持續最久的工作場。當年三哥脫口而出以「同學」稱呼病友，之後在工廠，雇主家人都習慣以「同學」稱呼患者。

如果有帶誰一起出門要送貨的話，也是旁邊都有人，在這裡一定會有人跟著，不會讓他單獨做什麼。那跟一般的員工工作比起來的話，他們速度、反應還是比較慢。像同樣的事情我們現在講過之後，他點頭講好，我們忙我們的事情，回來

的時候，發現他還是會弄錯。有的會很緊張，我們跟他講話，他會很害怕，沒有注意聽進去，又不敢問你，有一些就會有一些錯誤。

這個工廠除了主要生產羊羹，還有一些麵包及糕餅，因此同時聘用其他的一般員工。同學會跟三哥去送貨，有時也會幫忙打蛋，但主要以羊羹包裝為主。因此，雇主有機會觀察到學員在工作上與一般員工的差別，以及學員在工作適應上的問題。

我問他為什麼這樣？有的會說你講話太快，會很緊張。像我們這樣講話跟他講，他就覺得太快，就變成說，我要做一次給他看，然後我再重複問說，這樣子會不會，就好像教小孩子一樣啦，這樣懂不懂？會不會？有時候他也會怕被罵。有的時候我會在旁邊看，讓他做了好幾次，等他都對了，我們才離開，要不然我等一下再回來看，又不對了，又拆的話，就是比較麻煩啦。

學員在這個工廠待久了，彼此的熟悉感增加，雇主也會開始認識學員個別的家庭狀況。例如，老家在哪裡？家裡還有那些人等等。偶爾也會有家屬到工作場來，實際看看患者的工作狀況。

像在我們這邊的都滿固定，情況也比較好啦，有的也是有家庭，有的人會抱怨說，過年過節家裡沒有人來看，我們也只能用輔導的方式。像○○今年過年沒有回去，他剛來的時候，老婆帶著小孩有來看他，他很高興。去年他回去，他講

說好不容易看到小孩子，可是情緒還不能完全控制得很好，心情不好去喝酒。他還會說，家裡人說不要讓我回去，因為去年表現得不好。那我們也是跟他說，沒關係啊，在這裡跟著我們一起過年也不錯啊，也是慢慢的輔導開導他，讓他比較輕鬆，讓他紓解一下。要不然他想太多，如果說碰到他心情不好，有時候也會出錯。

參與支持性就業的學員與雇主、社區居民有較直接的互動和參與的機會，至於未參與支持性就業的學員，假日外出逛街購物是他們最喜歡的休閒活動，也是日常生活從院內到院外最具體的延伸。例如對 Wei 來說，出去逛逛是很重要的紓解。

我們每個禮拜六、禮拜天還有榮譽外出，早上、下午就出去走一走再回來，也是滿好的啊，對，然後每週的第二個禮拜的禮拜五還可以逛夜市，也是滿好的啊。有時候出去逛逛街，調適一下身心，在這邊生活就這樣子，畢竟是醫院啊，不是說，很多特別的活動，沒有，那也滿單純的，我不會覺得很複雜。

在玉里這段時間，Wei 還是習慣性地要出去逛逛，但是他已經可以克制自己，不會隨便去觸摸別人。偶爾父親到玉里探視他的時候，父子兩人也會到街上逛逛。每逢週末，經常可以看到玉里榮民醫院的病患，三五成群結伴上街購物。

如前所述，以玉里榮民醫院的生活園區為第一個層次的治療性社區，是透過治療活動與規律作息，讓患者逐漸習慣並依賴半

結構化的生活模式。以單純且規律性的生活環境，協助患者調適精神內在擬象真實的不安全感。患者唯有在維持自身穩定，並且能夠區辨內在自我及外界環境的差異時，才能夠以常規社會所能接受的言語行為與他人互動。

　　社區對精神病患不是無條件地接納，以玉里鎮為第二個層次的治療性社區，患者與社區居民的互動是互相參與的。玉里鎮社區對精神病患的支持是互助互惠，曾有患者進入玉里社區時，隨地便溺、不遵守廟宇清潔規定、弄髒超市廁所等事件，相同的事情發生過幾次之後，幾個原本好意借患者使用廁所的店家與廟宇，最後都拒絕患者進入。因此，社區的門打開，是因為多年以來醫院與社區間建立了互相尊重的信任關係，但如果患者在社區表現不受歡迎或有傷害的行為，社區的門也會立即關上。

（三）全台社區

　　玉里的患者幾乎都曾在全台各醫院反覆住院，之後才輾轉來到玉里。治療性社區玉里模式，提供一個開放性的機會，讓患者思考、比較過去與現在的生活。患者來自全台各地，可以透過通訊及往返的流動等不同形式的接觸，保持與原生家庭所在社區的連結。早期患者來到玉里形同被家人及社區所遺棄，隨著精神復健模式的開展，病患工作與生活的獨立自主性增加之後，漸漸有機會修復生病時帶給家庭的缺憾，有越來越多患者得以自行搭火車往返原生家庭與玉里。同時，在觀光及鐵路交通越來越發達的年代，許多家屬更願意利用假日結合探親與旅遊前往東部。

　　病患自行往返原生家庭所在的社區，與越來越多家庭在年節時間到東部，大約是從2002-2003年的農曆春節開始明顯增加。

當時因為過年期間雇主需要更多的人力支援，年節也會給予學員更多的薪資與紅包，因此許多參與支持性就業的患者放棄春節返家，改為元宵節才休年假。當時幾位支持性就業的輔導老師難得在春節返鄉探視家人，我因為家住玉里自願春節留守，因此在院區內、玉里街上，觀察到許多病患家屬和大多數玉里鎮的返鄉人潮一樣，開車或搭火車到玉里陪患者過年。春節過後，就如許多收假返回學校及工作崗位的玉里鎮民，支持性就業學員才陸續返家度假。

　　病患透過關係與活動，連結玉里與全台各地的原生家庭所在的親人，這樣的流動與牽掛，成為我所詮釋的全台治療性社區。

　　延續之前提到的案例。Wei 的父親年紀大了，母親也屆齡退休，家人希望他回台北一起生活。他每年三節都會請假回台北，但還是覺得自己還沒準備好，反而希望父母可以考慮搬到玉里，由他來照顧他們。

> 我三十幾歲好像恐懼感已經比較少了，就開始認為我有自己的人生目標了，因為我認為現在自己還沒站得很穩，我人生很難找得到平衡點，我到現在還是不容易找得到平衡點，我要把我生活照顧得好，我估計我十年左右還是不太容易找得到生活的平衡點，可能要花上很長的時間……反正我這十年上的那些人際關係，感覺一定會很複雜，在這十年，我的工作時間會一天比一天增加，然後接觸更多的人，可能從這些因素，去平衡到我的生活目標，我這十年當然是希望能掌握出來。

敬業的Ching在工作中找到成就感，回家對他而言像是到弟弟家作客，並無歸屬感。

> 回去感覺上是不錯，問題就是路程太遠，路程太遠的話很疲勞。那我弟弟是勸我回去，就是路程很遠，來回大概要花六七千塊也還不止，我覺得這樣是浪費金錢，然後在這邊環境也很不錯，一方面又當區長，就是比較不好意思請假，因為每天都要安排、要指揮做那個清潔工作，然後一方面最重要的就是不想回去，然後剛好這邊我當區長需要。在這邊的話感覺很適應了，那就選擇不回去。

以醫院為治療性社區，是為了呼應病患內在生活世界因為疾病所衍生的特殊需求。Wei在病情穩定後，曾經在玉里鎮的成衣加工廠持續工作一年。以醫院為基礎的治療性社區，呼應他內在疾病的需要，提供穩定的治療與支持性環境，使他有能力每日往返醫院與工廠，讓日常生活從第一個層次的醫院社區，向工作所在地的第二個層次的玉里鎮治療性社區流動。Wei每年三個民間重要節日，都自行往返台北及玉里，他的生活也從第一個層次的醫院社區，向第三個層次的原生家庭社區延伸。Ching在第一個層次的醫院社區找到可以與他的幻覺和平共處的生活方式，除了偶爾到第二個層次的玉里鎮治療性社區購買日常所需，他不喜歡外出、也婉拒原生家庭手足的邀請。Ching在日常生活功能上，有足夠的能力向第二個層次的玉里鎮，以及第三個層次的原生家庭社區流動，但是他選擇停留在醫院社區內。對Ching個人內在的需求而言，感覺安全的環境才是他所需要的。

　　以醫院為基礎的治療性社區，目的是透過結構化的規律生活，提供 Wei 和 Ching 等患者穩定的基礎，讓他們具備基本的自主能力，再將日常生活範圍與社會關係網絡延伸到玉里鎮。由於患者在第一個層次的治療性社區內有穩定的基礎，當他們在社區活動時，能克服疾病帶來的不安全感，並且具備適切的社會應對能力。在以玉里鎮為第二個層次的治療性社區中，當患者購買東西時能夠以正常應答的方式與商家應對，在工作場能夠合宜地與雇主及同事互動時，商家與雇主在直接的社會互動中，體驗到 Wei 和 Ching 等患者恢復正常生活的那一面。因此，即使商家與雇主都知道他們是住在醫院內的患者，也不會有恐懼感，進而有機會成為社區自然的支持者。這是第一個層次以醫院為基礎的治療性社區功能，建立社區居民對精神病患穩定的信心，克服社區對精神病患的集體恐懼與污名。此外，當患者具備病情與日常生活功能的穩定與獨立時，才能重建家庭關係並避免過度使用家庭能力，這是以患者原生家庭所在的社區為第三個層次的治療性社區。我在長期觀察評估玉里特殊的病患家庭結構與功能之後，提出「過度使用家庭能力」這個詞來形容精神病患家庭長期的超負荷狀態（黃嬡齡 2000a）。唯有家庭在經濟與情緒負荷足以支持患者的情況下，來到玉里的慢性精神病患才有可能被家庭所接受，那麼，第三個層次治療性社區的流動才有機會實踐。Wei 和 Ching 都選擇留在玉里以維持自己內在與精神疾病共處的穩定平衡，Wei 跟原生社區的家人與朋友，則保持持續的互動與接觸。

　　玉里的治療性社區模式未必能複製到其他社區，但是治療性社區核心理念結合治療與生活，提供患者所需要的結構化生活，避免制度化的切割，這是一個重要的行動策略。現代醫療的專業

分工，以及為了因應不同給付所導致的制度切割，使精神病患者
在不同的治療與照顧系統中過渡，失去了寓居的權力。例如，醫
院只管治療，照顧則是家庭或社政單位的責任。有些患者缺乏病
識感不願意接受治療，就得等到病情夠嚴重，可能有傷害自己或
者傷害他人之虞，才符合強制住院條件。加上制度規畫患者病情
穩定之後即需出院，轉到日間病房、康復之家或社區復健中心。
不論日間病房、康復之家或社區復健中心，制度上的設計都是中
途站的過渡性質，亦即，患者在康復之家或社區復健中心達到積
極復健目標後，就得結案回家，不符合繼續住在康復之家的條
件。住院治療、社區復健機構、回歸社區，制度上看似完整的服
務流程，但對病患和家屬而言，治療與照顧、復健與居住是完整
不可切割的部分，然而，因為每個服務階段的設計都是過渡性
質，當患者有進步就得轉介到下一個服務系統，使得患者無法固
定居住在同一個地方，而居住的改變對於患者而言，等同於生活
環境與人際關係的重新適應，環境變動對長者及慢性病患的生活
適應是非常不利的一個因素（黃嬡齡 2014），治療性社區能提
供的則是相對穩定且連續性的支持環境。

　　家屬在面對患者如旋轉門般進出醫院的過程中，痛苦地耗盡
能量；很多家屬不諱言，他們自己都得靠安眠藥或抗焦慮藥物才
能過日子。此外，患者在不穩定過程中發生意外，導致社會大眾
在事件中產生集體的恐懼，更加深精神疾病的污名。患者發生意
外事件，不論傷害自己或者傷害他人，都是家屬心中難以言語的
痛楚。慢性精神疾病需要結構化支持與庇護功能的環境，這部分
家屬的感受最深。

　　如前所述，Jones所倡導的治療性社區，是以醫院為基礎，

強調民主與社會參與的氣氛。玉里模式以醫院為治療性社區，營造從醫院到社區連續性的社會參與，是為了呼應病患內在生活世界因為疾病所衍生的特殊需求；以玉里鎮為治療性社區，目的在於透過結構化生活增強患者的自主性，協助患者將日常生活範圍與社會關係網絡延伸到院外的玉里鎮，透過醫院為基礎建立社區居民對精神疾病患者自主管理的信心，克服社區對精神病患的集體恐懼；最後，當患者具備病情與日常生活功能的穩定與獨立時，才有可能重建家庭關係並避免過度使用家庭能力，這是以患者原生家庭所在的社區為第三個層次的治療性社區。因此，從醫院社區化到玉里鎮社區，進而延伸到患者原生家庭所在的社區，三個治療性社區層次環環相扣，越向內層的環境越需要呼應帶病生活的需要，越向外層越開放的社區環境，越需要病患本身具備適應開放社區生活的自主能力。

六、結論：超越正常與不正常

　　自從 Erving Goffman（1961）指出長期療養機構普遍存在機構化的現象以來，去機構化概念對精神醫療的影響已經超過半個世紀。隨著病患在社區生活遇到的困難，越來越多系統性的研究認為，過度去機構已經對慢性精神病患造成災難性結果（Priebe et al. 2005: 123-126; Chow 2013; Winkler et al. 2016）。

　　本文從長期療養機構所能提供的正向功能，思考治療性社區玉里模式所提供的結構化環境，如何滿足某些慢性病患的需求。我們必須跳脫狹隘的「機構化」與「社區化」線性邏輯思考框架，從日常生活的複雜需要中，面對慢性精神病患的長期照顧議

題。

　　源於西方醫學的治療邏輯是針對疾病的精確分類與治癒，在新自由主義的經濟邏輯影響下，醫療已從傳統濟世救人的道德行為，轉變為市場化的價值行為。台灣在1998年醫療與衛生的「精神病患照顧體系權責劃分」，即是依循新自由主義市場經濟的醫療分工下，精神疾病的治療屬於醫療保險的範圍，亦即全民共同的風險責任；復原過程的生活支持與照顧，則為個人與家庭的責任。玉里榮民醫院成立時，公立醫院的經費來源完全由國家編列預算支應，從福利社會資源配置的觀點，這代表由全民共同的資源照顧這一群病患。1985年實施全民健保之後，照顧病患的經費來源是由全民健保、社會福利的托育養護，以及家屬自付的部分共同組成；公立醫院原本由國家編列的公務預算，大約在2003年開始逐年遞減，到2010年左右完全由醫院的營收自付盈虧。公立醫院形式上雖為非營利機構，但因為需自付盈虧，促使機構必須講求市場利潤與競爭，以維持收支平衡。醫院管理講求營運績效，不再強調醫師治療病人的社會責任，而是計算醫師個人的生產價值，以及精算其他專業人員服務的成本效益。在此趨勢下，醫療與照顧服務全面朝向競爭市場的分工，以醫院為基礎的治療性社區，其精神從「視病猶親」轉換為「顧客至上」，過於耗費照顧成本的嚴重精神病患與合併多重障礙者，不再是受歡迎的顧客。

　　新自由主義經濟邏輯對醫療與照顧服務市場化的影響是全面性的，在營運績效為前提的分工下，精神疾病的治療歸屬全民健保，照顧則是個人與家庭的責任，醫院本質上已經逐步脫離公務預算時代的社會責任，走向市場化的競爭企業。在以醫院為基礎

的治療性社區內，專業分工與績效競爭逐漸超越團隊合作的精神，過去治療性社區內所營造的支持氛圍與價值，難以轉換成具體的營運績效，例如，病患協力網絡的建立與促進病患間有如兄弟姊妹般的情誼，已不再是復健的重點（黃嬡齡等 1999）。然而，精神疾病是一種整體生活的思維與行為，特別是醫學還無法治癒的慢性精神病患，在現實生活上，他們的治療與照顧往往無法清楚區分。當患者本身無法獨立判斷並照顧自己的生活時，變遷中的家庭功能也越來越難以提供患者所需要的支持功能。

西方重視個人主義的社會思維，對於病患選擇拒絕治療和露宿街頭有較高的容忍度，患者也付出意想不到的代價。資料顯示，遊民中有三分之一有精神疾患（Carroll 2016），也有越來越多的精神病患流落到監獄（Zdanowicz 2015; Winkler et al. 2016）。另有研究顯示，精神病患的平均壽命比一般人口減少10-25年（Brown et al. 2010; Olfson et al. 2015; WHO 2014）。長期以來精神病患社區照顧所需要的成本幾乎是被低估的，受研究變項操作性定義的限制，照顧嚴重精神病患的成本被轉嫁到急診、監獄、家庭暴力防治及遊民服務等，因而高度低估精神病患社區化照顧的社會成本（Fuller et al. 2017）。

在核心家庭價值仍然濃厚的東南亞國家，絕大部分家庭無法接受自己的家人成為無家可歸的街頭遊民。因此，有學者呼籲重視結構化生活對於慢性精神病患的需求，重新思考傳統療養機構所能提供的支持性功能（Lamb and Weinberger 2016）。當精神治療機構越來越少，慢性病患從醫療的旋轉門，轉進監獄的旋轉門時，促使我們必須認真地看待機構所提供的結構化生活，對於精神病患日常生活的真實重要性。美國南加州大學附設醫院的精神

科醫師Richard Lamb，在2001年到玉里參訪時，以他照顧加州
監獄內精神病患的經驗，提醒正在十字路口的玉里榮民醫院，不
要輕易走上去機構之路。他看到透過機構所建立的結構化生活，
是1960年代以來去機構化運動所要推翻的，卻是被視為機構化
象徵的治療性社區玉里模式能提供的重要功能。[17]

　　治療性社區玉里模式不僅致力讓患者的日常生活從醫院延伸
到社區，也透過服務學習課程，把在校學生帶進醫院，以病患為
師，在互動過程中認識精神疾病。在某梯次高中同學的服務學習
課程中，只要學生一進病房，就有一名病友跑去問他們，會不會
害怕精神病患？雖然被問很多次，同學每次都無言以對。有一
天，幾位同學終於想到如何回答，當這名病友又跑過去問說：
「我有精神病，你怕不怕？」，同學們胸有成竹笑著回說：「我是
白癡，你怕不怕？」

　　分享時有同學說，以前覺得他們都是有病的人，可是跟他們
聊天以後，其實分不出來什麼是有病？什麼不是病了？這個真實
的小故事，給我深刻的啟發。2003至2009年長達七年的時
間，[18]我分別從針對玉里高中、大學與研究所學生，所設計規畫

---

17 2000年11月29日，葉英堃教授促成玉里主辦一場國際研討會，葉教授邀請
　　他的四位國際學者朋友，討論玉里何去何從的相關議題，與會外賓中的一位
　　是Dr. Milton H. Miller。經過Dr. Miller引介，2001年3月15日，Dr. H.
　　Richard Lamb在吳就君教授陪同下到玉里。我與Dr. Lamb的討論，是透過吳
　　教授協助翻譯而進行。

18 包括：青輔會補助「我的家鄉寶貝服務學習」，玉里榮民醫院與玉里高中服
　　務學習合作方案，2008年。國科會研究計畫，參與式醫學人文課程評鑑平台
　　與資料庫建置可行性研究──醫學人文教育的行動研究：精神療癒機構體驗
　　服務學習成效評估與課程開發研究（98-2511-S-038-001-MY3）。

的參與式服務學習方案中觀察到，玉里高中的同學在全鎮人口有五分之一左右是精神病患的社區中成長，相對於大學及研究所學生，有較多的機會在社區接觸到玉里榮民醫院的病患，因此當他們進入病房時，他們看到的是「人」，較能以自然的方式與精神病患互動。至於大學與研究所學生，接受的專業教育越多，進入病房時往往先看到的是「病人」，就越容易帶著既有的知識框架去看待精神病患的生活，相對地，個人內心的衝擊也越大。源自西方精神醫學的既有知識，以及相對應的照顧策略，區分理性與非理性、正常與不正常、核心與邊緣、機構化與社區化。精神病患往往被劃歸在非理性、不正常，照顧他們的機構也被劃歸在邊緣、機構化的象徵，而忽視病患與家屬所面對的生活上的真實。治療性社區玉里模式的實務操作，打破專業分工的界限，使精神疾病的治療、復健與日常生活成為連續性的整體；醫院與社區成為流動的空間；家屬與社區居民成為病患生活中的自然支持者（黃嫒齡　2008: 339-358）。

　　本文認為，我們得回到病患與家屬日常的生活經驗，去了解病患在內在主觀的精神世界裡體驗了什麼？了解與他們共同生活的家人經驗，看到他們所承受的苦，如此一來，才能從他們身上學習到既有理論知識與政策制度上的限制，進而看到過去被比喻為「公辦龍發堂」的玉里榮民醫院，以治療性社區模式對於慢性精神病患照顧的時代意義。

參考文獻

行政院衛生署，1995，《台灣地區公共衛生發展史》（一）。頁218。

徐震，1988，《社區與社區發展》。台北：正中書局。

黃嬡齡，1997，《慢性精神病患社區復健的行動分析》。花蓮：國立東華大學族群關係與文化學系碩士論文。

＿＿＿＿ 1998，〈探尋精神病患的治療性社區：玉里榮民醫院的經驗分享〉。《中華心理衛生學刊》11(4): 131-150。

＿＿＿＿ 2000a，〈家庭系統做為慢性精神病患照顧主體的省思：論「過度使用家庭能力」與建構「替代性家庭功能」〉。《中華心理衛生學刊》13(3): 89-110。

＿＿＿＿ 2000b，〈回到根本之處思考：在擬象真實跟常規社會之間重建精神病患的生活結構〉。《中華心理衛生學刊》13(4): 109-130。

＿＿＿＿ 2006，《傾聽曠野裡的聲音：精神復健玉里模式》。台北：記憶工程。

＿＿＿＿ 2008，《日久他鄉是故鄉：治療性社區玉里模式》。台北：記憶工程。

＿＿＿＿ 2014〈在一群沒有家的人身上探問什麼是「家」？〉。頁68-126，收入黃應貴主編，《21世紀的家：台灣的家何去何從？》。台北：群學。

黃嬡齡、林知遠、高美雲，1999，〈支持性就業與慢性精神分裂病病患協力網絡的建立〉。《中華心理衛生學刊》3(12): 47-78。

蔡篤堅、林慶豐、李玉春、呂佳蓁、張美陵，2001，《實踐醫學人文的可能》。台北：唐山。

衛生福利部，2013，〈歷史沿革、大事記，玉里醫院〉，頁256，收入《走過百年風華：衛生福利部所屬醫院轉型紀實》。台北：衛生福利部。（http://www.hso.mohw.gov.tw/sso/topdoh2/book/record/record_24.htm）

Bridger, H. 1990."The Discovery of the Therapeutic Community: The Northfield Experiments." *The Social Engagement of Social Science: A Tavistock Anthology* 1: 68-87.

Briggs, Dennie. 1970. *A Life Well Lived: Maxwell Jones—A Memoir.* London: Jessica Kingsley.

Brown, Steve, Miranda Kim, Clemence Mitchell, and Hazel Inskip. 2010.

"Twenty-five Year Mortality of a Community Cohort with Schizophrenia." The *British Journal of Psychiatry* 196(2): 116-121.

Carroll, H. 2016. *Serious Mental Illness and Homelessness*. Arlington, VA: Treatment Advocacy Center.

Chow, Winnie, S., and Stefan Priebe. 2013. "Understanding Psychiatric Institutionalization: A Conceptual Review." *BMC Psychiatry* 13: 169.

Fuller, Doris A., Elizabeth Sinclair, and John Snook. 2016. *Released, Relapsed, Rehospitalized: Length of Stay and Readmission Rates in State Hospitals, A Comparative State Survey*. Arlington, VA: Treatment Advocacy Center.

_____ 2017. *A Crisis in Search of Data: The Revolving Door of Serious Mental Illness in Super Utilization*. Arlington, VA: Treatment Advocacy Center.

Fuller Doris A., Elizabeth Sinclair, H. Richard Lamb, Judge James D. Cayce, and John Snook. 2017. *Emptying the 'New Asylums': A Beds Capacity Model to Reduce Mental Illness Behind Bars*. Arlington, VA: Treatment Advocacy Center.

Goffman, Erving. 1961. *Asylums: Essays on the Social Situation of Mental Patients and Other Inmates*. New York: Anchor Books.

Johnson, Norman. 1987. *The Welfare State in Transition: The Theory and Practice of Welfare Pluralism*. Sussex: Wheatsheaf Books.

Lamb, H. Richard, and Linda E. Weinberger. 2016. "Rediscovering the Concept of Asylum for Persons with Serious Mental Illness." *The Journal of the American Academy of Psychiatry and the Law* 44(1): 106-110.

Manning, Nike. 1989. *The Therapeutic Community Movement: Charisma and Routinization*. London: Routledge.

Olfson Mark, Gerhard Tobias, Huang Cecilia, Crystal Stephen, and Stroup T. Scott. 2015. "Premature Mortality among Adults with Schizophrenia in the United States." *JAMA Psychiatry* 72(12): 1172-1181.

Priebe, Stefan, Alli Badesconyi, Angelo Fioritti, Lars Hansson, Reinhold Kilian, Francisco Torres-Gonzales, Trevor Turner, and Durk Wiersma. 2005. "Reinstitutionalisation in Mental Health Care: A Comparison of Data on

Service Provision from Six European Countries." *British Medical Journal* 330: 123-126.

Rawlings, Barbara. 1998. *Research on Therapeutic Communities in Prisons: A Review of the Literature.* (http://www.dldocs.stir.ac.uk/documents/rawlings.pdf)

Remocker, A. Jane, and Elizabeth T. Sherwood. 1998. *Action Speaks Louder: A Handbook of Structured Group Techniques.* London: Churchill Livingstone.

Shuker, Richard, and Elizabeth Sullivan. 2010. *Grendon and the Emergence of Forensic Therapeutic Communities: Developments in Research and Practice.* Malden, MA: Wiley-Blackwell.

Spandler, Helen. 2006. *Asylum to Action: Paddington Day Hospital, Therapeutic Communities and Beyond.* London: Jessica Kingsley.

Vandevelde, Stijn. 1999. *Maxwell Jones and His Work in the Therapeutic Community.* Masters dissertation. Belgium: Ghent University.

WHO. 2014. Information Sheet: Premature Death among People with Severe Mental Disorders. (http://www.who.int/mental_health/management/info_sheet.pdf?ua=1)

Winkler, P., B. Barrett, P. McCrone, L. Csémy, M. Janoušková, and C. Höschl. 2016. "Deinstitutionalised Patients, Homelessness and Imprisonment: Systematic Review." *The British Journal of Psychiatry* 208(5): 421-428.

Yalom, Irvin D. 1983. *Inpatient Group Psychotherapy.* New York: Basic Books.

Zdanowicz, Mary T. 2015. "Keeping the Mentally Ill Out of Jail: Sheriffs as Litigants." *Albany Government Law Review* 8: 537-562.

索引

作者簡介

（依作者姓氏筆劃排序）

吳建昌

國立台灣大學醫學院醫學教育暨生醫倫理研究所副教授，合聘於法律學院及公共衛生學院，同時擔任國立台灣大學醫學院精神科主任及台大醫院精神醫學部主任。擁有醫學士、法學碩士與健康政策哲學博士學位，臨床專長為司法精神醫學，主要研究方向為精神健康倫理法律與政策（含自殺研究）、神經倫理與法律學。目前並擔任台灣司法精神醫學會理事長（2017-2019），積極協助《精神衛生法》的修法事項，希望能夠結合哲學人類學及科技與社會研究，理解國家社會中關於人的治理的不同面向與措施。

李舒中

長庚大學醫學系人文及社會醫學科助理教授，林口長庚醫院神經內科合聘研究員。曾擔任精神療養院臨床心理師、社區大學講師與媒體節目主持人。於美國紐約新社會學院（New School For Social Research）取得心理學碩士學位，並於國立清華大學取得人類學博士學位；碩士論文探討心理語言學、女性主義與語言相對假說等方面的議題，博士論文探討精神病患症狀、疾病經驗的主體內涵與脈絡性詮釋。研究領域包括精神醫療人類學、心理人

類學、質性方法、醫學人文教育與台灣研究；教學課程涵蓋醫療
人類學、敘事醫學、行為科學與媒體識能等領域。

林桂卉

國立陽明大學科技與社會研究所碩士，現於國立臺灣大學擔任研
究助理。學生時期即對為什麼要規訓異常感到興趣，修讀精神醫
學與現代社會課程後開始進行自殺防治相關研究，關注政治社會
對於自殺議題的論述與實作。持續抵抗主流所謂「自殺不能解決
問題」價值，堅決相信人有決定自己生命存續狀態的權利。

林淑蓉（1958-2014）

台灣著名的醫療人類學教授。畢業於國立台灣大學人類學系，並
於1985年及1993年取得美國紐約州立大學布法羅分校（Buffalo,
SUNY）人類學碩士及博士學位，終身奉獻於人類學專業領域。
研究領域涵蓋精神醫療、性別、身體、飲食、觀光及中國侗族等
議題；其精神醫療人類學的研究結合晚近文化理論及民族誌方法
的優勢，超越功能主義與比較研究的範式，將文化與精神醫療的
社會科學討論提升到新的層次。一生著作豐碩且作育英才無數，
除了投注於專業的學術工作，並積極關懷各種社會文化現象，啟
發後輩學者的研究視野與實踐行動。

洪晨碩

國立台灣大學社會學研究所碩士，目前就讀University of Massachusetts
Amherst博士班。主要研究興趣包括醫療社會學、科技與社會研
究、社會網絡、大數據、貝氏統計、計算社會科學。碩士論文主

題為失智症家庭照顧歷程，近期研究主題擴展到資訊傳播、網絡動態與社會不平等，並且正在嘗試結合巨量資料和新興的電腦科學技術，探討民眾意見趨勢與社會不平等的起因和後果。

陳嘉新

國立陽明大學科技與社會研究所副教授。曾任台大醫院精神部住院醫師、總醫師，桃園居善醫院主治醫師，雙和醫院精神科主治醫師，台北醫學大學醫學系醫學人文科助理教授。取得精神科專科醫師後，於清華大學歷史研究所科技史組取得碩士學位，美國加州大學舊金山分校取得社會學博士學位。碩士論文研究歇斯底里症患者的身體症狀（所謂的烙印 stigma）如何消失的歷史過程；博士論文研究台灣的愛滋減害政策，尤其是臨床與研究人員和政府官僚，從中央到地方如何被動員、組織、發展與合作的過程，以及過程中牽涉到的專業、跨國性與生命政治。目前除了持續關心成癮醫療與社會治理的關聯，並開始研究其他概括稱為神經文化（neuroculture）的社會現象，如新生兒使用的黑白視覺刺激卡、自律神經失調的概念系譜與在地興起等等。

曾凡慈

中央研究院社會學研究所助研究員，專業領域為醫療、科技與社會。自為學徒以來，一直著迷於追索人類社會中正常／異常邊界的劃定與移動，相關治理體制的形構與變遷，以及醫療及其他各方行動者在此過程中的角色。帶著社會學視框進入精神疾患的世界，始終盼望能更深刻地認識當代社會中被辨認為失序者的處境，以及生而為人的種種困難與美好。

湯家碩

國立陽明大學科技與社會研究所碩士，現為荷蘭阿姆斯特丹大學人類學系博士生。研究興趣涵蓋科技、醫療與社會的跨域接觸。目前的研究主要關懷醫療NGO在低度發展國家的健康治理活動中所蘊含的全球—地方互動，目前博士研究以馬拉威作為田野地，探討醫療資訊科技的跨國導入所產生的社會後果。

黃嬡齡

台北榮總玉里分院社會工作師。1986年大學畢業後即進入玉里榮民醫院從事精神科社會工作，之後取得東華大學族群關係與文化研究碩士學位、陽明大學公共衛生研究所衛生福利政策管理組博士學位；碩士論文為《慢性精神病患支持性就業的行動分析》，博士論文為《慢性精神病患治療性社區在玉里的在地實踐》。多年來以醫院為田野，以病患為師，著有《傾聽曠野裡的聲音：精神復健玉里模式》、《日久他鄉是故鄉：治療性社區玉里模式》兩本專書。

楊添圍

台北市立聯合醫院松德院區院長。高雄醫學院醫學系畢業後，在台北市立療養院完成精神科專科醫師訓練，並於台北大學犯罪學研究所取得碩士學位。除了精神疾病的一般診療之外，主要從事司法精神鑑定工作。偶爾在臉書、新聞媒體發表關於精神醫學、犯罪學與異常行為的論述。著有《以瘋狂之名：英美精神異常抗辯史》一書。

蔡友月

中央研究院社會學研究所副研究員，國立台灣大學社會學博士，曾任加護病房與安寧病房護士、《台灣日報》編輯，學術經歷包括：美國哈佛醫學院醫學社會學系研究員、加州大學聖地牙哥校區博士後、威斯康辛大學（麥迪遜分校）Fulbright資深訪問學者。學術關懷分兩部分：一、針對現代醫療的經驗領域，反省醫療化、理性化與人類生命存在之間的矛盾關係；二、關注全球基因科技發展中DNA的科學知識如何介入當代認同政治。著有《達悟族的精神失序：現代性、變遷與受苦的社會根源》一書，及紀錄片「病房85033」、「Commitment！練馬可老師與台灣社會學1955～1999」。

中研究人文講座叢書

不正常的人？台灣精神醫學與現代性的治理

2018年6月初版　　　　　　　　　　　　　　定價：新臺幣600元
2020年4月初版第二刷
有著作權‧翻印必究
Printed in Taiwan.

主　　　編	蔡	友	月	
	陳	嘉	新	
作　　　者	曾	凡	慈	
	吳	建	昌	等
叢書主編	沙	淑	芬	
校　　　對	謝	麗	玲	
封面設計	黃	毓	智	

編委會成員：王文基、李尚仁、祝平一、陳嘉新、蔡友月

出　版　者	聯經出版事業股份有限公司	副總編輯	陳	逸	華
地　　　址	新北市汐止區大同路一段369號1樓	總 經 理	陳	芝	宇
編輯部地址	新北市汐止區大同路一段369號1樓	社　　長	羅	國	俊
叢書主編電話	(02)86925588轉5310	發行人	林	載	爵
台北聯經書房	台北市新生南路三段94號				
電　　　話	(0 2) 2 3 6 2 0 3 0 8				
台中分公司	台中市北區崇德路一段198號				
暨門市電話	(0 4) 2 2 3 1 2 0 2 3				
台中電子信箱	e-mail：linking2@ms42.hinet.net				
郵 政 劃 撥 帳 戶 第 0 1 0 0 5 5 9 - 3 號					
郵 撥 電 話 (0 2) 2 3 6 2 0 3 0 8					
印　刷　者	世和印製企業有限公司				
總 經 銷	聯合發行股份有限公司				
發　行　所	新北市新店區寶橋路235巷6弄6號2樓				
電　　　話	(0 2) 2 9 1 7 8 0 2 2				

行政院新聞局出版事業登記證局版臺業字第0130號

本書如有缺頁，破損，倒裝請寄回台北聯經書房更換。　ISBN　978-957-08-5119-9 (平裝)
聯經網址：www.linkingbooks.com.tw
電子信箱：linking@udngroup.com

國家圖書館出版品預行編目資料

不正常的人？台灣精神醫學與現代性的治/
蔡友月、陳嘉新主編 . 曾凡慈、吳建昌等著 . 初版 . 新北市 .
聯經 . 2018年6月（民107年）. 576面 . 14.8×21公分
（中研究人文講座叢書）
ISBN　978-957-08-5119-9（平裝）
[2020年4月初版第二刷]

1.精神醫學

415.95　　　　　　　　　　　　　　　107006615